·执业医师资格考试通关系列·

中西医结合执业（含助理）医师资格考试拿分考典

（医学综合）

吴春虎　主　编

阿虎医考研究组　组织编写

全国百佳图书出版单位
中国中医药出版社
·北京·

图书在版编目（CIP）数据

中西医结合执业（含助理）医师资格考试拿分考典/
吴春虎主编. —北京：中国中医药出版社，2025.3.
（执业医师资格考试通关系列）.
ISBN 978 - 7 - 5132 - 9183 - 5

Ⅰ. R2 - 031

中国国家版本馆 CIP 数据核字第 2024VZ6292 号

中国中医药出版社出版

北京经济技术开发区科创十三街 31 号院二区 8 号楼
邮政编码　100176
传真　010 - 64405721
天津裕同印刷有限公司印刷
各地新华书店经销

开本 787×1092　1/16　印张 35.75　字数 1033 千字
2025 年 3 月第 1 版　2025 年 3 月第 1 次印刷
书号　ISBN 978 - 7 - 5132 - 9183 - 5

定价　188.00 元
网址　www.cptcm.com

服 务 热 线　010 - 64405510
购 书 热 线　010 - 89535836
维 权 打 假　010 - 64405753

微信服务号　zgzyycbs
微商城网址　https://kdt.im/LIdUGr
官 方 微 博　http://e.weibo.com/cptcm
天猫旗舰店网址　https://zgzyycbs.tmall.com

如有印装质量问题请与本社出版部联系（010 - 64405510）

使用说明

国家执业医师资格考试是评价申请医师资格者是否具备从事医师工作所必需的专业知识与技能的行业准入考试。考试分为两级四类，即执业医师和执业助理医师两级，每级分为临床、中医、口腔、公共卫生四类。中医类包括中医、民族医和中西医结合。

执业医师资格考试分为实践技能考试和医学综合笔试两部分。实践技能考试一般在每年的6月举行，医学综合笔试于8月下旬举行，具体时间以国家卫生健康委员会医师资格考试委员会公告时间为准。执业医师考试时间为2天，分4个单元；执业助理医师考试时间为1天，分2个单元。笔试全部采用选择题形式，共有A1、A2、A3、B1四种题型。执业医师资格考试总题量为600题，执业助理医师资格考试总题量为300题。

根据国家中医药管理局中医师资格认证中心最新统计数据，2015～2024年全国中医类别执业医师资格考试的通过率不足40%，考试难度逐渐加大。2018年考试加入了A3型题，增加了试题难度和对临床综合诊疗能力的考察力度。2025年，新版考试大纲颁布，中医经典科目的考核条文有所增加（执业助理医师对中医经典部分不作考核），大纲对其他各科的考点进行了修订，大纲细目下具体的知识点改为以疾病为具体考查点，要求掌握疾病的全面知识点，考试难度进一步加大。

本书由中国中医药出版社组织权威专家，在系统梳理历年真题3000道，精心研究考试命题规律及特点，并充分收集往届考生的实战经验，全面分析总结高频考点的基础上，精心编写而成，是复习应考的必备辅导书。本书主要供参加中西医结合执业、助理医师资格考试的考生使用，其中标注【助理医师不考】的内容，对参加助理医师资格考试的考生不作考核。

本书在编写形式上，追求多样化呈现考点，采用星号（☆）标示出历年考题出现的高频考点。书中的"趣记"与"拓展"模块，由阿虎医考研究组的资深讲师精心编撰，"趣记"旨在以轻松有趣的方式加深考生对知识点的记忆；"拓展"以简明扼要的总结帮助考生对比记忆。书中多处运用表格，使知识点更加醒目，用彩色字体标出重要知识点，让考生复习时一目了然；对照大纲的最新要求，加入新考点，将细目全面展开，重点突出，帮助考生在有限的复习时间内有的放矢，事半功倍，轻松应对，顺利通关。

目　　录

中医学基础

中医经典

中西医结合临床

西医综合

医学人文

中医学基础

中医基础理论

第一章　中医学理论体系

一、中医学理论体系的形成与发展【助理医师不考】

1. 代表作 ☆

著作	内容
《黄帝内经》	标志中医学理论体系初步形成
《难经》	标志中医学理论体系确立

2. 代表人物

分类	人物	具体内容
金元四大家	刘完素	寒凉派
	张从正	攻邪派
	李杲	补土派
	朱震亨	养阴派
温病学派	吴又可	《温疫论》——"戾气"学说
	叶天士	《外感温热论》——卫气营血辨证
	吴鞠通	《温病条辨》——三焦辨证
	薛生白	《湿热条辨》——湿热病因理论

二、中医学理论体系的主要特点

1. 整体观

（1）人体自身：①五脏一体观；②形神一体观。

（2）人与自然环境：天人合一。

（3）人与社会。

2. 辨证论治 ☆

（1）病：完整的异常生命过程。

（2）证：疾病某一阶段/某一类型的病理概括。

（3）症：症状（主观）＋体征（检查）。

第二章　精气学说

一、精气的概念

精气，又称为"精"，指一切细微、精粹的物质，亦是生成宇宙万物的原始物质。

二、精气学说的基本内容

1. 精气是构成宇宙的本原。
2. 运动是精气的根本属性。
3. 精气是天地万物的中介。
4. 精气是人体生命的本源。

第三章 阴阳学说

一、概述

1. 阴阳的概念

阴阳，是中国古代哲学的一对范畴，是对自然界相互关联的某些事物或现象对立双方属性的概括。阴阳，既可以标示相互对立的事物或现象，又可以标示同一事物或现象内部对立着的两个方面。

2. 阴阳的特性 ☆

（1）普遍性。

（2）关联性。

（3）规定性：不可变性。

（4）相对性：①可相互转化；②阴阳之中复有阴阳；③因比较对象的改变而发生改变。

（5）昼夜

事物		属性
昼	上午	阳中之阳
	下午	阳中之阴
夜	前半夜	阴中之阴
	后半夜	阴中之阳

（6）四季

事物		属性
春	肝	阴中之阳（少阳）
夏	心	阳中之阳（太阳）
秋	肺	阳中之阴（少阴）
冬	肾	阴中之阴（太阴）

二、阴阳学说的主要内容 ☆

1. 对立制约 斗争、制约、排斥。

（1）"动极者镇之以静，阴亢者胜之以阳。"

（2）"阴平阳秘，精神乃治。"

2. 互根互用 互相分不开，互相配合。

（1）"阴在内，阳之守也；阳在外，阴之使也。"

（2）"阴中求阳，阳中求阴。""阴损及阳，阳损及阴。"

3. 交感互藏【助理医师不考】 你中有我，我中有你。

（1）"阴中有阳，阳中有阴。"

（2）"天地氤氲，万物化醇；男女构精，万物化生。"

（3）阴阳互藏：①是阴阳双方交感和合的动力根源；②是阴阳消长和转化的内在根据。

4. 消长平衡　动态变化。

（1）对立制约（此消彼长）：阳消阴长、阴消阳长、阳长阴消、阴长阳消。

（2）互根互用（同长同消）：阳随阴消、阴随阳消、阴随阳长、阳随阴长。

5. 相互转化　极、甚、重。

（1）"重阳必阴，重阴必阳。"

（2）"寒极生热，热极生寒。"

（3）阴阳转化一般有两种形式：渐变、突变。

6. 自和与平衡【助理医师不考】

（1）阴阳自和：指阴阳双方自动维持和自动恢复其协调平衡状态的能力和趋势。

（2）阴阳平衡：指阴阳双方在相互斗争、相互作用中处于大体均势的状态，即阴阳协调和相对稳定状态。

三、应用

1. 在组织结构和生理功能方面

阳	表	上	左	外侧	背	胸	六腑	心、肺
阴	里	下	右	内侧	腰	腹	五脏	肝、脾、肾

2. 在疾病诊断方面的应用

总纲	八纲	脉象
阳	表、实、热	浮、数、大、洪、滑
阴	里、虚、寒	沉、迟、小、细、涩

3. 在疾病预防和治疗方面的应用☆

"法于阴阳""春夏养阳，秋冬养阴"。

总纲	四气	五味	升降浮沉
阳	温热	辛、甘、淡	升浮
阴	寒凉	酸、苦、咸	沉降

证候表现	治疗原则	
阴阳偏盛	实则泻之（损其有余），即实热证者寒之，实寒证者热之	
阴阳偏衰	虚则补之（补其不足）	阴偏衰："阴虚则热"，当滋阴制阳，即"阳病治阴"
		阳偏衰："阳虚则寒"，当扶阳抑阴，即"阴病治阳"
阴阳互损	阳损及阴：以阳虚为主的阴阳两虚证，当补阳为主，兼以补阴	
	阴损及阳：以阴虚为主的阴阳两虚证，当补阴为主，兼以补阳	

趣记

补、益、求、壮、治、扶、滋啥啥虚。

第四章　五行学说

一、概述

1. 特性　木曰曲直，火曰炎上，土爰稼穑，金曰从革，水曰润下。

2. 归类☆

（1）自然界

五行	五音	五味	五色	五化	五气	方位	季节
木	角	酸	青	生	风	东	春
火	徵	苦	赤	长	暑	南	夏
土	宫	甘	黄	化	湿	中	长夏
金	商	辛	白	收	燥	西	秋
水	羽	咸	黑	藏	寒	北	冬

（2）人体

五行	脏	腑	官	体	志	声	华	液	脉	神	变动
木	肝	胆	目	筋	怒	呼	爪	泪	弦	魂	握
火	心	小肠	舌	脉	喜	笑	面	汗	洪	神	忧
土	脾	胃	口	肉	思	歌	唇	涎	缓	意	哕
金	肺	大肠	鼻	皮	悲	哭	毛	涕	浮	魄	咳
水	肾	膀胱	耳	骨	恐	呻	发	唾	沉	志	栗

二、五行学说的基本内容

1. 五行相生与相克

分类	表现	顺序	关系
相生	促进、资生、助长	木→火→土→金→水→木	生我者，为母；我生者，为子
相克	抑制、约束、拮抗	木→土→水→火→金→木	所胜，我克谁；所不胜，谁克我

趣记

A 为 B 之所胜 = B 克 A；A 为 B 之所不胜 = A 克 B。

2. 五行制化

（1）规律：五行中一行亢盛时，必然随之有制约，以防止亢而为害。

（2）关系：在相生中有克制，在克制中求发展。

3. 五行相乘与相侮

分类	表现	顺序	原因
相乘	过度制约或克制	木→土→水→火→金→木	一行过亢；一行过弱
相侮	反向制约或克制	木→金→火→水→土→木	

4. 五行的母子相及

分类	含义	临床意义
母病及子	母行异常，累及其子，致母子两行异常	病情轻浅
子病及母	子行异常，累及其母，致母子两行异常	病情较重

三、五行学说在中医学中的应用

1. 确定治则治法

分类	治则	治法	具体治法
相生	虚则补其母 实则泻其子	滋水涵木	滋肾阴以养肝阴
		益火补土	温肾阳以补脾阳
		培土生金	健脾气以补肺气
		金水相生	养肺阴以滋肾阴
相克	抑强扶弱	抑木扶土	疏肝健脾
		培土制水	补脾利水
		佐金平木	泻肝清肺
		泻南补北	泻心火滋肾阴

2. 指导情志治疗☆ 怒伤肝，悲胜怒；喜伤心，恐胜喜；思伤脾，怒胜思；忧伤肺，喜胜忧；恐伤肾，思胜恐。

第五章　藏象学说

五脏、六腑、奇恒之腑的分类

脏腑	具体器官	生理特点及临床意义
五脏	肝、心、脾、肺、肾	化生和贮藏精气，藏精气而不泻，满而不能实； 脏病多虚，五脏宜补
六腑	胆、胃、小肠、大肠、膀胱、三焦	受纳和传化水谷，传化物而不藏，实而不能满； 腑病多实，六腑宜泻
奇恒之腑	脑、髓、骨、脉、胆、女子胞	形态似六腑、功能似五脏

第六章　五脏

一、五脏的生理功能和特性☆

（一）心

1. 生理功能

（1）主血脉：①主血（行血；生血，"奉心化赤"）；②主脉（血液的运行有赖于心气充沛、血液充盈、脉道通利）。

（2）藏神：主神明（"五脏六腑之大主""心者，君主之官也，神明出焉""心者，生之本，神之变也"）。

2. 生理特性

（1）心主通明。

（2）心火宜降。

（二）肺

1. 生理功能

（1）主气司呼吸：①主呼吸之气（肺是气体交换的场所）；②主一身之气（宗气的生成——清气和水谷之气；调节全身气机）。

（2）主行水：宣发肃降推动；调动全身水液（"肺为水之上源"）。

（3）朝百脉，主治节：①肺朝百脉（肺气助心行血）；②肺主治节（调节呼吸运动；调节全身气机；调节血液运行；调节津液代谢）。

2. 生理特性

（1）肺为华盖。

（2）肺为娇脏。

（3）肺气宣降。

（4）肺喜润恶燥。

（三）脾

1. 生理功能

（1）主运化：①运化谷食（精微物质——脾气转输；糟粕物质——大肠排出）；②运化水饮（脾转输津液的途径——上输于肺；四周布散；下输膀胱；居中枢转津液）。

（2）主统血：统摄、控制血液（气的固摄作用）。

2. 生理特性

（1）脾气上升（主升清；升举内脏）。

（2）喜燥恶湿。

（3）脾为孤脏。

（四）肝

1. 生理功能

（1）主疏泄：①促进血液与津液的运行输布；②促进脾胃运化和胆汁的分泌排泄；③促进男子排精与女子排卵；④调畅情志。

（2）主藏血：涵养肝气；调节血量；濡养肝及筋、目；化生和濡养魂；经血之源；防止出血。

2. 生理特性

（1）肝为刚脏。

（2）肝气升发。

（五）肾

1. 生理功能

（1）藏精：①主生长发育和生殖；②推动和调控脏腑气化。

（2）主水：①肾气对参与水液代谢的脏腑有促进作用；②肾气有生尿和排尿作用。

（3）主纳气：保持呼吸的深度（"肾为气之根"）。

2. 生理特性

（1）肾主蛰藏。

（2）肾气上升。

二、五脏之间的关系

五脏	功能	具体内容
心肺	主血与主气	积于胸中的宗气为连接心之搏动和肺之呼吸的中心环节；气与血相互依存，相互为用
	主行血与主呼吸	
心脾	血液生成	心主血，供养于脾；脾旺血足则心血充盈
	血液运行	心行血，推动血行；脾统血，控制血液不逸出脉外
心肝	血液运行	心行血；肝藏血
	精神调节	心藏神，主精神情志活动；肝主疏泄，调畅气机
心肾	水火既济	心居上位宜降，使肾水不寒；肾居下位宜升，使心火不亢
	精神互用	心藏神，肾藏精；精能化气生神，神能控精驭气
	君相安位	心为君火在上，为一身之主宰；肾为相火在下，为神明之基础
肺脾	气的生成	肺之清气与脾之谷气汇为宗气
	水液代谢	肺主宣发肃降，通调水道；脾主运化水液，输布津液
肺肝	人体气机升降	肝升肺降，调畅气机
肺肾	水液代谢	肺气宣发肃降而行水赖于肾促进；肾气蒸化水液赖于肺气肃降
	呼吸运动	肺主呼吸；肾主纳气
	阴阳互资	肺阴下输于肾，肾阴上资于肺；肾阳资助肺阳
肝脾	饮食消化	肝主疏泄，调畅气机，协调脾胃升降；气血生化，濡养于肝，条达疏泄
	血液运行	肝藏血；脾统血
肝肾	精血同源	肝藏血；肾藏精（精血皆源于水谷）
	藏泄互用	肝气疏泄使肾气封藏有度；肾气闭藏防肝气疏泄太过
	阴阳互资互助	肾阴滋养肝阴，制约肝阳；肾阳资助肝阳，温煦肝脉
脾肾	先天后天相资	脾的运化赖于肾的资助；肾藏精华元气赖于脾气运化
	水液代谢	脾主运化水液；肾为主水之脏

第七章　六腑

六腑的生理功能和/或生理特性☆

（一）胆的生理功能

1. 贮藏排泄胆汁　胆汁为肝之余气。

2. 主决断　"胆者，中正之官，决断出焉。"

（二）胃的生理功能与生理特性

1. 生理功能

（1）受纳水谷：胃气有接受和容纳水谷的作用。

（2）腐熟水谷：胃气将饮食物消化，并形成食糜。

2. 生理特性

（1）胃气下降。

（2）喜润恶燥。

（三）小肠的生理功能

1. 受盛化物　①接受由胃腑下传的食糜而盛纳之；②食糜进一步消化，化为精微和糟粕。

2. 泌别清浊　食糜进一步消化，分为清浊。

3. 主液　"利小便以实大便。"

（四）大肠的生理功能

1. 传化糟粕　"大肠者，传导之官，变化出焉。"

2. 主津　参与体内津液代谢。

（五）膀胱的生理功能

1. 汇聚水液　"膀胱者，州都之官，津液藏焉。"

2. 贮存和排泄尿液　由肾气及膀胱之气的激发和固摄作用调节。

（六）三焦的概念和生理功能

1. 概念　上中下三焦部位的划分，以横膈、脐为界线。"上焦如雾，中焦如沤，下焦如渎。"

2. 生理功能

（1）通行诸气："三焦者，原气之别使也。"

（2）运行津液：全身津液上下输布运行的通道。

第八章　奇恒之腑

一、概念

奇恒之腑是脑、髓、骨、脉、胆、女子胞的总称。

二、生理功能

（一）脑的生理功能

1. 司生命活动。

2. 司感觉活动。

3. 司精神活动。

（二）女子胞

1. 生理功能

（1）主持月经。

（2）孕育胎儿。

2. 与脏腑经脉关系

（1）天癸：肾精所化。

（2）经脉：冲、任二脉起于胞中。

（3）脏腑：与心、肝、脾、肾关系最为密切。

第九章　精、气、血、津液、神

一、精

1. 概念　精是人体生命的本源，是构成人体和维持人体生命活动的最基本物质。

2. 功能　繁衍；濡养；化血；化气；化神；抗邪。

二、气

1. 概念 气是推动和调控脏腑生理功能的动力，是人体生命的维系。

2. 功能 推动和调控；温煦作用；防御作用；固摄作用；中介作用。

3. 气的分类 气从三个层次分类：第一层次是人身之气，即一身之气；第二层次是元气、宗气、营气和卫气，都属一身之气；第三层次是脏腑之气和经络之气，都由先天元气和后天宗气构成。

分类	特性	生成	分布	功能
元气	原动力	肾精所化，根于命门	通过三焦，流行于全身	推动调控生长发育、生殖；推动调控生理活动
宗气	气海，膻中	谷气加清气	聚于胸中，贯注心脉，上出息道，下走气街	走息道以行呼吸；贯心脉以行气血；下蓄丹田以资先天
营气	行于脉中	水谷精微中的精华部分	与血同行，环周不休	营养全身；化生血液
卫气	行于脉外	水谷精微中的慓悍滑利部分	熏于肓膜，散于胸腹，活动性强	防御外邪；调控腠理；温养全身

4. 人体之气的运动变化

（1）气机是人体之气的各种运动，升降出入是气运动的基本形式。

（2）气化是气运动而产生的变化。

（3）体内精、气、血、津液各自的代谢及其相互转化是气化的基本形式。

三、血

1. 生成 血液的生成可以概括为（肾精＋水谷之精＋清气）×心阳＝血液。

2. 运行

（1）心脏正常搏动起主导作用。

（2）心气充沛＋血液充盈＋脉道通利。

（3）相关脏腑有心、肝、脾、肺。

3. 功能 血的功能有濡养作用；化神作用。

四、津液

1. 概述

（1）津：质地较清稀，流动性较大，布散于体表皮肤、肌肉和孔窍，并能渗入血脉，起滋润作用。

（2）液：质地较浓稠，流动性较小，灌注于骨节、脏腑、脑、髓等，起濡养作用。

2. 生成、输布与排泄

（1）生成：相关脏腑有脾、胃、大肠、小肠。

（2）输布：依靠脾气转输、肺气宣降、肾气蒸化、肝气疏泄、三焦决渎。

（3）排泄：主要通过尿液、汗液。

3. 功能 津液的功能有滋润濡养；充养血脉。

五、神

1. 概念 人体之神，是人体生命活动的主宰及其外在总体表现的统称。

2. 生成

（1）精、气、血、津液是神产生的物质基础。

（2）脏腑精气对自然环境的各种刺激做出应答。

（3）意识、思维、情感是神的体现。

3. 人体之神的功能

（1）调节精气血津液。

（2）调节脏腑生理功能。

（3）主宰生命活动。

4. 分类

（1）五神为魂、神、意、魄、志。

（2）七情为怒、喜、思、忧、悲、恐、惊。

（3）思维为意、志、思、虑、智。

六、精、气、血、津液、神之间的关系

1. 气与血的关系

（1）气为血之帅：①气能生血（血虚证用补气药）；②气能行血（血瘀证用行气药）；③气能摄血（出血证用益气固脱药）。

（2）血为气之母：①血能养气（血虚者乏力）；②血能载气（气随血脱）。

2. 气与津液的关系

（1）气能生津、气能行津、气能摄津。

（2）津能生气、津能载气。

3. 精、血、津液之间的关系

（1）精血同源。

（2）津血同源（汗血同源）。

4. 精、气、神之间的关系

（1）气能化精、摄精。

（2）精能化气。

（3）精与气化神。

（4）神驭精气。

第十章　体质

一、体质的概念和构成

1. 概念　体质是指人体生命过程中，在先天禀赋和后天获得的基础上所形成的形态结构、生理功能和心理状态方面综合的相对稳定的固有特质。

2. 体质的构成要素　体质由形态结构、生理功能和心理状态三个方面的差异性构成。

二、体质的生理学基础【助理医师不考】

1. 体质与脏腑经络的关系　脏腑是构成人体、维持正常生命活动的中心。

2. 体质与精气血津液的关系　精的多少优劣是体质差异的根本。

3. 影响体质的因素　有先天禀赋、年龄、性别差异、饮食、劳逸所伤、情志、地理、疾病针药等。

三、体质的分类

体质分为阴阳平和质、偏阳质、偏阴质。

四、体质学说的应用

邪正交争是疾病发生的基本原理，正气虚是发病的内在根据，邪气是疾病形成的外在条件。

1. 体质与病因病机

（1）决定个体对某些病因的易感性。

（2）决定病变的从化和传变。

2. 体质与诊治

（1）指导辨证。

（2）指导治疗。

第十一章　病因

一、概述

1. 外因

（1）六淫：风、寒、暑、湿、燥、火（热）。

（2）疠气：是具有强烈致病性和传染性的外感病邪（急危、流行、症状相似）。

2. 内因　七情内伤、饮食失宜、劳逸失度。

3. 代谢产物　痰饮、瘀血。

二、六淫

1. 共同特点　六淫的共同特点为外感性、季节性、地域性、相兼性、环境性、转化性。

2. 各自性质与特点

病邪	性质与特点
风邪	风为阳邪，轻扬开泄，易袭阳位（出汗，头痛）
	风性善行而数变（风疹、面瘫）
	风性主动（抽搐、眩晕）
	风为百病之长（兼他邪）
寒邪	寒为阴邪，易伤阳气（怕冷）
	寒性凝滞，主痛
	寒性收引（无汗、恶寒）
暑邪	暑为阳邪，其性炎热（高热）
	暑性升散，易扰心神，易耗气伤津（心烦）
	暑多夹湿（胀肚）
湿邪	湿为阴邪，易阻滞气机，损伤阳气（纳呆、恶心呕吐）
	湿性重浊（头闷、头重）
	湿性黏滞，易阻气机（带下过多）
	湿性趋下，易袭阴位（阴部瘙痒）
燥邪	燥性干涩，易伤津液
	燥易伤肺
火邪	火为阳邪，其性燔灼趋上（脸上长痘）
	火热易扰心神（神昏谵语）
	火热易伤津耗气（口干）
	火热易生风动血（出血）
	火邪易致疮痈（口疮）

三、七情内伤

1. 概念　七情内伤是喜、怒、忧、思、悲、恐、惊七种引发和诱发疾病的情志活动。

2. 致病特点

(1) 直接伤及内脏：①损伤相应之脏（怒伤肝、喜伤心、思伤脾、悲忧伤肺、恐惊伤肾）；②影响心神；③易伤心、肝、脾；④易损伤潜病之脏腑。

(2) 影响脏腑气机：怒则气上、喜则气缓、悲则气消、恐则气下、惊则气乱、思则气结。

(3) 多发为情志病。

(4) 影响病情变化。

四、饮食失宜

1. 饮食不节　饮食失于节制，如过饥过饱，或饥饱无常，均可影响健康，导致疾病发生。

2. 饮食偏嗜　过于喜食某种性味的食物或专食某些食物，包括饮食偏寒偏热、偏嗜五味，或食类偏嗜等。

3. 饮食不洁　食用不清洁、不卫生或陈腐变质或有毒的食物。饮食不洁所致病变以胃肠病为主。

五、劳逸失度

1. 过度劳累　劳神过度、劳力过度（过劳耗气和劳伤筋骨）、房劳过度。

2. 过度安逸

(1) 安逸少动，气机不畅。

(2) 阳气不振，正气虚弱（久视伤血，久思伤脾，久坐伤肉，久卧伤气，久立伤骨，久行伤筋）。

(3) 长期用脑过少，加之阳气不振。

六、痰饮

1. 概念　痰饮是指人体水液代谢障碍所形成的病理产物。

2. 分类

(1) 较稠浊者称为痰，痰分为有形之痰和无形之痰。

(2) 清稀者称为饮，痰饮、悬饮、溢饮、支饮。

3. 形成　肺、脾、肾、肝、三焦。

4. 特点

(1) 阻滞气血运行。

(2) 影响水液代谢。

(3) 易于蒙蔽心神。

(4) 致病广泛，变化多端。

七、瘀血

1. 概念　瘀血是指体内因血行滞缓或血液停积而形成的病理产物。

2. 形成

(1) 血出致瘀。

(2) 血行不畅致瘀。

3. 致病特点

(1) 阻滞气机。

(2) 影响血脉运行。

(3) 影响新血生成。

（4）病位固定，病证繁多。

4. 症状特点　痛、肿、出血、色紫暗、肌肤甲错，脉结代或涩。

第十二章　发病

一、发病的基本原理

1. 正气防御作用的主要表现：①抵御外邪；②祛除病邪；③修复调节；④维持功能协调。

2. 正气不足是疾病发生的基础。

3. 邪气损害作用的主要表现：①生理功能失常；②脏腑组织形质损害；③改变体质类型。

4. 邪气是疾病发生的原因。

二、发病类型

发病类型有感邪即发、徐发（缓发）、伏而后发、继发（原病未愈）、合病（同时病）、并病（先后病）、复发（诱因）。

第十三章　病机

一、邪正盛衰☆

1. 邪正盛衰与虚实变化

（1）虚实错杂：虚中夹实；实中夹虚。

（2）虚实真假：真实假虚（大实有羸状）；真虚假实（至虚有盛候）。

2. 邪正盛衰与疾病转归

（1）正胜邪退（好转）。

（2）邪去正虚（病后恢复期）。

（3）邪胜正衰（病危）。

（4）邪正相持（迁延状态）。

（5）正虚邪恋（急性转慢性）。

二、阴阳失调

1. 阴阳偏盛　阳偏盛（实热证）；阴偏盛（实寒证）。

2. 阴阳偏衰　阳偏衰（虚寒证）；阴偏衰（虚热证）。

3. 阴阳互损　阳损及阴；阴损及阳。

4. 阴阳格拒　阴盛格阳（真寒假热证）；阳盛格阴（真热假寒证）。

5. 阴阳亡失　亡阳；亡阴。

6. 阴阳转化　由阳转阴；由阴转阳。

三、精、气、血失常

1. 精的失常

（1）精虚。

（2）精的疏泄失常：失精、精瘀。

2. 气的失常☆

（1）气虚。

（2）气机失调：①气滞——肺、肝、脾胃，表现为闷、胀、疼痛；②气逆——肺、肝、胃；③气陷；④气闭；⑤气脱。

3. 血的失常

（1）血虚。

（2）血运失常：血瘀、出血。

四、津液代谢失常

1. 津液不足　为津液受劫所致的病变证候，多因大汗、出血、吐泻、多尿及燥热灼伤津液等所致。

2. 津液输布、排泄障碍　津液的输布障碍和排泄障碍均导致痰饮水湿形成，且两者常相互影响，导致湿浊困阻、痰饮凝聚、水液潴留等多种病变。

3. 津液与气血关系失调

（1）水停气阻。

（2）气随津脱。

（3）津枯血燥。

（4）津亏血瘀。

（5）血瘀水停。

五、内生五邪

内生五邪为机体自身因脏腑功能失调而引起的综合性病机变化。

1. 风气内动　风气内动即"内风"，与外风相对，指脏腑精气阴阳失调，体内阳气亢逆而致风动之征的病理变化，出现动摇、眩晕、抽搐、震颤等类似风动的征象。

类型	症状
肝阳化风	筋惕肉瞤、肢麻震颤、眩晕欲仆，或见口眼歪斜、半身不遂。严重者猝然仆倒，或为闭证，或为厥证
热极生风	高热不退、角弓反张、神昏谵语、痉厥抽搐
阴虚风动	低热起伏、筋挛肉瞤、手足蠕动、舌光红少苔、脉细
血虚生风	肢体麻木不仁、筋肉跳动、手足拘挛不伸
血燥生风	肌肤干燥或甲错、瘙痒或落屑

2. 寒从中生　又称"内寒"，病因为阳气虚衰，症状可见面色苍白，畏寒喜热，四肢不温，舌质淡胖，脉沉迟弱。"内寒"的临床特点主要是虚而有寒，以虚为主；"外寒"的临床特点是以寒为主，多为实寒。

3. 湿浊内生　水液代谢障碍导致湿浊停滞，脾气运化失职是湿浊内生的关键。其临床表现常因湿邪阻滞部位不同而异，如湿犯上焦、湿阻中焦、湿滞下焦。

4. 津伤化燥　病机为津液耗伤，脏腑官窍失其濡养。症状表现为肌肤干燥不泽，起皮脱屑，甚则皲裂，口燥咽干，舌上无津，大便燥结，小便短赤等症。多见于肺、胃、大肠。

5. 火热内生

（1）实火：①阳气盛化"壮火"；②六淫郁而化火；③病理产物郁而化火；④情志化火。

（2）虚火：阴气亏虚，不能制阳，阳气相对亢盛而化热化火，虚热虚火内生。

六、疾病传变

1. 六经传变　六经由表入里传变的基本形式是由阳入阴，即先太阳、阳明、少阳，而后太阴、少阴、厥阴的六个层次。

2. 三焦传变　指外感病循上、中、下三焦发生传移。

3. 卫气营血传变　一般从卫分，发展为气分，再入营分、血分（顺传）。邪入卫分后，不经过气分阶段，直接深入营分或血分（逆传）。

第十四章　防治原则

一、治未病

1. 未病先防

（1）养生以增强正气。

（2）防止病邪侵害。

2. 既病防变

（1）早期诊治。

（2）防止疾病的传变。

3. 愈后防复

要注意从整体上调理阴阳，维持并巩固阴阳平衡的状态，预防疾病复发及病情反复。

二、治则

1. 正治与反治

（1）正治（逆治）：寒者热之，热者寒之，虚则补之，实则泻之。

（2）反治（从治）：①寒因寒用（阳盛格阴的真热假寒证）；②热因热用（阴盛格阳的真寒假热证）；③塞因塞用（真虚假实证）；④通因通用（真实假虚证）。

趣 记

×因×用×为假。

2. 治标与治本

急则治标；缓则治本；标本兼治。

3. 扶正与祛邪

（1）单独运用：虚则补之，实则泻之。

（2）同时运用：虚实夹杂，攻补兼施。

（3）先后运用：正虚先扶正后祛邪，邪盛先祛邪后扶正。

4. 调整阴阳

（1）损其有余：实则泻之。

（2）补其不足：虚则补之。

（3）阴阳双补：适用于阴阳两虚病变。

5. 调和脏腑

（1）顺应脏腑生理特性。

（2）调和脏腑阴阳气血。

（3）调和脏腑相互关系。

6. 调理精、气、血、津液的关系

（1）调理气与血的关系。

（2）调理气与津液的关系。

（3）调理气与精的关系。

（4）调理精、血、津液的关系。

7. 三因制宜

因时、因地、因人制宜。

第十五章　养生与寿夭

一、养生

1. 原则　养生的原则有顺应自然；形神兼备；调养脾肾；因人而异。

2. 方法

（1）顺应自然，避其邪气。

（2）调摄精神，内养真气。

（3）饮食有节，谨和五味。

（4）劳逸结合，不可过劳。

（5）和于术数，适当调补。

二、生命的寿夭

1.《素问·上古天真论》

女子七岁，肾气盛，齿更发长；二七而天癸至，任脉通，太冲脉盛，月事以时下，故有子；三七，肾气平均，故真牙生而长极；四七，筋骨坚，发长极，身体盛壮；五七，阳明脉衰，面始焦，发始堕；六七，三阳脉衰于上，面皆焦，发始白；七七，任脉虚，太冲脉衰少，天癸竭，地道不通，故形坏而无子也。

丈夫八岁，肾气实，发长齿更；二八，肾气盛，天癸至，精气溢泻，阴阳和，故能有子；三八，肾气平均，筋骨劲强，故真牙生而长极；四八，筋骨隆盛，肌肉满壮；五八，肾气衰，发堕齿槁；六八，阳气衰竭于上，面焦，发鬓斑白；七八，肝气衰，筋不能动；八八，天癸竭，精少，肾脏衰，形体皆极，则齿发去。

2.《灵枢·天年》

人生十岁，五脏始定，血气已通，其气在下，故好走；二十岁，血气始盛，肌肉方长，故好趋；三十岁，五脏大定，肌肉坚固，血气盛满，故好步；四十岁，五脏六腑十二经络皆大盛以平定，腠理始疏，荣华颓落，发颇斑白，平盛不摇，故好坐；五十岁，肝气始衰，肝叶始薄，胆汁始灭，目始不明；六十岁，心气始衰，苦忧悲，血气懈惰，故好卧；七十岁，脾气虚，皮肤枯；八十岁，肺气衰，魄离，故言善误；九十岁，肾气焦，四脏经脉空虚；百岁，五脏皆虚，神皆去，形骸独居而终矣。

趣　记

始定，始盛，大定，平定；肝，心，脾，肺，肾。

中医诊断学

第一章　绪论

一、中医诊断的基本原理【助理医师不考】

司外揣内；见微知著；以常衡变。

二、中医诊断学的基本原则

整体审察；四诊合参；病证结合。

第二章　望诊

一、望神

分类		临床表现
得神		面色荣润，两目明亮
少神		面色少华，两目乏神
失神	虚——精亏神衰	面色晦暗暴露，目光呆滞
	实——邪盛神乱	循衣摸床，撮空理线
神乱		淡漠痴呆——癫证、痴呆（痰浊蒙蔽心神）
		狂躁不安——狂证（痰火扰乱心神）
		焦虑恐惧——脏躁（心胆气虚，心神失养）
		猝然昏倒——痫病（肝风夹痰上逆）
假神		突然转折假象
		戴阳证（泛红如妆）——除中（突然欲食）

二、望面色

1. 常色与病色的分类

面色	分类	临床表现
常色（生理）	主色、客色	红黄隐隐，明润含蓄
病色（病理）	善色、恶色	晦暗，暴露

2. 面部分区 ☆
（1）《灵枢·五色》

《灵枢·五色》划分法		
眉心上	阙上	咽喉
眉心	阙中	肺

续表

《灵枢·五色》划分法		
鼻根	阙下（下极、山根）	心
鼻柱	年寿	肝
鼻中	面王	脾

（2）《素问·刺热》

《素问·刺热》划分法	
左青龙	肝
右白虎	肺
上朱雀	心
下玄武	肾
中间孤脏	脾

3. 五色主病

分类	所主病证	具体表现
赤色	热证或戴阳证	满面通红——外感发热；脏腑火热炽盛的实热证 两颧潮红——虚热证，阴虚阳亢 久病重病面色苍白，但颧部嫩红如妆，游移不定——戴阳证
白色	虚证（血虚、气虚、阳虚）、寒证、失血、夺气	淡白无华，唇舌色淡——血虚证或失血证 㿠白——阳虚证 㿠白而虚浮——阳虚水泛 面色苍白（白中透青）——亡阳证；实寒证，寒凝血滞；大失血
黄色	脾虚、湿证	萎黄（淡黄、枯槁无光）——脾胃气虚、气血不足者 黄胖（面黄虚浮）——脾虚湿蕴 黄疸（面目一身俱黄）①鲜明如橘子色——阳黄（湿热熏蒸）；②晦暗如烟熏——阴黄（寒湿郁阻）
青色	寒证、气滞、血瘀、疼痛、惊风	面色青黑——实寒证；剧痛 久病面色青灰，口唇青紫——心阳虚衰，心血瘀阻，或肺气壅塞 突然面色青灰，口唇青紫，肢冷脉微——心阳暴脱，心血瘀阻 面色青黄（苍黄）——肝脾不调 小儿眉间、鼻柱、唇周色青者——惊风或惊风先兆
黑色	肾虚、寒证、水饮、瘀血、疼痛	面黑暗淡——肾阳虚 面黑干焦——肾阴虚 面色黧黑，肌肤甲错——血瘀日久 眼眶周围发黑——肾虚水饮或寒湿带下

三、望形态

1. 望形体强弱胖瘦

（1）肥胖（肥人湿多、多痰）：形气有余（胖而能食）；形盛气虚（肥而食少）。

（2）消瘦：形瘦食多，为中焦有火；形瘦食少，为中气虚弱。

2. 望姿态

（1）颤动：在外感热病中，多是动风预兆；在内伤杂病中，多是气血不足，筋脉失养，虚风内动。

（2）抽搐、角弓反张：常见于小儿惊风、破伤风、痫病、子痫等。

（3）儿童挤眉眨眼，状似舞蹈：多由气血不足，风湿内侵所致。

四、望头面五官

1. 望头发 ☆

（1）发黄干枯，稀疏易落，多属精血不足，可见于大病后或慢性虚损患者。

（2）小儿头发稀疏黄软，生长迟缓，多由先天不足、肾精亏损所致。

（3）青壮年白发，俗称"少白头"，若伴有耳鸣、腰酸等症者，属肾虚；伴有失眠、健忘等症者，为劳神伤血所致。

（4）短时间内须发大量变白，伴情志抑郁者，为肝郁气滞，也见于先天禀赋所致。

（5）小儿发结如穗，枯黄无泽，伴面黄肌瘦，多为疳积病。

（6）突然片状脱发（圆形或椭圆形），称为斑秃，俗称"鬼剃头"，多为血虚受风所致。

（7）发稀而细易脱，质脆易断者，多因肾虚、精血不足所致。

（8）头皮发痒、多屑、多脂者，多为血热生风所致。

（9）头发部分或全部脱落，日久不长，伴头痛、面色暗滞，舌质暗或有紫斑，脉细涩者，为瘀血阻滞。

2. 面肿、腮肿及口眼歪斜 ☆

（1）面肿：①阳水（发病迅速），多为外感风邪，肺失宣降所致；②阴水（发病缓慢，兼面色㿠白），多为脾肾阳虚，水湿泛滥所致。

（2）口眼歪斜：①仅见口眼歪斜，为风邪中络所致；②口眼歪斜兼半身不遂，多为肝阳化风，风痰阻滞经络所致。

（3）腮肿

病名	部位	病因病机
痄腮（流行性腮腺炎）	以耳垂为中心	外感温毒之邪（儿童多见，传染）
发颐（化脓性腮腺炎）	耳前发红肿起	阳明热毒上攻（无传染）

3. 望目

（1）目的脏腑分属——五轮学说

目部	黑珠	目内眦及外眦的血络	眼睑	白睛	瞳仁
五脏	肝	心	脾	肺	肾
五轮	风轮	血轮	肉轮	气轮	水轮

（2）异常

望目	表现		病因病机
望目色	目赤肿痛	白睛色红	肺火或外感风热
		两眦赤痛	心火
		睑缘赤烂	脾有湿热
		全目赤肿	肝经风热上攻
	黑睛灰白浑浊（目生翳）		邪毒侵袭，或肝胆实火上攻，或湿热熏蒸，或阴虚火旺
望目形	眼球突出兼颈前微肿，急躁易怒者，为瘿病		肝郁化火、痰气壅结

续表

望目	表现		病因病机
望目态	目睛凝视	瞪目直视 戴目反折 横目斜视	肝风内动
	胞睑下垂	双睑下垂	先天不足、脾肾亏虚
		单睑下垂	脾气虚衰、外伤
	睡眠露睛		脾气虚弱，多见于吐泻伤津、慢脾风患儿
	瞳孔缩小		川乌、草乌、毒蕈、有机磷类农药及吗啡、氯丙嗪等药物中毒
	瞳孔散大		可见于颅脑损伤、出血中风病、青风内障或颠茄类药物中毒等

趣　记

小嗪无非有毒。注：①小——瞳孔缩小；②嗪——氯丙嗪；③无——川乌、草乌；④非——吗啡；⑤有——有机磷类农药；⑥毒——毒蕈。

4. 望口唇齿龈☆

（1）望口

口之形色、动态	临床表现及意义	
口疮	灰白色小溃疡	多因心脾积热所致
鹅口疮	片状白屑，状如鹅口	
口张	状如鱼口，但出不入，为肺气将绝	
口噤	牙关紧急，可见于中风、惊风、破伤风等	
口撮	上下口唇紧聚，不能吸吮，可见于小儿脐风	
口角流涎	小儿多属脾虚湿盛	
	成人多属中风口歪不能收摄	

（2）望唇：①口唇樱桃红色，多见于煤气中毒；②人中满唇反（人中沟变平，口唇翻卷，不能覆齿），为脾气将绝，属病危。

（3）望齿：①牙齿光燥如石，为阳明热盛，津液大伤；②牙齿燥如枯骨，为肾阴枯竭，精不上荣；③睡中龂齿，多因胃热或虫积所致。

（4）望牙龈

牙龈形态	临床表现	病因病机
牙宣（虚）	龈肉萎缩，牙根暴露，牙齿松动	肾虚或胃阴不足
牙疳（实）	牙龈溃烂，流腐臭血水	外感疫疠之邪

5. 望咽喉（肺胃肾）☆

（1）咽喉色泽：①咽部深红，肿痛明显（实热证），多因肺胃热毒壅盛所致；②咽部嫩红，肿痛不甚（阴虚证），多因肾水亏少、阴虚火旺所致；③咽喉淡红漫肿，疼痛轻微，多因痰湿凝聚所致。

（2）咽喉形态

形态	临床表现	病因病机
乳蛾	喉核红肿肥大，形如乳头或蚕蛾，表面或有脓点，咽痛	肺胃热盛或虚火上炎
伪膜	伪膜松厚，容易拭去	肺胃热浊上壅于咽（较轻）
	伪膜坚韧，不易剥离	肺胃热毒伤阴，多是白喉（疫喉），属烈性传染病

五、望躯体四肢 【助理医师不考】

1. 望颈项

病名	临床表现	病因病机
瘿瘤	颈部结喉处有肿块突起	肝郁气结痰凝
瘰疬	颈侧颌下肿块如豆，累累如串珠	肺肾阴虚，虚火内灼或外感风火时毒
颈瘘	颈部痈肿、瘰疬溃破后，久不收口，形成管道	痰火久结，疮孔不收
颈痈	颈部两侧焮红漫肿，疼痛灼热	风热痰毒
项强	项部拘紧或强硬	风寒或项部经络气滞

2. 望四肢

病名	临床表现	病因病机
丝虫病	下肢肿胀，皮肤粗厚如象皮	
鹤膝风	膝部肿大而股胫消瘦	寒湿久留，气血亏虚
下肢畸形	直立时两踝并拢而两膝分离，为膝内翻（"O"形腿）	先天不足，肾气不充
	两膝并拢而两踝分离，为膝外翻（"X"形腿）	

3. 异常动态

动态	临床表现	病因病机
肢体痿废	痿病（肌肉萎缩，筋脉弛缓）	精津亏虚或湿热浸淫，筋脉失养
	若双下肢痿废不用者，多见于截瘫患者	
手足拘急	挛急不舒	寒邪凝滞，或气血亏虚、筋脉失养
手足颤动	双手或下肢颤抖，或振摇不定，不能自主	血虚筋脉失养，或饮酒过度
四肢抽搐	四肢筋脉拘急与弛张间作，舒缩交替，动作有力	肝风内动，筋脉拘急
手足蠕动	手足时时掣动，动作弛缓无力，似虫之蠕行	阴虚动风

六、望皮肤

1. 丹毒☆　皮肤突然鲜红成片，色如涂丹，边缘清楚，灼热肿胀者，为丹毒，因发生部位不同，名称有别。

（1）发于头面者，名抱头火丹。

（2）发于小腿足部者名流火。

（3）发于全身、游走不定者，名赤游丹。

（4）发于上部者多由风热化火所致，发于下部者多因湿热化火而成，亦有因外伤染毒而引起者。

2. 白驳风　四肢、面部等处出现白斑，大小不等，界线清楚，病程缓慢者，为白驳风。

多因风湿侵袭、气血失和、血不荣肤所致。

3. 斑疹

（1）斑指皮肤黏膜出现深红色或青紫色片状斑块，平摊于皮肤，摸之不碍手，压之不褪色。

（2）疹指皮肤出现红色或紫红色、粟粒状疹点，高出皮肤，抚之碍手，压之褪色。

（3）斑疹鉴别点：是否抚之碍手和压之褪色。

（4）疹：①麻疹的特点为疹色桃红，形似麻粒，先见于耳后发际，渐延及颜面、躯干和四肢，疹发透彻后按出疹顺序依次消退；②风疹的特点为疹色淡红，细小稀疏，瘙痒不已，时发时止；③瘾疹的特点为皮肤上出现淡红色或苍白色风团，瘙痒，高出皮肤，发无定处，出没迅速，时隐时现。

七、望排出物

排出物	临床表现	病因病机
痰	痰白而清稀，或有灰黑点者（寒痰）	寒伤阳气，气不化津，湿聚为痰
	痰黄黏稠，坚而成块者（热痰）	热邪煎熬津液
	痰少而黏，难以咯出（燥痰）	燥邪伤肺，或肺阴虚津亏
	痰白滑而量多，易咯出者（湿痰）	脾虚不运，水湿不化，聚而成痰
	咳吐脓血腥臭痰（肺痈）	热毒蕴肺，化腐成脓
	痰中带血，色鲜红者（热伤肺络）	肺阴亏虚，或肝火犯肺，或痰热壅肺
涕	久流浊涕，质稠、量多、气腥臭者（鼻渊）	湿热蕴阻
	阵发性清涕，量多如注，伴喷嚏频作（鼻鼽）	风寒束于肺卫
呕吐物【助理医师不考】	呕吐物酸腐夹杂不化食物（伤食）	暴饮暴食，损伤脾胃，宿食不化，胃气上逆
	呕吐黄绿苦水	肝胆湿热或郁热
	呕吐清水痰涎，伴胃脘振水声	饮停胃脘，胃失和降

八、望小儿食指络脉

1. 要点 三关测轻重，浮沉分表里，红紫辨寒热，淡滞定虚实。

2. 分三关 从近心端起，分为风关（食指第一指节）、气关（食指第二指节）、命关（食指第三指节）。

3. 小儿食指络脉病理变化的临床表现及其意义

小儿食指络脉		临床意义
三关测轻重	显于风关	邪气入络，可见于外感初起
	达于气关	邪气入经
	达于命关	邪入脏腑
	直达指端（称透关射甲）	提示病情凶险，预后不良
红紫辨寒热	鲜红	属外感表证
	紫红	属里热证
	青色	主疼痛、惊风
	淡白	属脾虚、疳积
	紫黑	为血络郁闭，病属重危

小儿食指络脉		临床意义
浮沉分表里	浮而显露	见于外感表证
	沉隐不显	见于内伤里证
淡滞定虚实	浅淡而纤细（虚证）	气血不足，脉络不充
	浓滞而增粗（实证）	邪正相争，气血壅滞

趣记

青铜镜。注：①青——青色；②铜——疼痛；③镜——惊风。

第三章　望舌

一、舌诊原理

1. 原理　舌可反映心神、脏腑、经络的病变，以及脾胃功能的状态、气血津液的盛衰。

2. 舌可反映其他脏腑的病变

（1）脾：连舌本、散舌下。

（2）肾：循喉咙、夹舌本。

（3）肝：络舌本。

3. 脏腑的病变反映于舌，具有一定的规律

舌之部位	反映病变
舌质	多候五脏病变，侧重血分
舌苔	多候六腑病变，侧重气分
舌尖	上焦心肺病变
舌中	中焦脾胃病变
舌根	下焦肾病变
舌边	肝胆病变

二、正常舌象的特点及临床意义

正常舌象的舌色淡红鲜明，舌苔均匀、薄白而润，舌质滋润，舌体大小适中、柔软灵活。简称为淡红舌，薄白苔。

三、望舌质

1. 舌神变化的特征与临床意义【助理医师不考】

舌神	荣舌（有神之舌）	枯舌（无神之舌）
舌色	红活明润	晦暗枯涩
舌体	活动自如	活动不灵
临床意义	阴阳气血精神皆足，生机旺盛，善候	阴阳气血精神皆衰，生机已微，预后差

2. 舌色变化的特征与临床意义

舌色	特征与临床意义		
淡白舌	舌体胖嫩	阳虚水湿内停	淡白舌主气血两虚、阳虚;枯白舌主脱血夺气
	舌体瘦薄	气血两亏	
红舌	舌色稍红,或舌边尖略红	外感风热表证初期	主实热、阴虚
	舌色鲜红,或兼黄苔	实热证	
	舌尖红	心火上炎	
	舌两边红	肝经有热	
	舌鲜红而少苔,或有裂纹,或光红无苔	虚热证	
绛舌	舌绛有苔,或伴有红点、芒刺	温病热入营血,或脏腑内热炽盛	主里热亢盛、阴虚火旺
	舌绛少苔或无苔,或有裂纹	久病阴虚火旺,或热病后期阴液耗损	
青紫舌	舌淡紫而湿润	阴寒内盛,或阳气虚衰	主气血瘀滞
	舌紫红或绛紫而干枯少津	热盛伤津	
	全舌青紫	全身血行瘀滞	
	舌有紫色斑点	瘀血阻滞于局部	
	舌色淡红中泛现青紫	肺气壅滞,或肝郁血瘀,或中毒等	

3. 舌形变化的特征与临床意义

舌形	特征与临床意义		
老、嫩舌	老舌	实证	
	嫩舌	虚证	
胖大舌	舌淡胖大	脾肾阳虚,水湿内停	胖大舌多主水湿内停、痰湿热毒上泛,肿胀舌多主湿热、热毒上壅
	舌红胖大	脾胃湿热,或痰热内蕴	
	舌色红绛肿胀	心脾热盛,热毒上壅	
瘦薄舌	色淡	气血两虚	多主气血两虚、阴虚火旺
	色红绛干燥	阴虚火旺,津液耗伤	
点、刺舌	舌红而起芒刺	气分热盛	脏腑热极,或血分热盛
	舌红而点刺色鲜红	血热内盛,或阴虚火旺	
	舌红而点刺色绛紫	热入营血而气血壅滞	
裂纹舌	舌红绛	热盛伤津,或阴液虚损	阴血亏损,脾虚湿侵,不能荣润舌面
	舌淡白	血虚不润	
	舌淡白胖嫩,边有齿痕	脾虚湿侵	
齿痕舌	舌淡胖大润	寒湿壅盛,或阳虚水湿内停	主脾虚、水湿内停证
	舌淡红	脾虚或气虚	
	舌红肿胀	内有湿热痰浊壅滞	

【拓展】肿胀舌：舌体肿大，盈口满嘴，甚者不能闭口，不能缩回；先天性舌裂：健康人舌面有裂纹，有舌苔覆其上，无不适。

4. 舌态变化的特征与临床意义

舌态		特征与临床意义	
强硬舌	舌红绛少津	邪热炽盛	热入心包，或高热伤津，或风痰阻络
	舌胖大兼厚腻苔	风痰阻络	
	舌强语言謇涩，伴肢体麻木、眩晕	中风先兆	
痿软舌	舌淡白	气血俱虚	伤阴，或气血俱虚
	新病舌干红	热灼津伤	
	久病舌绛少苔或无苔	外感病后期，热极伤阴，或内伤杂病，阴虚火旺	
颤动舌	久病舌淡白	血虚动风	肝风内动
	新病舌绛	热极生风	
	舌红少津	阴虚动风	
	舌体颤动	可见于酒毒内蕴	
歪斜舌	中风、喑痱或中风先兆		
吐弄舌	吐舌	可见于疫毒攻心或正气已绝	
	弄舌	多见于热甚动风先兆	
	吐弄舌	可见于小儿智能发育不全	
短缩舌	色淡白或青紫而湿润	寒凝筋脉	多属危重证候的表现
	色淡白而胖嫩	气血俱虚	
	体胖而苔滑腻	痰浊内蕴	
	色红绛而干	热盛伤津	

四、望舌苔

1. 苔质变化特征及临床意义

（1）薄、厚苔：①苔的厚薄主要反映邪正的盛衰和邪气之深浅；②薄苔属正常舌苔，主外感表证，或内伤轻病；③厚苔主邪盛入里，或内有痰湿、食积等。

（2）润、燥苔

苔质	特征	临床意义
润苔	干湿适中，不滑不燥	提示体内津液未伤，多见于风寒表证、湿证初起、食滞、瘀血等
滑苔	水分过多，伸舌欲滴	水湿之邪内聚，主寒证、主湿证、主痰饮
燥苔	舌苔干燥，扪之无津	提示体内津液已伤
糙苔	苔质粗糙如砂石	多见于热盛伤津之重证

（3）腐、腻苔

苔质	特征	临床意义	
腐苔	颗粒疏松，粗大而厚，形如豆腐渣堆积舌面，揩之可去	阳热有余，腐浊邪气上泛	主痰浊、食积
	若舌上黏厚一层，有如疮脓，则称"脓腐苔"		主内痈
	病中腐苔脱落，不能续生新苔，称"无根苔"	胃气衰败	
腻苔	颗粒细腻致密，揩之不去，刮之不脱，如涂有油腻之状	湿浊内蕴，阳气被遏，湿浊痰饮停聚	主痰浊、食积、湿热

（4）剥落苔

苔质	特征及临床意义		
光剥苔（镜面舌）	舌苔全部退去，舌面光洁如镜	舌色红绛	胃阴枯竭，胃乏生气
		舌色白如镜	主营血大虚，阳气虚衰
花剥苔	舌苔剥落不全，斑斑驳驳残存舌苔，界线明显		
地图舌	舌苔不规则脱落，边缘凸起，界线清楚，形似地图		
类剥苔	剥脱边缘不光滑，似有新生颗粒		
鸡心苔	舌苔周围剥落，仅留中心一块		

【拓展】若未剥处仍有腻苔者为正气亏虚，痰浊未化。

（5）真、假苔：①真苔（紧贴舌面），又称为有根苔，有胃气，病轻，预后好；②假苔（浮涂舌上），又称为无根苔，假苔乃胃气告匮，病重，预后差。

2. 苔色变化特征及临床意义

苔色	特征及临床意义		
白苔	积粉苔（苔白如积粉，扪之不燥）	常见于瘟疫或内痈，秽浊时邪与热毒相结而成	一般常见于表证、寒证、湿证；特殊情况下主热证
	糙裂苔（苔白燥裂如砂石，扪之粗糙）	提示内热暴起，津液暴伤	
黄苔	薄黄苔	多见于外感风热表证或风寒化热	主里证、热证
	黄滑苔	阳虚寒湿之体，痰饮聚久化热，或为气血亏虚，复感湿热之邪	
	苔黄而干燥，甚至干裂	多见于邪热伤津，燥结腑实之证	
	苔黄而腻	主湿热或痰热内蕴，或食积化腐	
灰黑苔	苔灰黑而湿润	主阳虚寒湿内盛，或痰饮内停	主阴寒内盛，或里热炽盛
	苔灰黑而干燥	主热极津伤	
	苔黄黑（霉酱苔）	胃肠素有湿浊宿食，积久化热，或湿热夹痰	

五、舌下络脉【助理医师不考】

1. 正常特征 舌下络脉是指位于舌下舌系带两侧的大络脉，长度不超过舌下肉阜至舌尖的五分之三，颜色呈淡紫色，少有怒张、纡曲的表现。

2. 异常及临床意义

（1）舌下络脉粗胀，或呈青紫、绛、绛紫、紫黑色，或呈暗红色或紫色网络，或曲张如紫色珠子大小不等的结节改变，均为血瘀的征象。

（2）舌下络脉短而细，周围小络脉不明显，舌色偏淡者，多属气血不足。

六、舌象综合分析

1. 舌质和舌苔的综合诊察　舌苔或舌质单方面异常；舌质和舌苔均出现异常；舌象的动态分析。

2. 舌诊的临床意义

（1）判断邪正盛衰。

（2）辨别病位深浅。

（3）区别病邪性质。

（4）推断病势进退：厚变薄（退），薄变厚（进）。

（5）估计病情预后：有根苔、无根苔。

第四章　闻诊

一、听声音

1. 音哑与失音的临床表现及其意义

（1）新病音哑或失音多为实证，因外感风寒或风热袭肺，或痰湿壅肺，肺失清肃，邪闭清窍所致，即所谓"金实不鸣"。

（2）久病音哑或失音多为虚证，多因各种原因导致阴虚火旺，肺肾精气内伤所致，即所谓"金破不鸣"。

（3）暴怒喊叫或持续高声宣讲，伤及喉咙所致音哑或失音者，亦属气阴耗伤。

2. 谵语、郑声、狂言、独语、错语、言謇的临床表现及其意义【助理医师不考】

分类	临床表现		临床意义
谵语	语无伦次，声高有力	神志不清	邪热内扰神明
郑声	语言重复，时断时续，语声低弱模糊		久病脏气衰竭，心神散乱
狂言	语无伦次，狂叫骂詈		痰火扰神
独语	自言自语，喃喃不休，见人语止，首尾不续		心气虚弱或气郁痰阻
错语	语后自知言错	神志清楚	心气虚弱或气郁痰阻
言謇	思维正常而吐字困难、不清		风痰阻络

3. 咳嗽、喘、哮的临床表现及其意义

（1）咳嗽

临床表现	临床意义
重浊沉闷	寒痰湿浊停聚于肺，肺失肃降
轻清低微	久病肺气虚损，失于宣降
咳声不扬，痰稠色黄	热邪犯肺，肺津被灼
痰多易咳	痰湿阻肺
干咳无痰或少痰	燥邪犯肺或阴虚肺燥

续表

临床表现	临床意义
鸡鸣样回声	顿咳（百日咳），多因风邪与痰热搏结所致，常见于小儿
咳声如犬吠	时行疫毒攻喉所致，多见于白喉

趣记

白犬顿（炖）鸡。

（2）喘、哮

分类	临床表现			临床意义
喘	呼吸困难、张口抬肩，甚至鼻翼扇动，难以平卧	实喘	发作急骤，呼吸深长，息粗声高，唯以呼出为快	风寒袭肺或痰热壅肺，痰饮停肺，肺失宣肃，或水气凌心
		虚喘	病势缓慢，呼吸短浅，息微声低，唯以深吸为快	肺肾亏虚，气失摄纳，或心阳气虚
哮	呼吸急促似喘，喉间有哮鸣音			痰饮内伏，复感外邪；或因久居寒湿之地，过食酸咸生冷

【拓展】喘不必兼哮，哮必兼喘。

4. 呕吐、呃逆、嗳气的临床表现及其意义

（1）呕吐

病证	临床表现	临床意义
呕吐	吐势徐缓，声音微弱，呕吐物清稀	虚寒证，脾胃阳虚
	吐势较猛，声音壮厉，呕吐出黏稠黄水，或酸或苦	实热证，热伤胃津
	呕吐呈喷射状	热扰神明，或因头颅外伤，颅内瘀血、肿瘤等，使颅内压力增高
	呕吐酸腐食糜	食滞胃肠
	朝食暮吐，暮食朝吐（胃反）	多属脾胃阳虚证
	口干欲饮，饮后则吐（水逆）	饮邪停胃，胃气上逆

（2）呃逆

病证	临床表现	临床意义
呃逆（哕）	新病呃逆，其声有力	寒邪或热邪客于胃
	久病、重病呃逆不止，声低气怯无力	胃气衰败之危候
	呃声频作，高亢而短，其声有力	实证
	呃声低沉，声弱无力	虚证
	突发呃逆，呃声不高不低，无其他病史及兼症	饮食刺激或偶感风寒，一般为时短暂，不治自愈

【拓展】呃逆——声短而频；嗳气——声长而缓。

（3）嗳气

病证	临床表现	临床意义
嗳气（噫）	嗳气酸腐，兼脘腹胀满	宿食内停，属实证
	嗳气频作而响亮，嗳气后脘腹胀减，发作因情志变化而增减	肝气犯胃，属实证
	嗳气频作，兼脘腹冷痛，得温症减	寒邪犯胃或胃阳亏虚
	嗳声低沉断续，无酸腐气味，兼见纳呆食少	胃虚气逆，属虚证

【拓展】一心一意去爱你。注：①意——噫；②爱——嗳。

二、嗅气味

1. 口气、排泄物之气味异常的临床意义

（1）口气

气味	临床表现	临床意义
口气	口气酸臭，并伴食欲不振，脘腹胀满	食积胃肠
	口气臭秽	胃热
	口气臭秽难闻，牙龈腐烂	牙疳
	口气腐臭，或兼咳吐脓血	内有溃腐脓疡

（2）排泄物

气味	临床表现	临床意义
排泄物（二便）	便酸臭难闻	肠有郁热
	大便溏泄而腥	脾胃虚寒
	大便泄泻臭如败卵，或夹未消化食物，矢气酸臭	伤食
	小便黄赤浑浊，有臊臭味	膀胱湿热
	尿甜并散发烂苹果气味	消渴病
排泄物（经带）	经血臭秽	热证
	经血气腥	寒证
	带下臭秽而黄稠	湿热
	带下腥而清稀	寒湿
	带下奇臭而色杂	癌症

2. 病室气味异常的临床意义

病室气味	临床意义
臭气触人	瘟疫类疾病
血腥味	失血
腐臭气	溃腐疮疡
尸臭	脏腑衰败，病情重笃
尿臊气（氨气味）	见于肾衰
烂苹果样气味（酮体气味）	消渴并发症患者，属危重病症
蒜臭气味	有机磷中毒

三、"酸腐"与"酸臭"的临床表现及其意义【助理医师不考】

分类	临床表现	临床意义
酸腐	呕吐酸腐食糜	食滞胃脘
	嗳气酸腐，兼脘腹胀满	宿食内停
	夜卧不安，腹胀嗳气酸腐	食滞胃脘
	呕吐酸腐夹杂不化食物	伤食
酸臭	呕吐物秽浊酸臭	邪热犯胃，胃失和降
	口气酸臭，并伴食欲不振，脘腹胀满	食积胃肠
	大便酸臭难闻	肠中郁热
	大便泄泻臭如败卵，或夹有未消化食物，矢气酸臭	伤食

第五章　问诊

一、问诊内容

1. 内容　问诊包括一般情况、主诉、现病史、既往史、个人生活史、家族史等。明代医学家张介宾在总结前人问诊经验的基础上，编成《十问篇》，清代陈修园将其略做修改而成《十问歌》：

一问寒热二问汗，三问头身四问便；
五问饮食六胸腹，七聋八渴俱当辨；
九问旧病十问因，再兼服药参机变；
妇女尤必问经期，迟速闭崩皆可见；
再添片语告儿科，天花麻疹全占验。

2. 主诉　主诉是患者就诊时最感痛苦的症状、体征及持续时间。

二、问寒热

1. 表证　恶寒发热。

（1）恶寒重发热轻：风寒表证。
（2）发热重恶寒轻：风热表证。
（3）发热轻而恶风：伤风表证。

2. 里证

（1）但寒不热：①新病恶寒（得温不缓），属里实寒证；②久病畏寒（得温可缓），属里虚寒证。

（2）但热不寒：①壮热（39℃以上），属里实热证，见于阳明经证、气分；②潮热（定时发热，有规律）；③微热（37～38℃或自觉发热），见于气虚、阴虚、气郁等。

潮热类型	时间	表现	病证
日晡潮热	申时（下午3：00～5：00）	腹胀便秘	阳明腑实证
阴虚潮热	午后或夜间	骨蒸发热	阴虚火旺
湿温潮热	午后	身热不扬	湿温病
瘀血潮热	午后和夜间	瘀血征象	瘀血

3. 半表半里证

（1）**少阳病**：寒热往来无定时。

（2）疟疾：寒热往来有定时，邪伏膜原。

三、问汗

异常汗出		临床表现及意义
特殊汗出	自汗	醒时汗出——阳虚，气虚
	盗汗	睡时汗出——阴虚
	绝汗【助理医师不考】	①冷汗淋漓，脉微欲绝——亡阳；②汗热而黏腻如油，脉细数疾——亡阴
	战汗【助理医师不考】	疾病发展的转折点。①汗出后热退脉缓——好转；②汗出后仍身发高热，脉来急疾——恶化
黄汗【助理医师不考】		汗出沾衣，色如黄柏汁——风湿热邪交蒸
局部汗出【助理医师不考】	半身汗	健侧汗出——中风，痿病，截瘫
	头汗	①病理——上焦热盛；中焦湿热蕴结；元气将脱，阴阳离决，虚阳上越；②生理——进食辛辣、饮酒、热汤，热蒸于头
	手足心汗	阴经郁热、阳明燥热、阴虚阳亢、中焦湿热、阳气内郁
	阴汗	下焦湿热郁蒸

四、问疼痛

1. 问疼痛性质

性质	病因	性质	病因
胀痛	气滞	走窜痛	气滞，行痹（风邪）
刺痛	瘀血	固定痛	瘀血；寒湿，湿热阻滞
冷痛	寒证（实、虚）	空痛	气血亏虚，精髓不足
灼痛	热证（实、虚）	隐痛	阳气精血亏虚
重痛	湿邪困阻	酸痛	风湿邪（关节），肾虚（腰膝酸软）
掣痛	经脉失养或阻滞	绞痛	有形实邪阻闭，寒邪凝滞气机

2. 问疼痛部位

部位	临床表现及意义
头痛	①前额连眉棱骨痛——阳明经；②侧头部痛——少阳经；③颠顶痛——厥阴经；④后头连项痛——太阳经
胸痛	心肺病变
胁痛	肝胆病变
胃脘痛	痛在上腹部、剑突下——胃失和降、气机不畅
腹痛	大腹——脾胃；小腹——膀胱、大小肠及胞宫；少腹——肝经
腰痛	①酸软——肾虚；②冷痛沉重——寒湿；③刺痛——瘀血阻络

五、问头身胸腹

	临床表现及意义
头晕	烦躁易怒，舌红苔黄，脉弦数——肝火上炎
	头重脚轻，舌红少津，脉弦细——肝阳上亢
胸闷	胸部痞塞满闷——心肺气机不畅
心悸	心跳不安。①惊悸——因惊恐；②怔忡（剧烈）——无明显外界诱因
脘痞	胃脘胀闷不舒——脾胃病变
腹胀	腹部胀满不舒，如物支撑——气虚、寒凝、热结、气滞、痰饮、食积、瘀血、虫积
麻木	患者肌肤感觉减退，甚至消失——气血亏虚
疲乏	肢体倦怠，运动无力——虚
身重【助理医师不考】	身体沉重——水湿泛溢及气虚不运
身痒【助理医师不考】	全身皮肤瘙痒不适——风邪袭表、血虚风燥、湿热浸淫

六、问耳目

1. 耳鸣　自觉耳内鸣响。

（1）突发耳鸣，声大如雷，按之不减，为实证，如肝胆火盛。

（2）渐起耳鸣，声细如蝉，按之可减，为虚证，如肾精亏虚。

2. 耳聋　听力减退，甚至丧失。

（1）骤发耳聋为实证，肝胆火扰或风邪上袭耳窍。

（2）日久渐成为虚证，肾精亏虚。

3. 目眩　自觉视物旋转。

（1）实者为肝阳上亢、肝火上炎、肝阳化风及痰湿上蒙清窍。

（2）虚者为气虚、血亏、阴精不足，目失充养。

4. 目昏、雀盲【助理医师不考】　　肝肾亏虚，精血不足。

（1）目昏表现为视物模糊。

（2）雀盲表现为昼常，黄昏后弱（夜盲）。

七、问睡眠

1. 失眠　阳盛阴衰。

（1）不易入睡，甚至彻夜不眠，兼心烦不寐，为心肾不交。

（2）睡后易醒，不易再睡者，兼心悸、便溏，为心脾两虚。

（3）睡眠时时惊醒，不易安卧，为胆郁痰扰。

（4）夜卧不安，腹胀嗳气酸腐，为食滞内停。

2. 嗜睡　阴盛阳衰。

（1）困倦嗜睡，伴头目昏沉，胸闷脘痞，肢体困重，为痰湿困脾。

（2）饭后嗜睡，兼神疲倦怠，食少纳呆，为脾失健运。

（3）大病之后，精神疲乏而嗜睡，为正气未复。

（4）精神极度疲惫，神志朦胧，困倦欲睡，肢冷脉微，为心肾阳衰。

八、问饮食与口味

饮食与口味异常		临床表现及意义
口渴与饮水	口渴多饮——热、燥伤津	
	渴不多饮	湿热证——身热不扬，心中烦闷，苔黄腻
		温病营分证——身热夜甚，心烦不寐，舌红绛
		痰饮内停——渴喜热饮，饮水不多或饮后即吐
		瘀血内停——口干，但欲漱水不欲咽，面色黧黑或肌肤甲错
食欲与食量	食欲减退——脾胃虚弱、湿邪困脾、食滞胃肠	
	厌食——食滞胃肠、湿热蕴脾、肝胆湿热	
	消谷善饥——食多，易饥。①多饮多尿，形体消瘦——消渴病；②大便溏泄——胃强脾弱	
	饥不欲食——胃阴不足	
	除中（假神）——胃气败绝	
口味	口淡——脾胃虚弱	
	口甜——脾胃湿热或脾虚	
	口黏腻——痰热内盛、湿热蕴脾、食积化热	
	口酸——肝胃郁热或饮食停滞	
	口苦——心火上炎或肝胆火热	
	口涩——燥热伤津或脏腑热盛	
	口咸——肾病或寒水上泛	

九、问二便

二便异常			临床表现及意义
大便异常	便次	便秘——热结、阴虚、气血亏虚、阳气虚衰或阴寒内盛	
		泄泻——寒湿、湿热、伤食、脾虚、脾肾阳虚、肝郁乘脾	
	便质	完谷不化——脾肾阳虚或食滞胃肠	
		溏结不调——①时干时稀为肝郁脾虚；②先干后溏为脾虚	
		脓血便——痢疾或肠癌	
		便血——①黑如柏油（远血）；②鲜红（近血）	
	排便感	肛门灼热——大肠湿热下注	
		里急后重——湿热内阻	
		排便不爽（如黄糜、黏滞）——湿热蕴结	
		大便失禁——脾肾虚衰	
		肛门重坠——脾虚中气下陷	

续表

二便异常			临床表现及意义
小便异常	尿次		频数——①短赤为湿热蕴结膀胱；②澄清、夜尿多为肾虚
			癃闭（点滴而出为癃，点滴不出为闭）。①实——湿热、瘀血、结石、败精阻滞；②虚——气虚、肾阳不足、膀胱气化不利
	尿量		增多——①清长见于虚寒；②多饮、多尿、消瘦见于消渴
			减少——①短赤见于实热或伤津；②浮肿见于肺脾肾功能失常
	排尿感		小便涩痛——湿热蕴结、热灼伤津、结石、瘀血
			余沥不尽——肾阳亏虚，肾气不固
			小便失禁——肾气不固，膀胱失约
			遗尿——肾气不足，不能固约膀胱

十、问经带

经带异常	临床表现及意义
经期异常	月经先期——气虚不固、热迫血妄
	月经后期——虚（营血亏损、阳气虚衰）、实（气滞、寒凝血瘀、痰湿阻滞）
	月经先后无定期——肝气郁滞或脾肾虚损
经量异常	①经量过多——气虚、血热、瘀阻；②经量过少——虚、实
崩漏	气虚、热、瘀。①崩——来势急，出血量多；②漏——来势缓，出血量少
闭经	血海空虚、痨虫侵胞、冲任不通
痛经	周期性小腹疼痛。①气滞或血瘀；②寒凝或阳虚；③气血两虚
带下异常	白带（色白量多，质稀如涕，淋漓不绝）——脾肾阳虚，寒湿下注
	黄带（色黄，质黏，臭秽）——湿热下注或湿毒蕴结

第六章　脉诊

一、概述

1. 脉象形成原理

（1）心、脉是形成脉象的主要脏器。

（2）气血是形成脉象的物质基础。

（3）与肝、脾胃、肺、肾密切相关。

2. 脉诊部位

（1）"独取寸口"诊法：寸口脉分为寸、关、尺三部。①左手寸、关、尺对应心、肝、肾；②右手寸、关、尺对应肺、脾、肾。

（2）"三部九候"诊法：上（头）中（手）下（足），天人地。

（3）"仲景三部"诊法：人迎、寸口、趺阳三脉。

3. 脉诊方法

（1）选指：指目与受诊者体表约呈45°。

（2）布指：中指定关，疏密得当。

（3）运指：举、按、寻、总、单。

4. 脉象要素

（1）四要素【助理医师不考】：脉位、脉数、脉形、脉势。

（2）八要素：脉位、脉率、脉力、脉长、脉宽、流利度、紧张度、均匀度。

二、正常脉象

正常脉象为寸关尺三部有脉，一息四五至，不浮不沉，不大不小，从容和缓，节律一致，尺部沉取有力。

1. 有胃 从容、和缓、流利。

2. 有神 柔和有力、节律整齐。

3. 有根 尺脉有力，沉取不绝。

三、常见脉象的特征及临床意义 ☆

1. 浮脉类特征与临床意义

分类	特点	具体特征	临床意义
浮脉	轻取即得	举之有余，按之不足	表证，亦见于虚阳浮越证
洪脉		脉体阔大，充实有力，来盛去衰	热盛
濡脉		浮细无力而软	虚证，湿困
散脉		浮取散漫而无根，伴至数或脉力不匀	元气离散，脏气将绝
芤脉		浮大中空，如按葱管	失血，伤阴
革脉		浮而搏指，中空边坚	亡血、失精、半产、崩漏

2. 沉脉类特征与临床意义

分类	特点	具体特征	临床意义
沉脉	重按始得	轻取不应，重按始得	里证
伏脉		重按推至筋骨始得	邪闭、厥证、痛极
弱脉		沉细无力而软	阳气虚衰、气血俱虚
牢脉		沉按实大弦长	阴寒内积、疝气、癥积

3. 迟脉类特征与临床意义

分类	特点	具体特征	临床意义
迟脉	一息不足四至	一息不足四至	寒证，亦见于邪热结聚
缓脉		一息四至，脉来怠缓	湿证，脾胃虚弱，亦见于平人
涩脉		往来艰涩，迟滞不畅	精伤，血少；气滞，血瘀，痰食内停
结脉		迟而时一止，止无定数	阴盛气结，寒痰瘀血，气血虚衰

4. 数脉类特征与临床意义

分类	特点	具体特征	临床意义
数脉	一息五至以上	一息五至以上，不足七至	热证，亦主里虚证
疾脉		脉来急疾，一息七八至	阳极阴竭，元气欲脱
促脉		数而时一止，止无定数	阳热亢盛，瘀滞、痰食停积；脏气衰败
动脉		脉短如豆，滑数有力	惊恐、疼痛

5. 虚脉类特征与临床意义

分类	特点	具体特征	临床意义
虚脉		举之无力，按之松软	气血两虚
细脉		脉细如线，应指明显	气血两虚、湿证
代脉	应指无力	脉来一止，止有定数，良久方还	脏气衰微、疼痛、惊恐、跌仆损伤
微脉		脉极细极软，似有若无	气血大虚，阳气衰微
短脉		首尾俱短，不及本部	有力主气郁，无力主气损

6. 实脉类特征与临床意义

分类	特点	具体特征	临床意义
实脉		三部脉充实有力，其势来去皆盛	实证，亦见于常人
滑脉		往来流利圆滑，如盘走珠	痰湿、食积、实热；青壮年；孕妇
弦脉	应指有力	脉长而坚硬，如按琴弦	肝胆病、疼痛、痰饮；老年健康者
紧脉		紧张有力，如按绳索，脉势绷急	实寒证、疼痛、宿食
长脉		脉动应指超逾三部	阳证、热证、实证，亦可见于平人
大脉		脉体宽大，无汹涌之势	健康人，病进

四、常见脉象的鉴别☆

脉象鉴别			
主湿	缓	脉来急慢	
	细	脉细如线	
	濡	浮细无力而软	
节律不齐	有歇止	结——迟而时一至，止无定数	
		促——数而时一至，止无定数	
		代——脉来一止，止有定数	
	无歇止	散——脉律不齐，浮散无根	
		涩——往来艰涩，迟滞不畅	
		微——极细极软，似有似无	
痛、惊	动	脉短如豆，滑数有力	
	代	脉来一止，止有定数	
食积	促	数而时一至，止无定数	
	紧	绷急弹指，状如牵绳转索	
	滑	往来滑利，应指圆滑	
	涩	往来艰涩，迟滞不畅	
细	细	脉细如线	
	濡	浮细无力而软	
	弱	沉细无力而软	
	微	极细极软，似有似无	
宽	实	三部充实有力，其势来去皆盛	
	洪	充实有力，来盛去衰	

脉象鉴别		
长	牢	沉按实大弦长
	弦	端直以长，如按琴弦
	长	首尾端直，超过本位
短	短	脉动应指不及三部
	动	短而滑数
脉速	迟	一息不足四至
	缓	一息四至
	数	一息五至以上不满七至
	疾	一息七八至
常人可见	实、大、弦、长、缓、滑	
主病较多	涩、促、代、滑、弦	

五、相兼脉【助理医师不考】

相兼脉		主病
浮脉相兼	浮紧脉	外感寒之表寒证，或风寒痹证疼痛
	浮数脉	风热袭表的表热证
	浮缓脉	风邪伤卫、营卫不和的太阳中风证
	浮滑脉	表证夹痰或素体痰湿又感受外邪
沉脉相兼	沉迟脉	里寒证
	沉弦脉	肝郁气滞，或水饮内停
	沉涩脉	血瘀，阳虚而寒凝血瘀
	沉缓脉	脾虚，水湿停留
	沉细数脉	阴虚内热或血虚
弦脉相兼	弦紧脉	寒滞肝脉，或肝郁气滞等所致疼痛
	弦数脉	肝郁化火或肝胆湿热、肝阳上亢
	弦滑数脉	肝火夹痰，肝胆湿热或肝阳上扰，痰火内蕴
	弦细脉	肝肾阴虚或血虚肝郁或肝脾不调
数脉相兼	洪数脉	阳明经证、气分热盛、外感热病
	滑数脉	痰热（火）、湿热或食积内热

六、真脏脉【助理医师不考】

脉	脉象特征及临床意义
雀啄	三五不调——脾之谷气绝于内
屋漏	良久一滴——脾气衰败，化源枯竭，胃气荣卫俱绝
弹石	如指弹石——肾绝
解索	散乱无序——肾与命门之气皆亡
鱼翔	头定尾摇——三阴寒极，亡阳于外
釜沸	浮泛无根——三阳热极，阴液枯竭

脉	脉象特征及临床意义
虾游	如虾游冉冉——阴绝阳败，主死

七、小儿脉【助理医师不考】

正常小儿的平和脉象，较成人脉软而速，年龄越小，脉搏越快。2~3岁的小儿，脉动六七至为常脉，每分钟脉跳100~120次；5~10岁的小儿，脉动六至为常脉，每分钟脉跳100次左右，四五至为迟脉。

八、妇人脉【助理医师不考】

1. 月经脉　月经脉为左关、尺脉忽洪大于右手。

2. 妊娠脉　妊娠脉为突然停经，脉来滑数冲和，或两尺脉搏动强于寸脉。

第七章　按诊

一、按诊

按诊的方法主要有触、摸、按、叩四法。

1. 按肌肤

按肌肤	特点及意义
按寒热	①冷而大汗淋漓，脉微欲绝为亡阳；汗出如油，温，脉躁疾无力为亡阴；②身灼热而肢厥为真热假寒；③身热不扬见于湿热蕴结；④身热初按热甚，久按热反转轻者为热在表；久按其热反甚者为热在里
按润燥滑涩	①新病皮肤多滑润而有光泽为气血未伤；②久病肌肤枯涩为气血两伤；③肌肤甲错为血虚失荣或瘀血所致
按肿胀	①按之凹陷，举手不能即起为水肿；②举手即起为气肿
按尺肤	①热甚，脉象洪滑数盛——热证；②凉，脉象细小——泄泻、少气；③窅而不起——风水；④尺肤粗糙如枯鱼之鳞——精血不足，或瘀血内阻，或痰饮

2. 按腹部　辨疼痛、痞满、积聚。

按腹部		特点及意义
疼痛	腹痛	①喜按——虚证，拒按——实证；②胀痛——气滞气闭；③固定不移——瘀血
	压痛	①左少腹作痛，按之累累有硬块者——肠中宿便；②右少腹作痛，拒按，或有"反跳痛"——肠痈
痞满	脘腹痞满	①硬而疼痛——实证；②濡软，无疼痛——虚证
	脘腹胀满	①有弹性，有压痛——实满；缺乏弹性，无压痛——虚满；②腹部高度胀大，如鼓之状——鼓胀
积聚	癥瘕积聚	①肿块推之不移，痛有定处——癥积，病属血分；②推之可移，痛无定处，聚散不定——瘕聚，病属气分；③坚硬如石——恶候；④形如条索、蚯蚓——虫积；⑤排尿后消失——积尿

3. 按胸部虚里【助理医师不考】

(1) 部位：心尖搏动处，左乳下第四、第五肋间，稍内侧。

(2) 正常表现：虚里按之应手，动而不紧，缓而不息，动气聚而不散，节律清晰一致，一息四五至，是心气充盛，宗气积于胸中的正常征象。

（3）虚里的病理表现及临床意义：①虚里按之其动微弱，如宗气内虚或饮停心包之支饮；②虚里搏动迟弱，见于心阳不足；③按之弹手，洪大而搏为心肺气绝，危候；④胸高而喘，搏动散漫而数见于心肺气绝之兆；⑤孕妇，虚里动高为恶候；⑥虚损，日渐动高为病进；⑦搏动数急而时有一止见于宗气不守。

第八章 八纲辨证

一、概念

八纲，指表、里、寒、热、虚、实、阴、阳八个纲领。

【拓展】表里——病位深浅；寒热——病邪性质；虚实——邪正盛衰；阴阳——病证类别。

二、八纲辨证

1. 表里

分类	表证	里证
病位	浅——皮毛、经络	深——脏腑、气血、骨髓
病史、病程	新病、短，起病急	久病、长，起病缓
主要症状	寒热、恶寒、发热同见，发热多无定时	但寒不热，但热不寒或无寒热，发热多有定时
舌苔	苔薄	视病情具体而定
脉	浮	沉或其他多种脉象

2. 寒热

分类	寒证	热证
寒热喜恶	恶寒喜温	恶热喜凉
口渴	不渴	渴喜冷饮
面色	白	赤
四肢	冷	热
大便	稀溏	秘结
小便	清长	短赤
舌象	舌淡、苔白润	舌红苔黄
脉象	迟或紧	数

3. 虚实

分类	虚证	实证
病程	长（久病）	短（新病）
体质	虚弱	壮实
精神	萎靡	兴奋
声息	声低息微	声高气粗
疼痛	喜按	拒按
胸腹	按之不痛，胀满时减	按之疼痛，胀满不减
发热	五心烦热，午后微热	蒸蒸壮热

分类	虚证	实证
恶寒	畏寒，加衣近火可减	恶寒，加衣近火不减
舌	质嫩，苔少或无苔	质老，苔厚
脉	无力	有力

4. 阴阳

亡阳证、亡阴证的鉴别要点。

证名	汗出	寒热	四肢	面色	气息	口渴	舌象	脉象
亡阳	汗冷清稀	身冷畏寒	厥冷	苍白	微弱	不渴或渴喜热饮	苔白润	脉微欲绝
亡阴	汗热黏稠	身热恶热	温暖	面赤颧红	急促	渴喜冷饮	舌红干	脉细数疾而无力

三、八纲证候间的关系【助理医师不考】

八纲中，阴阳、表里、寒热、虚实，各自概括着一个方面的病理本质，然而它们之间是互相联系着的。证与证之间存在着相兼、错杂、转化，甚至真假难辨，并且随病情发展而不断变化。临床辨证时，不仅要注意八纲基本证的识别，更应把握八纲证候之间的相互关系，只有将八纲综合起来对病情做全面的分析考察，才能对证有比较准确的认识。

第九章 六淫辨证【助理医师不考】

一、风淫证

1. 分型

类型	临床表现
风邪袭表	汗出、恶风、脉浮缓
风邪犯肺	咳嗽、咽喉痛痒、鼻塞、流涕
风客肌肤	皮肤瘙痒、丘疹
风邪中络	肌肤麻木、口眼歪斜
风胜行痹	肢体关节游走疼痛
风水相搏	面睑肢体浮肿

2. 特点 ①风性轻扬开泄，易袭阳位；②风性善行而数变；③风性主动；④风为百病之长。

二、寒淫证

1. 分型

类型	临床表现
伤寒证（太阳表实证）	恶寒重，或伴发热，无汗，头身痛，鼻塞或流清涕，苔薄白，脉浮紧
中寒证（里实寒证）	①寒邪客肺（咳嗽，哮喘，咳痰稀白）；②寒滞胃肠（脘腹疼痛，呕吐，肠鸣泄泻）

2. 特点 ①寒为阴邪，易伤阳气；②寒性凝滞，主痛；③寒性收引。

三、暑淫证

1. 分型

类型	临床表现
伤暑证（轻）	发热恶热，汗出、口渴喜饮，气短，神疲，肢体困倦，小便短黄，舌红，苔白或黄，脉虚数
中暑证（重）	发热，猝然昏倒，汗出不止，气喘，甚至昏迷、惊厥、抽搐等

2. 特点 ①暑为阳邪，其性炎热；②暑性升散，易扰心神，易耗气伤津；③暑多夹湿。

四、湿淫证

1. 临床表现 头重如裹、身体困重、嗜睡、口腻不渴、痒；苔腻，脉濡缓或细。

2. 特点 ①湿为阴邪，易阻滞气机，损伤阳气；②湿性重浊；③湿性黏滞；④湿性趋下，易袭阴位。

五、燥淫证

1. 分型

类型	临床表现
凉燥	恶寒发热，无汗，头痛，脉浮缓或浮紧等表寒症状（寒象和无汗、脉浮紧）
温燥	发热有汗，咽喉疼痛，心烦，舌红（热象表现和出汗、脉浮数）

2. 特点 ①燥性干涩，易伤津液；②燥易伤肺。

六、火淫证

1. 临床表现 发热恶热，口渴，便秘，小便短黄，面色赤，舌红绛，苔黄或灰黑。

2. 特点 ①火为阳邪，其性燔灼趋上；②火热易扰心神；③火热易伤津耗气；④火热易生风动血；⑤火邪易致疮痈。

第十章 气血津液辨证

一、气病辨证

1. 气虚证 气短、乏力、脉虚，或有自汗，动则诸症加重。

2. 气陷证 气短、气坠、脏器下垂、脱肛、阴挺（气虚和下垂）。

3. 气不固证 气短、脉虚、自汗、失禁、崩漏、遗精（气虚和滑脱）。

4. 气脱证【助理医师不考】 神志朦胧，口开，手撒，大小便失禁，闭塞（脱证神昏和脱失）。

5. 气闭证【助理医师不考】 突发昏厥，口闭，握固（闭证神昏和气闭）。

6. 气逆证 呃逆，头晕，咳嗽（多见于肺、肝、胃）。

7. 气滞证 局部胀痛，或随情绪变化（多见于肺、肝、胃）。

二、血病辨证

1. 血虚证 面、睑、唇、舌、爪甲的颜色白，心血虚（心悸，健忘），肝（眼花，目涩）。

2. 血脱证【助理医师不考】 （大量出血后）面色苍白，气短，脉微或芤。

3. 血瘀证 刺痛，包块青紫，出血不止或血块，脉细涩，口干（但欲漱水不欲饮），瘀血色脉证（面色黧黑，脉多细涩或结、代、无脉等）。

4. 血热证 身热口渴，斑疹，出血，舌绛，脉数（热和出血）。

5. 血寒证 冷痛拘急，畏寒，紫暗夹血块（寒和瘀血）。

三、气血同病辨证

1. 气滞血瘀证 气滞和血瘀。

2. 气虚血瘀证 气虚和血瘀。

3. 气血两虚证 气虚和血虚。

4. 气不摄血证 气虚和慢性出血。

5. 气随血脱证 先大出血后气脱。

四、津液病辨证 ☆

1. 痰证 黏稠，分为有形之痰和无形之痰。

部位	临床表现
停留于肺	咳嗽痰多，痰质黏稠
痰浊中阻	胸脘痞闷，呕恶，纳呆
痰蒙清窍	头晕目眩
泛溢于肌肤	形体肥胖
痰蒙心神	神昏而喉中痰鸣，神志错乱
停留于局部	出现圆滑柔韧的包块

2. 饮证【助理医师不考】 清稀。

类型	临床表现	病机
痰饮	脘腹痞胀，呕吐清涎，胃中振水音，肠间水声辘辘	饮停胃肠，胃失和降
悬饮	胸胁饱满，胀痛，咳嗽，转侧则痛增，脉弦	饮停胸胁，阻遏气机
支饮	胸闷心悸，气短不能平卧	饮停心包，阻遏心阳
溢饮	肢体沉重，酸痛，或浮肿，小便不利	饮邪流行，溢于四肢

趣记

痰悬溢支饮，胃胸四心肺。

3. 水停证 水肿（凹陷不易起）和小便不利。

鉴别	病因	病机	性质	发病特点	临床表现
阳水	外邪侵袭	风邪犯肺；湿邪困脾，脾失健运	实证	发病急病程短	眼睑、颜面先肿，迅速遍及全身，皮薄光亮，小便短少
阴水	脾肾阳虚	脾肾阳气虚衰，运化、主水失职	虚实夹杂	发病缓病程长	足胫、下肢先肿，渐至全身，腰以下肿甚，按之凹陷难复

4. 津液亏虚证 表现为口、鼻、唇、舌、咽喉、皮肤、大便等干燥（津液不足），皮肤枯瘪而缺乏弹性，眼球深陷，口渴欲饮水，小便短少而黄，舌红，脉细数无力等。

第十一章　脏腑辨证

一、心与小肠病辨证

证候	临床表现	
心气虚	心悸和气虚	无寒象
心阳虚		寒象（畏寒肢冷）
心阳虚脱		亡阳
心血虚	心悸和血虚（色白无热象）	
心阴虚	心悸和阴虚（色赤有热象）	
心脉痹阻	瘀血、痰浊、阴寒、气滞等阻滞心脉，心悸怔忡和刺痛、闷痛、剧痛、胀痛	
痰蒙心神（痰迷心窍）	痰声和神昏	有痰无火（痰浊）和痴呆、抑郁（静）
痰火扰神（痰火扰心）		有痰有火（痰火）和失眠、心烦（动）
心火亢盛	发热，失眠、心烦和心火上炎（口舌）、移热于小肠、迫血妄行，热扰心神	
小肠实热	小便赤涩灼痛，心火炽盛，口舌生疮	
瘀阻脑络	头痛头晕和瘀血症状	

【拓展】失眠：①血虚（心血虚）；②热（心火亢盛、心阴虚、痰火扰神、小肠实热）；③瘀阻脑络。

二、肺与大肠病辨证

证候	临床表现	
肺气虚	咳嗽	自汗，畏风（气不固）
肺阴虚		干咳无痰，五心烦热或潮热（虚热）
风寒犯肺	咳嗽、咳痰色白	咽痒和表寒证
寒痰阻肺		恶寒，肢冷（里寒证）
饮停胸胁		气喘，胸廓饱满（悬饮）
风热犯肺	咳嗽、气喘咽喉肿痛和表证	
肺热炽盛	咳嗽和实热	
痰热壅肺	咳、痰鸣和热象	
燥邪犯肺	干咳无痰和干象	
风水相搏	水肿（阳水）和表证，即突起头面肿和卫表症状	
肠道湿热	腹痛、下痢脓血、里急后重（湿热症状）	
肠热腑实	高热或日晡潮热，脉迟有力（阳明腑实）	
肠燥津亏	大便干燥如羊屎，舌红少津	

三、脾与胃病辨证

证候	临床表现	
脾气虚	脾虚和气虚	食少，腹胀
脾阳虚		寒象
脾虚气陷		脘腹重坠，脏器脱垂（下陷征）
脾不统血		各种慢性出血
湿热蕴脾	脾虚和湿象	热象，阳黄（橘，色鲜明）
寒湿困脾		寒象，阴黄（黧，色晦暗）
胃气虚	胃痛痞胀	气短懒言，神疲乏力
胃阳虚		气虚和寒象，脉沉迟无力
胃阴虚		饥不欲食
胃热炽盛		灼痛，消谷善饥
寒饮停胃		呕吐清水痰涎
寒滞肠胃		冷痛
食滞胃肠		嗳腐吞酸
胃肠气滞		胀痛走窜

四、肝与胆病辨证

证候	临床表现	
肝血虚	头晕眼花	爪甲不荣（无热象）
肝阴虚		两目干涩，五心烦热（虚热）
肝郁气滞	胀痛、走窜，咽部异物感，善太息	
肝阳上亢	头晕胀痛，面红目赤	（上实下虚）头重脚轻，腰膝酸软
肝火炽盛		（实热）口苦口渴，便秘尿黄
肝阳化风	（上实下虚）眩晕欲仆，头摇肢颤	
热极生风	（实热）手足抽搐，角弓反张	
阴虚动风	（虚热）手足蠕动	
血虚生风	手足震颤，肌肉瞤动，肢体麻木	
寒滞肝脉	冷痛，阴部坠胀作痛	
肝胆湿热	身目发黄	
胆郁痰扰	胆怯易惊，心悸，失眠多梦	

五、肾与膀胱病辨证

证候	临床表现	
肾阳虚	腰膝酸冷和虚寒症状	性欲减退，滑精（偏寒）
肾虚水泛		心悸，身体浮肿（偏水肿）
肾阴虚	腰膝酸软	失眠，遗精舌红少津，脉细数
肾精不足		生长发育迟缓
肾气不固	腰膝酸软，小便频数清长、滑精、滑胎与肾气虚	

证候	临床表现
膀胱湿热	小便频数、尿痛或尿血、有砂石和湿热象

六、脏腑兼病辨证

证候	临床表现	
心肾不交	心悸，失眠	耳鸣，腰膝酸软和虚热症状
心脾气血虚		头晕，食少，腹胀便溏
肝火犯肺	胁痛	灼痛，急躁、咳嗽痰黄或咳血
肝胃不和		胀痛，嗳气、吞酸、情绪抑郁
肝脾不调		胀痛，腹胀、便溏
心肺气虚	肺气虚，呼吸功能减退	心悸、胸闷
肺脾气虚		食少、腹胀、便溏
肺肾气虚		呼多吸少、腰酸耳鸣、尿随咳出
心肾阳虚	畏寒，腰膝酸冷	心阳不振，血行不畅
脾肾阳虚		脾阳虚，运化无权
心肝血虚	心悸、多梦、眩晕、肢麻	
肝肾阴虚	腰膝酸软，耳鸣	眩晕，遗精，虚热症状
肺肾阴虚		干咳，少痰，虚热症状

小 结

1. 辨证秒杀词（先定位）

定位	症状
肝	弦脉，胁肋，情绪（急躁易怒，随情绪波动），善叹息；目、筋、爪、颠顶（环阴器，抵少腹，布胸胁）
心	心悸、心烦失眠、神昏谵语（神志不清，心主神明）、口舌生疮、心胸疼痛
脾	便溏、纳呆、腹胀
肺	咳（咳痰、咳嗽）、哮，喘，易感冒（肺卫不固）
肾	腰膝酸软，呼多吸少（肾不纳气），生长发育迟缓（智力低下），生育功能低下（精少不育，经闭不孕），腰以下水肿
小肠	心火下移小肠（口舌生疮和小便赤涩灼痛）
胆	胆怯，害怕，惊悸，善惊易恐，终日惕惕
胃	呕吐、呃逆、嗳气、恶心
大肠	便秘、泄泻、大便不爽、下利脓血（痢疾）
膀胱	小便频急、灼涩疼痛（尿频、尿急尿痛）

2. 辨证秒杀词（再定性）

定性	症状
实热	热和舌红、苔黄、脉数
实寒	寒，突然剧痛（寒性凝滞），脉紧（冷和拒按）

续表

定性	症状
痰湿	痰多，困重，苔腻，脉濡
水湿	身体浮肿，困重
湿热、痰热、暑湿	舌红苔黄腻，脉濡数或滑数
风寒	苔薄白，脉浮紧
风热	苔薄黄，脉浮数
燥邪	干咳、干燥（口、唇、咽、舌）和表证（恶寒发热，浮脉）
津亏	干，脉细数无力
气虚	气短懒言、神疲乏力，自汗
血虚	唇甲色淡，面色淡白无华（白，淡白）
阴虚	五心烦热，潮热盗汗，手足心热，舌红少苔，脉细数
阳虚	畏寒怕冷，喜温喜按，四肢不温，舌胖大（气虚和寒象）
气滞	胀痛、走窜痛、脉弦
瘀血	刺痛、固定痛、脉涩，舌有瘀斑、瘀点，面色黧黑、肌肤甲错
食积	暴饮暴食，嗳腐吞酸，酸腐或臭，大便臭如败卵，苔腻
精亏	小儿生长发育迟缓，发脱齿松

第十二章　六经辨证【助理医师不考】

一、概述

1. 概念　六经辨证是由东汉张仲景（张机）在《素问·热论》基础上，根据伤寒病的证候特点和传变规律总结出的用于外感病的辨证方法。

2. 顺序　传变顺序由表入里（太阳→阳明→少阳→太阴→少阴→厥阴）。

二、太阳病证

太阳病证见于外感伤寒病初期。

1. 太阳经证

（1）太阳中风证：①表虚证；②主风邪（恶风）；③桂枝汤。

（2）太阳伤寒证：①表实证；②主寒邪（恶寒）；③麻黄汤。

2. 太阳腑证　经证不解内传。

（1）太阳蓄水证：①邪与水结，水液停蓄；②小便不利；③五苓散。

（2）太阳蓄血证：①邪热与瘀血，互结于少腹；②小便自利；③桃核承气汤。

三、阳明病证

阳明病，胃家实也。

1. 阳明经证　①邪热；②气分热盛四大症（身热、汗出、口渴、脉洪大）；③白虎汤。

2. 阳明腑证　①邪热和燥屎；②日晡潮热、腹满硬痛拒按；③大承气汤。

四、少阳病证

①胆火；②寒热往来，胸胁苦满，脉弦，口苦咽干；③小柴胡汤。

五、太阴病证

①脾胃虚寒和疼痛；②腹满时痛，自利，口不渴，四肢欠温；③理中汤。

六、少阴病证

1. 少阴寒化证 ①心肾阳虚（虚寒）；②无热恶寒，四肢厥冷，下利清谷；③四逆汤。

2. 少阴热化证 ①心肾阴虚（虚热）；②心烦不得眠；③黄连阿胶汤。

七、厥阴病证

①寒热交错；②消渴，心中疼热，食则吐蛔；③乌梅丸。

八、六经病的传变

传变	概念
传经	病邪自外侵入，逐渐向里，从一经传向另一经
循经传	按太阳、阳明、少阳、太阴、少阴、厥阴的顺序传变
越经传	隔一经或两经以上相传
表里传	互为表里的两经相传（如太阳病传向少阴病）
直中	病邪不经阳经，直入三阴经
合病	两经及以上，同时出现（无先后顺序）
并病	一经病未罢，又见他经病（有先后顺序）

第十三章　卫气营血辨证【助理医师不考】

一、概念

卫气营血辨证是清代叶天士在《外感温热篇》中所创立的适用于外感温热病的辨证方法。

二、分类

证候	表现
卫分证	发热，微恶风寒，舌边尖红，脉浮数（风热表证）
气分证	发热，汗出，口渴，舌红苔黄，脉数有力（四大症）
营分证	身热夜甚，心烦，斑疹隐隐，舌红绛，脉细数
血分证	发热，神昏谵语，斑疹紫暗，出血动风，舌质深绛

三、传变

分类	顺序
顺传	卫分开始，依次传入气分、营分、血分
逆传	邪入卫分，直接入营分、血分（不经气分）

第十四章　三焦辨证【助理医师不考】

一、概念

三焦辨证是清代吴鞠通在其《温病条辨》中所创立的温热病辨证方法。

二、辨证治疗

1. 分类

证候	脏腑	表现	
上焦病证	温热之邪侵袭手太阴肺和手厥阴心包	邪犯肺卫	发热，脉浮数
		邪热壅肺	但热不寒，咳喘咳痰
		邪陷心包	高热神昏，舌质红绛
中焦病证	温热之邪侵犯中焦脾胃（大肠）	阳明燥热	发热口渴，腹满便秘
		太阴湿热	身热不扬，便溏，苔黄腻，脉濡数
下焦病证	温热之邪犯及下焦，劫夺肝肾之阴	身热颧红，手足蠕动或瘛疭，舌绛苔少	

2. 治疗

（1）治上焦如羽，非轻不举（药性轻清之药）。
（2）治中焦如衡，非平不安（药性平和之药）。
（3）治下焦如权，非重不沉（药性重坠之药）。

第十五章　中医诊断思维与应用【助理医师不考】

一、中医诊断思维方法

1. 中医诊断基本思维方法　有比较法、类比法、分类法、归纳法、演绎法、反证法、模糊判断法。

2. 中医诊断的思维过程　为四诊信息的采集与分析、辨证方法的综合应用。

二、中医诊断思维的应用

辨证论治是中医学的基本特点之一，中医的临床诊疗体系包括病、证、症的诊断与治疗。

中药学

第一章　中药的性能

一、四气

1. 概念　四气指寒、热、温、凉四种不同的药性，又称四性。能够减轻或消除热证的药物，一般属于寒性或凉性；反之，能够减轻或消除寒证的药物，一般属于温性或热性。

2. 作用及适应证　一般寒凉药分别具有清热泻火、凉血解毒、滋阴除蒸、泄热通便、清热利尿、清化痰热、清心开窍、凉肝息风等作用；而温热药则分别具有温里散寒、暖肝散结、补火助阳、温阳利水、温经通络、引火归原、回阳救逆等作用。

二、五味

1. 概念　五味是指药物有酸、苦、甘、辛、咸五种不同的药味，因而具有不同的治疗作用。有些药物还具有淡味或涩味，因而实际上不止五种。但由于酸、苦、甘、辛、咸是其最基本的五种药味，所以仍然称为五味。

2. 作用及适应证

（1）酸："能收能涩"，即具有收敛、固涩的作用。多用于治自汗盗汗、肺虚久咳、久泻久痢、遗精滑精、遗尿尿频、崩带不止等滑脱不禁的病证。如五味子、乌梅等。

（2）苦："能泄、能燥、能坚"，即具有清泄火热、泄降气逆、通泄大便、燥湿、坚阴（泻火存阴）等作用。多用于治火热证、喘咳、呕恶、便秘、湿证、阴虚火旺等。如黄芩、栀子等。

（3）甘："能补能和能缓"，即具有补益、和中、调和药性和缓急止痛的作用。多用于治正气虚弱、食积不化、脘腹挛急疼痛及调和药性、中毒解救等。如人参、饴糖、甘草等。

（4）辛："能散能行"，即具有发散、行气、行血的作用。多用于治表证、风湿痹证及气滞、血瘀之证。如紫苏叶、川芎等。

（5）咸："能下、能软"，即具有泻下通便、软坚散结的作用。多用于治大便燥结、痰核、瘰疬、瘿瘤、癥瘕痞块等病证。如芒硝、鳖甲等。

（6）淡："能渗、能利"，即具有利水渗湿的作用。多用于治水肿、脚气浮肿、小便不利等。如薏苡仁、猪苓、泽泻等。

（7）涩：涩味药与酸味药的作用相似，具有收敛、固涩的作用。多用于治自汗盗汗、久泻久痢、遗尿尿频、遗精滑精、崩带不止等滑脱不禁的病证。如莲子、赤石脂、禹余粮等。

3. 阴阳属性　《素问·至真要大论》云："辛甘发散为阳，酸苦涌泄为阴，咸味涌泄为阴，淡味渗泄为阳。"后将其概括为辛甘淡属阳、酸苦咸涩属阴。

三、升降浮沉

1. 概念　升降浮沉指药物对机体有向上、向下、向外、向内四种不同作用趋向。

2. 一般规律

药物的升降浮沉	四气	五味	药物质地轻重
升浮药	温、热	辛、甘	花、叶、皮、枝
沉降药	寒、凉	苦、酸、咸	果实、种子、矿物、贝壳及质重者

3. 特殊性　诸花皆升，旋覆独降；诸子皆降，苍耳独升。

四、归经

1. 概念　归经是指药物对于机体某部分的选择性作用，即某药对某些脏腑经络有特殊的亲和作用，因而对这些部位的病变起着主要或特殊的治疗作用，药物的归经不同，其治疗作用也不同。

2. 病证引经药

（1）太阳经头痛：羌活。

（2）阳明经头痛：葛根、白芷。

（3）少阳经头痛：柴胡、黄芩。

（4）厥阴经头痛：吴茱萸。

（5）少阴经头痛：细辛、独活。

（6）太阴经头痛：苍术。

（7）颠顶头痛：藁本。

五、毒性

中药中毒的主要原因

（1）剂量过大：如砒霜、胆矾、斑蝥、蟾酥、马钱子、附子、乌头等毒性较大的药物，用量过大可导致中毒。

（2）误服伪品：如误以华山参、商陆代人参，独角莲代天麻使用等。

（3）炮制不当：如使用未经炮制的生附子、生川乌、生草乌。

（4）制剂服法不当：如川乌、草乌、附子中毒，多因煎煮时间太短，或服后受寒、进食生冷。

（5）配伍不当：如甘遂与甘草同用、川乌与瓜蒌同用而致中毒。

第二章　中药的作用【助理医师不考】

一、中药的作用与副作用

中药的作用包括治疗作用和不良作用（不良反应）。中药的治疗作用又称为中药的功效，中药的不良作用包括副作用和毒性反应。

二、中药功效的分类

1. 对因治疗　治本。

2. 对症治疗　治标。

第三章　中药的配伍

中药配伍的内容

1. 单行　指单用一味中药来治疗某种病情单一的疾病。

2. 相须 指两种性能功效类似的中药配合应用，可以增强原有药物的功效。

3. 相使 指将在性能功效方面有某些共性，或性能功效虽不相同，但是治疗目的一致的中药配合应用，以其中一种中药为主，另一种中药为辅，二药合用，辅药可以提高主药的功效。

4. 相畏 指一种中药的毒性或副作用能被另一种中药降低或消除。

5. 相杀 指一种中药能够降低或消除另一种中药的毒性或副作用。

6. 相恶 即二药合用，一种中药能使另一种中药原有功效降低，甚至丧失。

7. 相反 指两种中药同用能产生或增强毒性或副作用。

第四章　中药的用药禁忌

一、配伍禁忌☆

1. "十八反"的内容

歌　诀

本草明言十八反，半蒌贝蔹及攻乌，

藻戟遂芫俱战草，诸参辛芍叛藜芦。

注：①乌头（包括川乌、草乌、附子）反浙贝母、川贝母、平贝母、伊贝母、湖北贝母、瓜蒌、瓜蒌皮、瓜蒌子、天花粉、半夏、白及、白蔹；②甘草反甘遂、京大戟、红大戟、海藻、芫花；③藜芦反人参、西洋参、党参、丹参、玄参、南沙参、北沙参、苦参（无太子参）、细辛、白芍、赤芍。

2. "十九畏"的内容

歌　诀

硫黄原是火中精，朴硝一见便相争，

水银莫与砒霜见，狼毒最怕密陀僧，

巴豆性烈最为上，偏与牵牛不顺情，

丁香莫与郁金见，牙硝难合京三棱，

川乌草乌不顺犀，人参最怕五灵脂，

官桂善能调冷气，若逢石脂便相欺，

大凡修合看顺逆，炮爁灸焊莫相依。

注：硫黄畏朴硝（芒硝），水银畏砒霜，狼毒畏密陀僧，巴豆畏牵牛，丁香畏郁金，川乌、草乌畏犀角，牙硝（芒硝）畏三棱，官桂（肉桂）畏赤石脂，人参畏五灵脂。

二、证候禁忌

凡用药与论治相违，即属证候禁忌，寒证忌用寒药，热证忌用热药，邪盛而正不虚者忌用补虚药，正虚而无邪者忌用攻邪药，皆属一般的用药原则。

三、妊娠用药禁忌☆

1. 禁用药物 指毒性较强或药性猛烈的药物，如巴豆、牵牛子、大戟、商陆、麝香、三棱、莪术、水蛭、斑蝥、雄黄、砒霜等。

趣记

三毛斗黄牛，水陆大鹅香＋砒霜。注：三棱、斑蝥、巴豆、雄黄、牵牛子、水蛭、商陆、大戟、莪术、麝香、砒霜。

2. 慎用药物　包括通经祛瘀、行气破滞及辛热滑利之品，如桃仁、红花、牛膝、大黄、枳实、附子、肉桂、干姜、木通、冬葵子、瞿麦等。

四、服药饮食禁忌

1. 服药禁忌

（1）热性病，应忌食辛辣、油腻、煎炸性食物。

（2）寒性病，应忌食生冷食物、寒性饮料等。

（3）脾胃虚弱者应忌食油炸黏腻、寒冷固硬、不易消化的食物。

（4）肾病水肿者应忌食盐、碱过多和酸辣太过的刺激食品。

2. 饮食禁忌

（1）甘草、黄连、桔梗、乌梅忌猪肉。

（2）地黄、何首乌忌葱、蒜、萝卜。

（3）丹参、茯苓、茯神忌醋。

（4）土茯苓、使君子忌茶。

第五章　中药的剂量与用法

一、中药的剂量

1. 确定中药的剂量，应考虑：①药物性质；②剂型、配伍；③年龄、体质、病情；④季节变化等。

2. 除剧毒药、峻猛药、精制药及某些贵重药外，一般中药常用内服剂量为 5～10g；部分质地重而无毒的矿物、贝壳、甲壳、化石类药常用量为 15～30g；新鲜的动植物药常用量为 30～60g。

二、中药的用法

1. 煎煮方法

（1）先煎：指有效成分难溶于水的一些金石、矿物、介壳类药物，应打碎先煎，煮沸20～30分钟，再下其他药物同煎，如磁石等。或附子等毒副作用较强的药物，宜先煎45～60分钟，以降低毒性。

（2）后下：指某些气味芳香的药物，久煎使其有效成分易于挥发，须在其他药物煎沸5～10分钟后放入，如薄荷、砂仁等。

（3）包煎：指黏性强、粉末状及带有绒毛的药物，宜先用纱布袋装好，再与其他药物同煎，以防止药液浑浊或刺激咽喉引起咳嗽及沉于锅底，加热时引起焦化或煳化。如蛤粉、车前子等。

（4）另煎：指某些贵重药材，为了更好地煎出有效成分，应另炖2～3小时。如人参、西洋参、羚羊角、鹿茸等。

（5）溶化：指某些胶类药物及黏性大而易溶的药物，为避免粘锅或黏附其他药物而影响煎煮，可单用水或黄酒将此类药加热溶化后，用煎好的药液冲服。如阿胶、鹿角胶等。

（6）泡服：指某些有效成分易溶于水或久煎容易破坏药效的药物，可以用少量开水或复方中其他药物的煎出液趁热浸泡，加盖闷润，半小时后去渣即可服用。如藏红花、番泻叶等。

（7）冲服：指某些贵重药，用量较轻，为防止散失，需研末制成散剂，用温开水或复方中其他药物煎液冲服，如麝香等。某些药物为提高药效（如三七）或高温容易破坏药效（如雷丸），也需冲服。

（8）煎汤代水：为了防止某些药物与其他药物同煎使煎液混浊，难于服用，宜先煎后取其上清液代水再煎煮其他药物，如灶心土。或某些药物质轻用量多，吸水量大，如玉米须，也需煎汤代水用。

2. 服药时间【助理医师不考】

（1）汤剂：一般每日1剂，煎2次分服，两次间隔时间为4~6小时。临床用药时可根据病情增减，如急性病、热性病可1日2剂。

（2）饭前服：病在胸膈以下，如胃、肝、肾等脏疾患。

（3）饭后服：①病在胸膈以上，如眩晕、头痛、目疾、咽痛等；②某些对胃肠有刺激性的药物。

（4）空腹服：①补益药；②驱虫药、泻下药。

（5）睡前服：安神药。

（6）发作前两小时服：治疟药。

（7）定时服：慢性病。

（8）不定时服：急性病、呕吐、惊厥及石淋、咽喉病需煎汤代茶饮者。

第六章 解表药

细目	中药
发散风寒药	麻黄、香薷、桂枝、紫苏叶、生姜、防风、荆芥、细辛、白芷、辛夷、苍耳子、羌活、藁本
发散风热药	薄荷、牛蒡子、蝉蜕、桑叶、菊花、柴胡、葛根、升麻、蔓荆子、淡豆豉

第一节 发散风寒药

1. 麻黄

【性能】辛、微苦，温。归肺、膀胱经。

【功效】发汗散寒，宣肺平喘，利水消肿。

【应用】①风寒感冒；②喘咳胸闷；③风水水肿；④风寒痹证、阴疽、痰核。

【用法】煎服，2~10g。发汗解表宜生用，止咳平喘多炙用。

【注意】本品发汗宣肺力强，凡表虚自汗、阴虚盗汗及肺肾虚喘者均当慎用。

【配伍】【助理医师不考】①麻黄配桂枝可增强发汗解表作用，适用于外感风寒表实证；②麻黄配苦杏仁，宣降并施，使肺经气机调畅，增强止咳平喘之力。适用于风寒束表，肺气壅遏之咳喘实证。

2. 香薷（夏月麻黄）☆

【功效】发汗解表，化湿和中，利水消肿。

【应用】①暑湿感冒；②水肿脚气；③小便不利。

【用法】煎服，3~10g。用于发表，量不宜过大，且不宜久煎；用于利水消肿，量宜稍大，且须浓煎。

【注意】本品发汗力强，表虚多汗者忌用。

3. 桂枝 ☆

【性能】辛、甘，温。归心、肺、膀胱经。

【功效】发汗解肌，温经通脉，助阳化气，平冲降逆。

【应用】①风寒感冒；②寒凝血滞诸痛证；③痰饮、水肿；④心悸、奔豚。

【注意】凡外感热病、阴虚火旺、血热妄行等证，均当忌用。孕妇及月经过多者慎用。

【配伍】【助理医师不考】桂枝配白芍：适用于①外感风寒表虚所致的发热、恶寒、汗出、头痛、脉浮缓等症；②营卫不和所致的汗出、发热等症；③脾胃虚寒所致的脘腹挛急疼痛。

趣　记

桂枝发温助平。

4. 紫苏叶

【性能】辛，温。归肺、脾经。

【功效】解表散寒，行气宽中，解鱼蟹毒。

【应用】①风寒感冒；②脾胃气滞，胸闷呕吐；③进食鱼蟹中毒引起的腹痛吐泻。

趣　记

紫气安胎去解毒。注：紫苏叶兼有理气安胎之功。

5. 生姜（呕家圣药）

【功效】解表散寒，温中止呕，温肺止咳，解鱼蟹毒。

【应用】①风寒感冒；②脾胃寒证；③胃寒呕吐；④肺寒咳嗽；⑤解生半夏、生南星和鱼蟹之毒。

6. 防风（风药中之润药）

【性能】辛、甘，微温。归膀胱、肝、脾经。

【功效】祛风解表，胜湿止痛，止痉。

【应用】①外感表证；②风疹瘙痒；③风湿痹痛；④破伤风证；⑤脾虚湿盛，清阳不升的泄泻，及土虚木乘，肝郁侮脾，肝胃不和，腹泻而痛者。

7. 荆芥☆

【性能】辛，微温。归肺、肝经。

【功效】解表散风，透疹消疮，止血。

【应用】①外感表证；②麻疹不透、风疹瘙痒；③疮疡初起兼有表证；④吐衄下血。

【用法】煎服，5～10g，不宜久煎。发表透疹消疮宜生用；止血宜炒炭用。荆芥穗长于祛风。

8. 细辛

【功效】解表散寒，祛风止痛，通窍，温肺化饮。

【应用】①风寒感冒，阳虚外感；②头痛，牙痛，风湿痹痛；③鼻渊鼻衄；④肺寒痰饮咳喘。

【用法】煎服，1～3g；散剂每次服0.5～1g。外用适量。

【注意】阴虚阳亢头痛，肺燥阴伤干咳者忌用。不宜与藜芦同用。

9. 白芷

【功效】解表散寒，祛风止痛，宣通鼻窍，燥湿止带，消肿排脓。

【应用】①风寒感冒；②头痛，牙痛，风湿痹痛；③鼻渊；④带下证；⑤疮痈肿毒；⑥皮肤风湿瘙痒。

10. 辛夷

【功效】散风寒，通鼻窍。

【应用】①风寒感冒；②头痛鼻塞，鼻衄鼻渊（治鼻渊要药）。

【用法】煎服，3～10g。本品有毛，易刺激咽喉，入汤剂宜包煎。

11. 苍耳子

【功效】散风寒，通鼻窍，祛风湿。

【应用】【助理医师不考】①风寒感冒；②鼻渊头痛；③风湿痹痛；④风疹瘙痒。

【注意】血虚头痛不宜使用。过量服用易致中毒。

12. 羌活
【性能】【助理医师不考】辛、苦，温。归膀胱、肾经。

【功效】解表散寒，祛风胜湿，止痛（"羌上独下"）。

【应用】①风寒感冒；②风寒湿痹。

13. 藁本
【功效】祛风散寒，除湿止痛。

【应用】【助理医师不考】①风寒感冒，颠顶头痛；②风寒湿痹。

小　结

1. 麻黄与桂枝鉴别

药名	相同点	不同点
麻黄	发汗解表，治疗风寒表证	发汗力强，多用于风寒表实无汗证，并有宣肺平喘、利水消肿的作用
桂枝		发汗力缓，外感风寒有汗、无汗均可应用，并能温经通阳，常用于寒凝经脉、风寒湿痹、痰饮蓄水证、胸痹，以及心悸、脉结代等

2. 荆芥与防风鉴别

药名	相同点	不同点
荆芥	味辛性微温，温而不燥，长于发表散风，对于外感表证，两者均可使用。同时，两者也都可用于风疹瘙痒	质轻透散，发汗之力较防风为强，风寒感冒、风热感冒均常选用，又能透疹、消疮、止血
防风		为"风药之润剂"，又能胜湿、止痛、止痉，又可用于外感风湿，头痛如裹、身重肢痛等

3. 紫苏叶与生姜鉴别【助理医师不考】

药名	相同点	不同点
紫苏叶	解表散寒止呕，用于风寒感冒、呕吐；解鱼蟹毒	行气宽中，用治中焦气机郁滞之胸脘胀满，恶心呕吐
生姜		温中止呕，温肺止咳，用治中焦虚寒引起的冷痛、呕吐，肺寒咳嗽；解生半夏、生南星之毒

第二节　发散风热药

1. 薄荷
【性能】辛，凉。归肺、肝经。

【功效】疏散风热，清利头目，利咽透疹，疏肝行气。

【应用】①风热感冒，温病初起；②风热头痛，目赤多泪，咽喉肿痛；③麻疹不透，风疹瘙痒；④肝郁气滞，胸闷胁痛。

【用法】煎服，3~6g；宜后下。薄荷叶长于发汗解表，薄荷梗偏于行气和中。

2. 牛蒡子
【性能】【助理医师不考】辛、苦，寒。归肺、胃经。

【功效】疏散风热，宣肺祛痰，利咽透疹，解毒散肿。

【应用】①风热感冒，温病初起；②麻疹不透，风热瘙痒；③痈肿疮毒，丹毒，痄腮喉痹。

【注意】本品性寒，滑肠通便，脾虚便溏者慎用。

3. 蝉蜕
【性能】【助理医师不考】甘，寒。归肺、肝经。

【功效】疏散风热，利咽开音，透疹，明目退翳，息风止痉。

【应用】①风热感冒，温病初起，咽痛音哑；②麻疹不透，风疹瘙痒；③目赤翳障；④急慢惊风，破伤风证；⑤小儿夜啼不安。

趣 记

内外风兼治—天上刮风，地上二蛇，将蜕狗皮。注：天麻、防风、蕲蛇、乌梢蛇、蝉蜕、僵蚕、钩藤。

4. 桑叶

【性能】【助理医师不考】甘、苦，寒。归肺、肝经。

【功效】疏散风热，清肺润燥，平抑肝阳，清肝明目。

【应用】①风热感冒，温病初起；②肺热咳嗽、燥热咳嗽；③肝阳上亢，头晕头痛；④目赤昏花；⑤血热妄行之咯血、吐血、衄血。

【用法】【助理医师不考】煎服；或入丸散。外用煎水洗眼。桑叶蜜制能增强润肺止咳的作用，肺燥咳嗽多用。

5. 菊花

【性能】【助理医师不考】甘、苦，微寒。归肺、肝经。

【功效】疏散风热，平抑肝阳，清肝明目，清热解毒。

【应用】①风热感冒，温病初起；②肝阳上亢，头痛眩晕；③目赤昏花；④疮痈肿毒。

6. 柴胡

【性能】苦、辛，微寒。归肝、胆、肺经。

【功效】解表退热，疏肝解郁，升举阳气。

【应用】①表证发热，少阳证；②肝郁气滞证；③气虚下陷，脏器脱垂；④疟疾。

【用法】煎服。解表退热宜生用，且用量宜稍重，疏肝解郁宜醋炙，升阳可生用或酒炙，其用量均宜稍轻。

【配伍】【助理医师不考】柴胡配黄芩：二药伍用，一散一清，长于和解少阳而退热，常用治少阳病寒热往来、胸胁苦满、口苦咽干等症。

7. 葛根☆

【性能】甘、辛，凉。归脾、胃、肺经。

【功效】解肌退热，透疹，生津止渴，升阳止泻，通经活络，解酒毒。

【应用】①表证发热，项背强痛；②麻疹不透；③热病口渴，阴虚消渴；④热泻热痢，脾虚泄泻。

【用法】煎服。解肌退热、透疹、生津宜生用，升阳止泻宜煨用。

趣 记

又饥又渴，喝了酒，真阳都通调了。

8. 升麻☆

【功效】发表透疹，清热解毒，升举阳气。

【应用】【助理医师不考】①风热头痛；②麻疹不透；③齿痛口疮，咽喉肿痛，温毒发斑；④气虚下陷，脏器脱垂，崩漏下血等。

9. 蔓荆子

【功效】疏散风热，清利头目。

【应用】【助理医师不考】①风热感冒，头昏头痛；②目赤肿痛，耳鸣耳聋；③风湿痹痛。

10. 淡豆豉【助理医师不考】

【功效】解表，除烦，宣发郁热。

豆豉表烦宣郁热。

小 结

1. 薄荷、牛蒡子与蝉蜕鉴别

药名	相同点	不同点
薄荷	疏散风热、透疹、利咽，均可用于风热感冒或温病初起，发热、微恶风寒、头痛，麻疹初起，透发不畅，风疹瘙痒，风热上攻，咽喉肿痛等证	发汗之力较强，又能清利头目、疏肝行气
牛蒡子		兼能宣肺祛痰，亦有清热解毒散肿之功
蝉蜕		疏散风热而利咽、透疹、止痒，又明目退翳，凉肝息风止痉

2. 桑叶与菊花鉴别

药名	相同点	不同点
桑叶	疏散风热，平抑肝阳，清肝明目	疏散风热之力较强，又能清肺润燥、凉血止血
菊花		平肝、清肝明目之力较强，又能清热解毒

3. 柴胡、升麻与葛根鉴别

药名	相同点	不同点
柴胡	皆能发表、升阳，均可治风热感冒、发热、头痛，以及清阳不升等证。其中柴胡、升麻两者均能升阳举陷，用于治气虚下陷，食少便溏，久泻脱肛、胃下垂、肾下垂、子宫脱垂等脏器脱垂。升麻、葛根两者又能透疹，常用于治麻疹初期，透发不畅	主升肝胆之气，长于疏散少阳半表半里之邪、退热、疏肝解郁，为治疗少阳证的要药
升麻		主升脾胃清阳之气，其升提（升阳举陷）之力较柴胡为强，并善于清热解毒，常用于多种热毒证
葛根		主升脾胃清阳之气而达到生津止渴、止泻之功。同时，葛根解肌退热，无论风寒表证、风热表证，均可使用

第七章 清热药

细目	中药
清热泻火药	石膏、知母、天花粉、芦根、淡竹叶、栀子、夏枯草、决明子
清热燥湿药	黄芩、黄连、黄柏、龙胆、苦参、白鲜皮、秦皮
清热解毒药	金银花、连翘、射干、山豆根、马勃、板蓝根、大青叶、青黛、穿心莲、贯众、紫花地丁、蒲公英、重楼、鱼腥草、大血藤、败酱草、漏芦、白花蛇舌草、白头翁、马齿苋、鸦胆子、半枝莲、熊胆粉、白蔹、土茯苓、山慈菇、野菊花
清热凉血药	生地黄、玄参、水牛角、牡丹皮、赤芍、紫草
清虚热药	青蒿、白薇、地骨皮、银柴胡、胡黄连

第一节 清热泻火药

1. 石膏

【性能】甘、辛，大寒。归肺、胃经。

【功效】生用——清热泻火，除烦止渴；煅用——敛疮，生肌，收湿，止血。

【应用】①温热病气分实热证（为清泻肺胃气分实热之要药）；②肺热喘咳证；③胃火牙痛、头痛，实热消渴；④溃疡不敛，湿疹瘙痒，水火烫伤，外伤出血等。

【用法】生石膏煎服，宜先煎。煅石膏适宜外用，研末撒敷患处。

【配伍】【助理医师不考】石膏配知母：二药伍用，清热泻火、除烦止渴之力增强。适用于温热病气分热盛而见壮热、烦渴、汗出、脉洪大等症。

2. 知母

【性能】苦、甘，寒。归肺、胃、肾经。

【功效】清热泻火，滋阴润燥。

【应用】①气分实热，烦渴；②肺热燥咳；③骨蒸潮热；④内热消渴；⑤肠燥便秘。

【注意】【助理医师不考】性寒质润，有滑肠作用，故脾虚便溏者不宜使用。

3. 天花粉

【功效】清热泻火，生津止渴，消肿排脓。

【应用】①热病烦渴；②肺热燥咳；③内热消渴；④疮疡肿毒。

【注意】不宜与乌头类药材同用。

4. 芦根

【功效】清热泻火，生津止渴，除烦，止呕，利尿。

【应用】①热病烦渴；②胃热呕哕；③肺热咳嗽，肺痈吐脓；④热淋涩痛。

5. 淡竹叶 ☆

【功效】清热泻火，除烦止渴，利尿通淋。

【应用】【助理医师不考】①热病烦渴；②口疮尿赤，热淋涩痛。

6. 栀子 ☆

【性能】苦，寒。归心、肺、三焦经。

【功效】泻火除烦，清热利湿，凉血解毒；外用消肿止痛。焦栀子凉血止血。

【应用】①热病心烦（为治热病心烦、躁扰不宁之要药）；②湿热黄疸；③热淋涩痛；④血热吐衄；⑤目赤肿痛；⑥火毒疮疡。

【配伍】【助理医师不考】①栀子配淡豆豉：适用于外感热病，邪热内郁胸中，心中懊恼，烦热不眠；②栀子配茵陈：二药伍用，清热利湿、利胆退黄作用增强，可导湿热从小便而去，为治疗湿热黄疸常用药对。

7. 夏枯草

【功效】清热泻火，明目，散结消肿。

【应用】①目赤肿痛，头痛眩晕，目珠夜痛；②瘰疬，瘿瘤；③乳痈肿痛。

8. 决明子

【功效】清热明目，润肠通便。

【应用】【助理医师不考】①目赤肿痛，羞明多泪，目暗不明；②头痛，眩晕；③肠燥便秘。

【用法】煎服；用于润肠通便，不宜久煎。

趣记

①以子明目：决明子、车前子、菟丝子、沙苑子、女贞子、枸杞子；②以子通便：决明子、牵牛子、榧子、紫苏子、柏子仁、牛蒡子；③以子止泻：车前子、菟丝子。

小 结

1. 石膏与知母鉴别

药名	相同点	不同点
石膏	均能清热泻火，除烦止渴，可用治温病气分实热证及肺热咳嗽等	长于清解，重在清泻肺胃实火，多用于肺热喘咳，胃火牙痛；煅石膏外用还能收敛生肌
知母		长于清润，偏重滋润肺胃之燥，滋肾降火，多用于阴虚火旺证

2. 芦根与天花粉鉴别【助理医师不考】

药名	相同点	不同点
芦根	均能清热生津，用于热病烦渴、消渴、肺热咳嗽	还能止呕、利尿，用于胃热呕逆及肺痈吐脓，热淋涩痛
天花粉		还能消肿排脓，用于痈肿疮疡

第二节　清热燥湿药

1. 黄芩☆

【性能】苦，寒。归肺、胆、脾、大肠、小肠经。

【功效】清热燥湿，泻火解毒，止血，安胎。

【应用】①湿温、暑湿、胸闷呕恶、湿热痞满、黄疸泻痢；②肺热咳嗽、高热烦渴；③血热吐衄；④痈肿疮毒；⑤胎动不安。

【用法】【助理医师不考】煎服。清热多生用，安胎多炒用，清上焦热多酒炙用，止血可炒炭用。

趣 记

安胎：①紫砂壶——紫苏，砂仁（气滞胎动）；②住黄猪——竹茹、黄芩、苎麻根（胎热胎动）；③白猪大肚生兔子——白术、杜仲、桑寄生、菟丝子（虚性胎动）；④爱断交——艾叶、续断、阿胶（主治胎动）。

2. 黄连

【性能】苦，寒。归心、脾、胃、肝、胆、大肠经。

【功效】清热燥湿，泻火解毒。

【应用】①湿热痞满，呕吐吞酸；②湿热泻痢（治泻痢要药）；③高热神昏，心烦不寐，血热吐衄；④痈肿疔疮，目赤牙痛；⑤消渴；⑥外治湿疹、湿疮、耳道流脓。

【配伍】【助理医师不考】①黄连配吴茱萸：适用于治疗肝郁化火，肝胃不和所致之胁痛口苦、呕吐吞酸等；②黄连配半夏：适用于痰热互结，气机失畅所致的胸腹闷胀、心下痞满、呕吐呃逆；③黄连配木香：适用于胃肠湿热积滞之痢疾、腹痛、里急后重；④黄连配瓜蒌（皮）：二者相配，清化热痰、宽胸理气功效增强。

3. 黄柏

【性能】苦，寒。归肾、膀胱经。

【功效】清热燥湿，泻火除蒸，解毒疗疮。

【应用】①湿热带下，热淋涩痛；②湿热泻痢，黄疸；③湿热脚气，痿躄；④骨蒸劳热，盗汗，遗精；⑤疮疡肿毒、湿疹瘙痒。

【配伍】【助理医师不考】黄柏配苍术：两者伍用，一温一寒，相制相成，治疗湿热下注，下肢水肿，脚气痿躄等证。

4. 龙胆

【功效】清热燥湿，泻肝胆火。

【应用】①湿热黄疸，阴肿阴痒，带下，湿疹瘙痒；②肝火头痛，目赤耳聋，胁痛口苦；③惊风抽搐。

趣　记

龙胆清燥泻肝火。

5. 苦参

【功效】清热燥湿，杀虫，利尿。

【应用】①湿热泻痢，便血，黄疸；②湿热带下，阴肿阴痒，湿疹湿疮，皮肤瘙痒，疥癣；③湿热小便不利。

【注意】脾胃虚寒者忌用，反藜芦。

趣　记

苦参清燥尿痒虫。

6. 白鲜皮【助理医师不考】

【功效】清热燥湿，祛风解毒。

7. 秦皮【助理医师不考】

【功效】清热燥湿，收涩止痢，止带，明目。

趣　记

秦皮涩痢带肝目，椿皮涩泻带血虫。注：椿皮——清热燥湿，收涩止带，止泻，止血。

小　结

黄芩、黄连与黄柏鉴别

药名	相同点	不同点
黄芩	三药均以清热燥湿、泻火解毒为主要功效，用治湿热、火热及热毒病证	善清上焦热邪，肺热及少阳胆经之热，兼能凉血止血、清热安胎
黄连		善清中焦热邪，泻心火、清胃火，清热燥湿与泻火解毒力尤强
黄柏		偏泻下焦相火、除骨蒸，湿热下注诸证及阴虚发热者多用

第三节　清热解毒药

1. 金银花（透营转气）☆

【功效】清热解毒，疏散风热。

【应用】①痈肿疔疮；②外感风热，温病初起；③热毒血痢；④咽喉肿痛，小儿热疮及痱子。

【配伍】【助理医师不考】①金银花配连翘：适用于外感风热或温病初起表里俱热者，四时感冒证属于风热者，疮疡、痈疖有红肿热痛属阳证者，风热上攻所致头痛、咽喉肿痛、目赤流泪及风热痒疹等证；②金银花配当归：适用于热毒炽盛之脱疽、痈疽发背初起、肠痈等症。

2. 连翘

【性能】苦，微寒。归肺、心、小肠经。

【功效】清热解毒，消肿散结，疏散风热。

【应用】①痈肿疮毒，瘰疬痰核（有"疮家圣药"之称）；②风热外感，温病初起。

中
药
63

3. 射干

【性能】【助理医师不考】苦，寒。归肺经。

【功效】清热解毒，消痰，利咽。

【应用】①咽喉肿痛；②痰盛咳喘。

【注意】【助理医师不考】本品苦寒，脾虚便溏者不宜使用。孕妇慎用。

【配伍】【助理医师不考】麻黄配射干：适用于寒饮郁肺，气逆而喘，喉中痰鸣如水鸡声、胸膈满闷等症。

4. 山豆根

【功效】清热解毒，利咽消肿。

【应用】【助理医师不考】①咽喉肿痛；②牙龈肿痛。

【用法】【助理医师不考】煎服，3 ~ 6g。外用适量。

【注意】【助理医师不考】本品有毒，过量服用易引起恶心、呕吐、腹泻、胸闷、心悸等，故用量不宜过大。

5. 马勃

【功效】清热解毒，利咽，止血。

6. 板蓝根

【功效】清热解毒，凉血，利咽。

【应用】①外感发热，温病初起，咽喉肿痛；②温毒发斑，大头瘟疫，痄腮，丹毒，痈肿疮毒。

7. 大青叶

【性能】苦，寒。归心、胃经。

【功效】清热解毒，凉血消斑。

【应用】①热入营血，温毒发斑；②喉痹口疮，痄腮丹毒。

8. 青黛

【功效】清热解毒，凉血消斑，泻火定惊。

【应用】①温毒发斑，血热吐衄；②咽痛口疮，火毒疮疡；③咳嗽胸痛，痰中带血；④暑热惊痫，惊风抽搐。

【用法】内服1 ~ 3g，宜入丸散。本品难溶于水，一般作散剂冲服，或入丸剂服用。外用适量。

9. 穿心莲

【功效】泻火解毒，清热燥湿，凉血，消肿。

【用法】【助理医师不考】煎服，6 ~ 9g。煎剂易致呕吐，故多作丸、散、片剂。外用适量。

【注意】【助理医师不考】不宜多服久服；脾胃虚寒者不宜用。

10. 贯众

【功效】清热解毒，止血，杀虫。

【应用】①风热感冒，温毒发斑；②血热出血，虫疾。

11. 紫花地丁

【功效】清热解毒，凉血消肿。

12. 蒲公英☆

【功效】清热解毒，消肿散结，利尿通淋。

【应用】①痈肿疔毒，乳痈内痈（为治疗乳痈要药）；②热淋涩痛，湿热黄疸；③肝火上炎，目赤肿痛。

趣 记

蒲公英明清解尿肿。

13. 重楼【助理医师不考】

【功效】清热解毒，消肿止痛，凉肝定惊。

【应用】①痈肿疔疮，咽喉肿痛，毒蛇咬伤，跌打损伤，瘀肿疼痛，外伤出血；②小儿高热、惊风抽搐；③恶性肿瘤，尤其多治消化道肿瘤。

14. 鱼腥草

【性能】【助理医师不考】辛，微寒。归肺经。

【功效】清热解毒，消痈排脓，利尿通淋。

【应用】①肺痈吐脓，肺热咳嗽（为治肺痈之要药）；②热毒疮毒；③湿热淋证。

15. 大血藤

【功效】清热解毒，活血，祛风，止痛。

16. 败酱草

【功效】清热解毒，消痈排脓，祛瘀止痛。

17. 漏芦【助理医师不考】

【功效】清热解毒，消痈下乳，舒筋通脉。

18. 白花蛇舌草

【功效】清热解毒消痈，利湿通淋。

【应用】【助理医师不考】①痈肿疮毒，咽喉肿痛，毒蛇咬伤；②热淋涩痛。

19. 白头翁

【性能】【助理医师不考】苦，寒。归胃、大肠经。

【功效】清热解毒，凉血止痢。

【应用】①热毒血痢（为治疗热毒血痢之良药）；②疮痈肿毒。

20. 马齿苋

【功效】清热解毒，凉血止血，止痢。

21. 鸦胆子

【功效】清热解毒，止痢，截疟；外用腐蚀赘疣。

【用法】内服，0.5～2g，以干龙眼肉包裹或装入胶囊吞服，亦可压去油制成丸剂、片剂服，不宜入煎剂。外用适量。

【注意】本品有毒，对胃肠道及肝肾均有损害，内服需严格控制剂量，不宜多用、久服。外用注意用胶布保护好周围的正常皮肤，以防止对正常皮肤的刺激。孕妇及小儿慎用。胃肠出血及肝肾病患者，应忌用或慎用。

22. 半枝莲【助理医师不考】

【功效】清热解毒，化瘀利尿。

23. 熊胆粉【助理医师不考】

【功效】清热解毒，清肝明目，息风止痉。

【用法】内服，0.25~0.5g，人工熊胆粉1~2g，入丸、散。由于本品有腥苦味，口服易引起呕吐，故宜用胶囊剂。外用适量，调涂患处。

中
药
65

趣 记

熊胆解风情，肝明目。

24. 白蔹【助理医师不考】

【功效】清热解毒，消痈散结，敛疮生肌。

【应用】①痈疽发背，疔疮，瘰疬；②烧烫伤。

25. 土茯苓

【功效】解毒，除湿，通利关节。

【应用】【助理医师不考】①杨梅毒疮，肢体拘挛（为治梅毒要药）；②淋浊带下；③痈肿疮毒。

26. 山慈菇【助理医师不考】

【功效】清热解毒，化痰散结。

27. 野菊花【助理医师不考】

【功效】清热解毒，泻火平肝。

小 结

1. 连翘与金银花鉴别

药名	相同点	不同点
连翘	清热解毒，疏散风热，主治痈肿疮毒、外感风热与温病初起	清心解毒之力强，并善于消痈散结，亦治瘰疬痰核
金银花		疏散表热之效优，凉血止痢，用治热毒血痢

2. 大青叶、板蓝根与青黛鉴别【助理医师不考】

药名	相同点	不同点
大青叶		凉血消斑力强
板蓝根	清热解毒、凉血消斑	解毒利咽效佳
青黛		清肝定惊功著

3. 蒲公英与紫花地丁鉴别【助理医师不考】

药名	相同点	不同点
蒲公英	清热解毒，消肿散结，用于外科热毒痈疡	善治痈肿、乳痈，又能利尿通淋，治淋证、黄疸及小便不利
紫花地丁		散结、善治疔疮

4. 白头翁与鸦胆子鉴别【助理医师不考】

药名	相同点	不同点
白头翁	清热解毒，止痢，善治热毒血痢	凉血止痢，清肠胃湿热及血分热毒，治湿热痢疾
鸦胆子		治冷积久痢（休息痢），截疟，治疗各型疟疾；外用腐蚀赘疣，可用于赘疣、鸡眼

5. 大血藤与败酱草鉴别【助理医师不考】

药名	相同点	不同点
大血藤	清热解毒，活血消痈，治疗肠痈，产后瘀滞腹痛、闭经	清热解毒力强，祛风止痛，可治风湿痹痛及跌打损伤
败酱草		消痈排脓见长，可治肺痈、疮痈

第四节　清热凉血药

1. 生地黄

【功效】清热凉血，养阴生津。

【应用】①热入营血，温毒发斑、吐血衄血；②阴虚内热，骨蒸劳热；③津伤口渴，内热消渴，肠燥便秘。

【注意】【助理医师不考】脾虚湿滞，腹满便溏者不宜使用。

【配伍】【助理医师不考】生地黄配玄参：适用于热入血分之吐血衄血、发热谵语，热病阴伤之心烦口渴，虚火上炎之咽喉肿痛，阴虚内热之消渴。

2. 玄参

【功效】清热凉血，泻火解毒，滋阴。

【应用】①温邪入营，内陷心包，温毒发斑；②热病伤阴，津伤便秘，骨蒸劳嗽；③目赤咽痛，瘰疬，白喉，痈肿疮毒。

【注意】脾胃虚寒，食少便溏者不宜服用。反藜芦。

3. 水牛角

【功效】清热凉血，解毒，定惊。

【应用】【助理医师不考】①温病高热，神昏谵语，惊风，癫狂；②血热妄行斑疹、吐衄；③痈肿疮疡，咽喉肿痛。

【用法】镑片或粗粉煎服，宜先煎3小时以上。水牛角浓缩粉冲服，每日2次。

4. 牡丹皮

【功效】清热凉血，活血祛瘀。

【应用】①温毒发斑，血热吐衄；②温病伤阴，余邪未尽，夜热早凉、无汗骨蒸（善于清透阴分伏热）；③血滞经闭、痛经、跌打伤痛；④痈肿疮毒。

【注意】血虚有寒、月经过多及孕妇不宜使用。

5. 赤芍

【功效】清热凉血，散瘀止痛。

【应用】①温毒发斑，血热吐衄；②目赤肿痛，痈肿疮疡；③经闭痛经，癥瘕腹痛，跌打损伤。

【注意】血寒经闭不宜使用。反藜芦。

【配伍】【助理医师不考】赤芍配牡丹皮：二药配伍，凉血活血之力增强。适用于温热病热入营血之吐血、衄血、发斑，妇女血热、血瘀闭经、月经不调等。

6. 紫草

【功效】清热凉血，活血消斑，解毒透疹。

【应用】【助理医师不考】①温病血热毒盛，斑疹紫黑，麻疹不透；②疮疡，湿疹，水火烫伤。

【注意】性寒而滑利，脾虚便溏者忌用。

趣记

凉血＋活血——大小蓟母子红烧黄鱼。注：大蓟、小蓟、茜草、牡丹皮、紫草、丹参、赤芍、大黄、郁金。

小　结

1. 生地黄与玄参鉴别

药名	相同点	不同点
生地黄	均能清热凉血、养阴生津，用治热入营血、热病伤阴、阴虚内热等证	清热凉血力较大，故血热出血、内热消渴多用
玄参		泻火解毒力较强，故咽喉肿痛、痈肿疮毒多用

2. 牡丹皮与赤芍鉴别

药名	相同点	不同点
牡丹皮	均能清热凉血，活血散瘀	清热凉血，清透阴分伏热，用于温病后期，夜热早凉，肠痈腹痛
赤芍		散瘀止痛力强，血滞诸证尤为多用，并能泻肝火，用于肝热目赤肿痛

第五节　清虚热药

1. 青蒿☆

【功效】清透虚热，凉血除蒸，解暑，截疟。

【应用】①温邪伤阴，夜热早凉；②阴虚发热，劳热骨蒸；③暑热外感，发热口渴；④疟疾寒热。

【用法】煎服，不宜久煎；或鲜用绞汁服。

【配伍】【助理医师不考】①青蒿配鳖甲：二药配伍，养阴与透热并进。适用于温病后期，邪伏阴分，夜热早凉，热退无汗，口干咽燥，舌红少苔，脉细数等；②青蒿配黄芩：二药配伍，增强清热燥湿截疟之力。适用于温疟或湿热郁遏少阳，寒热如疟，胸痞作呕等症。

2. 白薇

【功效】清虚热，凉血，利尿通淋，解毒疗疮。

3. 地骨皮

【功效】凉血除蒸，清肺降火。

【应用】①阴虚发热，盗汗骨蒸；②肺热咳嗽；③血热出血证；④内热消渴（能生津止渴）。

【配伍】【助理医师不考】地骨皮配桑白皮：二药伍用，共奏清泄肺热、止咳平喘之功，清肺热而不伤阴，护阴液而不恋邪。适用于肺热咳喘、痰多稠黏、身热口渴者。

4. 银柴胡

【功效】清虚热，除疳热。

5. 胡黄连

【功效】退虚热，除疳热，清湿热。

小　结

1. 牡丹皮与地骨皮鉴别

药名	相同点	不同点
牡丹皮	两者性微寒，有清热凉血，退虚热的作用，都可用于血热吐衄，阴虚发热	以清热凉血见长，主热入营血证；活血化瘀，治疗瘀血证、肠痈、痈疡肿毒
地骨皮		以清虚热、泻肺热为长，用于肺热咳嗽，内热消渴

2. 胡黄连与黄连鉴别

药名	相同点	不同点
胡黄连	均能清湿热，善除胃肠湿热，同为治湿热泻痢之良药	善退虚热、除疳热，用于阴虚发热、小儿疳积证；清热燥湿，治痔疮肿痛
黄连		清热燥湿、泻火解毒力强，并长于清心、胃之火，用于热毒病证，心、胃火热证

第八章　泻下药

细目	中药
攻下药	大黄、芒硝、芦荟、番泻叶
润下药	火麻仁、郁李仁、松子仁
峻下逐水药	甘遂、牵牛子、芫花、京大戟、巴豆霜

第一节　攻下药

1. 大黄☆

【功效】泻下攻积，清热泻火，凉血解毒，逐瘀通经，除湿退黄。

【应用】①积滞便秘之要药；②血热吐衄，目赤咽肿，牙龈肿痛；③热毒疮疡，肠痈，烧烫伤；④瘀血诸证；⑤湿热痢疾，黄疸，淋证。

【用法】煎服，3~15g，用于泻下不宜久煎，外用适量。

【注意】脾胃虚弱者慎用；孕妇、月经期、哺乳期妇女应慎用。

【配伍】【助理医师不考】①大黄配芒硝用于治疗实热积滞，大便燥结；②大黄配附子用于治疗寒实积滞、便秘腹痛。

2. 芒硝

【性能】【助理医师不考】咸、苦，寒。归胃、大肠经。

【功效】泻下通便，润燥软坚，清火消肿。

【应用】①积滞便秘；②咽痛、口疮、目赤肿痛，乳痈疮肿。

【用法】内服，10~15g，冲入药汁内或开水溶化后服。

【注意】孕妇及哺乳期妇女慎用，不宜与硫黄、三棱同用。

3. 芦荟【助理医师不考】

【功效】泻下通便，清肝泻火，杀虫疗疳。

【用法】宜入丸散服，每次2~5g。外用适量。

【注意】脾胃虚弱，食少便溏及孕妇忌用。

4. 番泻叶

【功效】泄热行滞，通便，利水。

【用法】煎服，2~6g，宜后下；或开水泡服。

【注意】妇女哺乳期、月经期及孕妇慎用。

第二节　润下药

1. 火麻仁

【功效】润肠通便。

【应用】肠燥便秘。

【用法】【助理医师不考】煎服，10～15g，打碎入煎剂。

2. 郁李仁

【功效】润肠通便，下气利水。

【应用】①肠燥便秘；②水肿胀满，脚气浮肿。

【注意】【助理医师不考】孕妇慎用。

3. 松子仁

【功效】润肠通便，润肺止咳。

【应用】①肠燥便秘；②肺燥干咳。

【注意】【助理医师不考】脾虚便溏、湿痰者慎用。

第三节　峻下逐水药

1. 甘遂

【功效】泻水逐饮，消肿散结。

【应用】①水肿，鼓胀，胸胁停饮；②风痰癫痫；③疮痈肿毒。

【用法】入丸、散服，每次0.5～1g。内服醋制以减毒。

【注意】虚弱者及孕妇忌用。不宜与甘草同用。

2. 京大戟【助理医师不考】

【功效】泻水逐饮，消肿散结。

【用法】煎服，1.5～3g。入丸散剂，每次1g。内服醋制以减毒。

【注意】虚弱者及孕妇忌用。不宜与甘草同用。

3. 芫花【助理医师不考】

【功效】泻水逐饮；外用杀虫疗疮。

【用法】煎服，1.5～3g。入丸散剂，每次0.6～0.9g。内服醋制以减毒。

【注意】虚弱者及孕妇忌用。不宜与甘草同用。

4. 牵牛子

【功效】泻水通便，消痰涤饮，杀虫攻积。

【应用】①水肿，鼓胀；②痰饮喘咳；③虫积腹痛。

【用法】煎服，3～9g。入丸散剂，每次1.5～3g。炒用性缓。

【注意】孕妇忌用。不宜与巴豆、巴豆霜同用。

5. 巴豆霜

【功效】峻下冷积，逐水退肿，豁痰利咽；外用蚀疮。

【应用】①寒积便秘之要药；②腹水鼓胀；③喉痹痰阻；④痈肿脓成未溃，疥癣恶疮。

【用法】入丸散，每次0.1～0.3g。外用适量。

【注意】孕妇及体弱者忌用。不宜与牵牛子同用。

趣记

冷水，贪烟蚀疮。注：①冷——峻下冷积；②水——逐水消肿；③贪烟——豁痰利咽。

中
药
69

第九章　祛风湿药

细目	中药
祛风寒湿药	独活、威灵仙、徐长卿、川乌、蕲蛇、乌梢蛇、木瓜、青风藤、路路通
祛风湿热药	秦艽、防己、桑枝、豨莶草、络石藤、雷公藤
祛风湿强筋骨药	桑寄生、五加皮、狗脊

第一节　祛风寒湿药

1. 独活 ☆

【功效】祛风除湿，通痹止痛。

【应用】①风寒湿痹；②风寒夹湿表证；③少阴头痛。

【配伍】【助理医师不考】①独活配羌活用于治疗风痹为患，周身窜痛，项背挛急疼痛，以及外感风寒所致发热恶寒、项背拘急、疼痛、头痛、关节疼痛、历节风等病症；②独活配桑寄生用于治疗肝肾不足或风湿侵袭之腰膝酸痛、关节屈伸不利、足软麻木、步履维艰等。

2. 威灵仙

【功效】祛风湿，通络止痛，消骨鲠。

【应用】风湿痹痛，骨鲠咽喉。

3. 徐长卿【助理医师不考】

【功效】祛风除湿，止痛，止痒。

【应用】①风湿痹痛；②胃痛胀满，牙痛，腰痛，跌仆伤痛；③风疹，湿疹。

4. 川乌

【性能】辛、苦，热；有大毒。归心、肝、肾、脾经。

【功效】祛风除湿，温经止痛。

【应用】①痹证；②寒凝诸证。

【用法】煎服，先煎、久煎。外用，适量。

【注意】孕妇忌用；不宜与贝母类、半夏、白及、白蔹、瓜蒌类同用。

5. 木瓜

【性能】酸，温。归肝、脾经。

【功效】舒筋活络，和胃化湿。

【应用】①风湿痹证；②脚气水肿；③吐泻转筋。

6. 蕲蛇

【功效】祛风，通络，止痉。

【应用】①风湿顽痹，中风半身不遂；②小儿惊风，破伤风；③麻风，疥癣。

7. 乌梢蛇

【功效】祛风，通络，止痉。

【应用】①风湿顽痹，中风半身不遂；②小儿惊风，破伤风；③麻风，疥癣。

8. 青风藤【助理医师不考】

【功效】祛风湿，通经络，利小便。

【应用】①风湿痹痛；②关节肿胀；③水肿，脚气。

9. 路路通【助理医师不考】

【功效】祛风活络，利水，通经。

【应用】①关节痹痛，麻木拘挛；②水肿胀满；③乳少；④经闭。

第二节 祛风湿热药

1. 秦艽（风家润药）

【功效】祛风湿，通络止痛，退虚热，清湿热。

【应用】①风湿痹证，为风药中之润剂；②中风不遂；③骨蒸潮热，疳积发热；④湿热黄疸。

2. 防己

【功效】祛风湿，止痛，利水消肿。

【应用】①风湿痹证；②水肿，小便不利，脚气。

【注意】本品大苦大寒，易伤胃气，胃纳不佳及阴虚体弱者慎服。

3. 桑枝【助理医师不考】

【性能】祛风湿，利关节。

4. 豨莶草

【功效】祛风湿，利关节，解毒。

【用法】煎服，9～12g。外用，适量。治风湿痹痛、半身不遂宜制用，治风疹湿疮、疮痈宜生用。

5. 络石藤

【功效】祛风通络，凉血消肿。

6. 雷公藤【助理医师不考】

【功效】祛风除湿，活血通络，消肿止痛，杀虫解毒。

【应用】①风湿顽痹；②麻风，顽癣，疥疮，湿疹；③疔疮肿毒。

【用法】煎服，1～5g，文火煎1～2小时。外用适量。

第三节 祛风湿强筋骨药

1. 桑寄生☆

【功效】祛风湿，补肝肾，强筋骨，安胎元。

【应用】①风湿痹证；②崩漏经多，妊娠漏血，胎动不安。

2. 五加皮

【功效】祛风湿，补肝肾，强筋骨，利水。

【应用】①风湿痹证；②筋骨痿软，小儿行迟，体虚乏力；③水肿，脚气。

3. 狗脊

【功效】祛风湿，补肝肾，强腰膝。

小　结

化湿药、祛风湿药、利水渗湿药鉴别

湿	化湿药	湿困中焦
	祛风湿药	四肢关节——肌表、经络、筋骨
	利水渗湿药	下焦——小便、水肿、带下

第十章　化湿药

化湿药	广藿香、佩兰、苍术、厚朴、砂仁、豆蔻、草果

1. 广藿香☆

【功效】芳香化浊，和中止呕，发表解暑。

【应用】①湿滞中焦，为芳香化湿浊之要药；②呕吐；③暑湿或湿温初起。

【配伍】【助理医师不考】广藿香配佩兰用于治疗夏令伤暑，湿浊中阻之胸闷、腹满、呕恶，或湿热兼杂之脘腹胀满、恶心欲吐诸症。

2. 佩兰

【功效】芳香化湿，醒脾开胃，发表解暑。

3. 苍术☆

【功效】燥湿健脾，祛风散寒，明目。

【应用】①湿阻中焦证，为燥湿健脾之要药；②风湿痹证；③风寒夹湿表证；④夜盲症。

【配伍】【助理医师不考】苍术配厚朴、陈皮用于治疗湿滞中焦，脘腹胀满等症。

4. 厚朴

【功效】燥湿消痰，下气除满。

【应用】①湿阻中焦，脘腹胀满，为消除胀满之要药；②食积气滞，腹胀便秘；③痰饮喘咳；④梅核气。

【配伍】【助理医师不考】厚朴配枳实用于治疗食积胀满、大便秘结等症。

5. 砂仁

【功效】化湿开胃，温脾止泻，理气安胎。

【应用】①湿阻中焦及脾胃气滞证，为醒脾调胃之要药；②脾胃虚寒吐泻；③气滞妊娠恶阻及胎动不安。

【用法】煎服，3~6g。入汤剂宜后下。

【配伍】【助理医师不考】砂仁配木香用于治疗气滞脘腹胀痛、消化不良、泄泻腹痛等。

6. 豆蔻

【功效】化湿行气，温中止呕，开胃消食。

【应用】①湿阻中焦及脾胃气滞证；②呕吐。

【用法】煎服，3~6g。入汤剂宜后下。

7. 草果【助理医师不考】

【功效】燥湿温中，除痰截疟。

小　结

1. 解暑药物总结

藿建滑配清豆瓜——广藿香、滑石、佩兰、青蒿、白扁豆、冬瓜仁。

2. 止呕药物总结

止呕	胃热呕吐	芦根、竹茹、白茅根
	胃寒呕吐	生姜、半夏
	湿浊呕吐	藿香

3. 截疟药物总结

鹤鸦食（石）青草，柴狼常牵熊——仙鹤草、鸦胆子、砒石、青蒿、草果、柴胡、槟榔、常山、铅丹、雄黄。

4. 治疗水肿药物对比

麻黄	常用于水肿、小便不利兼有表证之风水水肿
甘遂	峻下逐水之峻剂，善行经隧之水湿而泻水攻逐痰饮，多用治水饮重证之水肿胀满、鼓胀、胸胁停饮及风痰癫痫
防己	为治水肿、小便不利之常用药，无论风水、皮水或腹水均可配用，但尤宜湿热壅盛者
茯苓	用于寒热虚实各种水肿
葶苈子	为治胸腹积水之常品
黄芪	是治气虚水肿之要药

第十一章　利水渗湿药

细目	中药
利水消肿药	茯苓、薏苡仁、泽泻、猪苓、香加皮、冬瓜皮
利尿通淋药	车前子、地肤子、海金沙、木通、滑石、石韦、萹蓄、瞿麦、草薢
利湿退黄药	虎杖、茵陈、金钱草

第一节　利水消肿药

1. 茯苓☆

【性能】甘、淡，平。归心、肺、脾、肾经。

【功效】利水渗湿，健脾，宁心。

【应用】①水肿，小便不利，利水不伤正，为利水消肿之要药；②痰饮；③脾虚泄泻；④心悸，失眠。

2. 薏苡仁

【性能】甘、淡，凉。归脾、胃、肺经。

【功效】利水渗湿，健脾止泻，除痹，排脓。

【应用】①水肿，小便不利，脚气浮肿；②脾虚泄泻；③湿痹拘挛；④肺痈，肠痈。

【用法】煎服。清利湿热宜生用，健脾止泻宜炒用。

3. 泽泻

【性能】【助理医师不考】甘，寒。归肾、膀胱经。

【功效】利水渗湿，泄热。

【应用】①水肿，小便不利，泄泻；②淋证，遗精。

4. 猪苓

【功效】利水渗湿。

【应用】水肿，小便不利，泄泻。

5. 香加皮【助理医师不考】

【功效】利水消肿，祛风湿，强筋骨。

【注意】本品有毒，服用不宜过量。

6. 冬瓜皮【助理医师不考】

【功效】利水消肿，清热解暑。

第二节　利尿通淋药

1. 车前子☆

【性能】甘，寒。归肝、肾、肺、小肠经。

【功效】清热利尿通淋，渗湿止泻，明目，祛痰。

【应用】①淋证，水肿；②泄泻；③目赤肿痛，目暗昏花；④痰热咳嗽。

【用法】煎服，包煎。

【注意】【助理医师不考】肾虚滑精及孕妇慎用。

趣记

开车睁大眼睛少谈话，谢谢亲。注：①车——车前子；②眼睛——明目；③谈话——祛痰；④谢谢——渗湿止泻；⑤亲——清热利尿通淋。

2. 滑石

【功效】利尿通淋，清热解暑；外用祛湿敛疮。

【应用】①热淋，石淋，尿热涩痛；②暑湿，湿温；③湿疮，湿疹，痱子。

【用法】宜先煎。外用适量。

【注意】【助理医师不考】脾虚、热病津伤者及孕妇慎用。

【配伍】【助理医师不考】滑石配生甘草用于治疗暑邪夹湿之身热烦渴、小便不利、呕吐泄泻，以及膀胱湿热之小便短赤、淋沥不爽、滞涩疼痛、砂淋等。

3. 木通【助理医师不考】

【功效】利尿通淋，清心除烦，通经下乳。

【应用】①热淋涩痛，水肿；②口舌生疮，心烦尿赤；③经闭乳少；④湿热痹证。

4. 通草【助理医师不考】

【功效】清热利尿，通气下乳。

5. 地肤子

【功效】清热利湿，祛风止痒。

6. 萹蓄【助理医师不考】

【功效】利尿通淋，杀虫止痒。

7. 海金沙

【功效】清热利湿，通淋止痛。

【用法】煎服，宜包煎。

8. 萆薢

【功效】利湿去浊，祛风除痹。

9. 瞿麦

【功效】利尿通淋，活血通经。

10. 石韦

【功效】利尿通淋，清肺止咳，凉血止血。

【应用】【助理医师不考】淋证，肺热咳嗽，血热出血。

第三节　利湿退黄药

1. 茵陈

【性能】苦、辛，微寒。归脾、胃、肝、胆经。

【功效】清利湿热，利胆退黄。

【应用】①黄疸，为治疗湿热黄疸之要药；②暑湿，湿温；③湿疮瘙痒。

2. 金钱草

【功效】利湿退黄，利尿通淋，解毒消肿。

【应用】①湿热黄疸；②石淋，热淋；③痈肿疔疮，虫蛇咬伤。

趣　记

黄陵独种金钱草。注：①黄——利湿退黄；②陵——利尿通淋；③独种——解毒消肿。

3. 虎杖

【功效】利湿退黄，清热解毒，散瘀止痛，化痰止咳。

【应用】①湿热黄疸，淋浊，带下；②水火烫伤，痈肿疮毒，毒蛇咬伤；③经闭，癥瘕，跌打损伤；④肺热咳嗽；⑤热结便秘。

小　结

治淋药物总结

诸淋	膏淋	热淋	血淋	石淋
海金沙	萆薢	瞿麦	石韦	金钱草

第十二章　温里药

温里药	附子、肉桂、干姜、吴茱萸、高良姜、小茴香、丁香、花椒

1. 附子（回阳救逆第一品药） ☆

【性能】辛、甘，大热。有毒。归心、肾、脾经。

【功效】回阳救逆，补火助阳，散寒止痛。

【应用】①亡阳证；②阳虚内寒证；③寒湿痹证。

【用法】煎服，3～15g，本品有毒，宜先煎0.5～1小时，至口尝无麻辣感为度。

【注意】孕妇及阴虚阳亢者忌用。反半夏、瓜蒌、贝母、白蔹、白及。生品外用，内服须炮制。若内服过量，或炮制、煎煮方法不当，可引起中毒。

【配伍】【助理医师不考】附子配干姜用于治疗心肾阳虚，阴寒内盛所致之亡阳厥逆、脉微欲绝。

2. 肉桂 ☆

【性能】辛、甘，大热。归肾、脾、心、肝经。

【功效】补火助阳，散寒止痛，温通经脉，引火归原。

【应用】①肾阳虚证，为治疗命门火衰之要药；②脘腹冷痛，寒疝腹痛；③寒痹腰痛，胸痹，阴疽，闭经，痛经。

> **趣记**
>
> 桂附火寒痛，附逆桂经原。注：①火寒痛——补火助阳，散寒止痛；②逆——回阳救逆；③经——温通经脉；④原——引火归原。

3. 干姜

【性能】辛，热。归脾、胃、肾、心、肺经。

【功效】温中散寒，回阳通脉，温肺化饮。

【应用】①脾胃寒证，腹痛，呕吐，泄泻，为温暖中焦之主药；②亡阳证；③寒饮喘咳。

> **趣记**
>
> 温中肺脉饮。

4. 吴茱萸

【性能】辛、苦，热。有小毒。归肝、脾、胃、肾经。

【功效】散寒止痛，降逆止呕，助阳止泻。

【应用】①寒凝肝脉疼痛；②呕吐吞酸；③虚寒泄泻。

【用法】煎服，2~5g。外用适量。

【注意】【助理医师不考】本品辛热，有小毒，故不宜多服、久服。阴虚有热者忌用。孕妇慎用。

【配伍】【助理医师不考】吴茱萸配黄连用于治疗肝郁化火，肝胃不和所致之胁痛口苦、呕吐吞酸等。

> **趣记**
>
> 三止三降助。注：①三止——止痛，止呕，止泻；②三——散寒；③降——降逆；④助——助阳。

5. 高良姜

【功效】温中止呕，散寒止痛。

6. 小茴香

【功效】散寒止痛，理气和胃。

【应用】①寒疝腹痛，睾丸偏坠疼痛，少腹冷痛，痛经；②中焦虚寒气滞证。

7. 丁香

【功效】温中降逆，散寒止痛，温肾助阳。

【应用】【助理医师不考】①胃寒呕吐、呃逆；②脘腹冷痛；③阳痿，宫冷。

【注意】畏郁金。

8. 花椒

【功效】温中止痛，杀虫止痒。

【应用】【助理医师不考】①中寒腹痛，寒湿吐泻；②虫积腹痛，湿疹，阴痒。

小 结

1. 杀虫药物总结

时春，百川汇蓄和苦众浇牵牛花——砒石、椿皮、百部、川楝子、芦荟、蕉蓄、仙鹤草、苦参、贯众、花椒、牵牛子、芫花。

驱虫药——使君子、苦楝皮、雷丸、榧子、槟榔。

攻毒杀虫止痒药——雄黄、硫黄、白矾、蛇床子、蜂房。

2. 干姜、生姜、高良姜、炮姜比较

干姜		温肺		化饮	偏祛里寒
生姜	温中散寒		止呕	止咳	偏散表寒
高良姜		止痛			
炮姜				止血	善走血分

第十三章 理气药

理气药	陈皮、青皮、大腹皮、枳实、川楝子、荔枝核、香附、木香、沉香、檀香、佛手、乌药、薤白

1. 陈皮☆

【性能】苦、辛，温。归脾、肺经。

【功效】理气健脾，燥湿化痰。

【应用】①脾胃气滞证；②呕吐、呃逆；③湿痰、寒痰咳喘，为治痰湿咳喘之要药；④胸痹。

【配伍】【助理医师不考】陈皮配半夏用于治疗咳嗽痰多、色白易咳、胸膈痞闷、肢体困重之湿痰证。

2. 青皮

【功效】疏肝破气，消积化滞。

【应用】①肝郁气滞，胸胁胀痛，疝气疼痛，乳癖；②食积气滞，脘腹胀痛；③癥瘕积聚，久疟痞块。

3. 大腹皮

【功效】行气宽中，利水消肿。

趣 记

汽水。注：①汽——行气宽中；②水——利水消肿。

4. 枳实

【性能】苦、辛、酸，微寒。归脾、胃经。

【功效】破气消积，化痰散痞。

【应用】①胃肠积滞，湿热泻痢；②胸痹，结胸；③气滞胸胁疼痛；④脏器下垂病证。

【注意】【助理医师不考】孕妇慎用。

【配伍】【助理医师不考】枳实配白术用于治疗脾虚气滞，夹积夹湿，饮食停聚，脘腹痞胀，大便不爽。

趣 记

枳实谈痞破气机。注：①谈痞——化痰散痞；②破气机——破气消积。

5. 川楝子☆

【功效】疏肝泄热，行气止痛，杀虫。

【应用】①肝郁化火诸痛证；②虫积腹痛；③头癣、秃疮。

【注意】本品有毒，不宜过量或持续服用，以免中毒。又因苦寒，脾胃虚寒者慎用。

6. 荔枝核【助理医师不考】

【功效】行气散结，祛寒止痛。

7. 香附（气病之总司，女科之主帅）

【性能】辛、微苦、微甘，平。归肝、脾、三焦经。

【功效】疏肝解郁，理气宽中，调经止痛。

【应用】①肝郁气滞痛证，为疏肝解郁、行气止痛之要药；②月经不调，痛经，乳房胀痛，为妇科调经之要药；③气滞腹痛。

8. 木香

【性能】辛、苦，温。归脾、胃、大肠、胆、三焦经。

【功效】行气止痛，健脾消食。

【应用】①脾胃气滞证，既为行气止痛之要药，又为健脾消食之佳品；②泻痢里急后重，为治湿热泻痢里急后重之要药；③腹痛胁痛，黄疸。

【用法】煎服。生用行气力强，煨用行气力缓而实肠止泻。

9. 沉香【助理医师不考】

【功效】行气止痛，温中止呕，纳气平喘。

【应用】①寒凝气滞，胸腹胀痛；②胃寒呕吐；③虚喘证。

【用法】煎服，后下。

10. 檀香

【功效】行气温中，开胃止痛。

【用法】煎服，宜后下。

11. 佛手

【功效】疏肝理气，和胃止痛，燥湿化痰。

12. 乌药

【功效】行气止痛，温肾散寒。

【应用】①寒凝气滞胸腹诸痛证；②尿频遗尿。

13. 薤白

【功效】通阳散结，行气导滞。

【应用】①胸痹心痛；②脘腹痞满胀痛，泻痢里急后重。

【注意】【助理医师不考】气虚无滞及胃弱纳呆者不宜用。

【配伍】【助理医师不考】薤白配瓜蒌用于治疗痰浊闭阻、胸阳不振之胸痹，为治胸痹常用药对。

趣　记

薤白气滞通阳结。注：①气滞——行气导滞；②通阳结——通阳散结。

小　结

纳气平喘药物总结【助理医师不考】

戒指石沉大海——蛤蚧、补骨脂、磁石、沉香。

第十四章 消食药

消食药	山楂、神曲、麦芽、莱菔子、鸡内金、稻芽

1. 山楂☆

【性能】酸、甘，微温。归脾、胃、肝经。

【功效】消食健胃，行气散瘀，化浊降脂。

【应用】①食积证，本品能治各种饮食积滞，尤为消化油腻肉食积滞之要药；②泻痢腹痛，疝气痛，本品炒用能止泻止痢；③血瘀证。

2. 神曲

【功效】消食和胃。

【应用】饮食积滞。

3. 麦芽

【性能】甘，平。归脾、胃、肝经。

【功效】行气消食，健脾开胃，回乳消胀。

【应用】米面薯蓣食滞；断乳、乳房胀痛；肝气郁滞或肝胃不和之胁痛、脘腹痛。

【用法】【助理医师不考】煎服。消食健胃用生麦芽；回乳消胀用炒麦芽。

【注意】哺乳期妇女不宜使用。

4. 莱菔子

【性能】辛、甘，平。归肺、脾、胃经。

【功效】消食除胀，降气化痰。

【应用】食积气滞证；喘咳痰多，胸闷食少。

【注意】本品辛散耗气，故气虚及无食积、痰滞者慎用。人参恶莱菔子。

5. 鸡内金

【性能】甘，平。归脾、胃、小肠、膀胱经。

【功效】消食健胃，固精止遗，通淋化石。

【应用】①饮食积滞，小儿疳积，广泛用于米面薯蓣乳肉等各种食积证；②肾虚遗精、遗尿；③砂石淋证，胆结石，多与金钱草等同用。

【用法】【助理医师不考】煎服，研末服。研末服效果比煎剂好。

6. 稻芽【助理医师不考】

【性能】甘，温。归脾、胃经。

【功效】消食和中，健脾开胃。

【应用】主治米面薯蓣类食积不化和脾虚食滞证，功似麦芽，亦常与麦芽相须为用，以提高疗效。

【用法】煎服。炒稻芽偏于消食，用于不饥食少；焦稻芽善化积滞，用于积滞不化。

第十五章 驱虫药

驱虫药	槟榔、使君子、榧子、雷丸、苦楝皮

1. 槟榔☆

【性能】苦、辛，温。归胃、大肠经。

【功效】杀虫，消积，行气，利水，截疟。

【应用】①肠道寄生虫病，对绦虫疗效较好；②食积气滞，泻痢后重；③水肿，脚气肿痛；④疟疾。

【用法】【助理医师不考】煎服，3～10g。驱杀绦虫、姜片虫30～60g。生用力佳，炒用力缓；焦槟榔有消食化滞作用，用治食滞不消、泻痢后重。

【注意】脾虚便溏或气虚下陷者忌用；孕妇慎用。

2. 使君子【助理医师不考】

【功效】杀虫消积。

【应用】蛔虫病，蛲虫病；小儿疳积。

【用法】煎服，9～12g，捣碎。取仁炒香嚼服，6～9g。小儿每岁1～1.5粒，1日总量不超过20粒。空腹服用，每日1次，连用3日。

【注意】大量服用可引起呃逆、眩晕、呕吐、腹泻等不良反应；若与热茶同服，可引起呃逆、腹泻，故服用时忌饮茶。

3. 榧子【助理医师不考】

【功效】杀虫消积，润肠通便，润肺止咳。

4. 雷丸【助理医师不考】

【功效】杀虫消积。

【应用】绦虫病，钩虫病，蛔虫病，虫积腹痛，本品驱虫面广，对多种肠道寄生虫均有驱杀作用；小儿疳积。

【用法】入丸、散剂，每次5～7g，饭后温开水调服，每日3次，连服3日。

5. 苦楝皮【助理医师不考】

【功效】杀虫，疗癣。

【应用】蛔虫病，蛲虫病，钩虫病；疥癣，湿疮。

【用法】煎服，3～6g；文火久煎。外用适量。

【注意】本品有毒，不宜过量或持久服用。孕妇及肝功能不全者慎服。

小　结

使君子、苦楝皮与槟榔比较【助理医师不考】

药名	杀虫范围
使君子	蛔虫、蛲虫
苦楝皮	蛔虫、蛲虫、钩虫，广谱
槟榔	蛔虫、蛲虫、钩虫、姜片虫、绦虫（加南瓜子），广谱

第十六章　止血药

细目	中药
凉血止血药	小蓟、大蓟、地榆、槐花、侧柏叶、白茅根、苎麻根
化瘀止血药	三七、蒲黄、茜草、降香
收敛止血药	白及、仙鹤草、血余炭、棕榈炭
温经止血药	艾叶、炮姜

第一节　凉血止血药

1. 小蓟☆

【性能】甘、苦，凉。归心、肝经。

【功效】凉血止血，散瘀解毒消痈。

【应用】①血热出血，尤善治尿血、血淋；②热毒痈肿。

2. 大蓟

【功效】凉血止血，散瘀解毒消痈。

【应用】血热出血；热毒痈肿。

3. 地榆

【性能】苦、酸、涩，微寒。归肝、大肠经。

【功效】凉血止血，解毒敛疮。

【应用】①血热出血，尤宜下焦血热的便血、痔血、血痢、崩漏等；②烫伤、湿疹、疮疡痈肿，为治烫伤之要药。

【注意】本品性寒酸涩，凡虚寒性便血、下痢、崩漏及出血有瘀者慎用。对于大面积烧伤患者，不宜使用地榆制剂外涂，以防其所含鞣质被大量吸收而引起中毒性肝炎。

4. 槐花☆

【功效】凉血止血，清肝泻火。

【应用】血热出血，以治便血、痔血见长；肝热目赤，头痛眩晕。

【用法】【助理医师不考】煎服。止血多炒炭用，清热泻火宜生用。外用适量。

5. 侧柏叶

【功效】凉血止血，化痰止咳，生发乌发。

【应用】血热出血；肺热咳嗽；血热脱发，须发早白。

6. 白茅根☆

【功效】凉血止血，清热利尿。

【应用】血热出血；水肿，热淋，黄疸；胃热呕吐，肺热咳嗽。

7. 苎麻根

【功效】凉血止血，安胎，清热解毒。

【应用】①血热出血；②热盛胎动不安，胎漏下血；③痈肿疮毒。

小　结

1. 大蓟与小蓟鉴别

药名	相同点	不同点
大蓟	凉血止血，散瘀解毒消痈，广泛用治血热出血诸证及热毒痈肿	散瘀消痈力强，故对吐血、咯血及崩漏下血尤为适宜
小蓟		兼能利尿通淋，故以治血尿、血淋为佳

2. 白茅根与芦根鉴别

药名	相同点	不同点
白茅根	清肺胃热而利尿，治疗肺热咳嗽、胃热呕吐和小便淋痛，且常相须为用	偏入血分，以凉血止血见长
芦根		偏入气分，以清热生津为优

第二节　化瘀止血药

1. 三七

【性能】甘、微苦，温。归肝、胃经。

【功效】散瘀止血，消肿定痛。

【应用】①出血，有止血而不留瘀、化瘀而不伤正之特点；②跌打损伤，瘀滞肿痛，为伤科要药。

【用法】多研末吞服，每次 1～3g；煎服，3～9g。外用适量。

【注意】孕妇慎用。

【配伍】【助理医师不考】三七配白及，可用于各种出血，尤多用于吐血等肺胃出血证。

2. 蒲黄

【功效】止血，化瘀，通淋。

【应用】出血；瘀血痛证。

【用法】煎服，5～10g，包煎。止血多炒用，化瘀、利尿多生用。外用适量。

【注意】孕妇慎用。

【配伍】【助理医师不考】蒲黄配五灵脂，常相须为用治疗瘀血内阻，血不归经之出血及胸腹、脘腹疼痛如刺之血瘀诸痛。

3. 茜草

【性能】苦，寒。归肝经。

【功效】凉血、祛瘀、止血、通经。

【应用】①出血，用于血热妄行或血瘀脉络之出血证，对血热夹瘀的各种出血证，尤为适宜；②血瘀经闭，跌打损伤，风湿痹痛，为妇科调经要药。

第三节　收敛止血药

1. 白及

【性能】苦、甘、涩，微寒。归肺、肝、胃经。

【功效】收敛止血，消肿生肌。

【应用】①出血，为收敛止血之要药，可治疗体内外诸出血证，尤多用于肺、胃出血证；②痈肿疮疡，皮肤皲裂，水火烫伤。

【注意】反乌头。

2. 仙鹤草 ☆

【功效】收敛止血，截疟，止痢，解毒，补虚。

【应用】出血证；久泻久痢；疟疾；痈肿疮毒、阴痒带下；脱力劳伤。

3. 血余炭

【功效】收敛止血，化瘀，利尿。

【应用】出血证；小便不利。

4. 棕榈炭【助理医师不考】

【功效】收敛止血。

【应用】出血证。

第四节　温经止血药

1. 艾叶

【性能】辛、苦，温。有小毒。归肝、脾、肾经。

【功效】温经止血，散寒调经；外用祛湿止痒。

【应用】①出血，本品能温经止血暖宫，适用于虚寒性出血；②少腹冷痛，经寒不调，宫冷不孕，本品温经脉，逐寒湿，止冷痛，尤善于调经，为妇科下焦虚寒或寒客胞宫之要药；③皮肤瘙痒，多煎水熏洗。

【配伍】【助理医师不考】艾叶配阿胶：适用于下焦虚寒所致的月经过多、崩漏、胎漏。

2. 炮姜

【功效】温经止血，温中止痛。

小　结

1. 具有止带功效的药物　秦皮、山药、棕榈炭、芡实、金樱子、莲子、白果、白芷、椿皮、海螵蛸。

趣　记

秦山棕榈树，嵌金莲果，沿椿螵虫。

2. 可用于治疗须发早白，具有乌发功效的药物　侧柏叶、女贞子、制首乌。

趣　记

白发女巫。

3. 可用于治疗水火烫伤的药物　白及、虎杖、石膏、大黄、地榆、紫草、冰片。

趣　记

白虎食黄鱼加紫冰片。

4. 具有凉血止血活血功效的药物　大黄、茜草、大蓟、小蓟。

趣　记

蛋黄草二鸡。

第十七章　活血化瘀药

细目	中药
活血止痛药	川芎、延胡索、郁金、姜黄、乳香、没药、五灵脂
活血调经药	丹参、红花、桃仁、益母草、牛膝、鸡血藤、王不留行、泽兰
活血疗伤药	土鳖虫、骨碎补、血竭、自然铜、苏木
破血消癥药	莪术、三棱、水蛭、穿山甲

第一节　活血止痛药

1. 川芎（血中气药）☆

【性能】辛，温。归肝、胆、心包经。

【功效】活血行气，祛风止痛。

【应用】①血瘀气滞痛证，是治疗血瘀气滞之要药（中开郁结，下调经水）；②头痛，风湿痹痛，本品能"上行头目"，为治头痛要药。

2. 延胡索

【性能】辛、苦，温。归肝、脾经。

【功效】活血，行气，止痛。

【应用】气血瘀滞诸痛证，本品辛散温通，能"行血中气滞，气中血滞，故专治一身上下诸痛"。

【用法】煎服；研粉吞服。

3. 郁金

【性能】辛、苦，寒。归肝、肺、心经。

【功效】活血止痛，行气解郁，清心凉血，利胆退黄。

【应用】①气滞血瘀痛证；②热病神昏，癫痫癫狂；③血热出血证；④肝胆湿热黄疸、胆石症。

【注意】不宜与丁香、母丁香同用。

【配伍】【助理医师不考】郁金配石菖蒲，适用于痰火或湿热蒙蔽清窍之神昏、癫狂、癫痫。

4. 姜黄

【功效】破血行气，通经止痛。

【应用】气滞血瘀痛证；风湿痹痛。

5. 乳香

【功效】活血定痛，消肿生肌。

【应用】跌打损伤，疮疡痈肿，瘰疬痰核；气滞血瘀诸痛证。

【注意】胃弱者及孕妇慎用。

6. 没药【助理医师不考】

【功效】散瘀定痛，消肿生肌。

【注意】同乳香。

7. 五灵脂【助理医师不考】

【功效】活血止痛，化瘀止血。

【用法】煎服，宜包煎。

【注意】血虚无瘀及孕妇慎用，人参畏五灵脂。

小　结

1. 郁金与姜黄鉴别

药名	相同点	不同点
郁金	均能活血散瘀、行气止痛，用于气滞血瘀之证	苦寒降泄，行气力强，且凉血，以治血热瘀滞之证为宜，又能利胆退黄，清心解郁，用于湿热黄疸、热病神昏等证
姜黄		辛温行散，祛瘀力强，以治寒凝气滞血瘀之证为宜，且可祛风通痹而用于风寒湿痹

2. 乳香与没药鉴别【助理医师不考】

药名	相同点	不同点
乳香	消肿生肌	偏于行气
没药		偏于散瘀

第二节　活血调经药

1. 丹参

【性能】苦，微寒。归心、肝经。

【功效】活血祛瘀，通经止痛，清心除烦，凉血消痈。

【应用】①月经不调，闭经痛经，产后瘀滞腹痛，本品善活血祛瘀，能祛瘀生新而不伤正，善调经水，为妇科调经常用药；②血瘀心痛，脘腹疼痛，癥瘕积聚，跌打损伤，风湿痹证，广泛用于各种血瘀证；③热病烦躁神昏，心悸失眠；④疮痈肿毒。

【注意】反藜芦。

2. 红花

【功效】活血通经，散瘀止痛。

【应用】①血滞经闭、痛经、产后瘀滞腹痛，为活血祛瘀、通经止痛之要药；②癥瘕积聚；③胸痹心痛、血瘀腹痛、胁痛；④为治疗跌打损伤、瘀滞肿痛之要药；⑤瘀滞斑疹色暗。

3. 桃仁

【性能】【助理医师不考】苦、甘，平。归心、肝、大肠经。

【功效】活血祛瘀，润肠通便，止咳平喘。

【应用】①瘀血阻滞诸证；②肺痈，肠痈；③肠燥便秘；④咳嗽气喘。

4. 益母草

【性能】苦、辛，微寒。归心包、肝、膀胱经。

【功效】活血调经，利尿消肿，清热解毒。

【应用】①血滞经闭、痛经、经行不畅、产后恶露不尽、瘀滞腹痛，为妇产科要药；②水肿，小便不利，尤宜治疗水瘀互阻的水肿；③跌打损伤，疮痈肿毒，皮肤瘾疹。

5. 牛膝☆

【性能】苦、甘、酸，平。归肝、肾经。

【功效】逐瘀通经，补肝肾，强筋骨，利水通淋，引火（血）下行。

【应用】①瘀血阻滞的经闭、痛经、经行腹痛、胞衣不下、跌打伤痛，本品活血祛瘀力较强，性善下行，长于活血通经，为治疗经产病之要药；②腰膝酸痛，下肢痿软；③淋证，水肿，小便不利；④上部火热证。

【用法】煎服。活血通经、利水通淋、引火（血）下行宜生用；补肝肾、强筋骨宜酒炙用。

【配伍】【助理医师不考】牛膝配苍术、黄柏，用治下焦湿热之足膝肿痛、痿软无力及湿疹、湿疮等。

6. 鸡血藤

【功效】活血补血，调经止痛，舒筋活络。

【应用】月经不调，痛经，闭经；风湿痹痛，手足麻木，肢体瘫痪，血虚萎黄。

7. 王不留行【助理医师不考】

【功效】活血通经，下乳消痈，利尿通淋。

8. 泽兰【助理医师不考】

【功效】活血调经，祛瘀消痈，利水消肿。

小 结

1. 川芎与丹参鉴别

药名	相同点	不同点
川芎	活血祛瘀,常用于各种瘀血病证	辛温气香,为血中气药,故适用于血瘀气滞之诸痛证,还能祛风止痛,为治头痛和风湿痹痛之良药
丹参		以活血化瘀为主,药性寒凉,故适用于血热瘀滞之证,兼能除烦安神,凉血消痈,对热扰心神之心烦失眠及疮痈肿毒有良效

2. 桃仁与红花鉴别【助理医师不考】

药名	相同点	不同点
桃仁	活血祛瘀,常相须为用治疗血瘀经闭、痛经、产后瘀血腹痛等	活血作用较强,适用于下焦瘀血,且寒热均可,兼有润肠通便、止咳平喘之功,可治肠燥便秘、咳嗽气喘
红花		祛瘀力稍弱,长于通利血脉,故常用于血脉瘀滞之证,又有活血化滞消斑作用,用治瘀滞斑疹色暗等

第三节　活血疗伤药

1. 土鳖虫

【性能】【助理医师不考】咸,寒。有小毒。归肝经。

【功效】破血逐瘀,续筋接骨。

【应用】【助理医师不考】①跌打损伤,筋伤骨折,瘀肿疼痛;②血瘀经闭,产后瘀滞腹痛,积聚痞块。

2. 骨碎补

【功效】活血止痛,补肾强骨;外用消风祛斑。

3. 血竭【助理医师不考】

【功效】活血定痛,化瘀止血,生肌敛疮。

【用法】内服,多入丸、散,研末服,每次 1~2g;外用适量,研末或入膏药外敷。

4. 自然铜【助理医师不考】

【功效】散瘀止痛,续筋接骨。

5. 苏木【助理医师不考】

【功效】活血祛瘀,消肿止痛。

第四节　破血消癥药

1. 莪术

【功效】破血行气,消积止痛。

【应用】【助理医师不考】癥瘕积聚,经闭,心腹瘀痛;食积脘腹胀痛;跌打损伤,瘀肿疼痛。

【注意】【助理医师不考】孕妇禁用。

2. 三棱

【功效】破血行气,消积止痛。

【注意】【助理医师不考】孕妇禁用。不宜与芒硝、玄明粉同用。

3. 水蛭

【功效】破血通经,逐瘀消癥。

【应用】【助理医师不考】血瘀经闭,癥瘕积聚;跌打损伤,心腹疼痛。

4. 穿山甲【助理医师不考】

【功效】活血消癥，通经下乳，消肿排脓，搜风通络。

小　结

1. 郁金、丹参，鸡血藤、当归鉴别

药名	相同点	不同点
郁金	活血止痛，清心凉血	行气解郁，利胆退黄
丹参		祛瘀通经，除烦消痈
鸡血藤	活血补血，调经止痛	舒筋活络
当归		润肠通便

2. 具有活血行气功效的药物　三棱、莪术、川芎、延胡索、姜黄、郁金。

趣 记

三饿汉凶恶，蒙取黄金。

第十八章　化痰止咳平喘药

细目	中药
温化寒痰药	半夏、天南星、旋覆花、白前、芥子
清化热痰药	·川贝母、浙贝母、瓜蒌、竹茹、竹沥、天竺黄、前胡、桔梗、海藻、昆布、海蛤壳
止咳平喘药	苦杏仁、百部、桑白皮、葶苈子、紫苏子、款冬花、紫菀、枇杷叶、白果

第一节　温化寒痰药

1. 半夏☆

【性能】辛，温。有毒。归脾、胃、肺经。

【功效】燥湿化痰，降逆止呕，消痞散结；外用消肿止痛。

【应用】①湿痰，寒痰证，本品为燥湿化痰、温化寒痰要药，尤善治脏腑之湿痰；②呕吐，本品为止呕要药；③心下痞，胸痹，梅核气；④瘿瘤，痰核，痈疽肿毒，毒蛇咬伤。

【用法】煎服，3～9g，一般宜制用。炮制品有姜半夏、法半夏等。

【注意】反乌头。阴亏燥咳、血证慎用。

【配伍】【助理医师不考】半夏配生姜，二药配伍，协同为用，止呕作用增强，又可减半夏毒，适用于痰饮呕吐。

2. 天南星

【功效】燥湿化痰，祛风止痉；外用散结消肿。

【应用】顽痰咳嗽，湿痰寒痰证；风痰眩晕，中风，癫痫，破伤风（治经络之风痰）；痈疽肿痛，瘰疬痰核，蛇虫咬伤。

【用法】煎服，3～9g，内服多制用。外用适量。

【注意】孕妇慎用。

3. 旋覆花

【性能】苦、辛、咸，微温。归肺、脾、胃、大肠经。

【功效】降气消痰，行水止呕。

【应用】咳嗽痰多，痰饮蓄结，胸膈痞满；噫气，呕吐。

【用法】煎服，3～9g，包煎。

【注意】【助理医师不考】阴虚劳嗽，津伤燥咳者忌用。

【配伍】【助理医师不考】旋覆花配赭石，二药合用，降气化痰、止呃、止逆之力增强。用于肺气上逆喘息及胃气上逆之呕吐、噫气、呃逆等。

4. 白前

【功效】降气，消痰，止咳。

5. 芥子

【功效】温肺豁痰，利气散结，通络止痛。

【应用】寒痰喘咳，悬饮；阴疽流注，肢体麻木，关节肿痛（祛皮里膜外之痰）。

【用法】煎服，3～9g。外用适量。

【注意】本品辛温走散，耗气伤阴，久咳肺虚及阴虚火旺者忌用；消化道溃疡、出血者及皮肤过敏者忌用。

小　结

1. 生姜、广藿香、砂仁、半夏、竹茹鉴别

药名	特点
生姜	温中止呕，用于胃寒呕吐，适宜各种原因引起的恶心呕吐
广藿香	化湿止呕，用于湿浊中阻引起的呕吐
砂仁	化湿止呕，用于胃寒气滞湿阻或脾胃虚寒、消化不良之恶心呕吐
半夏	降逆止呕，用于胃气上逆，恶心呕吐
竹茹	清热止呕，用于胃热呕吐

2. 半夏与天南星鉴别

药名	相同点	不同点
半夏	燥湿化痰，温化寒痰，炮制后治热痰、风痰；外用消肿止痛，治疮疡肿毒及毒蛇咬伤	善治脏腑湿痰，且能降逆止呕，消痞散结
天南星		走经络，偏于祛风痰而能解痉止厥，善治风痰证

第二节　清化热痰药

1. 川贝母

【性能】苦、甘，微寒。归肺、心经。

【功效】润肺止咳，清热化痰，散结消痈。

【应用】①虚劳咳嗽，肺热燥咳，为治疗热痰及燥痰咳嗽之常用药物；②瘰疬，乳痈，肺痈，疮痈。

【注意】反乌头。

2. 浙贝母

【性能】苦，寒。归肺、心经。

【功效】清热化痰止咳，解毒散结消痈。

【应用】①风热、痰热咳嗽，为治疗肺热咳嗽之常用药物；②瘰疬，瘿瘤，乳痈疮毒，肺痈。

【注意】反乌头。

3. 瓜蒌

【性能】甘、微苦，寒。归肺、胃、大肠经。

【功效】清热涤痰，宽胸散结，润燥滑肠。

【应用】①痰热咳嗽，本品善于清肺润燥，常用治肺热咳嗽或燥热伤肺之干咳无痰或痰少难咳；②胸痹，结胸；③肺痈，肠痈，乳痈；④肠燥便秘。

【注意】本品甘寒而滑，脾虚便溏者忌用。反乌头。

4. 竹茹

【功效】清热化痰，除烦，止呕。

【应用】肺热咳嗽，痰热心烦不寐；胃热呕吐，妊娠恶阻。

5. 竹沥

【功效】清热豁痰，定惊利窍。

【应用】【助理医师不考】痰热咳喘；中风痰迷，惊痫癫狂。

【用法】内服 15 ~ 30mL，冲服。

6. 天竺黄

【功效】清热豁痰，凉心定惊。

7. 前胡

【功效】降气化痰，散风清热。

8. 桔梗（舟楫之剂，能载诸药上浮） ☆

【性能】苦、辛，平。归肺经。

【功效】宣肺，祛痰，利咽，排脓。

【应用】①咳嗽痰多，胸闷不畅，咳嗽无论属寒、属热，有痰、无痰均可应用；②咽喉肿痛，音哑失音，本品性善上行，能宣肺利咽开音；③肺痈吐脓，为治疗肺痈之常用药物。

【注意】【助理医师不考】本品性升散，凡气机上逆，呕吐、呛咳、眩晕、阴虚火旺咯血等不宜用。用量过大易致恶心呕吐。

【配伍】【助理医师不考】桔梗配甘草，二药合用，宣肺祛痰、解毒利咽、消肿排脓之功增强。适用于肺失宣降，咳嗽有痰，咽喉肿痛，肺痈吐脓，胸胁满痛。

9. 海藻

【功效】消痰软坚散结，利水消肿。

【注意】反甘草。

10. 昆布【助理医师不考】

【功效】消痰软坚散结，利水消肿。

11. 海蛤壳【助理医师不考】

【功效】清热化痰，软坚散结，制酸止痛；外用收湿敛疮。

小 结

1. 川贝母与浙贝母鉴别

药名	相同点	不同点
川贝母	清热化痰止咳、散结	长于润肺，治燥痰咳嗽、肺燥干咳和肺虚久咳
浙贝母		长于清热，性偏于泄，治热痰咳嗽、肺热咳嗽、风热咳嗽

2. 瓜蒌皮与瓜蒌仁鉴别【助理医师不考】

药名	相同点	不同点
瓜蒌皮	清热化痰，宽胸散结	长于清热化痰，利气宽胸散结
瓜蒌仁		长于润肺化痰，润肠通便

第三节　止咳平喘药

1. 苦杏仁

【性能】苦，微温。有小毒。归肺、大肠经。

【功效】降气止咳平喘，润肠通便。

【应用】①咳嗽气喘，为治咳喘要药；②肠燥便秘。

【用法】煎服。宜打碎入煎。

【注意】内服不宜过量，以免中毒。便溏者及婴儿慎用。

2. 百部

【性能】甘、苦，微温。归肺经

【功效】润肺下气止咳，杀虫灭虱。

【应用】①新久咳嗽，顿咳，肺痨咳嗽，本品功专润肺止咳，无论外感、内伤、暴咳、久嗽，均可用之；②蛲虫，阴痒，头虱及疥癣。

【用法】煎服，3～9g。外用适量。久咳虚嗽宜蜜炙用。

【注意】本品易伤胃滑肠，脾虚食少便溏者忌用。

3. 桑白皮

【性能】【助理医师不考】甘，寒。归肺经。

【功效】泻肺平喘，利水消肿。

【应用】①肺热咳喘，为治疗肺热咳喘的常用药物；②水肿。

4. 葶苈子

【性能】辛、苦，大寒。归肺、膀胱经。

【功效】泻肺平喘，行水消肿。

【应用】①痰涎壅盛，喘息不得平卧；②水肿，胸腹积水，小便不利。

5. 紫苏子

【性能】辛，温。归肺、大肠经。

【功效】降气化痰，止咳平喘，润肠通便。

【应用】①咳喘痰多，本品止咳平喘，并可降气化痰，痰消气降则咳喘自愈；②肠燥便秘。

6. 款冬花【助理医师不考】

【功效】润肺下气，止咳化痰。

【应用】咳嗽气喘。

7. 紫菀【助理医师不考】

【功效】润肺下气，化痰止咳。

【应用】咳嗽痰多。

8. 枇杷叶【助理医师不考】

【功效】清肺止咳，降逆止呕。

【应用】肺热咳嗽，气逆喘急；胃热呕吐，哕逆，烦热口渴。

【用法】煎服。止咳宜炙用，止呕宜生用。

9. 白果【助理医师不考】

【功效】敛肺定喘，止带缩尿。

【应用】哮喘痰嗽；带下，白浊，尿频遗尿。

【注意】本品有毒，忌生食，不宜多用，小儿尤当注意。其性收敛，咳喘痰稠、咳吐不爽者慎用。

小 结

1. 药物鉴别

药名	相同点	不同点
苦杏仁	止咳平喘、润肠通便，治肺气不宣之咳嗽气喘、肠燥便秘	止咳平喘和润肠通便作用较强
桃仁		活血化瘀功效较强，治疗血诸痛及妇女经闭

药名	相同点	不同点
苦杏仁	止咳平喘，润肠通便	兼宣肺，治肺气不宣之咳嗽气喘
紫苏子		长于降气化痰，治痰壅气逆之咳嗽气喘

药名	相同点	不同点
桑白皮	均能泻肺平喘、利水消肿，治疗肺热及水肿、小便不利，常相须为用	甘寒，药性较缓，长于清肺热，降肺火，多用于肺热咳喘，痰黄及皮肤水肿
葶苈子		力峻，重在泻肺中水气、痰涎，对邪盛喘满不得卧者尤宜，其利水力量较强，可兼治鼓胀、胸腹积水之证

2. 可用于治疗胃热呕吐的药物 芦根、竹茹、白茅根、枇杷叶。

3. 可用于治疗毒蛇咬伤的药物 金钱草、白花蛇舌草、半夏、白薇、虎杖、天南星。

趣 记

金钱蛇吓白虎星。

第十九章　安神药

细目	中药
重镇安神药	朱砂、磁石、龙骨、琥珀
养心安神药	酸枣仁、远志、柏子仁、合欢皮、首乌藤

第一节　重镇安神药

1. 朱砂

【功效】清心镇惊，安神解毒。

【应用】①心悸易惊，失眠多梦；②惊风，狂乱，癫痫；③疮疡肿毒，喉痹，口疮。

【用法】内服，只宜入丸、散服，每次 0.1～0.5g。不宜入煎剂。

【注意】孕妇及肝肾功能不全者禁服。

趣 记

朱心目毒。注：①朱——朱砂；②心——清心镇惊；③目——明目；④毒——解毒。

2. 磁石

【功效】镇惊安神，平肝潜阳，聪耳明目，纳气平喘。

【应用】①心神不宁，惊悸失眠，癫痫；②肝阳上亢，头晕目眩；③耳鸣耳聋，视物昏花；④肾虚气喘。

3. 龙骨

【功效】镇惊安神，平肝潜阳，收敛固涩，收湿敛疮。

【应用】①心神不宁，心悸失眠，惊痫癫狂；②肝阳上亢，头晕目眩；③滑脱诸证；④湿疮痒疹，疮疡久溃不敛。

【用法】收敛固涩、收湿敛疮宜煅用。

趣 记

龙磁镇神肝，龙骨收，磁石肾。注：①龙——龙骨；②磁——磁石；③镇神——镇惊安神；④肝——平肝潜阳；⑤收——收敛固涩，收湿敛疮；⑥肾——聪耳明目，纳气平喘。

4. 琥珀

【功效】镇惊安神，活血散瘀，利尿通淋。

【用法】研末冲服，或入丸、散，每次 1.5~3g。不入煎剂。

趣 记

琥珀镇惊尿淋血。注：①镇惊——镇惊安神；②尿淋——利尿通淋；③血——活血散瘀。

小 结

朱砂与磁石鉴别

药名	相同点	不同点
朱砂	均为重镇安神常用药，二药质重性寒入心经，均能镇惊安神；均能明目，治肝肾亏虚之目暗不明	镇心、清心而安神，善治心火亢盛之心神不安；清热解毒，治热毒疮疡
磁石		益肾阴，潜肝阳，主治肾虚肝旺，肝火扰心之心神不宁；平肝潜阳，聪耳明目，纳气平喘

第二节　养心安神药

1. 酸枣仁 ☆

【功效】养心益肝，宁心安神，敛汗，生津。

【应用】①虚烦不眠，惊悸多梦，养心安神要药；②体虚多汗。

2. 柏子仁

【功效】养心安神，润肠通便，止汗。

【应用】①心悸失眠，健忘；②肠燥便秘；③阴虚盗汗。

3. 合欢皮

【功效】解郁安神，活血消肿。

【应用】【助理医师不考】悦心安神要药。

趣 记

合欢神郁活血肿。注：①合欢——合欢皮；②神郁——解郁安神；③活血肿——活血消肿。

4. 远志

【功效】安神益智，交通心肾，祛痰，消肿。

【应用】①失眠多梦，心悸怔忡，健忘；②咳嗽痰多，咳痰不爽；③痈疽疮毒，乳房肿痛。

5. 首乌藤【助理医师不考】

【功效】养血安神，祛风通络。

小　结

1. 酸枣仁与柏子仁鉴别

药名	相同点	不同点
酸枣仁	养心安神、止汗，治疗阴血不足，心神失养的心神不宁及阴虚盗汗	长于益肝血，更宜于心肝血虚的心神不宁证
柏子仁		长于治疗心阴虚及心肾不交的心神不宁证，并能润肠通便，可治肠燥便秘

2. 忌火煅的药物总结

"猪虎熊狮"——朱砂、琥珀、雄黄、砒石。

3. 安神的药物总结

养心安神　酸枣仁、莲子、柏子仁（"酸莲柏"）。

宁心安神　远志、茯苓、酸枣仁（"志苓酸"）。

解郁安神　合欢皮。

潜阳安神　磁石、龙骨、珍珠母、牡蛎（"慈龙母严厉"）。

镇惊安神　琥珀、朱砂、磁石、龙骨、珍珠母（"虎杀慈龙母"）。

养血安神　首乌藤、龙眼肉、大枣（"乌龙枣"）。

第二十章　平肝息风药

细目	中药
平抑肝阳药	石决明、珍珠母、牡蛎、赭石、蒺藜、罗布麻叶
息风止痉药	羚羊角、牛黄、天麻、钩藤、地龙、蜈蚣、全蝎、僵蚕、珍珠

第一节　平抑肝阳药

1. 石决明

【功效】平肝潜阳，清肝明目。

【应用】①肝阳上亢，头痛眩晕，为凉肝、镇肝之要药；②目赤翳障，视物昏花。

【用法】先煎。

2. 珍珠母

【功效】平肝潜阳，明目退翳，安神定惊。

【用法】先煎。

3. 牡蛎

【功效】潜阳补阴，重镇安神，软坚散结，收敛固涩，制酸止痛。

【应用】①肝阳上亢，头晕目眩；②心神不安，惊悸失眠；③痰核，瘰疬，癥瘕积聚；④滑脱诸证。

【用法】先煎。

4. 蒺藜

【功效】平肝解郁，活血祛风，明目，止痒。

5. 赭石

【功效】平肝潜阳，重镇降逆，凉血止血。

【应用】①肝阳上亢，头晕目眩；②呕吐，呃逆，噫气，重镇降逆要药，尤善降上逆之胃气；③气逆喘息；④血热吐衄，崩漏。

【用法】先煎。

> **趣记**
>
> 赭石平降凉止血。注：①平——平肝潜阳；②降——重镇降逆；③凉止血——凉血止血。

6. 罗布麻叶

【功效】平肝安神，清热，利水。

> **趣记**
>
> 罗布水热平安。注：①罗布——罗布麻叶；②水——利水；③热——清热；④平安——平肝安神。

> **小 结**
>
> **决明子与石决明鉴别**
>
> | 药名 | 相同点 | 不同点 |
> | --- | --- | --- |
> | 决明子 | 均有清肝明目之功效，皆可用治目赤肿痛、翳障等偏于肝热者 | 苦寒，功偏清泻肝火而明目，常用治肝经实火之目赤肿痛；润肠通便，治肠燥便秘 |
> | 石决明 | | 咸寒质重，凉肝镇肝，滋养肝阴，故无论实证、虚证之目疾均可应用，多用于血虚肝热之羞明、目暗、雀盲等 |

第二节 息风止痉药

1. 钩藤

【功效】息风定惊，清热平肝。

【应用】①肝风内动，惊痫抽搐，高热惊厥；②肝阳上亢，头痛，眩晕；③清热透邪，可用于外感风热、头痛目赤。

【用法】后下。

2. 羚羊角 ☆

【功效】平肝息风，清肝明目，散血解毒。

【应用】①肝风内动，为治疗惊痫抽搐之要药，尤宜于热极生风；②肝阳上亢，头晕目眩；③肝火上炎，目赤头痛；④温热病壮热神昏，热毒发斑。

【用法】煎服，1～3g，单煎2小时以上。

3. 牛黄

【功效】凉肝息风，清心豁痰，开窍醒神，清热解毒。

【应用】①惊风，癫痫；②热病神昏，口噤，痰鸣；③口舌生疮，咽喉肿痛，痈疽疔毒。

【用法】入丸散。

【注意】孕妇慎用。

4. 珍珠【助理医师不考】

【功效】安神定惊，明目消翳，解毒生肌，润肤祛斑。

【用法】多入丸、散，0.1～0.3g。

5. 天麻☆

【功效】息风止痉，平抑肝阳，祛风通络。

【应用】①肝风内动，惊痫抽搐；②眩晕，头痛，为治疗头痛、眩晕之要药；③肢体麻木，中风手足不遂，风湿痹痛。

6. 地龙

【功效】清热定惊，通络，平喘，利尿。

【应用】①高热神昏，惊痫抽搐；②中风半身不遂；③风湿痹证；④肺热哮喘；⑤小便不利，尿闭不通。

7. 全蝎

【功效】息风镇痉，攻毒散结，通络止痛。

【应用】①痉挛抽搐；②疮疡肿毒，瘰疬结核；③风湿顽痹；④偏正头痛。

【注意】孕妇禁用。

8. 蜈蚣

【功效】息风镇痉，攻毒散结，通络止痛。

【应用】【助理医师不考】①痉挛抽搐；②疮疡肿毒，瘰疬结核；③风湿顽痹；④顽固性头痛。

【注意】孕妇禁用。

> **趣记**
>
> 蝎蚣通络痛，风毒散结。注：①蝎蚣——全蝎、蜈蚣；②通络痛——通络止痛；③风——息风镇痉；④毒散结——攻毒散结。

9. 僵蚕

【功效】息风止痉，祛风止痛，化痰散结。

【应用】①惊痫抽搐；②风中经络，口眼歪斜；③风热头痛，目赤，咽痛，风疹瘙痒；④痰核，瘰疬。

> **趣记**
>
> 僵蚕息风痰散结。注：①息风——息风止痉、祛风止痛；②痰散结——化痰散结。

小 结

1. 羚羊角与牛黄鉴别

药名	相同点	不同点
羚羊角	清肝热、息风止痉，治温热病壮热神昏及肝风惊厥抽搐	性寒，平肝潜阳、明目、散血、解毒，治肝阳上亢之头晕目眩、肝火目赤头痛、热毒发斑、肺热咳喘
牛黄		性凉，豁痰开窍、清热解毒，治热入心包及痰蒙清窍之癫痫、口舌生疮、咽喉肿痛、痈疽疔毒

2. 蜈蚣与全蝎鉴别【助理医师不考】

药名	相同点	不同点
蜈蚣	皆有息风镇痉、解毒散结、通络止痛之功效,二药相须有协同增效作用	力猛性燥,善走窜通达,息风镇痉功效较强,攻毒疗疮、通痹止痛疗效亦佳
全蝎		性平,息风镇痉、攻毒散结之力不及蜈蚣

第二十一章　开窍药

开窍药	麝香、冰片、苏合香、石菖蒲

1. 麝香

【功效】开窍醒神,活血通经,消肿止痛。

【应用】①闭证神昏,为醒神回苏之要药,无论寒痹、热痹用之皆有效;②血瘀经闭、癥瘕积聚,心腹暴痛,头痛,跌打损伤,风寒湿痹;③痈肿瘰疬,咽喉肿痛;④催生下胎。

【用法】入丸、散,每次0.03~0.1g。

【注意】孕妇禁用。

趣 记

麝香活经催胎肿。注:①活经——活血通经;②催——催生下胎;③肿——消肿止痛。

2. 石菖蒲

【功效】开窍豁痰,醒神益智,化湿开胃。

【应用】①痰迷心窍,神昏,癫痫;②健忘,失眠,耳鸣,耳聋;③脘痞不饥,噤口下痢。

趣 记

菖蒲神志化湿胃。注:①神志——醒神益智;②化湿——化湿开胃。

3. 冰片

【功效】开窍醒神,清热止痛。

【应用】①热闭神昏,惊厥,中风痰厥;②胸痹心痛,目赤口疮,咽喉肿痛,耳道流脓。

【用法】入丸、散,每次0.15~0.3g。冰片与麝香、雄黄、朱砂各五分,牙硝一钱,共为细末,以少许点目大眦,可防时疫;冰片、粉甘草、细辛、香白芷、薄荷冰、朱砂组成"卫生防疫宝丹",可平素含化以防疫疠。

【注意】孕妇慎用。

4. 苏合香

【功效】开窍,辟秽,止痛。

【用法】入丸、散,0.3~1g。不入煎剂。

小结

麝香与冰片鉴别

药名	相同点	不同点
麝香	开窍醒神，二药配用以治闭证	性温，开窍醒神作用极强，为开窍醒神要药，热闭、寒闭均可运用；活血通经、消肿止痛，可用治血瘀经闭、癥瘕、跌打损伤、痹证疼痛、疮疡肿毒、咽喉肿痛等证
冰片		药性微寒，宜用于热闭，味苦、性寒，清热解毒止痛，用于治疗目赤、口疮、咽喉肿痛，耳道流脓等证

第二十二章　补虚药

细目	中药
补气药	人参、西洋参、党参、太子参、黄芪、白术、山药、白扁豆、甘草、大枣、蜂蜜
补阳药	仙茅、淫羊藿、巴戟天、杜仲、续断、沙苑子、菟丝子、鹿茸、锁阳、肉苁蓉、补骨脂、蛤蚧、益智仁、紫河车、冬虫夏草
补血药	当归、熟地黄、白芍、阿胶、何首乌、龙眼肉
补阴药	南沙参、北沙参、玉竹、麦冬、百合、天冬、石斛、黄精、墨旱莲、枸杞子、女贞子、龟甲、鳖甲、楮实子

第一节　补气药

1. 人参

【功效】大补元气，复脉固脱，补脾益肺，生津养血，安神益智。

【应用】①元气欲脱，脉微欲绝。为拯危救脱的要药。②脾虚食少，肺虚喘咳，阳痿宫冷。本品为补肺、脾气要药。③热病气虚津伤口渴及消渴证。④气血亏虚，久病虚羸。⑤惊悸失眠。

【注意】不宜与藜芦、五灵脂同用。

【配伍】【助理医师不考】①人参配附子：两者合用补气固脱与回阳救逆并举。适用于治疗四肢厥逆、冷汗淋漓、脉微欲绝之阳气暴脱证。②人参配麦冬、五味子：三药合用，一补一润一敛，益气养阴，生津止渴，敛阴止汗，使气复津生，汗止阴存，气充脉复。适用于气阴两虚或气虚亡阴证。

2. 太子参

【功效】益气健脾，生津润肺。

【应用】【助理医师不考】脾虚体倦，食欲不振，病后虚弱，气阴不足，自汗口渴，肺燥干咳。

3. 党参

【功效】健脾益肺，养血生津。

【应用】①脾肺气虚证，食少倦怠，咳嗽虚喘；②气血不足，面色萎黄，心悸气短；③津伤口渴，内热消渴。

【注意】【助理医师不考】不宜与藜芦同用。

4. 西洋参

【功效】补气养阴，清热生津。

【应用】气虚阴亏，虚热烦倦，咳喘痰血，内热消渴，口燥咽干。

【用法】另煎兑服，3~6g。

【注意】【助理医师不考】不宜与藜芦同用。

5. 黄芪（疮家圣药）☆

【功效】补气升阳，固表止汗，利水消肿，托疮生肌。

【应用】①脾虚气陷证，为补中益气要药；②肺气虚证；③气虚自汗；④内热消渴，血虚萎黄；⑤半身不遂，痹痛麻木；⑥气血亏虚，疮疡难溃难腐，或溃久不敛。

【配伍】【助理医师不考】①黄芪配茯苓：二药配用，使健脾益气、利水消肿之力增强，适用于脾胃气虚之食少、体倦、便溏，脾虚所致的水肿、白浊、白带增多者；②黄芪配柴胡、升麻：三药配伍，补泻共施，升清阳而降阴火，顺应脏腑升降之势。适用于中气下陷所致的久痢、脱肛、子宫脱垂。

趣 记

黄芪升阳固水疮。注：①升阳——补气升阳；②固——固表止汗；③水——利水消肿；④疮——托疮生肌。

6. 山药

【功效】补脾养胃，生津益肺，补肾涩精。

【应用】①脾虚食少，便溏；②肺虚喘咳；③肾虚遗精，带下，尿频；④虚热消渴。

7. 甘草

【功效】补脾益气，祛痰止咳，缓急止痛，清热解毒，调和诸药。

【应用】①脾胃虚弱，倦怠乏力；②心悸气短；③咳嗽痰多；④脘腹、四肢挛急疼痛；⑤热毒疮疡，咽喉肿痛，药食中毒；⑥缓解药物毒性、烈性。

【配伍】【助理医师不考】白芍配甘草：有酸甘化阴、柔肝止痛之功。适用于肝脾不和、筋脉失濡所致的脘腹、四肢挛急作痛。

趣 记

甘草脾气热毒祛痰咳，缓急止痛调药性。注：①脾气——补脾益气；②热毒——清热解毒；③祛痰咳——祛痰止咳；④调药性——调和诸药。

8. 白术 ☆

【功效】健脾益气，燥湿利水，止汗，安胎。

【应用】①脾气虚证，本品为补气健脾要药；②气虚自汗；③脾虚胎动不安。

趣 记

白术脾气燥，止汗胎水。注：①脾气——健脾益气；②燥——燥湿；③胎——安胎；④水——利水。

9. 大枣

【功效】补中益气，养血安神。

【注意】【助理医师不考】不宜与京大戟、芫花、甘遂、海藻同用。

10. 白扁豆

【功效】健脾化湿，和中消暑，解毒。

11. 蜂蜜

【功效】①补中，润燥，止痛，解毒；②外用生肌敛疮。

小 结

人参与黄芪的鉴别【助理医师不考】

药名	相同点	不同点
人参	皆具有补气、生津、生血之功效，且常相须为用，能相互增强疗效	大补元气，复脉固脱，并能补心、脾、肺气，以及能安神增智，为治内伤气虚第一要药
黄芪		长于补气升阳、益卫固表、托疮生肌、利水退肿，尤宜用于气虚等证

第二节 补阳药

1. 仙茅【助理医师不考】

【功效】补肾阳，强筋骨，祛寒湿。

2. 淫羊藿

【功效】补肾阳，强筋骨，祛风湿。

【应用】①肾阳虚衰，阳痿遗精，筋骨痿软；②风湿痹痛，麻木拘挛。

3. 巴戟天

【功效】补肾阳，强筋骨，祛风湿。

【应用】①阳痿遗精，宫冷不孕，月经不调；②少腹冷痛，风湿痹痛，筋骨痿软。

4. 杜仲

【功效】补肝肾，强筋骨，安胎。

【应用】①肝肾不足，腰膝酸痛，筋骨无力，头晕目眩；②肝肾亏虚，妊娠漏血，胎动不安。

5. 续断

【功效】补肝肾，强筋骨，续折伤，止崩漏。

【应用】①腰膝酸软，风湿痹痛；②肝肾亏虚，崩漏，胎漏，胎动不安；③跌仆损伤，筋伤骨折。

6. 沙苑子【助理医师不考】

【功效】补肾助阳，固精缩尿，养肝明目。

7. 菟丝子（肾虚良药）

【功效】①补益肝肾，固精缩尿，安胎，明目，止泻；②外用消风祛斑。

【应用】①肝肾不足，腰膝酸软，阳痿遗精，遗尿尿频，为平补阴阳之品；②肾虚胎漏，胎动不安；③肝肾不足，目暗耳鸣；④脾肾虚泻。

8. 鹿茸

【功效】壮肾阳，益精血，强筋骨，调冲任，托疮毒。

【应用】①肾阳不足，精血亏虚，阳痿早泄，宫寒不孕，眩晕，耳鸣耳聋，为温肾壮阳、补督脉、益精血的要药；②腰脊冷痛，筋骨痿软；③冲任虚寒，崩漏带下；④阴疽不敛。

9. 锁阳【助理医师不考】

【功效】补肾阳，益精血，润肠通便。

10. 肉苁蓉

【功效】补肾阳，益精血，润肠通便。

11. 补骨脂

【功效】①补肾助阳，纳气平喘，温脾止泻；②外用消风祛斑。

【应用】①肾阳不足，阳痿遗精，遗尿尿频，腰膝冷痛；②脾肾阳虚，五更泄泻；③肾虚作喘；④外用治白癜风、斑秃。

12. 蛤蚧【助理医师不考】

【功效】补肺益肾，纳气定喘，助阳益精。

【配伍】人参配蛤蚧：二药配伍，肺肾之气双补，肾气纳，肺气降，共奏益气补肾定喘之功，适用于肺肾两虚之喘咳。

13. 益智仁

【功效】暖肾固精缩尿，温脾止泻摄唾。

14. 紫河车

【功效】温肾补精，益气养血。

【应用】虚劳羸瘦，阳痿遗精，不孕少乳，久咳虚喘，骨蒸劳嗽，面色萎黄，食少气短。

15. 冬虫夏草【助理医师不考】

【功效】补肾益肺，止血化痰。

【应用】①肾虚精亏，阳痿遗精，腰膝酸痛；②久咳虚喘，劳嗽痰血。

小　结

紫苏叶、黄芩、桑寄生、砂仁、苎麻根、白术、杜仲、菟丝子治疗胎动不安的机制鉴别【助理医师不考】

药名	治胎动不安的机制
紫苏叶	治胎气上逆，胸闷呕吐，胎动不安者
黄芩	治热盛胎动不安者
桑寄生	治肝肾亏虚，月经过多，崩漏，妊娠下血，胎动不安者
砂仁	治妊娠气滞恶阻及胎动不安
苎麻根	安胎要药，治怀胎蕴热，胎动不安及胎漏下血
白术	善治脾虚胎动不安
杜仲	治肝肾不足，下元不固诸证
菟丝子	治肝肾不足，胎元不固之胎动不安、滑胎

第三节　补血药

1. 当归☆

【功效】补血活血，调经止痛，润肠通便。

【应用】①血虚萎黄，眩晕心悸，本品为补血之圣药；②血虚血瘀，月经不调，经闭，痛经，为妇科补血调经的要药；③虚寒腹痛，跌打损伤，痈疽疮疡，风湿痹痛；④血虚肠燥便秘。

【配伍】当归配黄芪：二药配伍，可增强益气生血的作用。适用于血虚面色萎黄、心悸、眩晕及劳倦内伤、肌热面赤、烦渴、脉虚大乏力、疮疡、血虚发热、诸气血不足等。

2. 熟地黄☆

【功效】补血滋阴，益精填髓。

【应用】①血虚诸证，为养血补虚之要药；②肝肾阴虚诸证，为补肾阴之要药；③精血不足证。

3. 白芍☆

【功效】养血调经，敛阴止汗，柔肝止痛，平抑肝阳。

【应用】①血虚萎黄，月经不调，崩漏下血；②自汗，盗汗；③肝脾不和，胸胁脘腹疼痛，四肢挛急疼痛；④肝阳上亢，头痛眩晕。

4. 阿胶

【功效】补血滋阴，润燥，止血。

【应用】①血虚萎黄，眩晕，心悸，肌痿无力。本品为血肉有情之品，甘平质润，为补血要药；②热病伤阴，心烦失眠，阴虚风动，手足瘛疭；③肺燥咳嗽；④劳嗽咯血，吐血尿血，便血崩漏，妊娠胎漏，本品为止血要药，对出血而兼见阴虚、血虚证者，尤为适宜。

5. 何首乌

【功效】①制用：补肝肾，益精血，乌须发，强筋骨，化浊降脂；②生用：解毒，消痈，截疟，润肠通便。

【应用】①精血亏虚，头晕眼花，须发早白，腰膝酸软；②疮痈，风疹瘙痒，瘰疬，久疟，肠燥便秘；③久疟体虚。

> **趣 记**
>
> 制何肝肾筋血发浊脂，生何截疟痛毒肠。注：①制何——制何首乌；②肝肾——补肝肾；③筋——强筋骨；④血——益精血；⑤发——乌须发；⑥浊脂——化浊降脂；⑦生何——生何首乌；⑧痛——消痈；⑨毒——解毒；⑩肠——润肠通便。

6. 龙眼肉【助理医师不考】

【功效】补益心脾，养血安神。

【应用】气血不足，心悸怔忡，失眠健忘，血虚萎黄。

第四节　补阴药

1. 南沙参【助理医师不考】

【功效】养阴清肺，益胃生津，化痰，益气。

【注意】反藜芦。

2. 北沙参

【性能】甘、微苦，微寒。归肺、胃经。

【功效】养阴清肺，益胃生津。

【应用】①肺热燥咳，劳嗽痰血；②胃阴不足，热病津伤，咽干口渴。

3. 玉竹

【功效】养阴润燥，生津止渴。

【应用】肺胃阴伤，燥热咳嗽，咽干口渴，内热消渴。

4. 麦冬

【性能】甘、微苦，微寒。归心、肺、胃经。

【功效】养阴生津，润肺清心。

【应用】①津伤口渴，内热消渴，肠燥便秘；②肺燥干咳，阴虚劳嗽，喉痹咽痛；③心烦失眠。

5. 百合

【功效】养阴润肺，清心安神。

【应用】①阴虚燥咳，劳嗽咯血；②阴虚有热之虚烦惊悸、失眠多梦、精神恍惚及百合病心肺阴虚内热证。

6. 天冬

【功效】养阴润燥，清肺生津。

【应用】肺燥干咳，顿咳痰黏，腰膝酸痛，骨蒸潮热，内热消渴，热病津伤，咽干口渴，肠燥便秘。

7. 石斛

【功效】益胃生津，滋阴清热。

【应用】热病津伤，口干烦渴，胃阴不足，食少干呕，病后虚热不退，阴虚火旺，骨蒸劳热，目暗不明，筋骨痿软。

8. 黄精

【功效】补气养阴，健脾，润肺，益肾。

9. 墨旱莲

【功效】滋补肝肾，凉血止血。

10. 枸杞子

【功效】滋补肝肾，益精明目。

【应用】精血亏虚，腰膝酸痛，眩晕耳鸣，阳痿遗精，内热消渴，血虚萎黄，目昏不明。

11. 女贞子

【功效】滋补肝肾，明目乌发。

【应用】【助理医师不考】肝肾阴虚，眩晕耳鸣，腰膝酸软，须发早白，目暗不明，内热消渴，骨蒸潮热。

【配伍】【助理医师不考】女贞子配墨旱莲：相须配伍，可增强滋补肝肾的作用。适用于肝肾阴虚所致的头晕目眩、视物昏花。

12. 龟甲 ☆

【性能】咸、甘、微寒。归肾、肝、心经。

【功效】滋阴潜阳，益肾强骨，养血补心，固经止崩。

【应用】①阴虚潮热，骨蒸盗汗，头晕目眩，虚风内动；②肾虚筋骨痿弱；③阴虚血亏之惊悸、失眠、健忘；④崩漏经多。

13. 鳖甲 ☆

【性能】咸，寒。归肝、肾经。

【功效】滋阴潜阳，退热除蒸，软坚散结。

【应用】①阴虚发热，骨蒸劳热，阴虚阳亢，头晕目眩，虚风内动，手足瘈疭；②癥瘕，久疟疟母。

趣 记

鳖甲软坚结蒸阴阳风。注：①软坚结——软坚散结；②蒸——退热除蒸；③阴阳——滋阴潜阳。

14. 楮实子【助理医师不考】

【功效】补肾清肝，明目，利尿。

小 结

1. **气阴双补的药物总结** 山药、西洋参、黄精。

2. **益智的药物总结** 远志、人参、石菖蒲。

第二十三章　收涩药

细目	中药
固表止汗药	麻黄根、浮小麦
敛肺涩肠药	五味子、乌梅、诃子、肉豆蔻、赤石脂、五倍子
固精缩尿止带药	山茱萸、金樱子、桑螵蛸、海螵蛸、芡实、莲子、椿皮

第一节　固表止汗药

1. 麻黄根☆

【功效】固表止汗。

2. 浮小麦

【功效】固表止汗，益气，除热。

第二节　敛肺涩肠药

1. 肉豆蔻

【功效】温中行气，涩肠止泻。

【应用】虚寒泻痢，脘腹胀痛，食少呕吐。

2. 赤石脂

【功效】涩肠，止血，生肌敛疮。

【注意】湿热积滞泻痢者忌服。孕妇慎用。畏官桂。

3. 五味子

【功效】收敛固涩，益气生津，补肾宁心。

【应用】①久咳虚喘，上能敛补肺气，下能滋养肾阴，为治疗久咳虚喘之要药；②自汗，盗汗；③梦遗滑精，遗尿尿频；④久泻不止；⑤津伤口渴，消渴；⑥心悸、失眠、多梦。

4. 五倍子【助理医师不考】

【功效】敛肺降火，涩肠止泻，敛汗，止血，固精止遗，收湿敛疮。

5. 诃子

【功效】涩肠止泻，敛肺止咳，降火利咽。

【应用】久泻久痢，便血脱肛，肺虚喘咳，久嗽不止，咽痛音哑。

6. 乌梅

【功效】敛肺，涩肠，生津，安蛔。

【应用】①肺虚久咳；②久泻，久痢；③虚热消渴；④蛔厥腹痛，呕吐。

小　结

砂仁、茯苓、车前子、吴茱萸、补骨脂、肉豆蔻治疗泄泻的鉴别【助理医师不考】

药名	治泄泻
砂仁	用于治疗脾胃虚寒，湿阻气滞之泄泻
茯苓	对于脾虚运化失常所致的泄泻、带下有标本兼顾之效
车前子	用于暑湿泄泻或湿盛的水泻
吴茱萸	用于中焦虚寒泄泻及脾肾虚寒之久泻、五更泄泻

续表

药名	治泄泻
补骨脂	用于脾肾阳虚之五更泄泻
肉豆蔻	用于脾胃虚寒，久泻不止

第三节　固精缩尿止带药

1. 山茱萸

【功效】补益肝肾，收敛固脱。

【应用】①腰膝酸软，眩晕耳鸣，阳痿，为平补阴阳之要药；②遗精滑精，遗尿尿频，为固精止遗的要药；③崩漏带下，月经过多；④大汗不止、体虚欲脱，为防止元气虚脱之要药。

2. 金樱子

【功效】固精缩尿，固崩止带，涩肠止泻。

3. 海螵蛸

【功效】收敛止血，涩精止带，制酸止痛，收湿敛疮。

趣　记

海螵敛血酸痛带湿疮。注：①海螵——海螵蛸；②敛血——收敛止血；③酸痛——制酸止痛；④湿疮——收湿敛疮。

4. 桑螵蛸

【功效】固精缩尿，补肾助阳。

【应用】①遗精滑精，遗尿尿频，小便白浊；②阳痿。

5. 莲子

【功效】补脾止泻，止带，益肾固精，养心安神。

【应用】①脾虚泄泻；②带下；③遗精滑精；④心悸，失眠。

6. 芡实

【功效】益肾固精，补脾止泻，除湿止带。

【应用】遗精滑精，遗尿尿频，脾虚久泻，白浊带下。

7. 椿皮【助理医师不考】

【功效】清热燥湿，收涩止带，止泻，止血。

第二十四章　攻毒杀虫止痒药

攻毒杀虫止痒药	雄黄、硫黄、白矾、蛇床子、蟾酥、蜂房

1. 硫黄

【功效】①外用解毒杀虫疗疮；②内服补火助阳通便。

【应用】①外用治疥癣，湿疹，阴疽恶疮；②内服治阳痿足冷，虚喘冷哮，虚寒便秘。

2. 蛇床子【助理医师不考】

【功效】燥湿祛风，杀虫止痒，温肾壮阳。

【应用】阴痒带下，湿疹瘙痒，疥癣，湿痹腰痛，肾虚阳痿，宫冷不孕，寒湿带下。

3. 蟾酥【助理医师不考】

【功效】解毒，止痛，开窍醒神。

4. 蜂房【助理医师不考】

【功效】攻毒杀虫，祛风止痛。

5. 雄黄【助理医师不考】

【功效】解毒杀虫，燥湿祛痰，截疟。

【应用】①痈肿疔疮，蛇虫咬伤；②虫积腹痛，癫痫，疟疾。

【用法】内服 0.05～0.1g，入丸、散用。

6. 白矾【助理医师不考】

【功效】①外用解毒杀虫，燥湿止痒；②内服止血止泻，祛除风痰。

小 结

补火助阳的药物总结　附子、肉桂、硫黄。

第二十五章　拔毒化腐生肌药【助理医师不考】

拔毒化腐生肌药	升药、硼砂、炉甘石、砒石

1. 升药

【功效】拔毒，祛腐。

【应用】①痈疽恶疮，脓出不畅，腐肉不去，新肉难生；②湿疮、黄水疮、顽癣及梅毒等。

【用法】本品只供外用，不能内服。且不用纯品，多配煅石膏外用。

2. 硼砂

【功效】①外用清热解毒；②内服清肺化痰。

【用法】内服，1.5～3g，入丸、散用。

3. 炉甘石

【功效】解毒，明目退翳，收湿止痒敛疮。

【注意】宜炮制后使用，专供外用，不作内服。

4. 砒石

【功效】①外用攻毒杀虫，蚀疮祛腐；②内服祛痰平喘，截疟。

【用法】内服一次 0.002～0.004g，入丸、散，不宜入汤剂。

方剂学

第一章　总论

一、常用治法

八法，分别为汗、吐、下、和、温、清、消、补。

二、方剂的组成

1. 君药　针对主病或主证起主要治疗作用。

2. 臣药

(1) 辅助君药加强疗效。

(2) 针对重要的兼病、兼证治疗。

3. 佐药

(1) 佐助药：配合君、臣加强疗效；治疗次要兼证。

(2) 佐制药：消除或减弱君、臣药毒性；制约君、臣药的峻烈之性。

(3) 反佐药：与君药药性相反，又能在治疗中起相成作用。

4. 使药

(1) 引经药：引方中诸药至病所。

(2) 调和药：调和诸药。

三、方剂的变化形式

1. 药味加减的变化　药味加减的目的是使方剂更加适应病情变化的需要。加减的方式有两种，一是佐使药的加减，二是臣药的加减。

2. 药量加减的变化　药物的用量直接决定药力的大小。

3. 剂型更换的变化　同一方剂，剂型不同，差异往往只是表现在药力大小和峻缓的区别上，在主治病证上也多有轻重缓急之分别。

四、剂型

1. 汤剂　吸收快，药效迅速，加减灵活。

2. 丸剂　吸收缓慢，药力持久，便于携带（水丸、蜜丸、糊丸、浓缩丸）。

3. 散剂　吸收较快，制作简便，节约药材，便于使用和携带。

4. 膏剂　内服剂、外用剂。

第二章　解表剂

细目	方剂
辛温解表剂	麻黄汤、桂枝汤、小青龙汤、大青龙汤、九味羌活汤、止嗽散
辛凉解表剂	银翘散、桑菊饮、麻黄杏仁甘草石膏汤、柴葛解肌汤

细目	方剂
扶正解表剂	人参败毒散、参苏饮

第一节　辛温解表剂

1. 麻黄汤

【组成】麻黄、桂枝、杏仁、炙甘草。

【功用】发汗解表，宣肺平喘。

【主治】外感风寒表实证。恶寒发热，头身疼痛，无汗而喘，舌苔薄白，脉浮紧。

【配伍特点】麻桂相须，开腠畅营；麻杏相使，宣降相宜。

方歌趣记

干妈贵姓。

2. 桂枝汤

【组成】桂枝、芍药、生姜、大枣、炙甘草。

【功用】解肌发表，调和营卫。

【主治】外感风寒表虚证。恶风发热，汗出头痛，鼻鸣干呕，苔白不渴，脉浮缓或浮弱。

【配伍意义】桂枝与芍药用量相等（1:1）。意义：①营卫同治；②相辅相成；③相制相成，散中有收，汗中寓补。啜热稀粥一升余，助汗以祛外邪。

【配伍特点】发中有补，散中有收，邪正兼顾，祛邪扶正，阴阳并调。

【运用】【助理医师不考】药后配合"啜热稀粥"，是借水谷之气以充养胃气，资生汗源，不但酿汗，更可使外邪速去而不致复感。

方歌趣记

桂枝要炒姜枣。

3. 小青龙汤☆

【组成】麻黄、芍药、细辛、干姜、炙甘草、桂枝、半夏、五味子。

【功用】解表散寒，温肺化饮。

【主治】外寒里饮证。恶寒发热，头身疼痛，无汗，喘咳，痰涎清稀量多，胸痞，或干呕，或痰饮喘咳不得平卧，或身体疼重，或头面四肢浮肿，舌苔白滑，脉浮。

【配伍意义】①干姜、细辛为臣药，温肺化饮，兼助麻黄、桂枝以解表祛邪；②佐以五味子敛肺止咳、芍药和营养血，此二药与辛散之品相配伍，散收并用，既可增强止咳平喘之功，又可制约诸药辛散温燥太过之弊。

【配伍特点】【助理医师不考】表里同治，散收并用。

方歌趣记

少将为妈甘心下跪。

4. 大青龙汤【助理医师不考】

【组成】麻黄、桂枝、炙甘草、杏仁、石膏、生姜、大枣。

【功用】发汗解表，兼清里热。

【主治】外感风寒，兼有郁热证。恶寒发热，头身疼痛，无汗，烦躁，口渴，脉浮紧。

【配伍意义】①重麻黄而轻石膏：发汗解表（主）、清泄郁热（辅）。②重用炙甘草：和中气以滋汗源；缓解麻、桂峻烈之性；调和麻、杏宣降之性；调和麻、石寒温之性。

方歌趣记

麻黄汤＋石膏＋姜枣。

5. 九味羌活汤☆

【组成】羌活、防风、苍术、细辛、白芷、川芎、生地黄、黄芩、甘草。

【功用】发汗祛湿，兼清里热。

【主治】外感风寒湿邪，内有蕴热证。恶寒发热，无汗，头痛项强，肢体酸楚疼痛，口苦微渴，舌苔白或微黄，脉浮。

【配伍意义】细辛善止少阴头痛，白芷善解阳明头痛，川芎长于止少阳、厥阴头痛，羌活善止太阳头痛，苍术善止太阴头痛。

方歌趣记

九味羌活用防风，细辛苍芷与川芎；黄芩生地同甘草，三阳解表宜变通。

6. 止嗽散【助理医师不考】

【组成】桔梗、荆芥、紫菀、百部、白前、甘草、陈皮。

【功用】宣利肺气，疏风止咳。

【主治】风邪犯肺之咳嗽证。咳嗽咽痒，咯痰不爽，或微有恶风发热，舌苔薄白，脉浮缓。

方歌趣记

陈更借钱百草园。注：①陈更——陈皮、桔梗；②借钱——荆芥、白前；③百草园——百部、甘草、紫菀。

小　结

麻黄汤与桂枝汤鉴别

方剂	相同点	不同点
麻黄汤	辛温解表	发汗散寒力强，宣肺平喘，为辛温发汗之重剂
桂枝汤		发汗解表力弱，调和营卫，为辛温解表之和剂

第二节　辛凉解表剂

1. 银翘散

【组成】连翘、金银花、桔梗、薄荷、牛蒡子、竹叶、生甘草、荆芥穗、淡豆豉、鲜芦根。

【功用】辛凉透表，清热解毒。

【主治】温病初起。发热，微恶风寒，无汗或有汗不畅，头痛口渴，咳嗽咽痛，舌尖红，苔薄白或薄黄，脉浮数。

【配伍特点】①辛凉平剂；②去性存用：荆芥穗，淡豆豉；③治上焦如羽，非轻不举。

方歌趣记

连荷桔草苇，银叶蒡豆穗。

2. 桑菊饮

【组成】桑叶、菊花、连翘、薄荷、杏仁、桔梗、生甘草、苇根。

【功用】疏风清热，宣肺止咳。

【主治】风温初起，邪客肺络证。但咳，身热不甚，口微渴，脉浮数。

【配伍特点】【助理医师不考】辛凉轻剂。

方歌趣记

连荷桔草苇加桑菊杏。

3. 麻黄杏仁甘草石膏汤

【组成】麻黄、杏仁、炙甘草、石膏。

【功用】辛凉疏表，清肺平喘。

【主治】外感风邪，邪热壅肺证。身热不解，咳逆气急，甚则鼻扇，口渴，有汗或无汗，舌苔薄白或黄，脉浮而数。

【配伍意义】①石膏倍麻黄（2:1）；②麻黄得石膏：宣肺平喘而不助热；③石膏得麻黄：清解肺热而不凉遏，相制为用。

4. 柴葛解肌汤【助理医师不考】

【组成】柴胡、葛根、羌活、白芷、芍药、桔梗、甘草、黄芩、石膏、生姜、大枣。

【功用】解肌清热。

【主治】外感风寒，郁而化热证。恶寒渐轻，身热增盛，无汗头痛，目痛鼻干，心烦不眠，咽干耳聋，眼眶痛，舌苔薄黄，脉浮微洪。

方歌趣记

柴哥拾姜草，黄大姐抢白芍。

小 结

桑菊饮、银翘散与白虎汤的特性总结

类型	方剂
辛凉轻剂	桑菊饮
辛凉平剂	银翘散
辛凉重剂	白虎汤

第三节 扶正解表剂

1. 人参败毒散☆

【组成】柴胡、前胡、川芎、枳壳、羌活、独活、桔梗、茯苓、人参、甘草。

【功用】散寒祛湿，益气解表。

【主治】气虚外感风寒湿证。憎寒壮热，头项强痛，肢体酸痛，无汗，鼻塞声重，咳嗽有痰，胸膈痞满，舌淡苔白，脉浮而按之无力。

【配伍意义】人参：①助正鼓邪外出，散中有补而不伤正；②全方散中有补，不致耗伤真元。

方 歌 趣 记

活熊身伏草梗，二虎只可强攻。

2. 参苏饮【助理医师不考】

【组成】人参、紫苏叶、干葛、橘红、半夏、前胡、茯苓、桔梗、枳壳、木香、炙甘草(姜枣)。

【功用】益气解表，理气化痰。

【主治】气虚外感风寒，内有痰湿证。恶寒发热，无汗，头痛，鼻塞，咳嗽痰白，胸脘满闷，倦怠无力，气短懒言，苔白脉弱。

第三章　泻下剂

细目	方剂
寒下剂	大承气汤、大陷胸汤
温下剂	温脾汤
润下剂	麻子仁丸、济川煎
逐水剂	十枣汤
攻补兼施剂	黄龙汤

第一节　寒下剂

1. 大承气汤☆

【组成】大黄、厚朴、枳实、芒硝。

【功用】峻下热结。

【主治】①阳明腑实证：便秘痞满燥实、潮热；②热结旁流证：下利清水；③热厥、痉病、发狂等由里热实证所致者。

【配伍意义】峻下热结、急下存阴、釜底抽薪、通因通用。

【配伍特点】苦辛通降与咸寒合法，泻下与行气并重，相辅相成。

方 歌 趣 记

皇后只忙笑。

2. 大陷胸汤【助理医师不考】

【组成】甘遂、大黄、芒硝。

【功用】泄热逐水。

【主治】水热互结之结胸证。心下疼痛，拒按，按之硬，或从心下至少腹硬满疼痛，手不可近；伴见短气烦躁，大便秘结，舌上燥而渴，日晡小有潮热，舌红，苔黄腻或兼水滑，脉沉紧或沉迟有力。

【考点】大黄先煎，取"治上者治宜缓"之意。

小　结

大承气汤、小承气汤与调胃承气汤鉴别

方剂	相同点	不同点
大承气汤		峻下剂，主治痞、满、燥、实，阳明腑实重证
小承气汤	治阳明热盛证	轻下剂，主治痞、满、实之阳明热结轻证
调胃承气汤		缓下剂，主治燥、实之证，阳明燥热内结

第二节　温下剂

温脾汤

【组成】大黄、附子、干姜、人参、芒硝、当归、甘草。

【功用】攻下冷积，温补脾阳。

【主治】阳虚冷积证。腹痛便秘，脐下绞结，绕脐不止，手足不温，苔白不渴，脉沉弦而迟。

【配伍意义】温通、泻下、补益三法兼备。

方 歌 趣 记

调胃承气汤＋四逆汤＋当归＋人参。

第三节　润下剂

1. 麻子仁丸☆

【组成】麻子仁、芍药、杏仁、枳实、厚朴、大黄、蜂蜜。

【功用】润肠泄热，行气通便。

【主治】脾约证。大便干结，小便频数，脘腹胀满，舌红苔黄，脉数。

方 歌 趣 记

麻子小承气，一勺杏仁蜜。

2. 济川煎☆【助理医师不考】

【组成】当归、牛膝、肉苁蓉、泽泻、升麻、枳壳。

【功用】温肾益精，润肠通便。

【主治】肾虚便秘。大便秘结，小便清长，腰膝酸软，头目眩晕，舌淡苔白，脉沉迟。

【配伍意义】①泽泻渗利小便而泄肾浊；②升麻以升清阳，清阳升则浊阴自降。

方 歌 趣 记

止泻当用生牛肉。

第四节　逐水剂【助理医师不考】

十枣剂

【组成】甘遂、芫花、大戟、大枣。

【功用】攻逐水饮。

【主治】①悬饮，咳唾胸胁引痛，心下痞硬，干呕短气，头痛目眩，胸背掣痛不得息，舌苔滑，脉沉弦；②水肿，一身悉肿，尤以身半以下肿甚，腹胀喘满，二便不利。

【用法要点】①三味等分为散末，以大枣10枚煎汤送服；②清晨空腹服用，从小量开始。

第五节　攻补兼施剂【助理医师不考】

黄龙汤

【组成】大黄、芒硝、枳实、厚朴、人参、当归、甘草、桔梗、生姜、大枣。

【功用】攻下热结，补气养血。

【主治】阳明腑实，气血不足。自利清水，色纯青，神疲少气。

方 歌 趣 记

大承气借姜枣，归来人参和甘草。

第四章　和解剂

细目	方剂
和解少阳剂	小柴胡汤、蒿芩清胆汤
调和肝脾剂	四逆散、逍遥散、痛泻要方
调和肠胃剂	半夏泻心汤

第一节　和解少阳剂

1. 小柴胡汤 ☆

【组成】柴胡、黄芩、半夏、生姜、人参、炙甘草、大枣。

【功用】和解少阳。

【主治】①伤寒少阳证，往来寒热，胸胁苦满，默默不欲饮食；②妇人中风，热入血室证，经水适断，寒热发作有时；③黄疸、疟疾，以及内伤杂病而见少阳证者。

【配伍意义】①柴胡升散、黄芩清泄，一清一泄恰入少阳，以解少阳之邪；②人参、大枣益气健脾，一扶正以祛邪，一益气以御邪内传，俾正气旺盛，则邪无内向之机；③去滓再煎，使药性更为醇和，药汤之量更少。

【配伍特点】透散清泄以和解，升清降浊兼扶正。

方 歌 趣 记

生姜芹菜炒大虾仁。

2. 蒿芩清胆汤【助理医师不考】

【组成】青蒿、黄芩、竹茹、半夏、赤茯苓、枳壳、陈皮、滑石、甘草、青黛。

【功用】清胆利湿，和胃化痰。

【主治】少阳湿热痰浊证。寒热如疟，脉数而右滑左弦者。

方 歌 趣 记

温胆汤 + 碧玉散 + 蒿芩。

第二节　调和肝脾剂

1. 四逆散☆

【组成】枳实、柴胡、芍药、炙甘草。

【功用】透邪解郁，疏肝理脾。

【主治】①阳郁厥逆证。手足不温，或腹痛，或泄利下重，脉弦；②肝脾不和证。胁肋胀闷，脘腹疼痛，脉弦。

【配伍意义】【助理医师不考】①柴胡加白芍，补养肝血，条达肝气，使柴胡升散而无耗伤阴血之弊；②柴胡加枳实，一升一降，舒畅气机，升清降浊；③枳实加白芍，理气和血，调和气血；④加白饮（米汤）和服，借谷物之气以助胃气，取中气和则阴阳之气自相顺接之意。

方 歌 趣 记

只要柴草。

2. 逍遥散

【组成】柴胡、当归、白芍、白术、茯苓、炙甘草、烧生姜、薄荷。

【功用】疏肝解郁，养血健脾。

【主治】肝郁血虚脾弱证。两胁作痛，头痛目眩，口燥咽干，神疲食少，或月经不调，乳房胀痛，脉弦而虚。

【配伍意义】①柴胡、当归、白芍：补肝体助肝用，使血和则肝和，血充则肝柔；②白术、茯苓、甘草：一方面实土以御肝乘，另一方面营血生化有源；③薄荷：疏散郁遏之气，透达肝经郁热；④烧生姜：降逆和中，辛散达邪。

【配伍特点】疏柔合法，肝脾同调，气血兼顾。

方 歌 趣 记

逍遥散用当归芍，柴芩术草姜薄饶。

3. 痛泻要方【助理医师不考】

【组成】白术、白芍、陈皮、防风。

【功用】补脾柔肝，祛湿止泻。

【主治】脾虚肝旺之痛泻。

【配伍意义】防风：①具有升散之性；②加白芍以疏肝郁；③加白术鼓舞脾之清阳；④祛湿以止泻，为脾经引经药。

猪要放屁。

第三节 调和肠胃剂

半夏泻心汤

【组成】半夏、干姜、黄芩、人参、炙甘草、黄连、大枣。

【功用】寒热平调，消痞散结。

【主治】寒热错杂之痞证。心下痞，但满而不痛，或呕吐，肠鸣下利，舌苔腻而微黄。

【配伍意义】半夏、干姜、黄芩、黄连：寒热平调、辛开苦降。

【配伍特点】寒热并用和阴阳，苦降辛开调气机，补泻兼施顾虚实。

亲人连干姜炒枣。

第五章 清热剂

细目	方剂
清气分热剂	白虎汤、竹叶石膏汤
清营凉血剂	清营汤、犀角地黄汤
清热解毒剂	黄连解毒汤、凉膈散、普济消毒饮
清脏腑热剂	导赤散、龙胆泻肝汤、左金丸、泻白散、清胃散、玉女煎、芍药汤、白头翁汤
清虚热剂	青蒿鳖甲汤、当归六黄汤

第一节 清气分热剂

1. 白虎汤

【组成】石膏、知母、炙甘草、粳米。

【功用】清热生津。

【主治】气分热盛证。身大热，汗大出，口大渴，脉洪大。

【配伍意义】①知母助石膏清肺胃之热，又可滋阴润燥，救已伤之阴津；②粳米加甘草益胃生津，又可防止大寒伤中之弊。

白虎精，食母肝。

2. 竹叶石膏汤【助理医师不考】

【组成】竹叶、石膏、半夏、麦冬、人参、甘草、粳米。

【功用】清热生津，益气和胃。

【主治】伤寒、温热、暑病余热未清，气津两伤证。身热多汗，心胸烦闷，气逆欲呕。

【配伍意义】半夏和麦冬（1:2）：①去性存用；②使人参、麦冬补而不滞。

竹竿下十人卖米。

第二节 清营凉血剂

1. 清营汤 ☆

【组成】犀角（水牛角）、生地黄、麦冬、玄参（元参）、丹参、黄连、金银花、连翘、竹叶心。

【功用】清营解毒，透热养阴。

【主治】热入营分证。身热夜甚，神烦少寐，时有谵语，目常喜开或喜闭，口渴或不渴，斑疹隐隐，脉细数，舌绛而干。

【配伍意义】①金银花、连翘：入营犹可透热转气；②丹参：清热凉血，并能活血散瘀，防热与血结。

犀地银翘玄连竹，丹麦清热更护阴。

2. 犀角地黄汤

【组成】犀角（水牛角）、生地黄、芍药、牡丹皮。

【功用】清热解毒，凉血散瘀。

【主治】热入血分证。身热谵语，斑色紫黑；喜忘如狂，漱水不欲咽，大便色黑易解。

【配伍意义】【助理医师不考】①入血就恐耗血动血，直须凉血散血；②生地黄（臣）：助犀角清热凉血，又复已失之阴血。

【配伍特点】【助理医师不考】清热之中兼以养阴，使热清血宁而无耗血之虑。凉血之中兼以散瘀，使血止而无留瘀之弊。

弟媳，少扯淡。

第三节 清热解毒剂

1. 黄连解毒汤

【组成】黄连、黄芩、黄柏、栀子。

【功用】泻火解毒。

【主治】三焦火毒证。大热烦躁，错语不眠，热甚发斑。

【配伍意义】①黄连（君）泻心、中焦火；②黄芩（臣）清肺、上焦火；③黄柏（臣）泻下焦火；④栀子（佐）通泻三焦之火，导热下行，引邪热从小便而出。

【配伍特点】【助理医师不考】苦寒直折，泻火解毒，三焦并清。

2. 凉膈散 ☆ 【助理医师不考】

【组成】川大黄、朴硝、炙甘草、山栀子、黄芩、连翘、竹叶、薄荷、白蜜。

【功用】泻火通便，清上泄下。

【主治】上中二焦邪郁生热证。烦躁口渴，胸膈烦热。

【配伍意义】"以泻代清"代表方。

3. 普济消毒饮【助理医师不考】

【组成】酒黄芩、酒黄连、连翘、牛蒡子、薄荷、僵蚕、板蓝根、马勃、玄参、陈皮、升麻、柴胡、桔梗、甘草。

【功用】清热解毒，疏风散邪。

【主治】大头瘟。恶寒发热，头面红肿焮痛，目不能开，咽喉不利，舌燥口渴，舌红苔白兼黄，脉浮数有力。

【配伍意义】柴胡、升麻：①疏散风热；②引诸药上行头面；③寓"火郁发之"之意。

方 歌 趣 记

僵牛翘薄蓝马玄，芩连甘桔升柴陈。

第四节　清脏腑热剂

1. 导赤散

【组成】生地黄、木通、生甘草梢、竹叶。

【功用】清心利水养阴。

【主治】心经火热证。心胸烦热，口渴面赤，意欲饮冷，以及口舌生疮；或心热移于小肠，小便赤涩刺痛，舌红，脉数。

【考点】病机："水虚火不实"。

方 歌 趣 记

竹竿捅地。

2. 龙胆泻肝汤

【组成】龙胆草、黄芩、栀子、泽泻、木通、当归、生地黄、柴胡、生甘草、车前子。

【功用】清泻肝胆实火，清利肝经湿热。

【主治】①肝胆实火上炎：头痛目赤，胁痛，口苦，脉弦数有力；②肝胆湿热下注：阴肿，阴痒，苔黄腻。

【配伍特点】苦寒清利，泻中寓补，降中寓升，以适肝性。

方 歌 趣 记

皇帝通知龙龟，卸柴草车。

3. 左金丸

【组成】黄连、吴茱萸。

【功用】清泻肝火，降逆止呕。

【主治】肝火犯胃证。胁肋疼痛，嘈杂吞酸，呕吐口苦，舌红苔黄，脉弦数。

【配伍特点】【助理医师不考】①黄连:吴茱萸为6:1，黄连可泻心肝胃火。②辛开苦降，肝胃同治；寒热并用，主以苦寒。

方 歌 趣 记

昨进黄鱼。

4. 泻白散

【组成】地骨皮、桑白皮、炙甘草、粳米。

【功用】清泻肺热，止咳平喘。

【主治】肺热喘咳证。气喘咳嗽，皮肤蒸热，日晡尤甚，舌红苔黄，脉细数。

【配伍特点】【助理医师不考】培土生金（炙甘草、粳米）。

5. 清胃散

【组成】生地黄、当归身、牡丹皮、黄连、升麻。

【功用】清胃凉血。

【主治】胃火牙痛。牙龈红肿溃烂，脉滑数。

【配伍特点】【助理医师不考】火郁发之（升麻），降中寓升（升麻和黄连）。

方 歌 趣 记

清胃散用生麻连，当归生地牡丹全。

6. 玉女煎【助理医师不考】

【组成】石膏、熟地黄、麦冬、知母、牛膝。

【功用】清胃热，滋肾阴。

【主治】胃热阴虚证。头痛，牙痛，齿松牙衄，烦热干渴，舌红苔黄而干。亦治消渴，消谷善饥等。

【配伍意义】麦冬：养肺助熟地滋肾"金水相生"。

方 歌 趣 记

师弟卖母牛。

7. 芍药汤

【组成】芍药、当归、黄连、槟榔、木香、炙甘草、大黄、黄芩、官桂。

【功用】清热燥湿，调气和血。

【主治】湿热痢疾。腹痛，便脓血，赤白相兼，里急后重，肛门灼热，小便短赤，舌苔黄腻，脉弦数。

【配伍意义】①芍药加当归：行血则便脓自愈；②槟榔加木香：调气则后重自除；③大黄加归芍：活血行气，"通因通用"；④官桂：助归、芍行血和营，制约芩、连苦寒之性，防呕逆、拒药。

【配伍特点】【助理医师不考】气血共治，寒热并投。

8. 白头翁汤【助理医师不考】

【组成】白头翁、黄柏、黄连、秦皮。

【功用】清热解毒，凉血止痢。

【主治】热毒痢疾。腹痛，里急后重，肛门灼热，下痢脓血，赤多白少，渴欲饮水，舌红苔黄，脉弦数。

方 歌 趣 记

百翁练琴。

第五节　清虚热剂

1. 青蒿鳖甲汤

【组成】青蒿、鳖甲、生地黄、知母、牡丹皮。

【功用】养阴透热。

【主治】温病后期，邪伏阴分证。夜热早凉，热退无汗。

【配伍特点】①鳖甲：直入阴分，滋阴退热；②青蒿：清中有透散之力，清热透络，引邪外出。

方歌趣记

青蒿鳖甲地知丹。

2. 当归六黄汤【助理医师不考】

【组成】当归、生地黄、熟地黄、黄芩、黄连、黄柏、黄芪。

【功用】滋阴泻火，固表止汗。

【主治】阴虚火旺盗汗。发热盗汗，面赤心烦，口干唇燥，大便干结，小便黄赤，舌红苔黄，脉数。

第六章　祛暑剂

细目	方剂
祛暑解表剂	香薷散
祛暑利湿剂	六一散
祛暑益气剂	清暑益气汤

第一节　祛暑解表剂

香薷散

【组成】香薷、白扁豆、厚朴、酒。

【功用】祛暑解表，化湿和中。

【主治】阴暑。恶寒发热，头疼身痛，无汗，腹痛吐泻，胸脘痞闷，舌苔白腻，脉浮。

方歌趣记

猴想扁豆酒。

第二节　祛暑利湿剂

六一散

【组成】滑石、甘草。

【功用】清暑利湿。

【主治】暑湿证。身热烦渴，小便不利，或泄泻。

第三节　祛暑益气剂

清暑益气汤

【组成】石斛、知母、西洋参、竹叶、麦冬、黄连、西瓜翠衣、荷梗、甘草、粳米。

【功用】清暑益气，养阴生津。

【主治】暑热气津两伤证。身热汗多，口渴心烦，小便短赤，体倦少气，精神不振，脉虚数。

方 歌 趣 记

师母深夜卖黄瓜和糙米。

第七章　温里剂

细目	方剂
温中祛寒剂	理中丸、小建中汤、大建中汤、吴茱萸汤
回阳救逆剂	四逆汤
温经散寒剂	当归四逆汤、暖肝煎

第一节　温中祛寒剂

1. 理中丸

【组成】人参、干姜、白术、炙甘草。

【功用】温中祛寒，补气健脾。

【主治】①脾胃虚寒证，绵绵作痛。②阳虚失血证。③中阳不足，阴寒上乘所致的胸痹，或病后多涎唾，小儿慢惊或清浊相干，升降失常之霍乱等。

【配伍意义】炙甘草：①加参、术益气健脾；②缓急止痛；③调和药性。

【配伍特点】【助理医师不考】辛热甘苦合方，温补并用，补中寓燥。

方 歌 趣 记

人参老白干。

2. 小建中汤

【组成】芍药、桂枝、炙甘草、生姜、大枣、胶饴。

【功用】温中补虚，和里缓急。

【主治】中焦虚寒，肝脾失调，阴阳不和证。腹中拘急疼痛，时发时止，喜温喜按；兼见手足烦热，咽干口燥等，舌淡苔白，脉细弦。

【配伍意义】①饴糖：温补中焦，缓急止痛，加桂枝辛甘化阳，温中焦补虚；②芍药：养营阴，缓肝急，止腹痛，加饴糖酸甘化阴、止腹痛，加桂枝调和营卫。

方 歌 趣 记

桂枝汤倍芍＋胶饴。

3. 大建中汤【助理医师不考】

【组成】蜀椒、干姜、人参、胶饴。

【功用】温中补虚，缓急止痛。

【主治】中阳衰弱，阴寒内盛之脘腹疼痛。心胸中大寒痛，呕不能食，腹中寒，上冲皮起，出见有头足，上下痛而不可触近，舌苔白滑，脉细沉紧，甚则肢厥脉伏。

方 歌 趣 记

叔一人干仗。

4. 吴茱萸汤【助理医师不考】

【组成】吴茱萸、人参、大枣、生姜。

【功用】温中补虚，降逆止呕。

【主治】①胃寒呕吐证。食谷呕吐。②肝寒上逆证。干呕，吐涎沫，颠顶痛。③肾寒上逆证。呕吐下利，手足厥冷。

方 歌 趣 记

乌江找人。

第二节　回阳救逆剂

四逆汤☆

【组成】生附子、干姜、炙甘草。

【功用】回阳救逆。

【主治】少阴证，心肾阳衰寒厥证。四肢厥逆，神衰欲寐，以及太阳病误汗亡阳者。

【配伍意义】附子生用，能迅达内外以温阳逐寒；附子与生姜同用，一温先天以生后天，一温后天以养先天。

【运用】【助理医师不考】若服药后出现呕吐拒药者，可将药液置凉后服用。

第三节　温经散寒剂

1. 当归四逆汤

【组成】桂枝、芍药、炙甘草、大枣、当归、细辛、通草。

【功用】温经散寒，养血通脉。

【主治】血虚寒厥证。手足厥寒，或腰、股、腿、足、肩臂疼痛，口不渴，舌淡苔白，脉沉细或细而欲绝。

方 歌 趣 记

肝大同志要当心。

2. 暖肝煎【助理医师不考】

【组成】当归、枸杞子、小茴香、肉桂、乌药、沉香、茯苓、生姜。

【功用】温补肝肾，行气止痛。

【主治】肝肾不足，寒滞肝脉证。睾丸冷痛，或小腹疼痛，疝气痛，畏寒喜暖，舌淡苔白，脉沉迟。

方 歌 趣 记

小狗无肉，铃铛生响。

第八章　表里双解剂

细目	方剂
解表清里剂	葛根黄芩黄连汤
解表攻里剂	大柴胡汤、防风通圣散

第一节　解表清里剂

葛根黄芩黄连汤

【组成】葛根、黄芩、黄连、炙甘草。

【功用】解表清里。

【主治】表证未解，邪热入里证。身热，下利臭秽，胸脘烦热，口干作渴，或喘而汗出，舌红苔黄，脉数或促。

【配伍意义】【助理医师不考】葛根：①解表退热；②升清阳则浊阴降。

第二节　解表攻里剂

1. 大柴胡汤☆

【组成】柴胡、黄芩、半夏、生姜、大黄、枳实、白芍、大枣。

【功用】和解少阳，内泻热结。

【主治】少阳阳明合病。往来寒热，胸胁苦满，呕不止，郁郁微烦，心下痞硬，或心下急痛，大便不解，或协热下利，舌苔黄，脉弦数有力。

【配伍特点】【助理医师不考】和下并用。

方 歌 趣 记

小柴胡（－参、草）＋小承气（－厚）＋芍药。

2. 防风通圣散

【组成】【助理医师不考】麻黄、薄荷、荆芥、防风、生姜、石膏、黄芩、连翘、桔梗、大黄、芒硝、栀子、滑石、白术、甘草、当归、川芎、白芍。

【功用】疏风解表，泻热通便。

【主治】风热壅盛，表里俱实证。憎寒壮热，头目昏眩，目赤睛痛，口苦口干，咽喉不利，胸膈痞闷，咳呕喘满，涕唾稠黏，大便秘结，小便赤涩，舌苔黄腻，脉数有力。

第九章　补益剂

细目	方剂
补气剂	四君子汤、参苓白术散、补中益气汤、生脉散、玉屏风散
补血剂	四物汤、当归补血汤、归脾汤
气血双补剂	炙甘草汤
补阴剂	六味地黄丸、左归丸、大补阴丸、一贯煎
补阳剂	肾气丸、右归丸
阴阳双补剂	地黄饮子

第一节　补气剂

1. 四君子汤

【组成】人参、茯苓、白术、炙甘草。

【功用】益气健脾。

【主治】脾胃气虚证。面色萎白，语声低微，气短乏力，食少便溏，舌淡苔白，脉虚缓。

2. 参苓白术散☆

【组成】莲子肉、山药、薏苡仁、白扁豆、人参、炒甘草、白术、茯苓、砂仁、桔梗、大枣。

【功用】益气健脾，渗湿止泻。

【主治】脾虚湿盛证。饮食不化，胸脘痞闷，肠鸣泄泻，四肢乏力，形体消瘦，面色萎黄，舌淡苔白腻，脉虚缓。亦可用治肺脾气虚，痰湿咳嗽。

【配伍意义】桔梗：①宣利肺气，通调水道；②载药上行，与诸补脾药合用"培土生金"。

方 歌 趣 记

一连人上山，四君子找扁担。

3. 补中益气汤

【组成】升麻、人参、炙甘草、白术、柴胡、橘皮、当归、黄芪。

【功用】补中益气，升阳举陷。

【主治】①脾胃气虚证；②气虚下陷证；③气虚发热证。

【配伍特点】虚则补之，陷者升之，甘温除热。

方 歌 趣 记

麻人赶猪，虎皮当旗。

4. 生脉散

【组成】人参、麦冬、五味子。

【功用】益气生津，敛阴止汗。

【主治】①温热、暑热、耗气伤阴证；②久咳伤肺，气阴两虚证。

【配伍意义】一补一敛一润。

5. 玉屏风散

【组成】【助理医师不考】炙黄芪、防风、白术、（大枣）。

【功用】益气固表止汗。

【主治】表虚自汗。汗出恶风，面色㿠白，舌淡苔薄白，脉浮虚。亦治虚人腠理不固，易感风邪。

第二节　补血剂

1. 四物汤

【组成】当归、川芎、白芍、熟地黄。

【功用】补血调血。

【主治】营血虚滞证。头晕目眩，心悸失眠，面色无华，或妇人月经不调，量少或经闭不行，脐腹作痛，舌淡，脉细弦或细涩。

【配伍特点】【助理医师不考】补中寓行，补血不滞血，行血不伤血。

方歌趣记

白熊归熟地。

2. 当归补血汤【助理医师不考】

【组成】黄芪、当归。

【功用】补气生血。

【主治】血虚发热证。肌热面赤，烦渴欲饮，脉洪大而虚，重按无力；亦治妇人经期、产后血虚发热头痛；或疮疡溃后，久不愈合者。

【配伍意义】① "血虚发热"代表方；②黄芪∶当归 = 5∶1。

3. 归脾汤☆

【组成】人参、茯神、白术、炙甘草、炒黄芪、龙眼肉、远志、木香、当归、生姜、大枣、炒酸枣仁。

【功用】益气补血，健脾养心。

【主治】①心脾气血两虚证；②脾不统血证。

【配伍意义】心脾同治，重在补脾；气血并补，重在补气。

方歌趣记

四君骑龙远乡归，带来姜枣一大堆。

第三节　气血双补剂

炙甘草汤

【组成】炙甘草、生姜、桂枝、人参、生地黄、阿胶、麦冬、火麻仁、大枣、清酒。

【功用】滋阴养血、益气温阳、复脉定悸。

【主治】①阴血不足，阳气虚弱证。脉结代，心动悸。②虚劳肺痿。干咳无痰，或咳吐涎沫。

方歌趣记

麦地浇麻草，参桂枣酒姜。

第四节 补阴剂

1. 六味地黄丸

【组成】熟地黄、山萸肉、干山药、泽泻、茯苓、牡丹皮。

【功用】填精，滋阴补肾。

【主治】肾阴精不足证。腰膝酸软，头晕目眩，视物昏花，耳鸣耳聋，盗汗，遗精，消渴，骨蒸潮热，手足心热，口燥咽干，牙齿动摇，足跟作痛，以及小儿囟门不合，舌红少苔，脉沉细数。

【配伍特点】三补三泻，以补为主。

方 歌 趣 记

地八山山四，丹泽茯苓三。

2. 左归丸

【组成】【助理医师不考】怀熟地黄、炒山药、山萸肉、枸杞、川牛膝、龟甲、鹿角胶、菟丝子。

【功用】滋阴补肾，填精益髓。

【主治】真阴不足证。头晕目眩，腰酸腿软，遗精滑泄，自汗盗汗，口燥舌干，舌红少苔，脉细。

【配伍意义】【助理医师不考】龟甲加鹿角胶，阳中求阴。

方 歌 趣 记

六味去三泻，龟牛鹿狗兔。

3. 大补阴丸【助理医师不考】

【组成】黄柏、知母、猪脊髓、龟甲、蜂蜜、熟地黄。

【功用】滋阴降火。

【主治】阴虚火旺证。骨蒸潮热，盗汗遗精，咳嗽咯血，心烦易怒，足膝疼热或痿软，舌红少苔，尺脉数而有力。

方 歌 趣 记

黄母猪跪蜜地。

4. 一贯煎【助理医师不考】

【组成】北沙参、麦冬、当归身、生地黄、枸杞子、川楝子。

【功用】滋阴疏肝。

【主治】肝肾阴虚，肝气郁滞证。胸脘胁痛，吞酸吐苦，咽干口燥，舌红少津，脉细弱或虚弦。亦治疝气瘕聚。

第五节 补阳剂

1. 肾气丸

【组成】干地黄、山药、山萸肉、泽泻、茯苓、牡丹皮、桂枝、炮附子。

【功用】补肾助阳，化生肾气。

【主治】肾阳气不足证。腰痛脚软，身半以下常有冷感，少腹拘急，小便不利，舌淡而胖，脉虚弱，尺部沉细；以及痰饮，水肿，消渴，脚气，转胞等。

【配伍意义】①桂附：温肾助阳，少火生气，鼓舞肾气；②干地黄:炮附子＝8:1。

方歌趣记

六味地黄＋桂附。

2. 右归丸

【组成】【助理医师不考】熟地黄、山药、山茱萸、肉桂、制附子、杜仲、当归、枸杞子、菟丝子、鹿角胶。

【功用】温补肾阳，填精益髓。

【主治】肾阳不足，命门火衰证。年老或久病气衰神疲，畏寒肢冷，腰膝软弱，阳痿遗精，舌淡苔白，脉沉而迟。

【配伍意义】【助理医师不考】熟地黄、山茱萸、枸杞子、山药有阴中求阳之意。

方歌趣记

八味肾气去三泻，鹿角枸菟当归仲。

第六节　阴阳双补剂

地黄饮子☆

【组成】熟地黄、山萸肉、石斛、麦冬、五味子、巴戟天、肉苁蓉、炮附子、官桂、茯苓、石菖蒲、远志、生姜、大枣。

【功用】滋肾阴、补肾阳、开窍化痰。

【主治】喑痱证。舌强不能言，足废不能用，口干不欲饮，足冷面赤，脉沉细弱。

第十章　固涩剂

细目	方剂
固表止汗剂	牡蛎散
敛肺止咳剂	九仙散
涩肠固脱剂	真人养脏汤、四神丸
涩精止遗剂	桑螵蛸散
固崩止带剂	固冲汤、固经丸、易黄汤

第一节　固表止汗剂

牡蛎散

【组成】黄芪、麻黄根、煅牡蛎、小麦。

【功用】敛阴止汗，益气固表。

【主治】自汗、盗汗证。常自汗出，夜卧更甚，心悸惊惕，短气烦倦，舌淡红，脉细弱。

方歌趣记

骑马卖牡蛎。

第二节　敛肺止咳剂【助理医师不考】

九仙散

【组成】乌梅、桑白皮、贝母、五味子、人参、罂粟壳、阿胶、桔梗、款冬花。

【功用】敛肺止咳，益气养阴。

【主治】久咳伤肺，气阴两伤证。久咳不已，咳甚则气喘自汗，痰少而黏，脉虚数。

方 歌 趣 记

乌梅丧母无人管，速叫九仙去借款。

第三节　涩肠固脱剂

1. 真人养脏汤【助理医师不考】

【组成】炙甘草、木香、肉桂、罂粟壳、当归、白术、肉豆蔻、白芍药、诃子、人参。

【功用】涩肠固脱，温补脾肾。

【主治】久泻久痢，脾肾虚寒证。泻痢无度，滑脱不禁，甚至脱肛坠下，脐腹疼痛，喜温喜按，倦怠食少，舌淡苔白，脉沉迟细。

【配伍意义】①罂粟壳加诃子、肉豆蔻：急则治标，滑者涩之；②木香加芍药：调气和血，涩中寓行，补而不滞。

方 歌 趣 记

老穆桂英挡住倭寇要何人。

2. 四神丸

【组成】生姜、红枣、补骨脂、肉豆蔻、五味子、吴茱萸。

【功用】温肾暖脾，固肠止泻。

【主治】脾肾阳虚之肾泄证。五更泄泻，不思饮食，食不消化，或久泻不愈，腹痛喜温，腰酸肢冷，神疲乏力，舌淡，苔薄白，脉沉迟无力。

方 歌 趣 记

四神将枣子肉喂鱼。

第四节　涩精止遗剂

桑螵蛸散

【组成】远志、炙龟甲、人参、石菖蒲、龙骨、茯神、桑螵蛸、当归。

【功用】调补心肾，涩精止遗。

【主治】心肾两虚之尿频或遗尿、遗精证。小便频数，或尿如米泔色，或遗尿，或遗精，心神恍惚，健忘，舌淡苔白，脉细弱。

方 歌 趣 记

自家人常孤身飘荡。

第五节　固崩止带剂

1. 固冲汤

【组成】生黄芪、炒白术、煅龙骨、煅牡蛎、山茱萸、生杭芍、海螵蛸、茜草、棕榈炭、五倍子。

【功用】固冲摄血，益气健脾。

【主治】脾肾亏虚，冲脉不固证。血崩或月经过多，或漏下不止，色淡质稀，头晕肢冷，心悸气短，神疲乏力，腰膝酸软，舌淡，脉微弱。

方 歌 趣 记

固冲芪术山萸芍，龙牡倍棕茜海蛸。

2. 固经丸【助理医师不考】

【组成】炒黄芩、炒黄柏、炙龟甲、白芍、香附、椿树根皮。

【功用】滋阴清热，固经止血。

【主治】阴虚血热之崩漏。月经过多，或崩中漏下，血色深红或紫黑稠黏，手足心热，腰膝酸软，舌红，脉弦数。

方 歌 趣 记

给秦伯夹一芍香椿。

3. 易黄汤【助理医师不考】

【组成】炒山药、炒芡实、车前子、黄柏、白果。

【功用】补脾益肾，清热祛湿，收涩止带。

【主治】脾肾虚弱，湿热带下。带下黏稠量多，色黄如浓茶汁，其气腥秽，舌红，苔黄腻。

方 歌 趣 记

要十车黄果。

第十一章　安神剂

细目	方剂
重镇安神剂	朱砂安神丸
滋养安神剂	天王补心丹、酸枣仁汤

第一节　重镇安神剂

朱砂安神丸

【组成】朱砂、炙甘草、当归、黄连、生地黄。

【功用】镇心安神，清热养血。

【主治】心火亢盛，阴火不足证。失眠，心烦神乱，胸中懊恼，脉细数。

方歌趣记

朱砂敢当黄帝。

第二节　滋养安神剂

1. 天王补心丹 ☆

【组成】生地黄、天冬、麦冬、玄参、人参、丹参、茯苓、五味子、远志、桔梗、当归、柏子仁、炒酸枣仁、朱砂。

【功用】滋阴养血，补心安神。

【主治】阴虚血少，神志不安证。心悸怔忡，神疲健忘，脉细数。

【配伍特点】【助理医师不考】重用甘寒，补中寓清；心肾并治，重在养心。

方歌趣记

补心丹用柏枣仁，二冬生地当归身；三参桔梗朱砂味，远志茯苓共养神。

2. 酸枣仁汤

【组成】炒酸枣仁、知母、茯苓、川芎、甘草。

【功用】养血安神，清热除烦。

【主治】肝血不足，虚热内扰之虚烦不眠证。虚烦失眠，心悸不安，头目眩晕，咽干口燥，舌红，脉弦细。

方歌趣记

酸枣知川草茯苓。

小　结

酸枣仁汤与天王补心丹鉴别

方剂	相同点	不同点
酸枣仁汤	滋阴养血安神之功，治阴血不足、虚热内扰之虚烦不寐	重用酸枣仁，与茯苓、川芎为伍，养肝血，宁心神，主治肝血不足
天王补心丹		重用生地黄，并与二冬、玄参等滋阴清热药为伍，主治心肾阴血亏虚、虚火内扰

第十二章　开窍剂

细目	方剂
凉开剂	安宫牛黄丸、紫雪、至宝丹
温开剂	苏合香丸

第一节 凉开剂

1. 安宫牛黄丸

【功用】清热解毒，豁痰开窍。

【主治】邪热内陷心包证。高热烦躁，神昏谵语，舌謇肢厥，舌红或绛，脉数有力。亦治中风昏迷，小儿惊厥属邪热内闭者。

2. 紫雪

【功用】清热开窍，息风止痉。

【主治】温热病，热闭心包及热盛动风证。高热烦躁，神昏谵语，痉厥，口渴唇焦，尿赤便秘，舌质红绛，苔黄燥，脉数有力或弦数；以及小儿热盛惊厥。

3. 至宝丹

【功用】清热开窍，化浊解毒。

【主治】痰热内闭心包证。神昏谵语，身热烦躁，痰盛气粗，舌绛苔黄垢腻，脉滑数。亦治中风、中暑、小儿惊厥属于痰热内闭者。

小　结

安宫牛黄丸、紫雪与至宝丹鉴别

方剂	相同点	不同点
安宫牛黄丸	合称"凉开三宝"，均有清热开窍之功，治热闭心包	清热解毒，适用于邪热较重，身热为甚
紫雪		息风止痉，适用于热动肝风而抽搐痉厥
至宝丹		芳香开窍，化浊辟秽，适用于痰浊偏盛，昏迷较重

第二节 温开剂

苏合香丸

【功用】温通开窍，行气止痛。

【主治】寒闭证。突然昏倒，牙关紧闭，不省人事，苔白，脉迟。亦治心腹猝痛，甚则昏厥，属寒凝气滞者。

第十三章　理气剂

细目	方剂
行气剂	越鞠丸、柴胡疏肝散、瓜蒌薤白白酒汤、半夏厚朴汤、厚朴温中汤、天台乌药散
降气剂	苏子降气汤、定喘汤、旋覆代赭汤

第一节 行气剂

1. 越鞠丸 ☆

【组成】神曲、香附、川芎、苍术、栀子。

【功用】行气解郁。

【主治】六郁证（气、血、痰、火、湿、食）。

方歌趣记

神父穿珠子。

2. 柴胡疏肝散

【组成】陈皮、川芎、香附、枳壳、芍药、炙甘草、柴胡。

【功用】疏肝行气，活血止痛。

【主治】肝气郁滞证。胁肋疼痛，胸闷喜太息，情志抑郁或易怒，或嗳气，脘腹胀满，脉弦。

方歌趣记

陈川香只烧干柴。

3. 瓜蒌薤白白酒汤

【组成】瓜蒌实、薤白、白酒。

【功用】通阳散结，行气祛痰。

【主治】胸痹，胸阳不振，痰气互结证。

4. 半夏厚朴汤

【组成】半夏、厚朴、茯苓、紫苏叶、生姜。

【功用】行气散结，降逆化痰。

【主治】梅核气。咽中如有物阻，咯吐不出，吞咽不下，胸膈满闷，或咳或呕，舌苔白润或白滑，脉弦缓或弦滑。

【配伍意义】生姜（五两）：和胃止呕；制半夏毒性。

方歌趣记

半夏厚朴苓苏姜。

5. 厚朴温中汤【助理医师不考】

【组成】木香、厚朴、草豆蔻、茯苓、陈皮、炙甘草、干姜、生姜。

【功用】行气除满，温中燥湿。

【主治】脾胃寒湿气滞证。脘腹胀满或疼痛，不思饮食，四肢倦怠，舌苔白腻，脉沉弦。

方歌趣记

幕后豆腐皮炒二姜。

6. 天台乌药散【助理医师不考】

【组成】天台乌药、木香、川楝子、槟榔、高良姜、巴豆、小茴香、青皮、酒。

【功用】行气疏肝，散寒止痛。

【主治】气滞寒凝证。小肠疝气，少腹控引睾丸而痛，偏坠肿胀，或少腹疼痛，苔白，脉沉弦。

方歌趣记

天台乌药想练兵，高良把茴香揍青。

第二节　降气剂

1. 苏子降气汤

【组成】紫苏子、苏叶、肉桂、生姜、半夏、前胡、厚朴、大枣、当归、炙甘草。

【功用】降气平喘，祛痰止咳。

【主治】上实下虚喘咳证。痰涎壅盛，胸膈满闷，喘咳短气，呼多吸少，或腰疼脚弱，肢体倦怠，或肢体浮肿，舌苔白滑或白腻，脉弦滑。

【配伍意义】当归：治咳逆上气；养血补肝；制诸药之燥。加肉桂：温补下虚。

【配伍特点】降以平上实，温以助下虚，肺肾兼顾，主以治上。

2. 定喘汤【助理医师不考】

【组成】桑白皮、紫苏子、甘草、白果、麻黄、杏仁、半夏、款冬花、黄芩。

【功用】宣降肺气，清热化痰。

【主治】风寒外束，痰热内蕴证。咳喘痰多气急，质稠色黄，或微恶风寒，舌苔黄腻，脉滑数。

【配伍意义】麻黄配白果：一散一收，既可加强止咳平喘之功，又可使宣肺而不耗散肺气，敛肺而不留邪。

3. 旋覆代赭汤

【组成】旋覆花、代赭石、半夏、生姜、人参、炙甘草、大枣。

【功用】降逆化痰，益气和胃。

【主治】胃虚痰阻气逆证。胃脘痞闷或胀满，按之不痛，频频嗳气；或见纳差、呃逆、恶心，甚或呕吐，舌苔白腻，脉缓或滑。

【配伍意义】【助理医师不考】①旋覆花∶代赭石＝3∶1；君∶旋覆花性主沉降，下气消痰，降逆止噫；臣∶代赭石善镇冲逆，"去性存用"。②生姜（五两）∶温胃化饮消痰，降逆和中止呕；制约代赭石的寒凉之性。

小　结

定喘汤与苏子降气汤鉴别【助理医师不考】

方剂	相同点	不同点
定喘汤	降气平喘	麻黄、白果相伍，配以清热化痰、降气平喘之品，而成宣降肺气、清热化痰之剂，主治痰热内蕴，风寒外束之哮喘
苏子降气汤		降气消痰之苏子，配以下气祛痰、温肾纳气之品，主治上实下虚而以上实为主之喘咳

第十四章　理血剂

细目	方剂
活血祛瘀剂	桃核承气汤、血府逐瘀汤、复元活血汤、桂枝茯苓丸、失笑散、温经汤、生化汤、补阳还五汤
止血剂	十灰散、咳血方、小蓟饮子、槐花散、黄土汤

第一节　活血祛瘀剂

1. 桃核承气汤

【组成】桃仁、桂枝、大黄、芒硝、炙甘草。

【功用】逐瘀泄热。

【主治】下焦蓄血证。少腹急结，小便自利，甚则烦躁谵语，神志如狂，至夜发热；以及血瘀经闭，痛经，脉沉实而涩者。

方　歌　趣　记

调胃承气汤与桂桃。

2. 血府逐瘀汤☆

【组成】桃仁、红花、当归、川芎、生地黄、赤芍、柴胡、枳壳、甘草、牛膝、桔梗。

【功用】活血化瘀，行气止痛。

【主治】胸中血瘀证。胸痛，头痛，日久不愈，痛如针刺而有定处，或呃逆日久不止，或饮水即呛，干呕，或内热瞀闷，或心悸怔忡，失眠多梦，急躁易怒，入暮潮热，唇暗或两目暗黑，舌质暗红，或舌有瘀斑或瘀点，脉涩或弦紧。

【配伍意义】①牛膝：活血通经，祛瘀止痛，引血下行。②桔梗配枳壳：一升一降，宽胸行气，桔梗并能载药上行。

【配伍特点】活血行气相伍，祛瘀养血同施，升降兼顾，气血同调。

方　歌　趣　记

桃红四物和四逆，再配桔梗与牛膝。

3. 复元活血汤【助理医师不考】

【组成】柴胡、酒大黄、天花粉、当归、酒桃仁、红花、甘草、穿山甲。

【功用】活血祛瘀，疏肝通络。

【主治】跌打损伤，瘀血阻滞证。胁肋瘀肿，痛不可忍。

4. 失笑散【助理医师不考】

【组成】五灵脂、炒蒲黄。

【功用】活血祛瘀，散结止痛。

【主治】瘀血疼痛证。心腹刺痛，或产后恶露不行，或月经不调，少腹急痛等。

5. 桂枝茯苓丸

【组成】桂枝、茯苓、桃仁、牡丹皮、芍药、白蜜。

【功用】活血化瘀，缓消癥块。

【主治】瘀阻胞宫证。妇人素有癥块，妊娠漏下不止，或胎动不安，血色紫黑晦暗，腹痛拒按，或经闭腹痛，或产后恶露不尽而腹痛拒按者，舌质紫暗或有瘀点，脉沉涩。

【配伍意义】通因通用。

桂枝茯苓桃丹芍。

6. 补阳还五汤

【组成】当归尾、地龙、川芎、桃仁、赤芍、红花、生黄芪。

【功用】补气活血通络。

【主治】中风之气虚血瘀证。半身不遂，口眼歪斜，语言謇涩，口角流涎，小便频数或遗尿失禁，舌暗淡，苔白，脉缓无力。

【配伍意义】芪:归 = 20:1：补气，气能行血。

【配伍特点】重在补气，佐以活血，气旺血行，补而不滞。

7. 温经汤

【组成】吴茱萸、桂枝、当归、芍药、川芎、麦冬、阿胶、牡丹皮、半夏、生姜、人参、甘草。

【功用】温经散寒，养血祛瘀。

【主治】冲任虚寒，瘀血阻滞证。漏下不止，或血色暗而有块，淋漓不畅，或月经超前或延后，或逾期不止，或一月再行，或经停不至，而见少腹里急，腹满，傍晚发热，手心烦热，唇口干燥。舌质暗红，脉细而涩。亦治妇人宫冷，久不受孕。

8. 生化汤

【组成】全当归、川芎、桃仁、炮姜、黄酒、炙甘草、童便。

【功用】养血祛瘀，温经止痛。

【主治】血虚寒凝，瘀血阻滞证。产后恶露不行，小腹冷痛。

归芎桃草酒炮姜。

第二节　止血剂

1. 十灰散【助理医师不考】

【组成】大蓟、牡丹皮、大黄、荷叶、小蓟、茅根、棕榈皮、栀子、侧柏叶、茜根、白藕汁、萝卜汁、京墨。

【功用】凉血止血。

【主治】血热妄行之上部出血证。呕血、吐血、咳血、嗽血、衄血等，血色鲜红，来势急暴，舌红，脉数。

大鸡蛋黄和小鸡毛，总值百钱。

2. 咳血方

【组成】海粉、青黛、诃子、瓜蒌仁、炒山栀子（蜜、姜汁）。

【功用】清肝宁肺,凉血止血。

【主治】肝火犯肺之咳血证。咳嗽痰稠带血,咯吐不爽,心烦易怒,胸胁作痛,咽干口苦,颊赤便秘,舌红苔黄,脉弦数。

【配伍特点】【助理医师不考】肝肺同治,主以清肝。

方 歌 趣 记

海带和瓜子。

3. 小蓟饮子

【组成】滑石、甘草、藕节、山栀子、当归、淡竹叶、生地黄、蒲黄、木通、小蓟。

【功用】凉血止血,利水通淋。

【主治】热结下焦之血淋、尿血。尿中带血,小便频数,赤涩热痛,舌红,脉数。

方 歌 趣 记

拾草节,侄子归,竹地扑通捉小鸡。

4. 槐花散【助理医师不考】

【组成】槐花、侧柏叶、荆芥穗、枳壳。

【功用】清肠止血,疏风行气。

【主治】风热湿毒,壅遏肠道,损伤血络便血证。肠风、脏毒,或便前出血,或便后出血,或粪中带血,以及痔疮出血,血色鲜红或晦暗,舌红苔黄,脉数。

5. 黄土汤

【组成】白术、炮附子、黄芩、阿胶、灶心土、干地黄、甘草。

【功用】温阳健脾,养血止血。

【主治】脾阳不足,脾不统血证。大便下血,先便后血,以及吐血、衄血、妇人崩漏,血色暗淡,四肢不温,面色萎黄,舌淡苔白,脉沉细无力。

方 歌 趣 记

嘱咐勤浇土地草。

小 结

黄土汤与归脾汤鉴别

方剂	相同点	不同点
黄土汤	治脾不统血之便血、崩漏	温阳健脾而摄血,适于脾阳不足、统摄无权之出血证
归脾汤		补气健脾与养心安神并重,适于气不摄血之出血证、心脾气血两虚之神志不宁证

第十五章 治风剂

细目	方剂
疏散外风剂	川芎茶调散、消风散、牵正散、大秦艽汤、小活络丹
平息内风剂	羚角钩藤汤、镇肝熄风汤、天麻钩藤饮、大定风珠

第一节 疏散外风剂

1. 川芎茶调散

【组成】川芎、清茶、荆芥、细辛、炙甘草、白芷、薄荷、防风、羌活。

【功用】疏风止痛。

【主治】外感风邪头痛。偏正头痛，或颠顶作痛，目眩鼻塞，或恶风发热，舌苔薄白，脉浮。

【配伍意义】①君：川芎——诸经头痛要药，尤少阳、厥阴经；②佐：羌活——太阳经；白芷——阳明经；细辛——少阴经；防风——疏风止痛。

【配伍特点】辛散疏风于上，诸经兼顾；佐入苦凉之品，寓降于升。

方 歌 趣 记

川芎茶精心炒制，不喝放枪。

2. 消风散

【组成】荆芥、防风、蝉蜕、牛蒡子、木通、苍术、苦参、石膏、知母、甘草、生地黄、当归、胡麻。

【功用】疏风除湿，清热养血。

【主治】风疹，湿疹。皮肤瘙痒，疹出色红，或遍身云片斑点，抓破后渗出津水，苔白或黄，脉浮数。

【配伍意义】①君：荆芥、防风、蝉蜕、牛蒡子；②佐：当归、胡麻仁、生地黄——补血活血，凉血息风止痒。

方 歌 趣 记

谨防馋牛通仓库，十亩草地归胡妈。

3. 牵正散

【组成】白附子、白僵蚕、全蝎、热酒。

【功用】祛风化痰，通络止痉。

【主治】风中头面经络。口眼歪斜，或面肌抽动，舌淡红，苔白。

方 歌 趣 记

牵正馋服全蝎酒。

4. 大秦艽汤【助理医师不考】

【组成】秦艽、防风、川羌活、独活、细辛、白芷、熟地黄、生地黄、白芍、当归、川芎、

方

135

黄芩、石膏、白术、茯苓、甘草。

【功用】疏风清热，养血活血。

【主治】风邪初中经络证。口眼㖞斜，舌强不能言语，手足不能运动，或恶寒发热，苔白或黄，脉浮数或弦细。

5. 小活络丹

【组成】川乌、草乌、地龙、没药、乳香、天南星（冷酒或荆芥汤送服）。

【功用】祛风除湿，化痰通络，活血止痛。

【主治】风寒湿痹。肢体筋脉疼痛，麻木拘挛，关节屈伸不利，疼痛游走不定，舌淡紫，苔白，脉沉弦或涩。亦治中风，手足不仁，日久不愈，经络中有湿痰瘀血，而见腰腿沉重或腿臂间作痛。

方 歌 趣 记

二乌龙没乳难。

第二节 平息内风剂

1. 羚角钩藤汤

【组成】淡竹叶、茯神木、京川贝、生白芍、菊花、羚角片、双钩藤、霜桑叶、生甘草、鲜生地黄。

【功用】凉肝息风，增液舒筋。

【主治】肝热生风证。高热不退，烦闷躁扰，手足抽搐，发为痉厥，甚则神昏，舌绛而干，或舌焦起刺，脉弦而数。

方 歌 趣 记

主妇背白菊，领狗上草地。

2. 镇肝熄风汤

【组成】怀牛膝、生赭石、生龙骨、生牡蛎、生龟甲、生白芍、玄参、天冬、川楝子、生麦芽、茵陈、甘草。

【功用】镇肝息风，滋阴潜阳。

【主治】类中风。头目眩晕，目胀耳鸣，脑部热痛，面色如醉，心中烦热；或时常噫气，或肢体渐觉不利，口眼渐形㖞斜，甚或眩晕颠仆，昏不知人，移时始醒，或醒后不能复元，脉弦长有力。

【配伍意义】①君：怀牛膝——引血下行，补益肝肾；②臣：代赭石——镇肝降逆，合牛膝以引气血下行；③佐：茵陈——利湿，降泄上逆的肝气。

【配伍特点】镇降下行，重在治标，滋潜清疏，以适肝性。

方 歌 趣 记

张氏镇肝熄风汤，龙牡龟牛治阳元；代赭天冬玄芍草，茵陈川楝麦芽裹。

3. 天麻钩藤饮☆

【组成】天麻、钩藤、生决明、栀子、黄芩、川牛膝、益母草、杜仲、桑寄生、夜交藤、朱茯神。

【功用】平肝息风，清热活血，补益肝肾。

【主治】肝阳偏亢，肝风上扰证。头痛，眩晕，失眠多梦，或口苦面红，舌红苔黄，脉弦数。

方歌趣记

天麻钩藤益母桑，栀芩清热决潜阳；杜仲牛膝益肾损，茯神夜交用之良。

4. 大定风珠【助理医师不考】

【组成】生鳖甲、生牡蛎、五味子、干地黄、生白芍、生龟甲、阿胶、麻仁、麦冬、炙甘草、鸡子黄。

【功用】滋阴息风。

【主治】阴虚风动证。温病后期，手足瘛疭，形瘦神倦，舌绛少苔，脉气虚弱，时时欲脱者。

【配伍特点】血肉有情之品与滋养潜镇之药合方，寓息风于滋养之中，共成"酸甘咸法"。

方歌趣记

贾母五弟要龟，阿妈买草鸡。

小结

镇肝熄风汤与天麻钩藤饮鉴别

方剂	相同点	不同点
镇肝熄风汤	平肝息风	镇潜降逆之力较强，兼能条达肝气，多用于肝阳上亢，肝风内动，气血逆乱之类中风证
天麻钩藤饮		镇潜平肝息风之力较缓，但兼有清热活血安神之效，适于肝阳偏亢，肝风上扰之眩晕、头痛

第十六章　治燥剂

细目	方剂
清宣外燥剂	杏苏散、清燥救肺汤、桑杏汤
滋阴润燥剂	麦门冬汤、玉液汤、增液汤、养阴清肺汤、百合固金汤

第一节　清宣外燥剂

1. 杏苏散

【组成】杏仁、紫苏叶、半夏、橘皮、茯苓、甘草、生姜、桔梗、枳壳、前胡、大枣。

【功用】轻宣凉燥，理肺化痰。

【主治】外感凉燥证。恶寒无汗，头微痛，咳嗽痰稀，鼻塞咽干，苔白，脉弦。

方歌趣记

杏苏散内夏陈前，枳桔苓草姜枣研。

2. 桑杏汤【助理医师不考】

【组成】桑叶、杏仁、沙参、栀皮、香豉、象贝、梨皮。

【功用】清宣温燥，润肺止咳。

【主治】外感温燥证。头痛，身热不甚，微恶风寒，口渴，咽干鼻燥，干咳无痰或痰少而黏，舌红，苔薄白而干，脉浮数而右脉大者。

方歌趣记

桑杏杀身，支持贝利。

3. 清燥救肺汤☆

【组成】霜桑叶、杏仁、煅石膏、枇杷叶、胡麻仁、阿胶、麦冬、人参、甘草。

【功用】清肺润燥，益气养阴。

【主治】温燥伤肺证。干咳无痰，气逆而喘，头痛身热，咽喉干燥，鼻燥，胸满胁痛，心烦口渴，舌干少苔，脉虚大而数。

【配伍意义】①君：桑叶——清透肺中燥热之邪；②臣：石膏——甘寒润肺滋燥，辛寒清泄肺热；麦冬——甘寒清热，养阴润肺；③石膏用量轻于桑叶，则不碍君药之轻宣；麦冬凉润，但用量不及桑叶之半，不碍君药外散。

方歌趣记

失业人胡麻仁，卖芭蕉炒杏仁。

第二节　滋阴润燥剂

1. 麦门冬汤

【组成】半夏、大枣、人参、麦冬、甘草、粳米。

【功用】滋养肺胃，降逆下气。

【主治】①虚热肺痿。咳嗽气喘，咽喉不利，咯痰不爽，或咳唾涎沫，口干咽燥，手足心热，舌红少苔，脉虚数；②胃阴不足证。气逆呕吐，口渴咽干，舌红少苔，脉虚数。

【配伍意义】①君：麦冬——滋养肺胃阴津，清肺胃虚热；②佐：配大枣——益脾胃"培土生金"，半夏——辛开苦降，降逆下气，制约滋补药壅滞；③麦冬:半夏 = 7:1。

【配伍特点】①培土生金；②大量甘润药少佐辛燥之品，润燥相宜，滋而不腻，燥不伤津。

方歌趣记

夏大人卖炒米。

2. 玉液汤

【组成】生黄芪、葛根、知母、鸡内金、五味子、天花粉、山药。

【功用】益气滋阴，固肾止渴。

【主治】消渴之气阴两虚证。口常干渴，饮水不解，小便频数量多，或小便浑浊，困倦气短，舌嫩红而干，脉虚细无力。

方歌趣记

七个母鸡喂天山。

3. 增液汤【助理医师不考】

【组成】玄参、麦冬、生地黄。

【功用】增液润燥。

【主治】阳明温病，津亏肠燥便秘证。大便秘结，口渴，舌干红，脉细数或沉而无力。

增液玄地冬。

4. 养阴清肺汤【助理医师不考】

【组成】大生地、麦门冬、生甘草、玄参、贝母、牡丹皮、薄荷、炒白芍。

【功用】养阴清肺，解毒利咽。

【主治】阴虚肺燥之白喉。喉间起白如腐，不易拭去，咽喉肿痛，初期或发热或不发热，鼻干唇燥，或咳或不咳，呼吸有声，似喘非喘，脉数无力或细数。

5. 百合固金汤☆

【组成】生地黄、熟地黄、麦冬、甘草、白芍、百合、玄参、桔梗、当归、贝母。

【功用】滋润肺肾，止咳化痰。

【主治】肺肾阴亏，虚火上炎证。咳嗽气喘，痰中带血，咽喉燥痛，头晕目眩，午后潮热，舌红少苔，脉细数。

弟弟卖草药，百元皆归母。

小　结

桑杏汤与桑菊饮鉴别【助理医师不考】

方剂	相同点	不同点
桑杏汤	治外感咳嗽	辛凉甘润，治外感温燥，津伤程度相对较甚者
桑菊饮		辛凉解表，疏散风热，治风温初起，津伤不甚者

第十七章　祛湿剂

细目	方剂
燥湿和胃剂	平胃散、藿香正气散
清热祛湿剂	茵陈蒿汤、三仁汤、八正散、甘露消毒丹、连朴饮、当归拈痛汤、二妙散
利水渗湿剂	五苓散、猪苓汤、防己黄芪汤
温化寒湿剂	苓桂术甘汤、真武汤、实脾散
祛湿化浊剂	完带汤、萆薢分清饮
祛风胜湿剂	羌活胜湿汤、独活寄生汤

第一节　燥湿和胃剂

1. 平胃散

【组成】厚朴、苍术、橘皮、炙甘草、生姜、大枣。

【功用】燥湿运脾，行气和胃。

【主治】湿滞脾胃证。脘腹胀满，不思饮食，口淡无味，恶心呕吐，嗳气吞酸，肢体沉重，怠惰嗜卧，常多自利，舌苔白腻而厚，脉缓。

方歌趣记

厚猪皮＋脾三味。

2. 藿香正气散 ☆

【组成】藿香、白芷、紫苏、厚朴、半夏曲、茯苓、白术、大腹皮、陈皮、桔梗、甘草、生姜、大枣。

【功用】解表化湿，理气和中。

【主治】外感风寒，内伤湿滞证。霍乱吐泻，恶寒发热，头痛，胸膈满闷，脘腹疼痛，舌苔白腻，脉浮或濡缓。山岚瘴疟等。

方歌趣记

藿香正气大腹苏，甘桔陈苓术朴俱；夏曲白芷加姜枣，感伤岚瘴并能祛。

第二节　清热祛湿剂

1. 茵陈蒿汤

【组成】茵陈蒿、栀子、大黄。

【功用】清热利湿退黄。

【主治】黄疸阳黄证。一身面目俱黄，黄色鲜明，发热，无汗或但头汗出，口渴欲饮，恶心呕吐，腹微满，小便短赤，大便不爽或秘结，舌红苔黄腻，脉沉数或滑数有力。

2. 三仁汤

【组成】杏仁、白蔻仁、生薏苡仁、厚朴、白通草、滑石、半夏、竹叶。

【功用】宣畅气机，清利湿热。

【主治】湿温初起及暑温夹湿之湿重于热证。头痛恶寒，身重疼痛，肢体倦怠，面色淡黄，胸闷不饥，午后身热，苔白不渴，脉弦细而濡。

【配伍特点】【助理医师不考】宣上、畅中、渗下，从三焦分消湿热病邪。

方歌趣记

三仁扑通滑下竹。

3. 甘露消毒丹【助理医师不考】

【组成】茵陈、石菖蒲、滑石、白蔻仁、连翘、射干、薄荷、川贝母、木通、藿香、黄芩。

【功用】利湿化浊，清热解毒。

【主治】湿温时疫，湿热并重证。发热倦怠，胸闷腹胀，肢酸咽痛，身目发黄，颐肿口渴，小便短赤，泄泻淋浊；舌苔白或厚腻或干黄，脉濡数或滑数。

方歌趣记

甘露消毒蔻藿香，茵陈滑石木通菖；芩翘贝母射干薄，湿热时疫是主方。

4. 八正散

【组成】大黄、山栀子、萹蓄、瞿麦、灯心草、车前子、木通、滑石、炙甘草。

【功用】清热泻火，利水通淋。

【主治】热淋。尿频尿急，溺时涩痛，淋沥不畅，尿色浑赤，甚则癃闭不通，小腹急满，口燥咽干，舌苔黄腻，脉滑数。

方歌趣记

黄山边区等车通滑草。

5. 连朴饮【助理医师不考】

【组成】黄连、制厚朴、焦栀子、香豉、制半夏、芦根、石菖蒲。

【功用】清热化湿，理气和中。

【主治】湿热霍乱。上吐下泻，胸脘痞闷，心烦躁扰，小便短赤，舌苔黄腻，脉濡数。

方歌趣记

廉颇只吃拌卤脯。

6. 当归拈痛汤【助理医师不考】

【组成】羌活、防风、升麻、葛根、白术、苍术、当归身、人参、甘草、苦参、黄芩、知母、茵陈、猪苓、泽泻。

【功用】利湿清热，疏风止痛。

【主治】湿热相搏，外受风邪证。遍身肢节烦痛，或肩背沉重，或脚气肿痛，脚膝生疮，舌苔白腻微黄，脉濡数。

7. 二妙散

【组成】黄柏、苍术、姜汁。

【功用】清热燥湿。

【主治】湿热下注证。筋骨疼痛，或两足痿软，或足膝红肿疼痛，或湿热带下，或下部湿疮、湿疹，小便短赤，舌苔黄腻者。

方歌趣记

二妙煮柏姜。

第三节 利水渗湿剂

1. 五苓散

【组成】猪苓、茯苓、泽泻、白术、桂枝。

【功用】利水渗湿，温阳化气。

【主治】①蓄水证。小便不利，头痛微热，烦渴欲饮，甚则水入即吐，舌苔白，脉浮。②痰饮。脐下动悸，吐涎沫而头眩，或短气而咳。③水湿内停证。水肿，泄泻，小便不利及霍乱吐泻等。

2. 猪苓汤

【组成】猪苓、茯苓、泽泻、滑石、阿胶。

【功用】利水渗湿，养阴清热。

【主治】水热互结伤阴证。小便不利，发热，口渴欲饮，或心烦不寐，或兼有咳嗽、呕恶、下利，舌红苔白或微黄，脉细数。又治热淋、血淋。

【配伍特点】【助理医师不考】利水渗湿为主，清热养阴为辅，利水而不伤阴，滋阴而不碍湿。

方 歌 趣 记

猪腹泻滑跤。

3. 防己黄芪汤【助理医师不考】

【组成】甘草、防己、黄芪、白术、大枣、生姜。

【功用】益气祛风，健脾利水。

【主治】表虚之风水或风湿证。汗出恶风，身重或肿，或肢节疼痛，小便不利，舌淡苔白，脉浮。

方 歌 趣 记

老房骑猪过大江。

第四节　温化寒湿剂

1. 苓桂术甘汤

【组成】【助理医师不考】茯苓、桂枝、白术、炙甘草。

【功用】温阳化饮，健脾利水。

【主治】中阳不足之痰饮。胸胁支满，目眩心悸，短气而咳，舌苔白滑，脉弦滑或沉紧。

2. 真武汤 ☆

【组成】芍药、茯苓、炮附子、白术、生姜。

【功用】温阳利水。

【主治】①阳虚水泛证。小便不利，四肢沉重疼痛，浮肿，腰以下为甚，畏寒肢冷，腹痛，下利，或咳，或呕，舌淡胖，苔白滑，脉沉细。②太阳病发汗太过，阳虚水泛证。汗出不解，其人仍发热，心下悸，头眩，身瞤动，振振欲擗地。

【配伍意义】①臣：茯苓——使水湿从小便而去；助白术健脾。②佐：生姜——助附子温阳散寒；助茯苓、白术宣散水湿；芍药——利小便以行水；柔肝缓急以止腹痛；敛阴舒筋以治筋肉瞤动；防止温燥药物伤耗阴津。

方 歌 趣 记

少林附珠江。

3. 实脾散 ☆【助理医师不考】

【组成】茯苓、大腹皮、大枣、白术、炙甘草、生姜、炮干姜、木瓜、草果仁、厚朴、木香、炮附子。

【功用】温阳健脾，行气利水。

【主治】脾肾阳虚，水气内停之阴水。身半以下肿甚，手足不温，口中不渴，胸腹胀满，大便溏薄，舌苔白腻，脉沉弦而迟者。

【配伍意义】辛热与淡渗合法，纳行气于温利之中，脾肾兼顾，主以实脾。

夫妇早煮草姜，生瓜果脯香槟。

第五节　祛湿化浊剂

1. 完带汤☆
【组成】白芍、柴胡、白术、苍术、山药、人参、车前子、荆芥穗、陈皮、甘草。

【功用】补脾疏肝，化湿止带。

【主治】脾虚肝郁，湿浊带下。带下色白，清稀如涕，面色㿠白，倦怠便溏，舌淡苔白，脉缓或濡弱。

【配伍特点】扶土抑木，补中寓散，升清除湿，肝脾同治，重在治脾。

完带汤中二术陈，车前甘草和人参；柴芍山药黑芥穗，化湿止带此方神。

2. 萆薢分清饮【助理医师不考】
【组成】乌药、益智仁、川萆薢、石菖蒲、盐。

【功用】温肾利湿，分清化浊。

【主治】下焦虚寒之膏淋、白浊。小便频数，浑浊不清，白如米泔，凝如膏糊，舌淡苔白，脉沉。

巫医比唱。

第六节　祛风胜湿剂

1. 羌活胜湿汤☆
【组成】羌活、独活、防风、川芎、蔓荆子、藁本、炙甘草。

【功用】祛风胜湿止痛。

【主治】风湿犯表之痹证。肩背痛不可回顾，头痛身重，或腰脊疼痛，难以转侧，苔白，脉浮。

羌活胜湿独防风，蔓荆藁本草川芎。

2. 独活寄生汤
【组成】独活、桑寄生、防风、细辛、秦艽、川芎、杜仲、牛膝、肉桂心、人参、茯苓、甘草、当归、芍药、干地黄。

【功用】祛风湿，止痹痛，益肝肾，补气血。

【主治】痹证日久，肝肾两虚，气血不足证。腰膝疼痛、痿软，肢节屈伸不利，或麻木不仁，畏寒喜温，心悸气短，舌淡苔白，脉细弱。

【配伍特点】邪正兼顾；治风先治血，血行风自灭。

方 歌 趣 记

独活寄生艽防辛，芎归地芍桂苓均；杜仲牛膝人参草，冷风顽痹屈能伸。

小　结

猪苓汤与五苓散鉴别

方剂	相同点	不同点
猪苓汤	利水渗湿	利水清热养阴，治里热阴虚，水湿停蓄之证
五苓散		温阳化气利水，治水湿内盛，膀胱气化不利之证

第十八章　祛痰剂

细目	方剂
燥湿化痰剂	二陈汤、温胆汤
清热化痰剂	清气化痰丸、小陷胸汤
温化寒痰剂	苓甘五味姜辛汤、三子养亲汤
润燥化痰剂	贝母瓜蒌散
化痰息风剂	半夏白术天麻汤

第一节　燥湿化痰剂

1. 二陈汤☆

【组成】半夏、茯苓、橘红、炙甘草、生姜、乌梅。

【功用】燥湿化痰，理气和中。

【主治】湿痰证。咳嗽痰多，色白易咯，恶心呕吐，胸膈痞闷，肢体困重，或头眩心悸，舌苔白滑或腻，脉滑。

【配伍意义】①生姜：制半夏之毒；助半夏化痰降逆，和胃止呕。②乌梅：收敛肺气，散中兼收，防其燥散伤正。

方 歌 趣 记

下令烘干姜梅。

2. 温胆汤

【组成】半夏、竹茹、炙甘草、枳实、茯苓、陈皮、生姜、大枣。

【功用】理气化痰，清胆和胃。

【主治】胆胃不和，痰热内扰证。胆怯易惊，头眩心悸，心烦不眠，多梦；或呕恶呃逆，眩晕，癫痫，苔白腻，脉弦滑。

夏竹草只服臣。

第二节 清热化痰剂

1. 清气化痰丸

【组成】陈皮、杏仁、制半夏、黄芩、瓜蒌仁、枳实、胆南星、茯苓、姜汁。

【功用】清热化痰，理气止咳。

【主治】痰热咳嗽。咳嗽气喘，咳痰黄稠，胸膈痞闷，甚则气急呕恶，烦躁不宁，舌质红，苔黄腻，脉滑数。

陈杏拌黄瓜实难服。

2. 小陷胸汤【助理医师不考】

【组成】黄连、半夏、瓜蒌实。

【功用】清热化痰，宽胸散结。

【主治】痰热互结之小结胸证。胸脘痞闷，按之则痛，或心胸闷痛，或咳痰黄稠，舌红苔黄腻，脉滑数。

第三节 润燥化痰剂

贝母瓜蒌散

【组成】橘红、天花粉、瓜蒌、桔梗、贝母、茯苓。

【功用】润肺清热，理气化痰。

【主治】燥痰咳嗽。咳嗽痰少，咯痰不爽，涩而难出，咽喉干燥，苔白而干。

红花楼姐被俘。

第四节 温化寒痰剂

1. 苓甘五味姜辛汤

【组成】茯苓、甘草、五味子、干姜、细辛。

【功用】温肺化饮。

【主治】寒饮咳嗽。咳嗽痰多，清稀色白，或喜唾涎沫，胸满不舒，舌苔白滑，脉弦滑。

2. 三子养亲汤【助理医师不考】

【组成】紫苏子、白芥子、莱菔子。

【功用】温肺化痰，降气消食。

【主治】痰壅气逆食滞证。咳嗽喘逆，痰多胸痞，食少难消，舌苔白腻，脉滑。

第五节　化痰息风剂

半夏白术天麻汤☆

【组成】半夏、白术、天麻、茯苓、橘红、甘草、生姜、大枣。

【功用】化痰息风,健脾祛湿。

【主治】风痰上扰证。眩晕,头痛,胸膈痞闷,恶心呕吐,舌苔白腻,脉弦滑。

方 歌 趣 记

半夏白术天麻汤,苓草橘红枣生姜。

第十九章　消食剂

细目	方剂
消食化滞剂	保和丸、枳实导滞丸
健脾消食剂	健脾丸

第一节　消食化滞剂

1. 保和丸☆

【组成】山楂、神曲、半夏、茯苓、陈皮、连翘、莱菔子。

【功用】消食化滞,理气和胃。

【主治】食积证。脘腹痞满胀痛,嗳腐吞酸,恶食呕逆,或大便泄泻,舌苔厚腻,脉滑。

方 歌 趣 记

神父下山敲沉锣。

2. 枳实导滞丸【助理医师不考】

【组成】神曲、茯苓、泽泻、枳实、黄芩、黄连、大黄、白术。

【功用】消食导滞,清热祛湿。

【主治】湿热食积证。脘腹胀痛,下痢泄泻,或大便秘结,小便短赤,舌苔黄腻,脉沉有力。

方 歌 趣 记

神灵宰只三黄猪。

第二节　健脾消食剂

健脾丸☆

【组成】炒麦芽、神曲、山楂、人参、茯苓、白术、甘草、山药、陈皮、木香、酒炒黄连、砂仁、肉豆蔻。

【功用】健脾和胃,消食止泻。

【主治】脾虚食积证。食少难消，脘腹痞闷，大便溏薄，倦怠乏力，苔腻微黄，脉虚弱。

【配伍特点】消补兼施，补重于消，补而不滞。

方歌趣记

三仙四君要陈香莲杀寇。

第二十章　驱虫剂

乌梅丸☆

【组成】当归、黄连、蜀椒、黄柏、干姜、细辛、乌梅、桂枝、炮附子、人参。

【功用】温脏安蛔。

【主治】蛔厥证。脘腹阵痛，烦闷呕吐，时发时止，得食则吐，甚则吐蛔，手足厥冷，或久泻久痢。

【配伍意义】得酸则静，得辛则伏，得苦则下。

【配伍特点】【助理医师不考】酸苦辛并进，使蛔虫静伏而下；寒热佐甘温，则和肠胃扶正。

方歌趣记

鬼脸蜀百将，细眉贵妇人。

第二十一章　治痈疡剂

细目	方剂
散结消痈剂	大黄牡丹汤、仙方活命饮、苇茎汤、阳和汤

1. 大黄牡丹汤☆

【组成】大黄、牡丹皮、芒硝、桃仁、冬瓜仁。

【功用】泻热破瘀，散结消肿。

【主治】肠痈初起之湿热瘀滞证。右少腹疼痛拒按，按之其痛如淋，甚则局部肿痞，或右足屈而不伸，伸则痛剧，小便自调，或时时发热，自汗恶寒，舌苔薄腻而黄，脉滑数。

方歌趣记

大黄、牡丹两盲人。

2. 苇茎汤【助理医师不考】

【组成】苇茎、冬瓜瓣、桃仁、薏苡仁。

【功用】清肺化痰，逐瘀排脓。

【主治】肺痈之热毒壅滞，痰瘀互结证。身有微热，咳嗽痰多，甚则咳吐腥臭脓血，胸中隐隐作痛，舌红苔黄腻，脉滑数。

3. 仙方活命饮

【组成】金银花、白芷、贝母、防风、赤芍、当归、甘草、皂角刺、穿山甲、天花粉、乳香、没药、陈皮、酒。

【功用】清热解毒，消肿溃坚，活血止痛。

【主治】痈疡肿毒初起。局部红肿焮痛，或身热凛寒，苔薄白或黄，脉数有力。

【配伍意义】①"疮疡之圣药，外科之首方"；②"脓未成者即消，已成者即溃"。

【配伍特点】【助理医师不考】消清并举。

4. 阳和汤☆【助理医师不考】

【组成】麻黄、熟地黄、炮姜炭、生甘草、鹿角胶、肉桂、白芥子。

【功用】温阳补血，散寒通滞。

【主治】阴疽。如贴骨疽、脱疽、流注、痰核、鹤膝风等，患处漫肿无头，皮色不变，酸痛无热，口中不渴，舌淡苔白，脉沉细或迟细。

方 歌 趣 记

皇帝将生贵娇子。

常考药物用量比例总结☆

比例	方剂	药物
1:1	桂枝汤	桂枝:芍药
2:1	麻杏石甘汤	石膏:麻黄
	小建中汤	芍药:桂枝
	竹叶石膏汤	麦冬:半夏
3:1	旋覆代赭汤	旋覆花:代赭石
4:1	大黄牡丹汤	大黄:牡丹皮
5:1	当归补血汤	黄芪:当归
6:1	左金丸	黄连:吴茱萸
	六一散	滑石:甘草
7:1	麦门冬汤	麦冬:半夏
8:1	肾气丸	干地黄:附子

气血关系常考方剂总结☆

1. 补气生血：当归补血汤。

2. 补气行血：补阳还五汤。

3. 调气和血：芍药汤、真人养脏汤。

4. 益气摄血：固冲汤。

五行生克常考方剂总结☆

1. 金水相生：百合固金汤（百合＋生、熟地黄）。

2. 滋水涵木：一贯煎（生地黄）。

3. 培土生金：泻白散（炙甘草、粳米）、参苓白术散（四君子）、麦门冬汤（粳米、大枣）。

热象鉴别常考方剂总结☆

1. 身热夜甚：清营汤。

2. 壮热烦渴：白虎汤。

3. 皮肤蒸热：泻白散。

4. 往来寒热：小柴胡汤。

5. 日晡潮热：大陷胸汤/白虎汤。

中医经典

中医经典各科【助理医师不考】

第一章　内经

一、素问·上古天真论

1. 原文

（1）上古之人，其知道者，法于阴阳，和于术数，食饮有节，起居有常，不妄作劳，故能形与神俱，而尽终其天年，度百岁乃去。今时之人不然也，以酒为浆，以妄为常，醉以入房，以欲竭其精，以耗散其真，不知持满，不时御神，务快其心，逆于生乐，起居无节，故半百而衰也。

（2）夫上古圣人之教下也，皆谓之虚邪贼风，避之有时，恬淡虚无，真气从之，精神内守，病安从来。是以志闲而少欲，心安而不惧，形劳而不倦，气从以顺，各从其欲，皆得所愿。故美其食，任其服，乐其俗，高下不相慕，其民故曰朴。是以嗜欲不能劳其目，淫邪不能惑其心，愚智贤不肖不惧于物，故合于道。所以能年皆度百岁而动作不衰者，以其德全不危也。

2. 养生的原则和方法

（1）原则：①顺应外界四时气候的阴阳变化规律。②养成良好的生活习惯和作息规律。

（2）方法："法于阴阳，和于术数。食饮有节，起居有常，不妄作劳。故能形与神俱，而尽终其天年，度百岁乃去。"

3. 失于调摄　是引起人体早衰的根本原因。

4. 形神统一　医学健康观。

二、素问·四气调神大论

1. 原文

（1）圣人不治已病，治未病，不治已乱，治未乱，此之谓也。

（2）夫四时阴阳者，万物之根本也。所以圣人春夏养阳，秋冬养阴，以从其根，故与万物沉浮于生长之门。逆其根，则伐其本，坏其真矣。

2. "治未病"养生防病原则　未病先防，已病防变。

3. "春夏养阳，秋冬养阴"的原则　春夏养阳，即养生、养长。秋冬养阴，即养收、养藏。

（1）春夏之时，阳胜于外而虚于内；秋冬之时，阴盛于外而虚于内（张志聪）。

（2）升降浮沉则顺之，寒热温凉则逆之（顺应四时用药）（李时珍）。

4. 整体观　四时五脏阴阳。

三、素问·阴阳应象大论

1. 临床诊治的基本原则　治病必求于本（阴阳）。

2. 药食气味厚薄的阴阳属性☆

气味	薄厚	阴阳	作用	代表药
味	厚	阴中之阴	泻下	大黄、芒硝
	薄	阴中之阳	通利	木通、泽泻
气	厚	阳中之阳	助阳发热	附子、干姜
	薄	阳中之阴	发汗解表	麻黄、桂枝

【拓展】壮火的药食气味为纯阳，是人体内亢盛的阳气；少火的药食气味为温和，是人体内正常的阳气。

3. 临床诊治疾病的纲领　阴阳。

（1）诊：先别阴阳。

（2）权衡规矩：四时正常的脉象，即春脉弦如规，夏脉洪如矩，秋脉浮如衡，冬脉沉如权。

4. 因势利导治疗原则☆

病情	原文		治法
虚证（因其衰而彰之）	形不足者，温之以气		补益
	精不足者，补之以味		
	气虚宜掣引之		
实证（其实者散而泻之）	因其轻而扬之	其高者，因而越之	宣散
		其有邪者，渍形以为汗	
		其在皮者，汗而发之	
	因其重而减之	其下者，引而竭之	攻泻
		中满者，泻之于内	
		血实宜决之	
		其慓悍者，按而收之	

【拓展】调整阴阳：从阴引阳，从阳引阴；阳病治阴，阴病治阳。

四、素问·经脉别论

1. 发病

（1）原文：①勇者气行则已，怯者则着而为病也。②生病起于过用。

（2）体质与发病：体质好，不易病（勇）；体质差，易病（怯）。

（3）生病起于过用：超越常度。泛指六淫、七情、劳逸、饮食等太过。

2. 饮食传输

（1）食气入胃，散精于肝，淫气于筋。

（2）食气入胃，浊气（水谷精微中稠厚的部分）归心，淫精于脉。脉气流经，经气归于肺，肺朝百脉，输精于皮毛。

（3）毛脉合精（气血相合），行气于府。府精神明，留于四脏。气归于权衡。权衡以平，气口成寸，以决死生。

（4）饮入于胃，游溢精气，上输于脾。脾气散精，上归于肺，通调水道，下输膀胱。

(5) 水精四布, 五经并行, 合于四时五脏阴阳, 揆度以为常也。

五、素问·太阴阳明论

1. 原文

(1) 岐伯曰: 四支皆禀气于胃而不得至经, 必因于脾乃得禀也。今脾病不能为胃行其津液, 四支不得禀水谷气, 气日以衰, 脉道不利, 筋骨肌肉, 皆无气以生, 故不用焉。

(2) 脾者土也, 治中央, 常以四时长四脏, 各十八日寄治, 不得独主于时也。

2. "脾病而四肢不用"的机理
脾主运化, 输布水谷精微至四肢, 若脾病运化失司, 则四肢失于充养, 日久痿而不用。

3. "脾不主时"的观点

(1) 脾土之气主四季之末十八日, 不单独主一个时令 (72 天)。

(2) 脾主长夏。

六、灵枢·本神

1. 认知思维形成过程

(1) 原文: 所以任 (担任、主管) 物者谓之心, 心有所忆谓之意, 意之所存 (积累) 谓之志, 因志而存变 (反复思量) 谓之思, 因思而远慕谓之虑, 因虑而处物谓之智。

(2) 过程: 意念 (意) →认识 (志) →思维活动 (思) →多方论证和推理的思维过程 (虑) →正确的判断处理 (智)。

2. 精神魂魄, 并存并用
故生之来谓之精, 两精相搏谓之神, 随神往来者谓之魂 (非本能), 并精而出入者谓之魄 (本能)。

七、素问·生气通天论

1. 阴阳互根互制 ☆
阴者藏精而起亟也 (阴精在内, 不断地给予阳气之所需, 说明阴为阳之基), 阳者卫外而为固也 (阳气为阴精固密于外, 说明阳为阴之用)。

2. 阳气对于人体生命活动的重要性
阳气者, 若天与日, 失其所, 则折寿而不彰 (人的生命夭折而不彰著于世), 故天运 (自然万物的运动) 当以日光明。是故阳因而上, 卫外者也 (人体的阳气, 犹如天上的太阳向上向外布散, 起着护卫肌表、抵抗外邪的作用)。

3. 阳气的温养作用
阳气者, 精则养神, 柔则养筋 (阳气养神则人精明聪慧; 养筋则筋脉柔和, 屈伸自如)。

4. 阳气与阴精的关系
凡阴阳之要, 阳密乃固 (阳气致密于外, 阴精才能固守于内)。两者不和, 若春无秋, 若冬无夏, 因而和之, 是谓圣度。故阳强不能密, 阴气乃绝 (阳气过亢, 浮散失密, 不能发挥其正常的卫外、固护阴精的作用, 使阴精外泄或者耗伤, 以至尽竭); 阴平阳秘, 精神乃治 (人身阴阳平和协调, 是精与神化生的基础, 也是健康的保证, 否则阳气烦劳则张, 阴气躁则消亡); 阴阳离决, 精气乃绝。

八、素问·举痛论

1. 九气为病的病机特点
余知百病生于气也。怒则气上, 喜则气缓, 悲则气消, 恐则气下, 寒则气收, 炅则气泄, 惊则气乱, 劳则气耗, 思则气结。

2. "五脏卒痛"的病因病机
岐伯对曰: 经脉流行不止, 环周不休。寒气入经而稽迟, 泣而不行, 客于脉外则血少, 客于脉中则气不通, 故卒然而痛。

九、素问·至真要大论

1. 病机十九条 ☆

(1) 五脏: 诸风掉眩, 皆属于肝。诸寒收引, 皆属于肾。诸气膹郁, 皆属于肺。诸湿肿满, 皆属于脾。诸痛痒疮, 皆属于心。

（2）上下：诸痿喘呕（肺胃），皆属于上。诸厥固泄（肾），皆属于下。

（3）风寒湿：诸暴强直，皆属于风。诸病水液，澄澈清冷，皆属于寒。诸痉项强，皆属于湿。

（4）火：诸热瞀瘛，皆属于火。诸逆冲上，皆属于火。诸躁狂越，皆属于火。诸禁鼓栗，如丧神守，皆属于火。诸病胕肿，疼酸惊骇，皆属于火。

（5）热：诸胀腹大，皆属于热（湿热）。诸病有声，鼓之如鼓，皆属于热。诸转反戾，水液浑浊，皆属于热。诸呕吐酸，暴注下迫，皆属于热。

2. 正治法与反治法

（1）原文：必伏其所主，而先其所因，其始则同，其终则异。

（2）应用☆

治法	解释	举例
正治法（逆治法）	逆疾病征象而治的方法	寒者热之、坚者削之、结者散之、急者缓之、散者收之、损者温之等
反治法（从治法）	顺从疾病假象而治的方法	热因热用、寒因寒用、塞因塞用、通因通用等

十、灵枢·百病始生

1. 原文 此必因虚邪之风，与其身形，两虚相得，乃客其形，两实相逢，众人肉坚。

2. 外感病发病的机理

（1）人体正气强弱是疾病发生与否的关键。

（2）疾病的发生为人体正气虚弱（决定性因素）与外有邪气侵袭共同作用。

十一、素问·热论

1. 原文 治之各通其脏脉，病日衰已矣。其未满三日者，可汗而已；其满三日者，可泄而已。

2. 外感热病治则

（1）未满三日为邪在表，可汗。

（2）其满三日为邪已入里，可泄。

3. 热病的概念与命名 岐伯对曰：巨阳者，诸阳之属（聚会）也，其脉连于风府，故为诸阳主气也。人之伤于寒也，则为病热，热虽甚不死；其两感（表里两经同时受邪发病）于寒而病者，必不免于死。

十二、素问·评热病论

1. 原文

（1）劳风法在肺下，其为病也，使人强上冥视，唾出若涕，恶风而振寒，此为劳风之病。

（2）以救俯仰。巨阳引精者三日，中年者五日，不精者七日。咳出青黄涕，其状如脓，大如弹丸，从口中若鼻中出，不出则伤肺，伤肺则死也。

（3）黄帝问曰：有病温者，汗出辄复热而脉躁疾（脉象躁乱迅疾），不为汗衰，狂言不能食，病名为何？岐伯对曰：病名阴阳交（阳邪入于阴分而交结不解，邪盛正衰的一种危重证候），交者，死也。

（4）人所以汗出者，皆生于谷，谷生于精。今邪气交争于骨肉而得汗者，是邪却而精胜也。精胜，则当能食而不复热。复热者，邪气也，汗者，精气也，今汗出而辄复热者，是邪胜也，不能食者，精无俾（精气得不到补益充养）也，病而留者，其寿可立而倾也。

2. 劳风病的诊断

（1）病位：肺下。

（2）症状：强上冥视，唾出若涕，恶风而振寒。

3. 劳风病的治疗

（1）以救俛仰：恢复肺的宣发肃降（利肺气、散邪气）。

（2）巨阳引：针刺足太阳膀胱经的穴位以引动经气。

4. 阴阳交的基本病机 阴精不足，邪热充盛。

5. 阴阳交的主要症状 发热、汗出复热、脉躁疾、狂言不能食等。

十三、素问·咳论

1. 咳嗽的病因病机

（1）原文：黄帝问曰：肺之令人咳，何也？岐伯对曰：五脏六腑皆令人咳，非独肺也。帝曰：愿闻其状。岐伯曰：皮毛者，肺之合也，皮毛先受邪气，邪气以从其合也。其寒饮食入胃，从肺脉上至于肺，则肺寒，肺寒则外内合邪，因而客之，则为肺咳。

（2）总病机：五脏六腑皆令人咳。

（3）肺咳：外有风寒所伤，内有寒饮停聚。

2. 咳嗽与季节的关系

原文：五脏各以其时受病，非其时，各传以与之。人与天地相参，故五脏各以治时，感于寒则受病，微则为咳，甚者为泄为痛。乘秋则肺先受邪，乘春则肝先受之，乘夏则心先受之，乘至阴则脾先受之，乘冬则肾先受之。

十四、素问·痹论

1. 五脏痹、肠痹和胞痹的症状、特点 ☆

分类	特点
肺痹	烦满，喘而呕
心痹	心下鼓（心悸）、暴上气而喘、嗌干（咽干）、善噫（嗳气），厥气上则恐
肝痹	夜卧则惊，多饮，小便数，上为引如怀（腹部胀大如怀孕）
肾痹	善胀，尻以代踵，脊以代头（病位在骨）
脾痹	四肢解堕，发咳、呕汁，上为大（通"痞"）塞
肠痹	数饮而出不得，中气喘争（腹中有气攻冲，而致肠鸣），时发飧泄
胞痹	少腹膀胱按之内痛，若沃以汤（如用热水浇灌），涩于小便，上为清涕

2. 痹的外因及分类

（1）原文：黄帝问曰：痹之安生？岐伯对曰：风寒湿三气杂至合而为痹也。其风气胜者为行痹，寒气胜者为痛痹，湿气胜者为着痹也。

（2）外因：风寒湿三气杂至。

（3）分类：按邪气性质、偏胜的不同可分为三类。风善行而数变：其致痹者，痛无定处，称为行痹；寒性收引凝滞，其致痹者疼痛剧烈，称为痛痹；湿性重浊黏滞，其致痹者症见肢体沉重，或皮肤顽麻不仁，故称为着痹。

十五、素问·痿论

1. 原文 阳明者，五脏六腑之海，主润宗筋，宗筋主束骨而利机关也。冲脉者，经脉之海也，主渗灌溪谷，与阳明合于宗筋，阴阳揔（同"总"）宗筋之会，会于气街，而阳明为之长，皆属于带脉，而络于督脉。故阳明虚则宗筋纵，带脉不引，故足痿不用也。

2. 痿证治则 治痿独取阳明。

3. "独取阳明"的道理

（1）痿证的主要病机为五脏气热导致津液气血亏少，以致筋脉痿废不用；而足阳明胃经是五脏六腑之海,气血生化之源,若要筋骨皮肉恢复其正常的功能,就必须有充足的气血营养,所以从阳明调治。

(2)人身阴阳诸经及冲脉皆会合于足阳明经之气街穴,并连属于带脉,故阳明为"十二经之长";如果阳明虚则宗筋弛纵,带脉不能收引,故足痿不用,所以治疗阳明经,则阴阳诸经皆得以调治。

(3)阳明"主润宗筋,宗筋主束骨而利机关",阳明气血充盛,诸筋得以濡养,则关节滑利,运动自如;若阳明虚,则宗筋不能束骨而滑利关节,发生肢体痿废不用的痿证。

4. 痿证的病机 黄帝问曰:五脏使人痿,何也?岐伯对曰:肺主身之皮毛,心主身之血脉,肝主身之筋膜,脾主身之肌肉,肾主身之骨髓。故肺热叶焦(指肺叶受邪热灼伤,肺之津液受损的病理状态),则皮毛虚弱,急薄着则生痿躄(统指四肢痿废不能用)也。心气热,则下脉厥而上,上则下脉虚,虚则生脉痿,枢折挈(形容关节如同枢轴之折断不能活动,不能提举物品),胫纵(足胫弛纵而不能行走)而不任地也。肝气热,则胆泄口苦,筋膜干,筋膜干则筋急而挛,发为筋痿。脾气热,则胃干而渴,肌肉不仁,发为肉痿。肾气热,则腰脊不举,骨枯而髓减,发为骨痿。

十六、素问·异法方宜论

1. 原文 黄帝问曰:医之治病也,一病而治各不同,皆愈,何也?岐伯对曰:地势使然也。

2. 思想 不同地域疾病治法各不同,体现了"因地制宜"的治疗思想。

十七、素问·汤液醪醴论

1. 原文

(1)帝曰:形弊血尽而功不立者何?岐伯曰:神不使也。

(2)平治于权衡,去菀陈莝,微动四极,温衣,缪刺其处,以复其形。开鬼门,洁净府,精以时服,五阳以布,疏涤五脏。

2. 神不使 神机丧失,针药难以发挥作用,强调神气是治疗能否取效的关键。

3. 水肿的治则治法

(1)治则:"平治于权衡""去菀陈莝"(平调阴阳,祛除水邪瘀血)。

(2)具体治法:①开鬼门、洁净府(发汗、利小便之法)。②缪刺其处用(针刺之法使经络疏通)。③微动四极(轻微活动四肢,以疏通气血,振奋阳气)。④温衣(添衣保暖,保护阳气,有利于消散水饮之邪)。

十八、素问·标本病传论

1. 原文 小大不利治其标,小大利治其本。

2. 思想 凡病见大小便不通利者,当先治其标,即先通利大小便;大小便通利者,则可以治其本。体现了"急则治标,缓则治本"的治疗原则。

十九、灵枢·决气

1. 六气的生成及作用 ☆

六气	作用
精	两神相搏,合而成形,常先身生,是谓精
气	上焦开发,宣五谷味,熏肤、充身、泽毛、若雾露之溉
津	腠理发泄,汗出溱溱
液	谷入气满,淖泽注于骨,骨属屈伸,泄泽补益脑髓,皮肤润泽

六气	作用
血	中焦受气取汁，变化而赤
脉	壅遏营气，令无所避

2. 六气耗脱的证候特点☆

耗脱之气	证候特点
精脱	耳聋
气脱	目不明
津脱	腠理开，汗大泄
液脱	骨属屈伸不利，色夭、脑髓消、胫酸、耳数鸣
血脱	色白，夭然不泽，其脉空虚

第二章 伤寒论

一、辨太阳病脉证并治

（一）提纲

1. 原文 太阳之为病，脉浮，头项强痛而恶寒。

2. "太阳" 的含义 巨阳，是阳气隆盛之意，其经脉走行最长，其气布于周身，故谓之太阳。

3. 太阳经证的性质 表证。

4. 仅有恶寒，无发热 卫阳奋起抗邪，正邪相争才有发热。恶寒的症状起病即有，而发热往往出现较迟。因此《伤寒论》未将发热列为太阳病的提纲，正是为了突出太阳病初起之时的症状。

5. 有一分恶寒，就有一分表证 必须建立在太阳病的前提下。

（二）太阳中风证（表虚证） 桂枝汤

1. 原文 太阳中风，阳浮而阴弱，阳浮者，热自发；阴弱者，汗自出，啬啬恶寒，淅淅恶风，翕翕发热，鼻鸣干呕者，桂枝汤主之。

2. 阳浮而阴弱的含义

（1）脉象：脉轻取为阳，沉取为阴。轻取见浮脉，示卫气浮盛于表，与邪抗争；沉取见弱脉，意为营阴不足。

（2）病机：卫强营弱。

3. 桂枝汤证不等于中风表虚证 除可用于治疗中风表虚证外，还可以用来治疗杂病中常自汗出，或时发热自汗出。

4. 桂枝汤的用药特点 桂枝与芍药用量相等（1:1），发汗之中寓敛营，调和营卫。

5. 桂枝汤的煎服法

（1）药后啜粥：助汗。

（2）温覆微汗：微汗祛邪。

（3）中病即止。

（4）不效继进：服后不出汗，服二剂。

（5）忌食生冷油腻。

6. 营卫不和汗出与气虚汗出的鉴别 ☆

分类	病因	方剂
营卫不和汗出	营卫不和,卫气不固,开合失常	桂枝汤
气虚汗出	卫气虚而肌表不固	玉屏风散

7. 桂枝汤证的辨治要点

桂枝汤证	要点
症	恶风寒,发热汗出,头项强痛,鼻塞或干呕,脉浮缓
理	营卫不和,卫强营弱
法	解肌祛风,调和营卫
药	①桂枝解肌祛风,芍药敛阴和营,两者调和营卫。②生姜辛散止呕,大枣甘平补中。③炙甘草配桂枝辛甘化阳,配芍药酸甘化阴,调和诸药

(三) 协热下利 葛根黄芩黄连汤

1. 原文 太阳病,桂枝证,医反下之,利遂不止,脉促者,表未解也;喘而汗出者,葛根黄芩黄连汤主之。

2. 利遂不止 误用攻下,引邪入里迫大肠。

3. 脉促 正气抗邪。

4. 喘而汗出 大肠之热上蒸于肺,迫津外泄。

5. 三表七里证 本证邪陷于里十之七,邪留在表十之三。

6. 葛根黄芩黄连汤证与葛根汤证的鉴别

(1) 葛根芩连汤证的病机为里热,特点为热利。

(2) 葛根汤证的病机为表寒,特点为寒利。

7. 葛根黄芩黄连汤证的辨治要点

葛根黄芩黄连汤证	要点
症	身热不恶寒或微恶寒,下利臭秽,灼肛,心烦口渴,喘而汗出,尿赤苔黄
理	太阳邪热内迫阳明下利
法	轻清解肌,清肠止利
药	①葛根生津止利,辛凉透表。②黄芩、黄连苦寒清热,坚阴止利。③炙甘草甘缓和中,调和诸药

(四) 太阳伤寒证 麻黄汤

1. 原文 太阳病,头痛发热,身疼腰痛,骨节疼痛,恶风无汗而喘者,麻黄汤主之。

2. 无汗而喘

(1) 病机:风寒外束,皮毛敛缩闭塞,故无汗出。肺合皮毛,皮毛闭塞,肺气不宣,则肃降失权,上逆故喘。

(2) 治疗:解表发汗。

3. 卫遏营郁 伤寒表实证以外感风寒为病,以寒邪为主,寒主收引凝敛,遏阻卫阳,闭郁营阴,致身疼痛,无汗出。

4. 浮数脉也可用麻黄汤 麻黄汤功效为发汗解表,宣肺平喘,适用于表寒实证。临证时,应知常达变,主脉是浮紧,若病人发热,可因体温升高则出现浮数之脉,或仅见浮脉,均可用麻黄汤治疗。

5. 麻黄汤中杏仁的作用 降气平喘，合麻黄有利于恢复肺的宣降功能。

6. 麻黄汤的辨治要点

麻黄汤证	要点
症	恶寒发热，头项强痛，骨节疼痛，呕逆，喘咳，无汗，口不渴
理	风寒外束，卫闭营郁
法	峻汗解表，宣肺平喘
药	①麻、桂相伍，发卫气之闭以开腠理，透营分之郁以畅营阴，则发汗解表之功较强，为发汗之峻剂。②麻、杏相配，宣降相因。③炙甘草甘缓和中，调和诸药

（五）外感风寒，内兼水饮证 **小青龙汤**

1. 原文 伤寒表不解，心下有水气，干呕，发热而咳，或渴，或利，或噎，或小便不利、少腹满，或喘者，小青龙汤主之。

2. 小青龙汤证的审证要点 咳吐白稀痰（寒痰）。

3. "渴"的机理

（1）不渴：心下有水气（饮），表明津液未有损伤。

（2）或渴："废水"阻滞"好水"上润（饮阻气机，津不化气，不为人体所用，其渴喜热饮且不多饮）。

（3）服汤已，渴者：在温燥药物的作用下，水饮初化，津液一时性匮乏，可出现短暂的口渴现象，是邪气欲解之兆。

4. 小青龙汤证与大青龙汤证的鉴别☆

方证	病机	主症	中药
小青龙汤证	表寒里饮	咳	干姜、细辛
大青龙汤证	表寒里热	烦	石膏

5. 加减

（1）渴者：去半夏加花粉以避燥、生津。

（2）微利者：去麻黄加芫花以下其水气。

（3）噎者：去麻黄加附子以温阳散寒。

（4）小便不利，少腹满者：去麻黄加茯苓以淡渗利水。

（5）喘者：去麻黄加杏仁以宣降肺气。

6. 太阳病的喘证鉴别☆

方证	症状	太阳病分类
麻黄汤证	无汗，喘	太阳伤寒
小青龙汤证	无汗，咳喘，白稀痰	太阳伤寒和水饮
桂枝加厚朴杏子汤证	汗，喘咳	太阳中风，误下
葛根芩连汤证	汗，喘，下利臭秽，灼肛	大肠热，上蒸于肺
麻杏石甘汤证	汗，喘，黄稠痰	邪热壅肺

7. 小青龙汤证的辨治要点

小青龙汤证	要点
症	发热恶寒，无汗，呕恶，咳喘，痰白清稀，少腹满，或渴，或利，或噎，或小便不利

小青龙汤证	要点
理	风寒外束，水饮内停
法	解表化饮
药	①麻黄发汗、平喘、利水。②桂枝解表、通阳、散寒。③细辛、干姜散寒化饮。④五味子敛肺止咳，且能防麻黄、细辛、干姜辛散太过。⑤半夏化痰降逆止呕。⑥炙甘草甘缓和中，调和诸药

（六）邪热壅肺而作喘　麻黄杏仁甘草石膏汤

1. 原文　发汗后，不可更行桂枝汤，汗出而喘，无大热者，可与麻黄杏仁甘草石膏汤。

2. "不可更行桂枝汤"的意义　太阳病发汗、吐下后，若表证仍在，仍可与桂枝汤解外，原文中当有"表证仍在""可更发汗""当需解外"等文字，提示病仍在表。

3. 麻黄杏仁甘草石膏汤证的辨治要点

麻黄杏仁甘草石膏汤证	要点
症	汗出而喘，身热或高或低而不恶寒，尚有口渴、苔黄、脉数等
理	邪热壅肺
法	清宣肺热，降气平喘
药	①麻黄辛温宣肺定喘。②石膏辛寒直清里热。③杏仁宣肺降气而治咳喘。④甘草和中缓急，调和诸药

（七）汗多伤及心阳而见心悸　桂枝甘草汤

1. 原文　发汗过多，其人叉手自冒心，心下悸，欲得按者，桂枝甘草汤主之。

2. "心下悸"的含义　心属火而为阳脏，汗乃心之液，为阳气所化生。今"发汗过多"，则心阳随汗外泄，以致心阳虚损。心阳虚则心脏无所主持，故悸动不安，虚则喜实，内不足者求助于外，故双手交叉按压心胸部位，如此则心悸稍减。

3. 桂枝甘草汤的煎服法及意义　本方"二味，以水三升，煮取一升，去滓，顿服"，即浓煎顿服，意在使药物快速取效。

4. 辛甘化阳的含义　辛甘化阳指的是辛味药和甘味药配合使用，以扶助阳气的一种治疗方法。

5. 桂枝甘草汤证的辨治要点

桂枝甘草汤证	要点
症	心悸，喜按
理	心阳不足，心失所养
法	温通心阳
药	①桂枝辛甘性温，入心助阳。②炙甘草甘温，补中益气

（八）心脾两虚水气上逆　茯苓桂枝白术甘草汤

1. 原文　伤寒若吐、若下后，心下逆满，气上冲胸，起则头眩，脉沉紧，发汗则动经，身为振振摇者，茯苓桂枝白术甘草汤主之。

2. 茯苓桂枝白术甘草汤证与真武汤证的鉴别☆

异同	茯苓桂枝白术甘草汤证	真武汤证
相同点	都治疗阳虚水停，都以温阳行水治法为基础	
症状	心下逆满，气上冲胸，起则头晕目眩，脉沉紧	心下悸，头眩，身瞤动，振振欲擗地；或可见腹痛，小便不利，四肢沉重疼痛，自下利
主证	脾虚水停心下	肾阳虚，水邪泛滥
治法	温脾阳为主	温肾阳为主

3. 茯苓桂枝白术甘草汤证与茯苓甘草汤证、苓桂甘枣汤证的鉴别

异同	茯苓桂枝白术甘草汤证	茯苓甘草汤证	苓桂甘枣汤证
相同点	均为阳虚停水		
病机	脾阳虚，水停中焦	胃阳虚，水停中焦	下焦寒水欲上冲为患
症状	心下逆满，起则头眩	不渴而胃中有振水声	脐下悸动而奔豚欲作
治疗	白术健脾利水	生姜温中散寒	大剂量茯苓利水

4. 茯苓桂枝白术甘草汤证的辨治要点

茯苓桂枝白术甘草汤证	要点
症	心下逆满，气上冲胸，心悸头眩，脉沉紧
理	脾虚水停，水气冲逆
法	温阳健脾，利水化饮
药	①茯苓补益心脾，利水渗湿。②桂枝温阳化水，降逆平冲。③白术健脾燥湿。④炙甘草健脾益气

（九）太阳蓄水证（膀胱气化不利） 五苓散

1. 原文 太阳病，发汗后，大汗出，胃中干，烦躁不得眠，欲得饮水者，少少与饮之，令胃气和则愈。若脉浮，小便不利，微热消渴者，五苓散主之。

2. "烦渴"的鉴别

证候	病因病机
太阳蓄水证	膀胱气化不利，水液潴留，津液不为人体所用
阳明热证	燥热之邪损伤津液，津液大量丧失，邪热扰心

3. 五苓散证与小青龙汤证的鉴别

方证	病机	表现
小青龙汤证	表寒里饮，饮停上焦	不渴、喘咳、白稀痰
五苓散证	表寒里饮，水蓄下焦	渴，小便不利

4. 膀胱蓄水与胃虚水停证的鉴别

证候	方剂	病机	中药
膀胱蓄水	五苓散	水蓄下焦	桂枝
胃虚水停	茯苓甘草汤	水停胃脘	生姜

5. 五苓散证与猪苓汤证的鉴别

方证	病机	治则
五苓散证	表寒里饮，水蓄下焦	表里双解，通阳化气利水
猪苓汤证	阴虚水热互结	育阴清热利水

6. 五苓散证的辨治要点

五苓散证	要点
症	发热恶风，汗出，口渴，小便不利，少腹胀满，渴欲饮引，水入即吐，或小便多
理	表邪未解，膀胱气化不利
法	化气利水，兼解表邪
药	①桂枝配茯苓、猪苓、泽泻，通阳化气利水。②白术健脾利湿。③桂枝通阳化气，兼解表散寒

（十）热扰胸膈证　栀子生姜豉汤

1. 原文　发汗后，水药不得入口为逆，若更发汗，必吐下不止。发汗吐下后，虚烦不得眠，若剧者，必反复颠倒，心中懊憹，栀子豉汤主之；若少气者，栀子甘草豉汤主之；若呕者，栀子生姜豉汤主之。

2. "水药不得入口""吐下不止"　本条发汗后，水药不得入口，为误治中气虚寒之证。

3. "虚烦"的含义　本条"发汗吐下后，虚烦不得眠"为外邪入里化热，无形邪热内扰，心神不安，故心烦不得眠。

4. 栀子豉汤证的辨治要点

栀子豉汤证	要点
症	心烦不得眠，心中懊憹，反复颠倒，或胸中窒，或心中结痛
理	热郁胸膈
法	清宣郁热
药	①栀子苦寒，清透郁热，解郁除烦。②香豉后下，解表宣热，载栀子于上，和降胃气

（十一）少阳，邪在半表半里证　小柴胡汤

1. 原文　伤寒五六日中风，往来寒热，胸胁苦满，嘿嘿不欲饮食，心烦喜呕。或胸中烦而不呕，或渴，或腹中痛，或胁下痞硬，或心下悸、小便不利，或不渴、身有微热，或咳者，小柴胡汤主之。

2. 柴胡四症　往来寒热，胸胁苦满，嘿嘿不欲饮食，心烦喜呕。

3. 寒热往来，休作有时　半表半里。

4. 少阳柴胡证出现呕的原因　邪入胁下，气郁不畅，乘伐中焦脾胃，从而导致胃气上逆呕吐。

5. 小柴胡汤中"去渣，再煎"的意义

（1）使药性和合，气味醇和，以利于调畅气机，增强和解之效。

（2）浓缩药汁，防一次喝太多而致呕吐，可少量频服。

6. 加减辨治要点

（1）胸中烦：痰热结聚于胸，去人参、半夏，加瓜蒌。

（2）若渴：热邪伤津，去半夏，加人参、天花粉。

（3）腹中痛：肝胆气郁，横逆犯脾，去黄芩加芍药。

（4）胁下痞硬：水饮结聚胸胁，去大枣，加牡蛎。

（5）心下悸，小便不利：三焦失职，水道不利，去黄芩加茯苓。

（6）不渴，外有微热：表邪未尽，去人参加桂枝。

（7）若咳：寒饮伤肺，肺寒气逆，去人参、生姜，加干姜、五味子。

7. 小柴胡汤证的辨治要点 ☆

小柴胡汤证	要点
症	口苦、咽干、目眩，柴胡四症
理	邪犯少阳，胆火上炎，枢机不利
法	和解少阳，条达枢机
药	①柴胡配黄芩重在清解少阳邪热。②人参、炙甘草和大枣，扶助正气，助正达邪。③半夏、生姜和胃止呕

（十二）少阳病经误下，形成少阳阳明并病　大柴胡汤

1. 原文　太阳病，过经十余日，反二三下之，后四五日，柴胡证仍在者，先与小柴胡。呕不止，心下急，郁郁微烦者，为未解也，与大柴胡汤，下之则愈。

2. "太阳病，过经十余日"　邪气离开本经谓之"过经"。

3. "后四五日，柴胡证仍在者"　下后四五日，"柴胡证"提示少阳为主，"仍"提示病证未虽"二三下之"，虽下后由"四五日"，病证未发生变化。

4. 大柴胡汤与小柴胡汤的鉴别　大柴胡汤在和解少阳基础上，重在清泻阳明热实，小柴胡汤则重在和解少阳，且能扶正祛邪。

5. 大柴胡汤证的辨治要点

大柴胡汤证	要点
症	寒热往来，胸胁苦满，郁郁微烦，呕不止，心下急或痞硬，大便秘结或下利臭秽，伴见小便色黄，舌红苔黄少津，脉弦数
理	少阳枢机不利，阳明腑实结聚
法	和解少阳，通下里实
药	①小柴胡汤和解少阳为主，因病兼阳明里实，故去人参、甘草，免其助邪。②芍药以和营通络，缓急止痛，且可通泄大便。③枳实、大黄破结下气，通下里实

（十三）太阳蓄血轻证　桃核承气汤

1. 原文　太阳病不解，热结膀胱，其人如狂，血自下，下者愈。其外不解者，尚未可攻，当先解其外；外解已，但少腹急结者，乃可攻之，宜桃核承气汤。

2. "血自下，下者愈"　太阳表邪不解，循经入腑化热，与血结于下焦膀胱，而成太阳蓄血证。

3. 太阳蓄水证与太阳蓄血证的鉴别 ☆

类别	太阳蓄水证	太阳蓄血证
病机	邪气与水结在膀胱气分，影响了膀胱的气化功能	邪热与血结于下焦血分，热与血结
症状	小便不利	小便自利
方剂	五苓散	根据病情特点，治疗以桃核承气汤、抵当汤或抵当丸

4. 太阳蓄血轻证、重证、缓证的鉴别

太阳蓄血证	症状	治疗
轻证	血热初结,热重势急,瘀初成而较轻浅,见少腹急结,其人如狂,而表邪已解	桃核承气汤,泄热化瘀
重证	血热瘀结,瘀成形而势重,热已敛而势缓,见少腹硬满,如狂或发狂,或身黄,脉沉微	抵当汤,破血逐瘀
缓证	血热互结,瘀成形而势缓,热虽有而势微,仅见有热,少腹满,小便自利者	抵当丸,化瘀缓消

5. 桃核承气汤中桂枝的作用 桃核承气汤治疗血热互结之蓄血轻证,在诸寒凉药中用桂枝,其意不在解表,而在温阳通阳,助桃仁活血化瘀。

6. 桃核承气汤的煎服法 一是先煎诸药,后下芒硝;二是饭前服用,即所谓"先食温服";三是每次五合,每日三次,其每次服用量仅为每次煎出量的五分之一,可谓是小量服用。

7. 桃核承气汤证的辨治要点

桃核承气汤证	要点
症	少腹急结,小便自利,其人如狂,或发热,以午后或夜间为甚,舌红黄或有瘀斑,脉沉涩
理	血热互结于下焦
法	泻下瘀热
药	①桃仁活血化瘀。②桂枝温通经脉,辛散血结。③大黄苦寒清泄热邪,祛瘀生新。④芒硝软坚散结。⑤炙甘草调和诸药

(十四) 小结胸证　小陷胸汤

1. 原文 小结胸病,正在心下,按之则痛,脉浮滑者,小陷胸汤主之。

2. 大、小陷胸汤的鉴别

方证	病机	主证	兼证	脉象	用药
小陷胸汤	痰热,轻	痞,痛处小	烦闷,嘈杂不食	脉滑	黄连、半夏、瓜蒌
大陷胸汤	水热,急	疼,痛处大	身热烦躁	脉紧弦	大黄、芒硝、甘遂

3. 小陷胸汤证的辨治要点

小陷胸汤证	要点
症	心下硬满,按之疼痛
理	痰热互结心下
法	清热涤痰开结
药	①黄连苦寒泄热。②瓜蒌宽胸清热涤痰。③半夏化痰消痞散结。④全方辛开苦降,宽胸散结

(十五) 伤寒转属少阳误治后转归　柴胡汤、大陷胸汤、半夏泻心汤

1. 原文 伤寒五六日,呕而发热者,柴胡汤证具,而以他药下之,柴胡证仍在者,复与柴胡汤。此虽已下之,不为逆,必蒸蒸而振,却发热汗出而解。若心下满而硬痛者,此为结胸也,大陷胸汤主之。但满而不痛者,此为痞,柴胡不中与之,宜半夏泻心汤。

2. 柴胡证误治后的转归 ①柴胡证仍在。说明未因误下而变生他证。②结胸。误下后邪热内陷,与水饮互结,形成心下满而硬痛的大结胸证。③痞证。误下后损伤脾胃之气,邪气乘机内陷,脾胃升降失常,气机痞塞,形成心下痞。

3. 小柴胡汤证、大结胸证和痞证的鉴别 ☆

证候	症状
小柴胡汤证	胸胁苦满、心下支结
大结胸证	心下痛、按之石硬
痞证	心下但满而不痛，按之柔软不硬不痛

4. 半夏泻心汤证、生姜泻心汤证和甘草泻心汤证的鉴别

方证	病机	治则
半夏泻心汤证	胃气上逆为主	心下痞，呕逆
生姜泻心汤证	兼有水饮食滞	心下痞硬，干噫食臭
甘草泻心汤证	脾胃虚弱较甚	下利日数十行，谷不化干呕，心烦不安

5. 半夏泻心汤证的辨治要点

半夏泻心汤证	要点
症	心下痞满，呕恶，肠鸣下利，舌红苔腻
理	寒热错杂，中焦痞塞
法	和中降逆，消痞散结
药	①半夏化痰和胃，降逆消痞；合干姜辛温，温中散寒，消痞散结。②黄连、黄芩苦寒泄降，清热和胃。③人参、甘草、大枣甘温调补脾胃

（十六）胃虚痰阻气逆致痞　旋覆代赭汤

1. 原文　伤寒发汗，若吐若下，解后，心下痞硬，噫气不除者，旋覆代赭汤主之。

2. 噫气不除　胃虚和痰阻所致。

3. 旋覆代赭汤证与生姜泻心汤证的鉴别

异同	旋覆代赭汤证	生姜泻心汤证
相同点	均有心下痞硬、噫气	
病机	胃虚痰聚，虚气上逆	胃虚食滞，水气不利
主证	噫气	干噫食臭，肠鸣下利
治法	降逆化痰，和胃镇肝	和胃消痞，辛散水气

4. 旋覆代赭汤证的辨治要点

旋覆代赭汤证	要点
症	心下痞硬，嗳气连绵，或呕吐，或反胃，或呃逆
理	胃虚痰阻气逆
法	降逆化痰，益气和胃
药	①旋覆花下气消痰，代赭石重镇降逆。②半夏、生姜和胃化痰。③大枣、人参、炙甘草补中益气

（十七）阳明邪热炽盛，津气两伤证　白虎加人参汤

1. 原文　伤寒若吐若下后，七八日不解，热结在里，表里俱热，时时恶风，大渴，舌上干燥而烦，欲饮水数升者，白虎加人参汤主之。

2. "无大热"的机理　里热炽盛，津液外泄，大量汗出，外达之热有所外散，使肌表之热

不能留存。

3. "背微恶寒"的机理 肺所主之气不能自充肺俞。

4. "时时恶风"的机理 热盛大汗，导致汗出肌疏，气阴两伤，不胜风寒。

5. 口干舌燥、大渴欲饮的机理 热盛津伤、胃燥津伤，导致津不上承。

6. 加人参的意义 加人参，扶正祛邪，宁心除烦，补益气津，大补元气以防厥脱，反佐，以免白虎汤寒凉太过。

7. 白虎汤证和白虎加人参汤证的鉴别

异同		白虎汤证	白虎加人参汤证
相同点	病机	阳明经热，邪热弥漫内外	
	证候	身热，汗出，烦躁，口渴	
	治疗	辛寒清热（生石膏、知母、炙甘草、粳米）	
不同点	程度	津气损伤轻	津气损伤重
	证候	脉洪大有力	气虚、津亏表现
	治疗	清热	清热，益气生津

8. 白虎加人参汤证的辨治要点

白虎加人参汤证	要点
症	高热不退，汗出不止，烦渴不解，气短神疲，甚则微喘鼻扇，脉浮芤或洪大无力
理	阳明邪热亢盛，气津两伤
药	①白虎汤辛寒清热。②人参益气生津

（十八）心阴阳两虚证 炙甘草汤

1. 原文 伤寒，脉结代，心动悸，炙甘草汤主之。

2. 结代脉 以脉搏搏动中有间歇为主要特征。

3. 用清酒的机理 通阳以利血脉，补益气血，使心脏气血恢复而脉搏正常。清酒有促进血液运行，推动阴药发挥补益作用之功能，故必须用酒浸润一宿而效始显。

【拓展】 阴药：麦地胶麻草；阳药：参桂姜枣酒。

4. 炙甘草汤证的辨治要点

炙甘草汤证	要点
症	心动悸，少气乏力，头晕，面色少华，脉结代
理	心阴阳两虚
法	通阳复脉，养血滋阴
药	①炙甘草、人参补中益气，以资脉之本源。②大枣补气滋液，益脾养心。③生地黄、阿胶、麦冬、麻仁养血滋阴。④桂枝、生姜宣通阳气，温通血脉

二、辨阳明病脉证并治

（一）提纲

1. 原文 阳明之为病，胃家实是也。

2. 考点

（1）胃家：胃与大肠、小肠。

（2）实：邪热炽盛，正气旺盛。

（3）胃家实的含义：包括阳明无形燥热内盛和有形糟粕结实两种证候类型。

（二）阳明病可攻与不可攻 *承气汤*

1. 原文 阳明病，脉迟，虽汗出不恶寒者，其身必重，短气腹满而喘，有潮热者，此外欲解，可攻里也。手足濈然汗出者，此大便已硬也，大承气汤主之；若汗多，微发热恶寒者，外未解也，其热不潮，未可与承气汤；若腹大满不通者，可与小承气汤，微和胃气，勿令至大泄下。

2. 脉迟 有形之邪阻滞脉道，致气血不畅，脉道不利。

3. "微和胃气" 微微地调和，不峻下。

4. 阳明病手足濈然汗出的区别

（1）阳明腑实证：里热炽盛，迫津外泄所致，实热。

（2）阳明中寒证：中阳亏虚，津液从四肢外泄，虚寒。

5. 外未解，未可与承气汤 勿引邪入里。

6. 三承气汤证的鉴别 ☆

方证	病机	特点	治疗
调胃承气汤证	燥实初结	积滞，有汗	缓下
小承气汤证	痞满为主，无燥实	痞满	轻下
大承气汤证	痞满燥实	大便已硬	峻下

7. 承气证、脾约证、润导法证的鉴别

证候	特征	病机
承气证	热结旁流	邪热与肠道宿滞互结，腑气不通
脾约证	十日不解，无所苦	阳明有热，胃热约束脾的转输功能
润导法证	欲解不得	津枯肠燥，大便失润，传导失权

8. 大承气汤证的辨治要点

大承气汤证	要点
症	腹满硬痛或绕脐疼痛，潮热，不恶寒反恶热，面目俱赤，烦躁谵狂，手足濈然汗出
理	燥热与有形糟粕相结，津伤热伏，腑气不通
法	峻下热实，荡涤燥结
药	①枳实行气消痞。②厚朴宽中除满。③芒硝软坚润燥。④大黄泄热荡实

（三）三阳合病 *白虎汤*

1. 原文 三阳合病，腹满身重，难以转侧，口不仁，面垢，谵语遗尿。发汗则谵语，下之则额上生汗，手足逆冷。若自汗出者，白虎汤主之。

2. 为何独清阳明 三阳合病，但以阳明为主，热甚波及少阳、太阳，由于无形燥热弥漫内外所致，太阳、少阳之热已转入阳明，故不必三阳同治，只清阳明即可。

3. 阳明热证的治疗禁忌

（1）禁发汗：热盛伤津发汗，热扰心神，导致烦躁、心愦愦和谵语等变证。

（2）禁攻下：无燥屎，下法会损伤胃气、津液，使邪热内陷胸膈可导致虚烦证。

（3）禁温针：以火助热，津血耗伤，会导致火逆变证。

（4）禁利小便：津液更加耗竭，有亡阳脱液的危险。

4. 阳明病中谵语的鉴别

阳明病	病机	治疗
阳明经证	阳明热盛，热扰神明而谵语	白虎汤
阳明腑证	燥热阻结胃肠，心神被扰而谵语	三承气汤
阳明血热证	热入血室，血热上扰心神而谵语	针刺期门穴

5. 白虎汤证的辨治要点

白虎汤证	要点
症	高热，大汗，大渴引饮，心烦，甚则神昏谵语，手足厥冷
理	阳明热盛，充斥内外
法	辛寒清热
药	①生石膏辛寒清热。②知母配石膏，清热润燥。③粳米养胃阴，补胃气。④炙甘草防寒凉伤中，调和诸药

（四）阳明湿热黄疸　茵陈蒿汤

1. 原文　阳明病，发热汗出者，此为热越，不能发黄也。但头汗出，身无汗，剂颈而还，小便不利，渴引水浆者，此为瘀热在里，身必发黄，茵陈蒿汤主之。

2. 阳明湿热发黄的机理　头汗出，剂颈而还，小便不利导致湿热，同时湿和瘀热在里，胆汁淤积外溢导致发黄。

3. 阳明湿热发黄三汤证鉴别　均有身目小便发黄，色鲜明，治法均有清热利湿。①茵陈蒿汤证症状为腹满便结，兼腑气壅滞，病势偏里。②栀子柏皮汤证为心中懊恼，湿热弥漫三焦，热盛为主。③麻黄连翘赤小豆汤证为发热恶寒、身痒，外兼表邪郁遏，病势偏表。

4. 阳明湿热发黄与寒湿发黄的鉴别

类别	湿热发黄（阳黄）	寒湿发黄（阴黄）
病机	湿热郁遏，病属阳明	脾寒湿滞，病属太阴
症状	黄色鲜明橘子色，汗出不彻，发热，口渴，心烦，大便秘结或黏滞不畅，小便黄赤不利	黄色晦暗，不发热，恶寒，口不渴或渴喜热饮，大便稀溏，舌淡苔白腻，脉多沉迟或缓
方剂	茵陈蒿汤、栀子柏皮汤、麻黄连翘赤小豆汤	茵陈四逆汤、茵陈五苓散

5. 茵陈蒿汤证的辨治要点

茵陈蒿汤证	要点
症	身黄，色鲜明，汗出不畅，发热，口渴，心烦
理	湿热郁蒸，腑气壅滞
法	泄热利湿退黄
药	①茵陈清利湿热，为退黄要药。②栀子清泄三焦而通利水道。③大黄导热下行，泄热退黄

（五）阳明中寒呕吐　吴茱萸汤

1. 原文　食谷欲呕，属阳明也，吴茱萸汤主之。得汤反剧者，属上焦也。

2. 《伤寒论》吴茱萸汤三证　一是"食谷欲呕，属阳明也，吴茱萸汤主之"；二是"少阴病，吐利，手足逆冷，烦躁欲死者，吴茱萸汤主之"；三是"干呕，吐涎沫，头痛者，吴茱萸汤主之"。

3. 阳明中寒呕吐与上焦有热呕吐的鉴别

证候	症状	治疗
阳明中寒呕吐	呕吐清水、胸膈满闷、胃脘痛、吞酸嘈杂	温胃散寒
上焦有热呕吐	呕吐宿食、腐臭味重，伴有口苦、咽干、心烦	清热降逆

4. 吴茱萸汤证的辨治要点

吴茱萸汤证	要点
症	不能食，食谷欲呕，或泛吐清水，或伴胃脘冷痛
理	胃中虚寒，浊阴上逆
法	温中祛寒，和胃降逆
药	①吴茱萸温胃暖肝，降逆止呕。②生姜散寒止呕。③人参、大枣补虚和中

（六）脾约 麻子仁丸

1. 原文 趺阳脉浮而涩，浮则胃气强，涩则小便数，浮涩相搏，大便则硬，其脾为约，麻子仁丸主之。

2. "趺阳脉浮而涩"的含义 指趺阳脉出现的一种脉象。

3. "其脾为约"脾约证 主要表现为大便干硬，数日不大便而无明显痛苦，小便频数，可能伴有腹满，趺阳脉浮而涩，舌质嫩红，舌苔偏干，治疗以麻子仁丸润肠通便。

4. 麻子仁丸的煎服法和禁忌 饮服十丸，日三服，渐加，以知为度。虚人不宜久服，孕妇亦当慎用。

5. 麻子仁丸证的辨治要点

麻子仁丸证	要点
症	大便硬，小便数，腹无所苦
理	胃热肠燥津亏
法	润肠通便，兼清热利气
药	①麻子仁润肠通便。②芍药补益脾阴。③杏仁降气润肠。④小承气汤行气导滞通腑。⑤蜂蜜润肠通便

三、辨少阳病脉证并治

1. 原文 少阳之为病，口苦，咽干，目眩也。

2. 少阳病 胆火上炎，胆枢机不利。

3. 半表半里 少阳居于太阳、阳明之间，因病邪既不在太阳之表，又未达于阳明之里，故少阳病病位在半表半里。

4. 提纲证 此条为提纲条文，少阳病的主证应包括小柴胡汤的主证。

四、辨太阴病脉证并治

（一）提纲

1. 原文 太阴之为病，腹满而吐，食不下，自利益甚，时腹自痛。若下之，必胸下结硬。

2. 考点

（1）病机：脾阳亏虚，寒湿内盛。

（2）特点：腹满而吐（吐利之物澄澈清冷），食不下，自利益甚，时腹自痛。

（3）理中汤证腹满与厚朴生姜半夏甘草人参汤证腹满的鉴别

类别	理中汤证	厚朴生姜半夏甘草人参汤证
特点	脾虚为主,虚多实少	气滞为主,虚少食多
病机	太阴脾虚,寒湿内盛,气滞腹满	脾阳虚,运化失司,气滞于腹,壅而作满
主症	腹泻,手足不温	噫气,肠鸣,嗳气胀痞

（4）太阴腹满与阳明腹满的鉴别

类别	太阴腹满	阳明腹满
病机	脾虚寒湿内停,气机壅滞	里热炽盛,腑气壅滞,燥屎内结
特征	阳气有自复之时,腹满或腹痛时有减轻	腹满持续存在,"腹满不减,减不足言"
症状	舌淡,口不渴,形寒肢冷	口渴,发热,不大便

（二）太阴虚寒下利　四逆辈

1. 原文　自利不渴者,属太阴,以其脏有寒故也。当温之,宜服四逆辈。

2. "宜服四逆辈"　脾阳虚,也可能肾阳虚。应用理中汤、四逆汤一类的方剂。提示要温补阳气,温散寒湿,而不提具体方药,提示用药宜灵活变化。

3. 太阴病主证　腹满,自利不渴。

4. 太阴虚寒证与阳明中寒证的鉴别

类别	太阴虚寒证	阳明中寒证
病机	脾阳虚,寒湿内盛	胃阳虚,寒邪内盛,不能受纳水谷
症状	腹满而吐,食不下,自利不渴	食谷欲呕,小便不利,大便初硬后溏,手足濈然汗出
治法	温脾祛寒,燥湿除满	温中和胃,降逆止呕
方剂	理中汤	吴茱萸汤

五、辨少阴病脉证并治

（一）提纲

1. 原文　少阴之为病,脉微细,但欲寐也。

2. 考点

（1）本质:心肾气血阴阳不足。

（2）但欲寐(心肾正气衰竭,病情危重的征兆)。嗜卧(①太阳病后,邪去正未复。②阳明热盛扰心)。

（3）涵盖了少阴寒化证(阳虚)与少阴热化证(阴虚)。

（二）少阴阳虚兼太阳表证　麻黄细辛附子汤

1. 原文　少阴病,始得之,反发热,脉沉者,麻黄细辛附子汤主之。

2. 反发热的原因　反发热,且发热恶寒并见,可见发热乃太阳受邪,正气与外邪抗争所致。但病在少阴,虽有发热,但阳气亏虚,脉不能应之而浮,故此为少阴太阳表里同病,不是单纯少阴病。

3. 脉沉的机理　少阴病,心肾阳亏,感受寒邪以后,正阳无力浮出于表,虽有发热,脉仍"沉"伏在里。

4. 发汗的原因　少阴证禁汗下,会伤阳气。但太少两感,患者无下利清谷的症状时,可使用麻附辛发汗(脉微禁用)。

5. 麻黄附子细辛汤证和麻黄附子甘草汤证的鉴别

方证	症状	治疗
麻黄附子细辛汤	急短，重，表证甚	表里双解
麻黄附子甘草汤	久病，缓，正虚	温阳微汗解表

6. 麻黄细辛附子汤证的辨治要点

麻黄细辛附子汤证	要点
症	恶寒较甚，发热，头痛无汗
理	少阴阳虚兼太阳外感
法	温经解表
药	①麻黄解表散寒。②附子温经扶阳。③细辛助麻黄辛散寒邪解表，助附子温阳发汗。④炙甘草调和诸药

（三）少阴病阴虚火旺不寐　黄连阿胶汤

1. 原文　少阴病，得之二三日以上，心中烦，不得卧，黄连阿胶汤主之。

2. 心火为主，伴肾阴虚　邪少虚多不得用黄连阿胶汤。

3. 寒化和热化

（1）寒化：邪犯少阴，素体阳虚，外邪从阴化寒。

（2）热化：素体阴虚，外邪从阳化热。

4. 泻南补北法　南离火（心），北坎水（肾）。黄连阿胶汤方中黄连、黄芩，清心火、除烦热，即所谓泻南；芍药、阿胶，滋肾阴、填精血，即所谓补北；鸡子黄养血润燥。诸药共用实乃泻心火，滋肾水，交通心肾之剂，故又被称作泻南补北之法。

5. 煎服法　本方黄连、黄芩、芍药先浓煎1次；阿胶溶入煎好的药汁中；待药小冷，搅入鸡子黄，分3次服用。

6. 黄连阿胶汤证、栀子豉汤证和猪苓汤证的鉴别

异同		黄连阿胶汤证	猪苓汤证	栀子豉汤证
相同点		心中烦，不得眠		
不同点	病机	心火亢盛，肾水不足 虚实夹杂，虚少实多	阴虚水热互结	无形邪热内扰胸膈
	症状	心烦失眠，舌红苔少	伴呕渴下利	心中结痛
	治疗	滋阴补肾，清心泻火	育阴利水清热	清宣郁热

7. 黄连阿胶汤证的辨治要点

黄连阿胶汤证	要点
症	心烦不得卧，口燥咽干，舌红少苔，脉细数
理	肾阴亏虚，心火亢旺
法	滋补肾阴，清泻心火
药	①黄连、黄芩直折心火，以除炎上之热。②阿胶、鸡子黄滋补肾阴而养营血。③芍药配芩连，酸苦涌泻而清火。④芍药配阿胶、鸡子黄，酸甘化液以滋阴

（四）少阴病阳虚水停　真武汤

1. 原文　少阴病，二三日不已，至四五日，腹痛，小便不利，四肢沉重疼痛，自下利者，此为有水气。其人或咳，或小便利，或下利，或呕者，真武汤主之。

2. 真武汤证与附子汤证鉴别

异同		真武汤证	附子汤证
相同点		均属少阴阳虚，水湿为病，症状都有恶寒，四肢沉重，脉沉，治疗均为温肾阳、散水气	
不同点	病机	阳虚不能制水，水气泛滥	阳虚，寒湿阻滞筋脉骨节
	症状	头眩，心下悸，身瞤动	身体骨节疼痛
	治疗	温阳化气利水	温补元阳

3. 真武汤证与苓桂术甘汤证鉴别

异同		真武汤证	苓桂术甘汤证
相同点		均以水气为患，药用茯苓、白术利水	
不同点	病机	肾阳虚，水泛全身	脾虚失运，水气内停
	症状	重，四肢沉痛，水肿	轻，头眩，心下逆满
	治疗	温补肾阳，化气行水	培土运脾

4. 加减

（1）咳者：加干姜、细辛温散水寒，五味子收敛肺气。

（2）呕：加生姜，和胃止呕，辛散水邪。

（3）下利：加干姜以温阳散寒，去芍药之酸寒，免有碍救阳，小便利不需利水，去茯苓，免淡渗利水太多。

5. 真武汤证的辨治要点

真武汤证	要点
症	心下悸，发热，身瞤动，振振欲擗地，腹痛，小便不利
理	肾阳虚衰，水气泛滥
法	温阳化气行水
药	①炮附子温阳散寒。②茯苓淡渗利水。③白术健脾燥湿。④生姜通阳散水。⑤芍药活血利水，益阴和营

（五）真寒假热证（格阳证） 通脉四逆汤

1. 原文 少阴病，下利清谷，里寒外热，手足厥逆，脉微欲绝，身反不恶寒，其人面色赤，或腹痛，或干呕，或咽痛，或利止脉不出者，通脉四逆汤主之。

2. 通脉四逆汤证与四逆汤证的鉴别

异同		通脉四逆汤证	四逆汤证
相同点		①均属少阴阴盛阳衰证。②均可见脉微细，但欲寐，下利清谷，手足厥逆的症状。③均采用回阳救逆之法。④均用干姜、附子、炙甘草治疗	
不同点	病机	阳衰阴盛重证	阳衰阴盛
	症状	虚阳外越，明显假热（身反不恶寒，脉微欲绝）	无假热或仅有轻度假热

3. 通脉四逆汤证与白通汤证鉴别

异同		通脉四逆汤证	白通汤证
相同点		①均属于少阴阴盛阳衰，阴阳格拒证。②均可见真寒假热症状。③均有下利，脉微，手足厥冷。④治疗均用干姜、附子破阴回阳救逆	
不同点	病机	格阳证（阴寒内盛，格阳于外）	戴阳证（阴盛于内，格阳于上）
	症状	全身反不恶寒	面部娇嫩红赤
	治则	宣通内外阳气	破阴回阳，宣通上下阳气

4. 格阳证面色赤和阳明病面色赤的鉴别

异同		格阳证	阳明病
相同点		面色赤，身热	
不同点	病机	内之阴寒逼迫虚阳外越	阳明里热
	症状	两颧红赤、游移不定，身热久按则减和里寒证	满面通红，不游移，身热久按不退和四大证

5. 加减

（1）阴盛戴阳面色赤：加葱白，宣通上下。

（2）肾阳亏虚，寒凝气滞腹痛：加芍药，缓急止痛。

（3）阴寒上逆干呕：加生姜，温胃散寒，降逆止呕。

（4）虚阳上越咽痛：加桔梗，利咽开结。

（5）阴阳衰竭，气血大亏，下无可下，致利止脉不出者，加人参益气养阴复脉。

6. 通脉四逆汤证的辨治要点

通脉四逆汤证	要点
症	四肢厥逆，下利清谷，汗出，身热反不恶寒，或面赤，或腹痛，或干呕，或咽痛，或四肢拘急不解
理	阴盛于内，格阳于外
法	破阴回阳，通达内外
药	①重用生附子、干姜，破阴回阳，通达内外。②炙甘草健脾益气，培中固本

（六）阳郁致厥 *四逆散*

1. 原文 少阴病，四逆，其人或咳，或悸，或小便不利，或腹中痛，或泄利下重者，四逆散主之。

2. 四逆散证与四逆汤证的鉴别

类别	四逆散证	四逆汤证
病机	阳气郁遏于里，不能透达四肢	阳衰阴盛为主，阳气衰微不温四末
症状	手足厥冷程度轻	但欲寐，下利清谷，手足厥逆
治则	舒畅气机，透达郁阳	回阳救逆
用药	柴胡、枳壳、芍药、炙甘草	干姜、附子、炙甘草

3. 加减

（1）咳者：加五味子、干姜以温敛肺气止咳。

（2）兼有寒气上逆凌心的心悸：加桂枝温通心阳。

（3）水气不化而见小便不利：加茯苓淡渗利水。

（4）兼阳虚中寒，腹中痛：加附子温阳暖土，散寒止痛。

（5）气机阻滞见泄利下重：加薤白通阳行气。

4. 四逆散证的辨治要点

四逆散证	要点
症	手足厥冷或手足不温（轻），脘腹胸胁，胀闷疼痛，泄利下重，或兼咳嗽，心悸，小便不利
理	阳气郁滞，不达四末
法	疏畅气机，透达郁阳
药	①柴胡解郁行气，和畅气机，透达郁阳。②枳实行气散结。③芍药和血利阴。④甘草缓急和中

（七）少阴病阴虚热化，水热互结　**猪苓汤**

1. 原文　少阴病，下利六七日，咳而呕渴，心烦不得眠者，猪苓汤主之。

2. 猪苓汤证与五苓散证的鉴别

类别	猪苓汤证	五苓散证
病机	阳明余热尚存，津伤而水气不利	太阳表邪不解，循经入里，邪与水结，气不化津
症状	心烦不得眠，舌红少苔	恶寒发热，舌苔白
治则	在利水基础上加阿胶、滑石育阴清热	在利水基础上加桂枝、白术，通阳化气，兼以解表

3. 为何"咳而呕渴"　本证少阴阴虚热化，水气不利。水气上逆犯肺则咳，犯胃则呕；水热互结，津不上承，加之阴液虚少，故见口渴。

4. 猪苓汤证的辨治要点

猪苓汤证	要点
症	心烦不得眠，小便不利，或见下利、咳、呕、渴等
理	阴虚有热，水热互结
法	利水清热育阴
药	①猪苓、茯苓、泽泻甘淡渗泄以利水。②滑石甘寒，清热利窍，既能清热，又能利水。③阿胶甘平，滋阴润燥

六、辨厥阴病脉证并治

（一）提纲

1. 原文　厥阴之为病，消渴，气上撞心，心中疼热，饥而不欲食，食则吐蛔。下之利不止。

2. 考点

（1）病机：上热下寒，虚实夹杂。

（2）厥阴病多寒热兼夹（病程久）：一方面有肾阴不足，肝火妄动，向上冲逆，邪热上盛的证候，另一方面又有脾肾阳虚，阴寒内生，中虚失运，胃肠功能失权的虚寒证候。

（3）禁下利。

（4）主方：乌梅丸。

（二）蛔厥　**乌梅丸**

1. 原文　伤寒脉微而厥，至七八日，肤冷，其人躁无暂安时者，此为脏厥，非为蛔厥也。

蛔厥者，其人当吐蛔。令病者静，而复时烦，此为脏寒。蛔上入膈，故烦，须臾复止，得食而呕，又烦者，蛔闻食臭出，其人自吐蛔。蛔厥者，乌梅丸主之。又主久利。

2. 蛔厥证与少阴寒厥证的鉴别

类别	蛔厥证	少阴寒厥证
症状	厥逆多见于剧痛之时，痛减或痛止时消失，腹痛拒按，时作时止，时静时烦，进食后随即发生呕吐与腹痛，证属上热下寒	手足厥逆，持续不减，腹痛喜温喜按，呕吐常与下利清谷、恶寒蜷卧、脉沉微等相伴见，证属阳衰阴盛
治疗	乌梅丸	四逆汤

3. 脏厥 古病名。指因内脏阳气衰微而引起的四肢厥冷。

4. 乌梅丸的煎服法 饭前服用，减少药物对胃的刺激，保护胃气，同时利用食物的温和性质来调和药性。

5. 乌梅丸的配伍意义 乌梅丸中含大寒大热的药物，通过寒热并用，达到调理阴阳的效果。

6. 乌梅丸证的辨治要点

乌梅丸证	要点
症	时静时烦，呕吐，腹痛，时作时止，与进食有关，痛剧时手足厥冷，有呕吐蛔虫病史
理	上热下寒，蛔虫内扰
法	清上温下，安蛔止痛
药	①重用乌梅，并用醋渍增益其酸性，安蛔止痛。②附子、干姜、细辛、蜀椒、桂枝，取其辛以伏蛔，温以祛寒。③黄连、黄柏，取其苦以驱蛔，寒以清热。④人参、当归补气养血。⑤米饭、蜂蜜和胃缓急

（三）血虚寒凝 当归四逆汤

1. 原文 手足厥寒，脉细欲绝者，当归四逆汤主之。

2. 诊断要点 脉细欲绝。

3. 为何不用附子、干姜 附子、干姜性温燥，以温肾补火为主。而肝主藏血，体阴而用阳，肝血亏虚之时温燥药当慎用，以免燥热劫伤肝阴，故不用干姜和附子。

4. 寒厥与血虚寒厥的鉴别

类别	寒厥	血虚寒厥
脉象	脉微欲绝	脉细欲绝
病机	少阴阳衰阴盛	血虚寒凝，经脉失养
治则	通阳散寒复脉	温经散寒，养血复脉
方剂	通脉四逆汤	当归四逆汤

5. 《伤寒论》中的厥证证治☆

厥证	特点	治疗
热厥	四肢虽厥，胸腹灼热	白虎汤、承气汤
寒厥	下利清谷，厥逆，脉微欲绝	四逆汤
痰厥	气上冲喉咽不得息	瓜蒂散
水厥	厥而心下悸	茯苓甘草汤
血厥	手足厥寒，脉细欲绝	当归四逆汤

续表

厥证	特点	治疗
蛔厥	时烦时静,有吐蛔史	乌梅丸
气厥	指头寒,下利后重	四逆散
下焦冷结致厥	腹满,按之痛	温灸关元、当归四逆汤加吴茱萸生姜汤

6. 当归四逆汤证的辨治要点

当归四逆汤证	要点
症	手足厥寒,脉细欲绝,或四肢关节疼痛,或身痛腰痛
理	厥阴血虚,寒凝经脉
法	养血散寒,温通经脉
药	①当归配芍药养血和营。②通草通行血脉。③桂枝、细辛温经散寒通脉。④炙甘草、大枣补中益气

（四）厥阴热利　白头翁汤

1. 原文　热利下重者,白头翁汤主之。

2. 热利下重　热性痢疾和里急后重。

3. 热结旁流与热利鉴别

（1）热结旁流:逼迫津液旁流而下,便次虽多而粪量甚少。

（2）热利:暴注下迫。

4. 热利三方证的鉴别

异同		白头翁汤证	黄芩汤证	葛根芩连汤证
相同点		热利,发热口渴,下利臭秽,灼肛,小便黄赤		
不同点	病机	厥阴肝热下迫大肠	少阳胆热下迫大肠	太阳表热下迫大肠
	症状	下利便脓血,腹痛,里急后重	少腹绞痛,下利口苦咽干,目眩	兼有太阳发热恶寒,汗出而喘
	治则	清热燥湿,凉肝解毒	清热止利	清热止利,兼以解表

5. 白头翁汤证的辨治要点

白头翁汤证	要点
症	发热,口渴欲饮水,下痢脓血,腹痛,里急后重,肛门灼热,小便短赤
理	厥阴肝经湿热下迫大肠
法	清热凉肝,凉血解毒
药	①白头翁清热凉肝,凉血解毒。②黄连、黄柏清热解毒,苦寒坚阴止利。③秦皮清热解毒,涩肠止利

七、辨霍乱病脉证并治

霍乱寒多不用水　理中丸

1. 原文　霍乱,头痛发热,身疼痛,热多欲饮水者,五苓散主之;寒多不用水者,理中丸主之。

2. 中医霍乱的概念与常见临床表现　霍者,急骤也;乱,撩乱也。霍乱以暴发吐泻为主证,且吐泻无度,心腹胀痛,有挥霍撩乱之势,因而不同于一般的呕吐下利。

3. 理中丸的煎服法 病情缓而需久服者用丸剂，病势急重或服丸效差者用汤剂。

4. 加减

（1）脐上悸动：去白术，加桂枝以温肾降冲，通阳化气。

（2）吐多：去白术，加生姜以温胃化饮，降逆止呕。

（3）下利严重：还需用白术健脾燥湿以止利。

（4）心下悸：加茯苓淡渗利水，宁心安神。

（5）渴欲饮水：重用白术健脾益气，以运水化津。

（6）腹中痛：重用人参至四两半。

（7）里寒甚，表现为腹中冷痛：重用干姜温中祛寒。

（8）腹满：去白术，加附子以辛温通阳，散寒除满。

5. 理中丸与小建中汤的鉴别 理中丸温中健脾，燥湿祛寒，主治脾胃虚寒腹满下利之证；小建中汤温中补虚，和里缓急，主治虚劳里急腹痛证。

6. 理中丸证的辨治要点

理中丸证	要点
症	吐利频繁，腹中冷痛，喜温喜按，不欲饮水，舌淡苔白，脉缓弱
理	中焦阳虚，寒湿内阻，清气不升，浊气上逆
法	温中散寒，健脾燥湿
药	①人参、炙甘草健脾益气。②干姜温中散寒。③白术健脾燥湿

八、辨阴阳易差后劳复病脉证并治

伤寒解后胃虚津伤，余热未尽　竹叶石膏汤

1. 原文 伤寒解后，虚羸少气，气逆欲吐，竹叶石膏汤主之。

2. 竹叶石膏汤的配伍特点 一是"以大寒之剂，易为清补之方"；二是方中半夏与麦冬用量比例是1:2，温燥之性去而降逆之用存，且可防止石膏寒凉伤胃。

3. 竹叶石膏汤证与白虎加人参汤证的鉴别

方证	病机	症状
竹叶石膏汤	热病后期余热未尽，津气耗伤，胃气上逆	虚羸少气、气逆欲吐、心烦喜呕、脉细
白虎加人参汤	无形邪热充斥阳明，津气耗伤	汗出多、口渴甚，以及背微恶寒，时时恶风

4. 竹叶石膏汤的煎服法

（1）去滓内粳米，煮米熟，汤成去米。

（2）温服一升，日三服。

5. 竹叶石膏汤证的辨治要点

竹叶石膏汤证	要点
症	身体虚弱消瘦，发热，短气，干呕，口渴，心烦失眠，舌红少苔，脉虚数
理	余热未尽，津气两伤
法	清热和胃，益气生津
药	①竹叶、石膏清热除烦。②人参、麦冬益气生津。③甘草、粳米补中益气养胃。④半夏和胃降逆止呕

第三章　金匮要略

一、脏腑经络先后病脉证

1. 原文

（1）问曰：上工治未病，何也？师曰：夫治未病者，见肝之病，知肝传脾，当先实脾，四季脾王不受邪，即勿补之。中工不晓相传，见肝之病，不解实脾，惟治肝也。夫肝之病，补用酸，助用焦苦，益用甘味之药调之。酸入肝，焦苦入心，甘入脾。脾能伤肾，肾气微弱，则水不行，水不行，则心火气盛，则伤肺；肺被伤，则金气不行，金气不行，则肝气盛。故实脾，则肝自愈。此治肝补脾之要妙也。肝虚则用此法，实则不在用之。经曰：虚虚实实，补不足，损有余，是其义也。余脏准此。

（2）夫人禀五常，因风气而生长，风气虽能生万物，亦能害万物，如水能浮舟，亦能覆舟。若五脏元真通畅，人即安和。客气邪风，中人多死。千般疢难，不越三条：一者，经络受邪，入脏腑，为内所因也；二者，四肢九窍，血脉相传，壅塞不通，为外皮肤所中也；三者，房室、金刃、虫兽所伤。以此详之，病由都尽。若人能养慎，不令邪风干忤经络，适中经络，未流传脏腑，即医治之；四肢才觉重滞，即导引、吐纳、针灸、膏摩，勿令九窍闭塞；更能无犯王法、禽兽、灾伤，房室勿令竭乏，服食节其冷、热、苦、酸、辛、甘，不遗形体有衰，病则无由入其腠理。腠者，是三焦通会元真之处，为血气所注；理者，是皮肤脏腑之纹理也。

2. 治则 ☆

（1）已病防传：肝病先调补脾脏（肝实脾虚）。

（2）虚实异治：例如治疗肝虚病证，补用酸（酸入肝），助用焦苦（子能令母实），甘味调之（损其肝者缓其中）。

（3）未病先防，既病防变：①不令邪风干忤（侵犯）经络，适中经络即医治之。②四肢才觉重滞，即调治，勿令九窍闭塞。③不遗形体有衰。

3. 天人合一的整体观念

（1）人体：五脏元真通畅（正气足）。

（2）自然气候：风气生万物，亦能害万物（气候正、反常）。

4. 发病原因

（1）正虚和外邪（经络所受之邪入脏腑）。

（2）正不虚和外邪（体表所受之邪壅滞在四肢、九窍、血脉）。

（3）房室、金刃、虫兽等损伤人体。

二、痉湿暍病脉证治

1. 原文

（1）太阳病，关节疼痛而烦，脉沉而细者，此名湿痹。湿痹之候，小便不利，大便反快，但当利其小便。

（2）风湿，脉浮，身重，汗出，恶风者，防己黄芪汤主之。

2. 湿痹的证治（内湿）

（1）证候：湿邪多起于太阳（表）；流注于关节则关节烦疼；脉沉细说明湿邪内趋于里，并见小便不利，大便反快。

（2）治则：利小便所以实大便。

3. 素体气虚，外感风湿　风湿，脉浮，身重，汗出，恶风（表虚），用防己黄芪汤（益气利水）。

三、百合狐蜑阴阳毒病脉证治

1. 原文

（1）百合病不经吐、下、发汗，病形如初者，百合地黄汤主之。

（2）狐蜑之为病，状如伤寒，默默欲眠，目不得闭，卧起不安，蚀于喉为蜑，蚀于阴为狐，不欲饮食，恶闻食臭，其面目乍赤、乍黑、乍白。蚀于上部则声喝。甘草泻心汤主之。

2. 百合病正治法　百合地黄汤（养心润肺，滋阴清热）。

四、中风历节病脉证并治

1. 原文

（1）寸口脉浮而紧，紧则为寒，浮则为虚；寒虚相搏，邪在皮肤；浮者血虚，络脉空虚；贼邪不泻，或左或右；邪气反缓，正气即急，正气引邪，喎僻不遂。

邪在于络，肌肤不仁；邪在于经，即重不胜；邪入于腑，即不识人；邪入于脏，舌即难言，口吐涎。

（2）诸肢节疼痛，身体魁羸，脚肿如脱，头眩短气，温温欲吐，桂枝芍药知母汤主之。

2. 中风☆

（1）病机：本虚标实。

（2）脉象：寸口脉浮（虚）而紧（寒）。

（3）辨病位：邪在于络，肌肤不仁；邪在于经，即重不胜；邪入于腑，即不识人；邪入于脏，舌即难言，口吐涎。

3. 风湿历节

（1）病机：肝肾不足，风湿内侵。

（2）症状：关节肿大变形，身体消瘦。

（3）治疗：桂枝芍药知母汤。

五、血痹虚劳病脉证并治

1. 原文

（1）血痹阴阳俱微，寸口关上微，尺中小紧，外证身体不仁，如风痹状，黄芪桂枝五物汤主之。

（2）夫失精家少腹弦急，阴头寒，目眩，发落，脉极虚芤迟，为清谷，亡血，失精。脉得诸芤动微紧，男子失精，女子梦交，桂枝龙骨牡蛎汤主之。

（3）虚劳里急，悸，衄，腹中痛，梦失精，四肢酸痛，手足烦热，咽干口燥，小建中汤主之。

（4）虚劳虚烦不得眠，酸枣仁汤主之。

2. 血痹

（1）病机：素体气血不足，血行涩滞，肌肤失于濡养。

（2）症状：身体麻木不仁，甚则或有疼痛，类似风痹的症状。

（3）治疗：黄芪桂枝五物汤。

3. 虚劳

（1）病机：阴损及阳，阴阳两虚。

（2）治疗：①阴阳两虚虚劳——小建中汤、桂枝龙骨牡蛎汤。②心肝血虚失眠——酸枣仁汤。

六、肺痿肺痈咳嗽上气病脉证治

1. 原文

（1）大逆上气，咽喉不利，止逆下气者，麦门冬汤主之。

（2）咳而上气，喉中水鸡声，射干麻黄汤主之。

2. 虚热肺痿

（1）症状：大逆上气，咽喉不利。

（2）治疗：麦门冬汤。

3. 肺胀

（1）病机：寒饮郁肺，咳嗽上气。

（2）症状：咳嗽，气逆而喘。

（3）治疗：射干麻黄汤。

七、胸痹心痛短气病脉证治

1. 原文

（1）师曰：夫脉当取太过不及，阳微阴弦，即胸痹而痛。所以然者，责其极虚也。今阳虚知在上焦，所以胸痹、心痛者，以其阴弦故也。

（2）胸痹之病，喘息咳唾，胸背痛，短气，寸口脉沉而迟，关上小紧数，栝蒌薤白白酒汤主之。

2. 胸痹的病机　阳微阴弦（本虚标实）。①脉：寸微，尺弦。②病机：心阳虚衰，邪气停滞心胸。

3. 主症　喘息咳唾，胸背痛，短气。

4. 治疗　栝蒌薤白白酒汤。

八、腹满寒疝宿食病脉证治

1. 原文

（1）病腹满，发热十日，脉浮而数，饮食如故，厚朴七物汤主之。

（2）胁下偏痛，发热，其脉紧弦，此寒也，以温药下之，宜大黄附子汤。

2. 证候

（1）腑实兼有表证（腹胀满，兼有发热，脉浮数）。

（2）寒实内结，胁下偏痛（疼痛或偏于左胁下或右胁下，而非两胁下俱痛）。

3. 治疗

（1）厚朴七物汤。

（2）大黄附子汤。

九、五脏风寒积聚病脉证并治

1. 原文

（1）肾着之病，其人身体重，腰中冷，如坐水中，形如水状，反不渴，小便自利，饮食如故，病属下焦，身劳汗出，衣里冷湿，久久得之，腰以下冷痛，腹重如带五千钱，甘姜苓术汤主之。

（2）肝着，其人常欲蹈其胸上，先未苦时，但欲饮热，旋覆花汤主之。

2. 肾着

（1）病因病机：寒湿留滞在腰部（肌肉筋膜，没入肾）。

（2）症状：身体重，腰中冷；身劳汗出，衣里冷湿，如带五千钱。

（3）治疗：甘姜苓术汤。

3. 肝着

（1）病因病机：阴寒邪气留着于肝经，导致阳气痹阻，经脉气血运行不畅，导致气滞血瘀。

（2）治疗：旋覆花汤。

十、痰饮咳嗽病脉证并治

1. 原文

（1）问曰：四饮何以为异？师曰：其人素盛今瘦，水走肠间，沥沥有声，谓之痰饮。饮后水流在胁下，咳唾引痛，谓之悬饮。饮水流行，归于四肢，当汗出而不汗出，身体疼重，谓之溢饮。咳逆倚息，短气不得卧，其形如肿，谓之支饮。

（2）夫短气有微饮，当从小便去之，苓桂术甘汤主之；肾气丸亦主之。

2. 分类和主症（辨病位）☆

（1）痰饮：水走肠间，沥沥有声。

（2）悬饮：饮后水流在胁下，咳唾引痛。

（3）溢饮：饮水流行，归于四肢，当汗出不汗出，身体疼重。

（4）支饮：咳逆倚息，短气不得卧，其形如肿（胸肺）。

3. 治疗 苓桂术甘汤、肾气丸。

十一、消渴小便不利淋病脉证并治

1. 原文 小便不利者，有水气，其人若渴，用栝蒌瞿麦丸主之。

2. 病机 肾阳不足，气化无权，水停不行。

3. 治疗 栝蒌瞿麦丸。

十二、水气病脉证并治

1. 原文

（1）师曰：病有风水，有皮水，有正水，有石水，有黄汗。风水，其脉自浮，外证骨节疼痛，恶风；皮水，其脉亦浮，外证胕肿，按之没指，不恶风，其腹如鼓，不渴，当发其汗；正水，其脉沉迟，外证自喘；石水，其脉自沉，外证腹满不喘；黄汗，其脉沉迟，身发热，胸满，四肢头面肿，久不愈，必致痈脓。

（2）师曰：诸有水者，腰以下肿，当利小便；腰以上肿，当发汗乃愈。

（3）风水恶风，一身悉肿，脉浮不渴，续自汗出，无大热，越婢汤主之。

（4）气分，心下坚大如盘，边如旋杯，水饮所作。桂枝去芍药加麻黄细辛附子汤主之。

2. 症状☆

（1）风水（肺）：脉浮，外证骨节疼痛，恶风。

（2）皮水（肺脾）：脉浮，外证胕肿，按之没指，不恶风，其腹如鼓，不渴，当发其汗。

（3）正水（肾）：脉沉迟，外证自喘。

（4）石水：脉沉，外证腹满不喘。

（5）黄汗：脉沉迟，身发热，胸满，四肢头面肿，久不愈，必致痈脓（火、热）。

3. 治肿 ①腰以上：发汗（开鬼门）。②腰以下：利小便（洁净府）。

4. 风水夹热证 越婢汤。

十三、黄疸病脉证并治☆

1. 原文

（1）寸口脉浮而缓，浮则为风，缓则为痹。痹非中风，四肢苦烦，脾色必黄，瘀热以行。

（2）黄疸病，茵陈五苓散主之。

2. 黄疸病机 脾色必黄，瘀热以行。

3. 寸口脉浮而缓 ①浮：风。②缓：湿邪闭阻。

4. 黄疸湿重于热 茵陈五苓散。

十四、惊悸吐衄下血胸满瘀血病脉证治

1. 原文

（1）下血，先便后血，此远血也，黄土汤主之。

（2）下血，先血后便，此近血也，赤小豆当归散主之。

2. 病因病机

（1）远血：中焦虚寒，脾不统血。

（2）近血：湿热蕴结大肠，迫血下行。

3. 治疗

（1）远血：黄土汤。

（2）近血：赤小豆当归散。

十五、呕吐哕下利病脉证治

1. 原文

（1）呕而肠鸣，心下痞者，半夏泻心汤主之。

（2）哕逆者，橘皮竹茹汤主之。

2. 寒热错杂致呕　中焦气机不畅（脾胃为中焦枢纽）。

3. 鉴别☆

（1）生姜泻心汤：心下痞硬，干噫食臭。

（2）旋覆代赭汤：心下痞硬，噫气不除。

十六、妇人妊娠病脉证并治

1. 原文　妇人宿有癥病，经断未及三月，而得漏下不止，胎动在脐上者，为癥痼害。妊娠六月动者，前三月经水利时，胎也。下血者，后断三月衃也。所以血不止者，其癥不去故也，当下其癥，桂枝茯苓丸主之。

2. 鉴别

（1）癥病（腹中血块）：经断未及三月，而得漏下不止，胎动在脐上。

（2）妊娠：六月动者，前三月经水利时，胎也。

十七、妇人产后病脉证治

1. 原文

（1）产后腹中疠痛，当归生姜羊肉汤主之；并治腹中寒疝，虚劳不足。

（2）产后中风发热，面正赤，喘而头痛，竹叶汤主之。

2. 产后血虚里寒腹痛病机　产后气血不足，冲任空虚，寒邪乘虚入里。

3. 产后中风兼阴阳两虚病机　产后气血多虚，卫外不固。

十八、妇人杂病脉证并治☆

1. 原文

（1）妇人咽中如有炙脔，半夏厚朴汤主之。

（2）妇人脏躁，喜悲伤欲哭，象如神灵所作，数欠伸，甘麦大枣汤主之。

（3）问曰：妇人年五十所，病下利，数十日不止，暮即发热，少腹里急，腹满，手掌烦热，唇口干燥，何也？师曰：此病属带下。何以故？曾经半产，瘀血在少腹不去。何以知之？其证唇口干燥，故知之。当以温经汤主之。

（4）妇人腹中诸疾痛，当归芍药散主之。

2. 梅核气　情志不舒，郁而化火，炼液为痰，阻于咽喉。

3. 脏躁　血虚，神魂失养，致情志病。以甘麦大枣汤甘润缓急，养血安神。

4. 妇人崩漏　冲任虚寒兼有瘀血内阻崩漏。治用温经汤温经散寒，养血行瘀，调补冲任。

5. 妇人肝脾不和腹中诸疾病　当归芍药散具有调肝养血、健脾利湿之功，体现了肝脾同调、血水同治的特点。

第四章　温病学

一、《温热论》

1. 温病的致病因素、感邪途径☆

（1）原文：温邪上受，首先犯肺，逆传心包。肺主气属卫，心主血属营，辨营卫气血虽与伤寒同，若论治法则与伤寒大异也。

（2）温邪从口鼻入，上受于肺。

（3）传变次序：卫→气→营→血。

（4）逆传心包：温邪传变迅速，由肺（卫分）直接内陷心包（营分）。

（5）伤寒——表寒，慢，伤阳，多有变证；温病——表热，快，伤阴。

2. 温邪在表的治法

（1）原文：盖伤寒之邪留恋在表，然后化热入里，温邪则热变最速。未传心包，邪尚在肺，肺主气，其合皮毛，故云在表。在表初用辛凉轻剂。夹风则加入薄荷、牛蒡之属，夹湿加芦根、滑石之流。或透风于热外，或渗湿于热下，不与热相搏，势必孤矣。

（2）透风于热外：温邪在表夹风，加辛凉散风药，风邪透表，热邪随之。

（3）渗湿于热下：温邪在表夹湿，加淡渗利湿药，湿邪渗下，热邪随之外泄。

3. 区别

（1）原文：不尔，风夹温热而燥生，清窍必干，为水主之气不能上荣，两阳相劫也；湿与温合，蒸郁而蒙蔽于上，清窍为之壅塞，浊邪害清也。其病有类伤寒，其验之之法，伤寒多有变证，温热虽久，在一经不移，以此为辨。

（2）温病夹风：病机为两阳（风与热）相劫，燥，清窍必干，水主之气（人体的津液）不能上荣。

（3）温病夹湿：病机为浊邪（湿热）害清，蒸郁而蒙蔽于上，清窍（面部诸窍）为之壅塞。

4. 温病内传营血证治

（1）原文：前言辛凉散风，甘淡驱湿，若病仍不解，是渐欲入营也。营分受热，则血液受劫，心神不安，夜甚无寐，或斑点隐隐，即撤去气药。如从风热陷入者，用犀角、竹叶之属；如从湿热陷入者，犀角、花露之品，参入凉血清热方中。若加烦躁，大便不通，金汁亦可加入，老年或平素有寒者，以人中黄代之，急急透斑为要。

（2）营分受热，血液（营阴）受劫，心神不安，斑点隐隐，撤去气药。

（3）急急透斑：用清热凉血透邪之法使营热随斑透发而外解。

5. 斑出热不解证治

（1）原文：若斑出热不解者，胃津亡也，主以甘寒，重则如玉女煎，轻则如梨皮、蔗浆之类。或其人肾水素亏，虽未及下焦，先自彷徨矣，必验之于舌，如甘寒之中加入咸寒，务在先安未受邪之地，恐其陷入易易耳。

（2）若肾水素虚，即使暂无肾阴亏虚症状，验舌象干绛，用甘寒和咸寒药物（先安未受邪之地）。

6. 邪留气分的治法

（1）原文：若其邪始终在气分流连者，可冀其战汗透邪，法宜益胃，令邪与汗并，热达腠开，邪从汗出。解后胃气空虚，当肤冷一昼夜，待气还自温暖如常矣。盖战汗而解，邪退正虚，阳从汗泄，故渐肤冷，未必即成脱证。此时宜令病者，安舒静卧，以养阳气来复，旁人切勿惊惶，频频呼唤，扰其元神，使其烦躁。但诊其脉，若虚软和缓，虽倦卧不语，汗出肤冷，却非脱证；若脉急疾，躁扰不卧，肤冷汗出，便为气脱之证矣。更有邪盛正虚，不能一战而解，停一二日再战汗而愈者，不可不知。

（2）治法☆：战汗（正气未衰，驱邪外出的现象）透邪，法宜益胃。温邪留恋气分时的治法，即以轻清宣透之品，宣通气机，清气生津，补足津液，使正气得以振奋，邪热随汗而解。

（3）转归：汗后，肤冷，宜安舒静卧，养阳气。①脉虚软和缓，倦卧不语，汗出肤冷，此不是脱证。②脉急疾，躁扰不卧，肤冷汗出，此为气脱（邪盛正虚）。

7. 邪留三焦的治法及转归

（1）原文：再论气病有不传血分，而邪留三焦，亦如伤寒中少阳病也。彼则和解表里之半，此则分消上下之势，随证变法，如近时杏、朴、苓等类，或如温胆汤之走泄。因其仍在气分，犹可望其战汗之门户，转疟之机括。

（2）治法☆：分消上下之势，以分消走泄之法宣通上中下三焦气机；仍在气分，犹可望其战汗之门户，转疟之机括。

8. 温病的纲领

（1）原文：大凡看法，卫之后方言气，营之后方言血。在卫汗之可也，到气才可清气，入营犹可透热转气，如犀角、玄参、羚羊角等物，入血就恐耗血动血，直须凉血散血，如生地、丹皮、阿胶、赤芍等物。否则前后不循缓急之法，虑其动手便错，反致慌张矣。

（2）治法☆

传变次序	卫	气	营	血
治法	汗	清气	透热转气	凉血散血

9. 湿邪治疗☆

（1）原文：且吾吴湿邪害人最广，如面色白者，须要顾其阳气，湿胜则阳微也，法应清凉，然到十分之六七，即不可过于寒凉，恐成功反弃，何以故耶？湿热一去，阳亦衰微也。面色苍者，须要顾其津液，清凉到十分之六七，往往热减身寒者，不可就云虚寒而投补剂，恐炉烟虽熄，灰中有火也，须细察精详，方少少与之，慎不可直率而往也。又有酒客里湿素盛，外邪入里，里湿为合。在阳旺之躯，胃湿恒多；在阴盛之体，脾湿亦不少，然其化热则一。热病救阴犹易，通阳最难。救阴不在血，而在津与汗；通阳不在温，而在利小便，然较之杂证，则有不同也。

（2）注意事项：①面色㿠白者，顾其阳气，用药不可过于寒凉，恐伤阳气。②面色苍者，顾其津液，不可冒用补剂，余火复炽，少少与之。

（3）致病特点：酒客里湿素盛，与外邪相合。①在阳旺之躯，为胃湿（热重于湿）。②在阴盛之体，为脾湿（湿重于热）。

10. 湿热里结

（1）原文：再论三焦不得从外解，必致成里结。里结于何？在阳明胃与肠也。亦须用下法，不可以气血之分，就不可下也。但伤寒邪热在里，劫烁津液，下之宜猛；此多湿邪内搏，下之宜轻。伤寒大便溏为邪已尽，不可再下；湿温病大便溏为邪未尽，必大便硬，慎不可再攻也，以粪燥为无湿矣。

（2）治疗：湿热不能分消走泄，透邪外解，留于三焦者，胶结于胃肠，用下法，宜轻缓，以期祛湿导滞（大便成形则停药）；伤寒里结（阳明腑实证）应峻下，急下存阴（便溏停）。

二、《湿热病篇》

1. 湿热病提纲（湿热表证）

（1）原文：湿热证，始恶寒（湿阻卫阳），后但热不寒（湿热郁蒸），汗出胸痞，舌白（湿盛），口渴（热）不引饮。

（2）病位：①伤寒表证，病在太阳。②温病表证，病在肺卫。③湿热表证，病在太阳、阳明。

2. 阴湿伤表

原文：湿热证，恶寒，无汗，身重，头痛，湿在表分，宜藿香、香薷、羌活、苍术皮、薄荷、牛蒡子等味（透表化湿药）。头不痛者，去羌活。

3. 阳湿伤表

原文：湿热证，恶寒，发热，身重，关节疼痛，湿在肌肉，不为汗解，宜滑石、大豆黄卷、茯苓皮、苍术皮、藿香叶、鲜荷叶、白通草、桔梗等味（化湿、泄热药）。不恶寒者，去苍术皮。

4. 湿热阻遏膜原

原文：湿热证，寒热如疟，湿热阻遏膜原（三焦之门户，一身之半表半里），宜柴胡、厚朴、槟榔、草果、藿香、苍术、半夏、干菖蒲、六一散等味（宣透膜原，辟秽化浊）。

5. 湿热病后期，余湿未尽，胃气未醒

原文：湿热证，数日后，脘中微闷，知饥不食，湿邪蒙绕三焦，宜藿香叶、薄荷叶、鲜荷叶、枇杷叶、佩兰叶、芦尖、冬瓜仁等味（轻清宣化，淡渗利湿，恢复气机）。

6. 湿热阻于中焦气分，湿重于热

原文：湿热证，初起发热，汗出，胸痞，口渴，舌白，湿伏中焦，宜藿梗、蔻仁、杏仁、枳壳、桔梗、郁金、苍术、厚朴、草果、半夏、干菖蒲、佩兰叶、六一散等味（辛苦燥湿、芳香化湿、开肺宣气、清热淡渗利湿）。

7. 湿渐化热，余湿犹滞

原文：湿热证，舌根白，舌尖红，湿渐化热，余湿犹滞。宜辛泄佐清热，如蔻仁、半夏、干菖蒲、大豆黄卷、连翘、绿豆衣、六一散等味（湿热参半，但湿重热轻）。

三、《温病条辨》

1. 概念范围

（1）原文：温病者，有风温，有温热，有温疫，有温毒，有暑温，有湿温，有秋燥，有冬温，有温疟。

（2）特点☆

温病	范围特点
风温	初春时节感受风热病邪
暑温	盛夏之时感受暑热病邪
秋燥	秋季感受燥热病邪
冬温	冬季感受冬令反常之温气风热病邪
温热	春季感受温热病邪，以里热证为主
湿温	在夏末秋初的长夏季节，感受湿热病邪
温毒	感受温热时毒病邪，既有热性病的症状，又有局部肿毒
温疟	阴伤而阳热亢盛而发的一种疟疾
温疫	感受疠气秽浊而发，具有强烈流行性和传染性

2. 温邪初犯卫分

原文：太阴风温、温热、温疫、冬温，初起恶风寒者，桂枝汤主之；但热不恶寒而渴者，辛凉平剂银翘散主之。温毒、暑温、湿温、温疟不在此例。

3. 手太阴温病血分证

原文：太阴温病，血从上溢者，犀角地黄汤合银翘散主之。有中焦病者，以中焦法治之。若吐粉红血水者，死不治；血从上溢，脉七八至以上，面反黑者，死不治；可用清络育阴法（犀角地黄汤和黄连阿胶汤）。

4. 手太阴温病营分证

原文：太阴温病，寸脉大，舌绛而干，法当渴，今反不渴者，热在营中也，清营汤去黄连主之。

5. 邪入心包

原文：邪入心包，舌謇肢厥（气血运行郁滞，阴阳之气不相顺接），牛黄丸主之，紫雪丹亦主之。

6. 湿温初起

（1）原文：头痛恶寒，身重疼痛，舌白不渴，脉弦细而濡，面色淡黄，胸闷不饥，午后身热，状若阴虚，病难速已，名曰湿温。汗之则神昏耳聋，甚则目瞑不欲言；下之则洞泄；润之则病深不解。长夏深秋冬日同法，三仁汤主之。

（2）证候：表（头痛恶寒，身重疼痛）；湿（舌白不渴，脉弦细濡）；热（午后身热）。

（3）治法：分利湿热，祛湿清热并举，用三仁汤。

（4）禁忌：①禁汗（神昏耳聋，甚目瞑不欲言）。②禁下（洞泄，泻下无度）。③禁润（病深不解）。

7. 阳明温病的提纲（中焦）

原文：面目俱赤，语声重浊，呼吸俱粗，大便闭，小便涩，舌苔老黄，甚则黑有芒刺，但恶热不恶寒，日晡（下午3~5点）益甚者，传至中焦，阳明温病也。脉浮洪躁甚者，白虎汤（经病）主之；脉沉数有力，甚则脉体反小而实者，大承气汤（腑病）主之。暑温、湿温、温疟不在此例。

8. 阳明腑实兼证　阳明温病，下之不通。

原文：阳明温病，下之不通，其证有五：应下失下，正虚不能运药，不运药者死，新加黄龙汤（腑实和正虚）主之。喘促不宁，痰涎壅滞，右寸实大，肺气不降者，宣白承气汤（腑实和肺热）主之。左尺牢坚，小便赤痛，时烦渴甚，导赤承气汤（腑实和小肠热）主之。邪闭心包，神昏舌短，内窍不通，饮不解渴者，牛黄承气汤（腑实和闭窍）主之。津液不足，无水舟停者，间服增液，再不下者，增液承气汤（阳明热盛伤津，津液枯耗）主之。

9. 阳明温病

（1）原文：阳明温病，无汗，实证未剧，不可下，小便不利者，甘（滋润）苦（清热）合化，冬地三黄汤主之。

（2）温病出现小便不利的原因：①小肠火腑热盛，津液干涸。②热邪袭肺，肺失宣降，通调水道功能失调。

10. 温病后期真阴耗伤

原文：风温、温热、温疫、温毒、冬温，邪在阳明久羁，或已下，或未下，身热面赤，口干舌燥，甚则齿黑唇裂，脉沉实者，仍可下之；脉虚大，手足心热甚于手足背者，加减复脉汤主之。

11. 温病后期邪留阴分☆

原文：夜热早凉，热退无汗，热自阴来者，青蒿鳖甲汤主之。

12. 治法 ☆

原文：治外感如将（兵贵神速，机圆法活，去邪务尽，善后务细，盖早平一日，则人少受一日之害）；治内伤如相（坐镇从容，神机默运，无功可言，无德可见，而人登寿域）。治上焦如羽（非轻不举）；治中焦如衡（非平不安）；治下焦如权（非重不沉）。

13. 温毒

原文：温毒咽痛，喉肿，耳前耳后肿，颊肿，面正赤，或喉不痛，但外肿，甚则耳聋，俗名大头温、虾蟆温者，普济消毒饮去柴胡、升麻主之，初起一二日，再去芩、连，三四日加之佳。

14. 伏暑、暑温、湿温

原文：伏暑、暑温、湿温，证本一源，前后互参，不可偏执。

15. 阳明温病热结阴亏

原文：阳明温病，无上焦证，数日不大便，当下之，若其人阴素虚，不可行承气者，增液汤主之。服增液汤已，周十二时观之，若大便不下者，合调胃承气汤微和之。

16. 湿痹

原文：湿聚热蒸，蕴于经络，寒战热炽，骨骱烦疼，舌色灰滞，面目萎黄，病名湿痹，宣痹汤主之。

17. 暑邪深入少阴、厥阴

原文：暑邪深入少阴消渴者，连梅汤主之；入厥阴麻痹者，连梅汤主之；心热烦躁神迷甚者，先与紫雪丹，再与连梅汤。

四、《温疫论》

1. 温疫的病因和传变

原文：夫温疫之为病，非风，非寒，非暑，非湿，乃天地间别有一种异气所感，其传有九，此治疫紧要关节。

2. 温疫初起膜原

原文：温疫初起，先憎寒而后发热，日后但热而无憎寒也。初得之二三日，其脉不浮不沉而数，昼夜发热，日晡益甚，头疼身痛。其时邪在伏脊之前，肠胃之后，虽有头疼身痛，此邪热浮越于经，不可认为伤寒表证，辄用麻黄、桂枝之类强发其汗。此邪不在经，汗之徒伤表气，热亦不减。又不可下，此邪不在里，下之徒伤胃气，其渴愈甚。宜达原饮（疏利透达膜原）。

五、《伤寒温疫条辨》

升降散及温病十五方原文

（1）升降散。温病亦杂气中之一也，表里三焦大热，其证治不可名状者，此方主之。白僵蚕（酒炒）二钱，全蝉蜕（去土）一钱，广姜黄（去皮）三分，川大黄（生）四钱，称准，上为细末，合研匀。病轻者分四次服，每服重一钱八分二厘五毫，用黄酒一盅，蜂蜜五钱，调匀冷服，中病即止。病重者，分三次服，每服重二钱四分三厘三毫，黄酒盅半，蜜七钱五分，调匀冷服。最重者，分二次服，每服重三钱六分五厘，黄酒二盅，蜜一两，调匀冷服。胎产亦不忌。炼蜜丸，名太极丸，服法同前，轻重分服，用蜜、酒调匀送下。

（2）按温病总计十五方。轻则清之，神解散、清化汤、芳香饮、大小清凉散、大小复苏饮、增损三黄石膏汤八方；重则泻之，增损大柴胡汤、增损双解散、加味凉膈散、加味六一顺气汤、增损普济消毒饮、解毒承气汤六方；而升降散，其总方也，轻重皆可酌用。察证切脉，斟酌得宜，病之变化，治病之随机应变，又不可执耳。按处方必有君、臣、佐、使，而又兼引导，此良工之大法也。是方以僵蚕为君，蝉蜕为臣，姜黄为佐，大黄为使，米酒为引，蜂蜜为导，六法俱备，而方乃成。

中西医结合临床

中西医结合临床

中西医结合内科学

第一章　呼吸系统疾病

第一节　急性上呼吸道感染

一、概念

急性上呼吸道感染是鼻腔和咽喉部呼吸道黏膜的急性炎症的总称，70%～80%由病毒引起，少数为细菌所致。全年皆可发病，冬春季多发，病势轻，病程短，预后较好。

本病与中医"感冒"类似，又称"伤风""冒风""重伤风"等。

二、西医病因

急性上呼吸道感染的主要病原体为鼻病毒、流感病毒（甲、乙、丙）、副流感病毒、呼吸道合胞病毒、冠状病毒、腺病毒及柯萨奇病毒等。

细菌感染以溶血性链球菌为多见，其次为流感嗜血杆菌、肺炎链球菌和葡萄球菌等。

> 【拓展】常见病原体：①急性咽－扁桃体炎——溶血性链球菌。②急性疱疹性咽峡炎——柯萨奇病毒A。③急性咽结膜炎——腺病毒、柯萨奇病毒、埃可病毒。

三、中医病因病机

1. 病位　肺卫。

2. 病因病机　外邪乘虚而入，以致卫表被郁，肺失宣肃。

3. 发病与否　感邪之后是否发病与正气盛衰有关。

四、临床表现

1. 普通感冒

（1）主要症状：早期有咽部干燥，继而出现鼻塞、喷嚏、低热、咳嗽，鼻流清涕，以后变稠，呈黄脓样；全身症状短暂。

（2）体征：鼻腔黏膜充血、水肿，有分泌物，偶有眼结膜充血，可有体温升高。

2. 急性病毒性咽炎和喉炎

（1）主要症状：急性病毒性咽炎咽部发痒或有灼热感。急性喉炎多表现为声音嘶哑。

（2）体征：咽喉部水肿、充血，局部淋巴结轻度肿大、有触痛，有时可闻及喉部喘息声。

3. 急性咽－扁桃体炎

（1）主要症状：起病急，咽痛明显、发热、畏寒，体温可达39℃以上。

（2）体征：咽部充血明显，扁桃体肿大、充血，表面有黄色点状渗出物，颌下淋巴结肿大压痛。

4. 急性疱疹性咽峡炎

（1）主要症状：咽痛、发热。

（2）体征：灰白色小丘疹，疱疹和浅表溃疡，周围黏膜红晕。

5. 急性咽结膜炎

（1）主要症状：发热、咽痛、流泪、畏光。

（2）体征：咽及结膜充血，可有颈淋巴结肿大，或有角膜炎。

五、实验室检查

1. 血常规　白细胞计数正常或偏低，淋巴细胞比例相对增高。

2. 病毒分离　标本接种于鸡胚羊膜腔，有助于确诊。

3. 免疫荧光技术　阳性有助于早期诊断。

4. 血清学检查　双份血清抗体效价递增 4 倍或以上，有助于早期诊断。

六、鉴别诊断

1. 过敏性鼻炎　喷嚏频作、鼻涕多，鼻腔水肿，分泌物中有较多嗜酸性粒细胞。发作常与外界刺激有关。

2. 急性传染病前驱期　有明确的流行病学史。

3. 流行性感冒　有明显流行性，以全身中毒症状为主，病毒分离和血清学诊断可供鉴别。

七、西医治疗

1. 对症治疗　急性咳嗽、鼻后滴漏和咽干者可予伪麻黄碱治疗，亦可局部滴鼻应用，必要时加用解热镇痛抗炎类药物，包括对乙酰氨基酚、布洛芬等。

2. 抗生素治疗　如有白细胞升高、咽部脓苔、咳黄痰和流鼻涕等细菌感染证据，可选用口服青霉素类、第一代头孢菌素、大环内酯类药物或氟喹诺酮类药物。

3. 抗病毒治疗　奥司他韦、玛巴洛沙韦等。

八、中医辨证论治 ☆

证型	证候		治法	方药
风寒束表	恶寒重，发热轻，无汗，头痛，肢体酸痛，鼻塞声重，喷嚏，时流清涕，咽痒，咳嗽，口不渴或喜热饮	舌苔薄白而润，脉浮或浮紧	辛温解表	荆防败毒散
风热犯表	身热较著，微恶风寒，汗出不畅，头胀痛，目胀，鼻塞，流浊涕，口干而渴，咳嗽，痰黄黏稠，咽燥，或咽喉肿痛	舌苔薄白微黄，边尖红，脉浮数	辛凉解表	银翘散或葱豉桔梗汤
暑湿伤表	身热，微恶风，汗少，肢体酸重或疼痛，头昏重胀痛，咳嗽痰黏，鼻流浊涕，心烦口渴，渴不多饮，口中黏腻，胸脘痞闷，泛恶，小便短赤	舌苔薄黄而腻，脉濡数	清暑祛湿解表	新加香薷饮

趣 记

寒荆热银暑新加。

第二节　急性气管－支气管炎

一、概念

急性气管－支气管炎是由生物、物理、化学刺激或过敏等因素引起的支气管黏膜的急性炎症。临床主要表现为咳嗽和咳痰，常见于气候急骤变化或上呼吸道防御功能下降时，也可由急性上呼吸道感染迁延不愈所致。

本病属中医学"咳嗽""暴咳"等范畴。

二、西医病因

1. 病原微生物

（1）病毒：常见腺病毒、流感病毒、冠状病毒等。

（2）细菌：常见流感嗜血杆菌、肺炎链球菌等。

2. 理化因素 冷空气、粉尘、刺激性气体等。

3. 过敏反应 急性气管 – 支气管炎与气道的高反应性有关。

三、中医病因病机

1. 病因 外感所致，脏腑功能失调，肺的卫外功能减弱。

2. 发病 本病的发病常以风为先导，夹有寒、热、燥、湿等邪。

3. 病位 主要在肺。

四、临床表现

1. 主要症状 起病急，全身症状轻。初为干咳或有少量黏液痰。后痰多，咳剧，偶伴血痰。持续 2～3 周，如迁延不愈，可逐渐发展为慢性支气管炎。

2. 体征 可无明显阳性表现，也可在两肺闻及散在干、湿啰音，或伴哮鸣音，不固定，咳后减少或消失。

五、实验室及其他检查

1. 血常规 白细胞无明显改变，细菌感染时可出现白细胞计数升高或中性粒细胞比例升高，血沉加快。

2. 痰培养 痰涂片或培养可发现致病菌。

3. X 线检查 正常或可见肺纹理增粗。

六、诊断与鉴别诊断

1. 诊断 根据病史、咳嗽和咳痰等呼吸道症状，两肺散在干、湿啰音等体征，结合血象和胸部 X 线片，可作出临床诊断。病毒和细菌检查有助于病因诊断。

2. 鉴别诊断

（1）流行性感冒：有流行病学史，起病急，全身症状重，病毒分离和血清学检查有助鉴别。

（2）急性上呼吸道感染：鼻咽部症状明显，一般无痰，肺部无异常体征，胸部 X 线检查正常。

（3）其他呼吸系统疾患：如肺结核、肺脓肿、支原体肺炎、麻疹等，以上疾病初发时常伴有急性支气管炎症状，但均表现各自的特点，可资鉴别。

七、西医治疗 ☆

1. 一般治疗 休息保暖，多饮水，避免诱因和吸入变应原。

2. 对症治疗

（1）发热、头痛时，可给予解热镇痛药，如复方阿司匹林等。

（2）咳嗽有痰且不易咳出时，可给予祛痰剂，如氯化铵合剂、盐酸氨溴索。

（3）咳嗽剧烈且无痰时，选用复方甲氧那明、喷托维林等。

（4）支气管痉挛时，选用平喘药，如茶碱类和 β_2 受体激动剂等。

3. 抗生素治疗 一般不主张应用抗生素治疗本病，但有细菌感染证据时应及时使用。一般开始治疗时缺乏病原菌检查结果，可选用大环内酯类、青霉素类、头孢菌素类、氟喹诺酮类等。

八、中医辨证论治

证型	证候		治法	方药
风寒袭肺	咳嗽初起，声重气急，咽痒，痰稀色白，多伴有头痛鼻塞，流清涕，骨节酸痛，恶寒，或有发热，无汗等表证	舌苔薄白，脉浮或浮紧	疏风散寒，宣肺止咳	三拗汤合止嗽散
风热犯肺	咳嗽新起，咳声粗亢，或咳声嘶哑，咳痰黏稠或稠黄，咳时汗出，常伴鼻流黄涕，头痛口渴，喉燥咽痛，或有发热，微恶风寒等表证	舌苔薄黄，脉浮数或浮滑	疏风清热，宣肺止咳	桑菊饮
燥热伤肺	咳嗽新起，咳声嘶哑，干咳无痰或痰少黏稠难出，或粘连成丝，或咳引胸痛，多伴有鼻燥咽干，恶风发热，头痛等表证	舌尖红，苔薄黄而干，脉浮数或小数	疏风清热，润燥止咳	桑杏汤
凉燥伤肺	干咳，痰少或无痰，咽干鼻燥，兼有头痛，恶寒，发热，无汗	苔薄白而干，脉浮紧	轻宣凉燥，润肺止咳	杏苏散

第三节 慢性支气管炎

一、概念

慢性支气管炎是指气管、支气管黏膜及其周围组织的慢性非特异性炎症。临床上以咳嗽、咳痰或伴有喘息等反复发作为特征，常并发阻塞性肺气肿、慢性阻塞性肺疾病（COPD），甚至肺源性心脏病。

本病可归属于中医学"咳嗽""喘证"等病证范畴。

二、西医病因 ☆

1. 吸烟 最重要的环境发病因素。

2. 感染因素 发生发展的重要因素。

3. 职业粉尘和化学物质接触 促进本病的发生发展。

4. 空气污染 损伤气道黏膜上皮，使纤毛清除功能下降。

5. 其他因素 自主神经功能紊乱；全身或呼吸道局部的防御及免疫功能减弱；维生素缺乏；遗传等。

三、中医病因病机

1. 病机 久咳迁延未愈，邪恋伤肺，日久累及脾肾。

2. 病性 多为虚实夹杂，正虚多以气虚为主或兼阴虚，邪实多为痰饮停聚，或偏寒，或偏热，久则夹瘀。

3. 病位 病位在肺，涉及脾、肾。

四、临床表现 ☆

1. 症状

（1）咳嗽：早期咳声有力，白天多于夜间，随病情发展，咳声变重浊，痰量增多。

（2）咳痰：多数为白色黏液痰和浆液性泡沫痰，清晨及夜间较多，在病情加重或合并感染时痰量增多变稠或变黄。

（3）喘息：由支气管痉挛引起，感染及劳力后明显。

【拓展】慢支"三部曲"——"咳""痰""喘"。

2. 体征

（1）早期：常无明显体征。

（2）急性发作时：在肺底部可闻及湿性和/或干性啰音。

（3）喘息性支气管炎：在咳嗽或深吸气后可听到哮鸣音，发作时可闻及广泛的湿啰音和哮鸣音。

（4）长期反复发作：可见肺气肿的体征。

五、主要并发症

1. 阻塞性肺气肿 最常见的并发症。

2. 支气管扩张 慢性支气管炎反复发作，导致支气管黏膜充血、水肿，管壁纤维增生，管腔变形、扩张或狭窄。

3. 支气管肺炎 慢性支气管炎蔓延至周围肺组织中导致感染。

六、实验室检查及其他检查

1. 血常规 细菌感染时白细胞和中性粒细胞增高。

2. 痰液检查 涂片发现 G^+ 球菌或 G^- 杆菌，痰培养可发现致病菌。

3. X 线检查 肺纹理增多、变粗、扭曲，网状或条索状，两肺中下野明显。

4. 肺功能检查 早期可无异常；进一步发展至气道狭窄或有阻塞时，出现 FEV_1 下降，合并肺气肿时，残气量明显增高，肺总量也增大。

七、诊断与鉴别诊断

1. 诊断

（1）诊断要点："咳""痰""喘"，发病持续 3 个月，并连续 2 年或以上。

（2）分期

①急性加重期：1 周内出现脓性痰；或伴发热等炎症表现；或 1 周内"咳""痰""喘"任何一项加重。

②慢性迁延期："咳""痰""喘"迁延 1 个月以上。

③临床缓解期：症状缓解或基本消失保持 2 个月以上。

2. 鉴别诊断

（1）支气管扩张症：大量脓性痰或反复咯血，胸部 X 线见串珠样改变，或多发性蜂窝状影像，高分辨螺旋 CT 有助诊断。

（2）支气管哮喘：反复发作，有过敏史，以哮喘症状为主，应用解痉药症状可缓解。

（3）肺结核：常伴低热、咯血、乏力、盗汗等典型症状，结核菌素试验可帮助诊断。

（4）支气管肺癌：有长期吸烟史，出现刺激性干咳，胸部 X 线检查肺部有块影或阻塞性肺炎，经正规抗菌治疗未能完全消散。

（5）肺尘埃沉着病：有明确粉尘接触史。

（6）特发性肺纤维化：以干咳为主，听诊双肺下后侧可闻及爆裂音（Velcro 啰音），血气分析提示动脉血氧分压降低。

八、西医治疗

1. 急性加重期和慢性迁延期

（1）控制感染：常用抗生素有 β‑内酰胺类、大环内酯类、喹诺酮类。

（2）祛痰、镇咳：盐酸氨溴索、盐酸溴己新、复方甘草合剂等。

（3）解痉平喘：适用于喘息型患者的急性发作，常用药物有茶碱类、特布他林、吸入型支气管扩张剂等。

2. 缓解期 锻炼；戒烟；免疫调节剂。

九、中医辨证论治☆

	证型	证候		治法	方药
实	风寒犯肺	咳喘气急，胸部胀闷，痰白量多，伴有恶寒或发热，无汗，口不渴	舌苔薄白而滑，脉浮紧	宣肺散寒，化痰止咳	三拗汤合止嗽散
	风热犯肺	咳嗽频剧，气粗或咳声嘶哑，痰黄黏稠难出，胸痛烦闷，伴有鼻流黄涕，身热汗出，口渴，便秘，尿黄	舌苔薄黄，脉浮或滑数	清热解表，止咳平喘	桑菊饮
	痰湿蕴肺	咳嗽，咳声重浊，痰多色白而黏，胸满窒闷，纳呆，口黏不渴，甚或呕恶	舌苔白腻，脉滑	燥湿化痰，降气止咳	二陈汤合三子养亲汤
	痰热郁肺	咳嗽，喘息气促，胸中烦闷胀痛，痰多色黄黏稠，咯吐不爽，或痰中带血，渴喜冷饮，面红咽干，尿赤便秘	苔黄腻，脉滑数	清热化痰，宣肺止咳	清金化痰汤
	寒饮伏肺	咳嗽，喘逆不得卧，咳吐清稀白沫痰，量多，遇冷空气刺激加重，甚至面浮肢肿，常兼恶寒肢冷，微热，小便不利	舌苔白滑或白腻，脉弦紧	温肺化饮，散寒止咳	小青龙汤
虚	肺气虚	咳嗽气短，痰涎清稀，反复易感，倦怠懒言，声低气怯，面色㿠白，自汗畏风	舌淡苔白，脉细弱	补肺益气，化痰止咳	玉屏风散
	肺脾气虚	咳嗽气短，倦怠乏力，咳痰量多易出，面色㿠白，食后腹胀，便溏或食后即便	舌体胖，边有齿痕，舌苔薄白或薄白腻，脉细弱	补肺健脾，止咳化痰	补肺汤
	肺肾气阴两虚	咳喘气促，动则尤甚，痰黏量少难咯，伴口咽发干，潮热盗汗，面赤心烦，手足心热，腰酸耳鸣	舌红，苔薄黄，脉细数	滋阴补肾，润肺止咳	沙参麦冬汤合六味地黄丸

【拓展】 虚证——肺（降气）；脾（生气）；肾（纳气）。

第四节　慢性阻塞性肺疾病

一、概念

慢性阻塞性肺疾病（COPD）是一种具有气流受限特征的疾病，气流受限不完全可逆，呈进行性发展。

本病可归属于中医学"肺胀""喘证""咳嗽"等范畴。

二、西医病因、发病机制与病理

1. 病因和发病机制☆

（1）吸烟：最常见的危险因素。

（2）理化因素：粉尘、有害气体。

（3）感染因素：发生与进展的重要因素之一。

（4）氧化应激及炎症机制：慢性炎症是 COPD 特征性改变。

（5）其他：自主神经功能失调、营养不良、气温变化、低体重指数等。

2. 病理　主要表现为慢性支气管炎及肺气肿的病理变化。

（1）急性发作期：可见大量中性粒细胞，严重者为化脓性炎症。

（2）缓解期：可见黏膜上皮修复、增生、鳞状上皮化生和肉芽肿形成。

三、中医病因病机

1. 脏腑功能失调　主要与肺、脾、肾关系密切。

2. 六淫邪气侵袭　卫外不固，外感六淫之邪侵袭肺卫，导致宣降失和，肺气不利。

四、临床表现 ☆

1. 症状

（1）慢性咳嗽、咳痰：一般为白色黏液或浆液性泡沫样痰。

（2）气短、喘息或呼吸困难：早期劳力时出现，逐渐加重，是 COPD 的标志性症状。

2. 体征

（1）视诊：桶状胸。

（2）触诊：双侧语颤减弱或消失。

（3）叩诊：过清音，心浊音界缩小，肺下界和肝浊音界下降。

（4）听诊：呼吸音减弱，呼气延长；心率增快，心音遥远。

五、并发症

1. 自发性气胸　突然加重的呼吸困难，X 线检查可确诊。

2. 慢性呼吸衰竭　可具有缺氧和二氧化碳潴留的临床表现。

3. 慢性肺心病　右心功能不全（失代偿）。

六、实验室检查及其他检查

1. 肺功能检查　吸入支气管舒张药后，$FEV_1/FVC < 70\%$ 及 $FEV_1 < 80\%$ 预计值，可确定为不完全可逆性气流受限。

2. 影像学检查　对 COPD 诊断特异性不高，主要作为确定肺部并发症及与其他疾病鉴别之用。

3. 血气分析　判断酸碱平衡失调及呼吸衰竭类型。

4. 其他检查　血常规、痰培养等。

七、诊断

1. 诊断要点　根据吸烟等高危因素史、症状、体征、肺功能等综合分析而确定。不完全可逆性气流受限是 COPD 诊断的必备条件。

2. 严重程度分级 ☆

分级	分级标准	
Ⅰ级（轻度）	$FEV_1/FVC < 70\%$，$FEV_1 \geq 80\%$ 预计值	有或无慢性咳嗽、咳痰
Ⅱ级（中度）	$FEV_1/FVC < 70\%$，$50\% \leq FEV_1 < 80\%$ 预计值	
Ⅲ级（重度）	$FEV_1/FVC < 70\%$，$30\% \leq FEV_1 < 50\%$ 预计值	
Ⅳ级（极重度）	$FEV_1/FVC < 70\%$，$FEV_1 < 30\%$ 预计值或 $FEV_1 < 50\%$ 预计值，伴慢性呼吸衰竭	

趣记

极重 3 重 5 中 8 轻。

八、鉴别诊断

1. 支气管扩张症　高分辨率 CT 检查可见支气管扩张改变。

2. 支气管哮喘　哮喘的气流受限多为可逆性，其支气管舒张试验阳性。

3. 肺结核 痰检可发现抗酸杆菌，胸部 X 线可发现病灶。

4. 支气管肺癌 胸部 X 线片及 CT 可发现占位病变。

5. 弥漫性泛细支气管炎 主要见于亚裔患者，几乎所有患者合并慢性鼻窦炎，胸部 X 线片和 CT 可见弥漫性小叶中央结节影，伴充气过度征。

6. 闭塞性细支气管炎 非吸烟者，可有风湿性关节炎病史或急性烟雾暴露。

九、西医治疗

1. 急性加重期

（1）支气管扩张剂：β_2受体激动剂、抗胆碱药、茶碱类等。

（2）低流量吸氧：一般吸入氧浓度为28%～30%。

（3）控制感染：可给予 β - 内酰胺类、β - 内酰胺酶抑制剂、第二代头孢菌素、大环内酯类或喹诺酮类等。

（4）糖皮质激素：急性加重者可给予糖皮质激素。

（5）祛痰剂：溴己新、盐酸氨溴索等。

2. 稳定期

（1）支气管扩张剂：同急性加重期。

（2）祛痰剂：盐酸氨溴索、N - 乙酰半胱氨酸、羧甲司坦等。

（3）糖皮质激素：吸入型糖皮质激素与长效 β_2 受体激动剂联合制剂。

（4）长期家庭氧疗（LTOT）：一般鼻导管吸氧，氧流量为 1.0～2.0L/min，吸氧时间 > 15h/d。

十、中医辨证论治

证型	证候		治法	方药
外寒内饮	咳逆喘息不得卧，痰多稀薄，恶寒发热，背冷无汗，渴不多饮，或渴喜热饮，面色青晦	舌苔白滑，脉弦紧	温肺散寒，解表化饮	小青龙汤
痰热郁肺	咳逆喘息气粗，烦躁胸满，痰黄或白，黏稠难咯，或身热微恶寒，有汗不多，溲黄便干，口渴	舌红，苔黄或黄腻，脉数或滑数	清肺化痰，降逆平喘	越婢加半夏汤或桑白皮汤
痰浊壅肺	咳喘痰多，色白黏腻，短气喘息，稍劳即著，脘痞腹胀，倦怠乏力	舌质偏淡，苔薄腻或浊腻，脉滑	健脾化痰，降气平喘	三子养亲汤合二陈汤
肺脾气虚	咳喘日久，气短，痰多稀白，胸闷腹胀，倦怠懒言，面色㿠白，食少便溏	舌淡白，脉细弱	补肺健脾，益气平喘	补肺汤合四君子汤
肺肾气虚	呼吸浅短难续，动则喘促甚，声低气怯，咳嗽，痰白如沫，咯吐不利，胸闷，心悸，形寒汗出，或腰膝酸软，小便清长或尿有余沥	舌质淡或紫暗，苔白润，脉沉细无力或结代	补肺益肾，降气平喘	平喘固本汤合补肺汤
阳虚水泛	胸部膨满，喘咳不能平卧，咳痰清稀，心悸，面浮，下肢浮肿，甚则一身悉肿，腹部胀满有水，脘痞，纳差，尿少，怕冷，面唇青紫	舌苔白滑，舌体胖质暗，脉沉细或结代	温肾健脾，化饮利水	真武汤合五苓散

第五节 支气管哮喘

一、概念

支气管哮喘是由多种细胞（如嗜酸性粒细胞、肥大细胞、T淋巴细胞、中性粒细胞、气道上皮细胞等）和细胞组分参与的气道慢性炎症性疾病。这种慢性炎症与气道高反应性相关，通常出现广泛多变的可逆性气流受限，并引起反复发作性的喘息、气急、胸闷或咳嗽等症状，常在夜间和/或清晨发作、加剧，多数患者可自行缓解或经治疗后缓解。

本病归属于中医学"哮病"范畴。

二、西医病因与发病机制

1. 病因

（1）遗传因素（宿主因素）：本病大多认为与多基因遗传有关。

（2）激发因素（环境因素）：①吸入物。②细菌、病毒、支原体、寄生虫等感染。③鱼、虾、蛋、奶等。④药物，如阿司匹林、普萘洛尔。⑤其他，如剧烈运动、气候骤变、月经等。

2. 发病机制 气道炎症是最重要的发病机制，是哮喘的本质。

三、中医病因病机

1. 病因病机 宿痰伏肺，遇外邪、饮食、情志、劳倦等诱因而诱发，致痰阻气道，痰因气升，气因痰阻，壅塞气道，壅遏肺气，肺气上逆而发病。

2. 病位 在肺，与脾、肾、肝、心密切相关。

3. 夙根 伏痰。

四、临床表现

1. 症状

（1）发作时伴哮鸣音的呼气性呼吸困难或发作性的胸闷和咳嗽。

（2）可在数分钟内发作，用支气管扩张剂治疗或自行缓解。

（3）顽固性咳嗽可作为唯一症状（咳嗽变异性哮喘）；有的青少年表现为运动时出现胸闷、咳嗽、呼吸困难（运动性哮喘）。

（4）夜间或凌晨发作和加重。

（5）发作前有鼻痒、喷嚏、流涕、胸闷。

2. 体征 胸部过度充气，严重发作出现"三凹征"，肺部有广泛哮鸣音，呼气音延长。

五、实验室及其他检查

1. 痰液 嗜酸性粒细胞增多。

2. 呼吸功能

（1）通气功能检测：肺活量减少，残气量、功能残气量和肺总量增加，残气量与肺总量比值增大。

（2）支气管激发试验：FEV_1下降≥20%。

（3）支气管舒张试验：FEV_1增加>12%且绝对值增加>200mL。

（4）呼气流量峰值（PEF）及其变异率：平均每日PEF昼夜变异率>10%（至少2周）；或PEF周变异率>20%。

3. 动脉血气分析

（1）哮喘发作：缺氧，PaO_2降低，$PaCO_2$降低，pH上升呈呼吸性碱中毒。

（2）哮喘持续状态：出现呼吸性酸中毒，缺氧明显可合并代谢性酸中毒。

4. 胸部X线 缓解期多无明显异常，并发呼吸道感染，可见肺纹理增加及炎性浸润阴影，可并发肺不张、气胸或纵隔气肿。

5. 特异性变应原 皮肤变应原测试。

六、诊断及鉴别诊断

1. 诊断标准

（1）典型哮喘的临床症状和体征：①反复发作喘息、气急，胸闷或咳嗽，夜间及晨间多发。②发作时双肺可闻及散在或弥漫性哮鸣音，呼气相延长。③上述症状和体征可经治疗缓解或自行缓解。

（2）可变气流受限的客观检查：①支气管舒张试验阳性。②支气管激发试验阳性。③平均每日 PEF 昼夜变异率 >10% 或 PEF 周变异率 >20%。

符合上述症状和体征，同时具备气流受限客观检查中的任一条，并除外其他疾病所引起的喘息、气急、胸闷和咳嗽，可以诊断为哮喘。

2. 分期 哮喘可分为急性发作期、慢性持续期和临床控制期。

3. 鉴别诊断

（1）心源性哮喘：阵发性咳嗽，常咳出粉红色泡沫痰，两肺可闻及广泛的湿啰音和哮鸣音，左心界扩大，心率增快，心尖部可闻及奔马律。BNP 水平检测可用于心源性或肺源性呼吸困难的快速鉴别。忌用肾上腺素或吗啡。

（2）慢性阻塞性肺疾病（COPD）：多见于中老年人，有慢性咳嗽史，喘息长年存在，有肺气肿体征，两肺或可闻及湿啰音。COPD 也可与哮喘同时存在。

（3）上气道阻塞：吸气性呼吸困难。

（4）变应性支气管肺曲霉病：曲霉抗原特异性 IgE 阳性，血清总 IgE 显著升高。

七、西医治疗与控制水平等级☆

1. 确定并减少危险因素接触 脱离并长期避免接触变应原或其他非特异性刺激因素。

2. 药物治疗 哮喘治疗药物分为控制性药物和缓解性药物。前者指需要长期使用的药物，主要用于治疗气道慢性炎症使哮喘维持临床控制，亦称抗炎药。后者指按需使用的药物，通过迅速解除支气管痉挛从而缓解哮喘症状，亦称解痉平喘药。

（1）激素：控制气道炎症最有效的药物。①吸入给药——长期治疗哮喘的首选药物。②口服给药——适用于中度哮喘发作、慢性持续哮喘而大剂量吸入激素联合治疗无效的患者和作为静脉应用激素治疗后的序贯治疗。③静脉给药——严重急性哮喘发作时。

（2）β_2受体激动剂：①短效（SABA）——如沙丁胺醇，特布他林；吸入给药，轻、中度哮喘患者的首选药物。②长效（LABA）——如沙美特罗、福莫特罗；适合于中至重度持续哮喘患者的长期治疗。

（3）白三烯调节剂：单独应用、长效药。如扎鲁司特、孟鲁司特。

（4）茶碱类：可舒张支气管平滑肌，并具有强心、利尿、扩张冠状动脉、兴奋呼吸中枢和呼吸肌等作用，尤适用于夜间哮喘症状的控制。

（5）抗胆碱药：溴化异丙托品溶液。

（6）变异原特异性免疫疗法（SIT）：适用于变应原明确但难以避免的哮喘患者。

（7）抗 IgE 治疗：可用于血清 IgE 水平增高的哮喘患者。

（8）其他：抗组胺药。

八、中医辨证治疗

证型		证候		治法	方药
发作期	寒哮	呼吸急促,喉中哮鸣有声,胸膈满闷如窒,咳不甚,咳吐不爽,痰稀薄色白,面色晦滞,口不渴或渴喜热饮,天冷或受寒易发,形寒畏冷,初起多兼恶寒、发热、头痛等表证	舌质淡,舌苔白滑,脉弦紧或浮紧	温肺散寒,化痰平喘	射干麻黄汤
	热哮	气粗息涌,咳呛阵作,喉中哮鸣,胸高胁胀,烦闷不安,汗出,口渴喜饮,面赤口苦,咳痰色黄或色白,黏浊稠厚,咳吐不利	舌质红,苔黄腻,脉滑数或弦滑	清热宣肺,化痰定喘	定喘汤或越婢加半夏汤
	寒包热哮	喉中哮鸣有声,胸膈烦闷,呼吸急促,喘咳气逆,咳痰不爽,痰黏色黄或黄白相兼,烦躁,发热,恶寒,无汗,身痛,口干欲饮,大便偏干	舌苔白腻,舌尖边红,脉弦紧	解表散寒,清化痰热	小青龙加石膏汤或厚朴麻黄汤
	风痰哮	喉中痰涎壅盛,声如拽锯,或鸣声如吹哨笛,喘急胸满,但坐不得卧,咳痰黏腻难出,或为白色泡沫样痰液,无明显寒热倾向,面色青暗,起病多急,常倏忽来去,发前自觉鼻、咽、眼、耳发痒,喷嚏、鼻塞、流涕、胸部憋塞,随之迅即发作	舌苔厚浊,脉滑实	祛风涤痰,降气平喘	三子养亲汤
缓解期	肺虚	喘促气短,语声低微,面色㿠白,自汗畏风,咳痰清稀色白,多因气候变化而诱发,发前喷嚏频作,鼻塞流清涕	舌淡苔白,脉细弱或虚大	补肺固表	玉屏风散
	脾虚	倦怠无力,食少便溏,面色萎黄无华,痰多而黏,咳吐不爽,胸脘满闷,纳呆,或食油腻易腹泻,每因饮食不当而诱发	舌质淡,苔白滑或薄腻,脉细弱	健脾化痰	六君子汤
	肾虚	平素息促气短,呼多吸少,动则为甚,形瘦神疲,心悸,腰酸腿软,劳累后哮喘易发,或面色苍白,畏寒肢冷,自汗,舌淡苔白,质胖嫩,脉沉细;或颧红,烦热,汗出黏手	舌质淡胖嫩,苔白或舌红少苔,脉细数或沉细	补肾纳气	金匮肾气丸或七味都气丸

第六节 肺炎

一、概念

肺炎是由细菌、病毒、真菌、支原体、衣原体、立克次体、寄生虫等病原微生物或放射线、化学、免疫损伤、过敏及药物等引起的终末气道、肺泡腔及肺间质的炎症。主要表现为咳嗽、咳痰,或原有呼吸道症状加重,并出现脓性痰或血痰,伴或不伴胸痛。

本病归属于中医学"咳嗽""喘证""支饮"等范畴。

二、西医病因、发病机制与原理

1. 病因、发病机制 细菌、非典型病原体、病毒、真菌、其他病原体、理化因素。

2. 病理 肺炎链球菌肺炎,病理变化可分为四期:充血期、红色肝变期、灰色肝变期、消散期。

趣记

"想念是会呼吸的痛,在肺泡、肺间质来回滚动"。

三、中医病因病机

1. 病位 在肺，与心、肝、肾关系密切。

2. 病机 外邪内侵，邪郁于肺，化热、生痰、酿毒，三者互结于肺，发为本病。

四、西医诊断与治疗 ☆

病因	分类	痰色	影像学	治疗
细菌性	肺炎链球菌	铁锈色	肋膈角积液	青霉素 G
	葡萄球菌	粉红色乳状	液气囊腔或空洞	半合成青霉素或头孢类
	克雷伯杆菌	砖红色胶冻状或灰绿色	蜂窝状	头孢类合氨基糖苷类
	军团菌	无特异	进展迅速	红霉素
病毒性	病毒性	无特异	小结节	利阿金奥韦
真菌性	放线菌	硫黄颗粒	无特异	氟康唑、两性霉素 B
	念珠菌	白色粥样		
非感染性	放射性			停止放疗治疗，急性期泼尼松
	吸入性			去除病因，继发感染使用抗生素

注：利阿金奥韦（利巴韦林、阿昔洛韦、金刚烷胺、奥司他韦）

五、中医辨证论治

证型	证候		治法	方药
邪犯肺卫	咳嗽，咳痰不爽，痰色白或黏稠色黄，发热重，恶寒轻，无汗或少汗，口微渴，头痛，鼻塞	舌边尖红，苔薄白或微黄，脉浮数	疏风清热，宣肺止咳	三拗汤或桑菊饮
痰热壅肺	咳嗽，咳痰黄稠或铁锈色痰，呼吸急促，高热不退，胸膈痞满，按之疼痛，口渴烦躁，小便黄赤，大便干燥	舌红苔黄，脉洪数或滑数	清热化痰，宽胸止咳	麻杏石甘汤合《千金》苇茎汤
热陷心包	神昏谵语，咳嗽气促，痰鸣肢厥，烦躁，高热不退，甚至四肢厥冷	舌红绛，苔黄而干，脉细滑数	清热解毒，化痰开窍	清营汤合菖蒲郁金汤
阴竭阳脱	高热骤降，大汗淋漓，颜面苍白，呼吸急迫，四肢厥冷，唇甲青紫，神志恍惚	舌淡紫，脉微欲绝	益气养阴，回阳固脱	生脉散合四逆汤
正虚邪恋	干咳少痰，咳嗽声低，气短神疲，身热，手足心热，自汗或盗汗，心胸烦闷，口渴欲饮或虚烦不眠	舌红，苔薄黄，脉细数	益气养阴，润肺化痰	竹叶石膏汤

第七节　原发性支气管肺癌

一、概念

原发性支气管肺癌简称肺癌，是最常见的肺部原发性恶性肿瘤，是指起源于呼吸上皮细胞的恶性肿瘤，常有淋巴结和血行转移。

本病归属于中医学"肺癌""肺积""息贲"等范畴。

二、病理分型

1. 按解剖学分类 中央型肺癌、周围型肺癌。

2. 按组织学分类

（1）小细胞肺癌（SCLC）。

（2）非小细胞肺癌（NSCLC）：鳞癌、腺癌、大细胞癌、其他。

三、中医病因病机

1. 病因 正气虚损、痰浊聚肺、情志失调、烟毒内蕴、邪毒侵肺等。

2. 病机 正气虚弱，毒恋肺脏瘀阻络脉，久成癥积。

3. 病位 在肺，晚期更致五脏受累，气血阴阳失调。

四、临床表现 ☆

1. 原发肿瘤引起的症状

（1）早期：刺激性干咳或有少量黏液痰。

（2）肿瘤导致远端支气管狭窄：持续性咳嗽，呈高音调金属音，为特征性阻塞性咳嗽。

（3）继发感染：咳脓性痰。

（4）侵及大血管：可出现大咯血。

（5）肿瘤引起支气管部分阻塞：可引起局限性喘鸣。

2. 肿瘤局部扩展引起的症状

（1）侵犯胸膜或纵隔：不规则钝痛。

（2）侵入胸壁、肋骨或压迫肋间神经：胸痛剧烈，且有定点或局部压痛，呼吸、咳嗽则加重。

（3）压迫大气道：吸气性呼吸困难。

（4）侵及食管：咽下困难，尚可引起支气管–食管瘘。

（5）癌肿或转移性淋巴结压迫喉返神经（左侧多见）：声音嘶哑。

（6）侵犯纵隔，压迫阻滞上腔静脉回流：上腔静脉压迫综合征，表现头、颈、前胸部及上肢水肿淤血等。

（7）肺上沟癌压迫颈部交感神经：同侧霍纳（Horner）综合征（眼睑下垂、眼球内陷、瞳孔缩小、额部少汗等），或同侧臂丛神经压迫征。

3. 肿瘤远处转移引起的症状 右锁骨上淋巴结是肺癌常见的转移部位，可毫无症状。

4. 肺癌的胸外表现 内分泌综合征；骨骼–结缔组织综合征；血液学异常及其他。

五、实验室及其他检查

1. 胸部 X 线

（1）中央型：一侧肺门类圆形阴影，边缘毛糙，可有分叶或切迹。肿块与肺不张、阻塞性肺炎并存时，可呈现"S"征。

（2）周围型：局限性小斑片影，肿块周围毛刺、切迹、分叶，可见偏心性癌性空洞。

2. 病理学 对肺癌的诊断具有决定性意义。

六、西医治疗 ☆

1. 手术 非小细胞肺癌Ⅰ期、Ⅱ期。

2. 化疗 小细胞肺癌。

3. 放疗 Ⅰ期患者年老体弱，有伴发病，已不宜手术或拒绝手术者。

4. 分子靶向治疗 易瑞沙（吉非替尼）、厄洛替尼、贝伐珠单抗等。

5. 其他 支气管动脉灌注化疗；经纤维支气管镜介导或经皮肺穿刺，抗癌药物直接注入肿瘤及腔内放疗；激光切除等。

七、中医辨证论治 ☆

证型	证候		治法	方药
气滞血瘀	咳嗽、咳痰，或痰血暗红，胸闷胀痛或刺痛，面青唇暗，肺中积块	舌质暗紫或瘀斑瘀点，脉弦或涩	化瘀散结，行气止痛	血府逐瘀汤
痰湿蕴肺	咳嗽痰多，胸闷气短，肺中积块，可见胸胁疼痛，纳差便溏，神疲乏力	舌质暗或有瘀斑，苔厚腻，脉弦滑	祛湿化痰	二陈汤合瓜蒌薤白半夏汤
阴虚毒热	咳嗽，无痰或少痰，或有痰中带血，甚则咯血不止，肺中积块，心烦，少寐，手足心热，或低热盗汗，或邪热炽盛，羁留不退，口渴，大便秘结	舌质红，苔薄黄，脉细数或数大	养阴清热，解毒散结	沙参麦冬汤合五味消毒饮
气阴两虚	咳嗽无力，有痰或无痰，痰中带血，肺中积块，神疲乏力，时有心悸，汗出气短，口干，发热或午后潮热，手足心热，纳呆脘胀，便干或稀	舌质红苔薄，或舌质胖嫩有齿痕，脉细数无力	益气养阴，化痰散结	生脉散合沙参麦冬汤

第八节 慢性肺源性心脏病

一、概念

慢性肺源性心脏病简称慢性肺心病，是指由支气管－肺组织、胸廓或肺血管的慢性病变引起的肺循环阻力增高，导致肺动脉高压和右心室肥大，甚至发生右心功能衰竭的心脏病。

本病归属于中医学"心悸""肺胀""喘证""水肿"等范畴。

二、西医病因与发病机制

1. 病因

（1）支气管、肺疾病：COPD 占 80% ~ 90%，最为多见。

（2）胸廓运动障碍：较少见。

（3）肺血管疾病：慢性血栓栓塞性肺动脉高压、肺小动脉炎，导致肺血管阻力增加，肺动脉高压、右室负荷加重。

（4）其他：低氧血症引起肺血管收缩，导致肺动脉高压。

2. 病理 缺氧是肺动脉高压形成的最重要因素。

（1）有原发于肺、支气管、胸廓和肺血管的基础改变。

（2）肺动脉及右心室结构的改变。

三、中医病因病机

1. 病因 脏腑虚损、外感时邪。

2. 病位 病位在肺、脾、肾、心。

3. 基本病理因素 痰瘀互结，阻滞肺络，累及心。

四、临床表现 ☆

1. 肺、心功能代偿期（缓解期）

（1）症状：咳、痰、气促，活动后心悸、呼吸困难、劳动耐力下降。

（2）体征：发绀和肺气肿体征。三尖瓣区收缩期杂音或剑突下心脏搏动增强，提示右心室肥厚。

2. 肺、心功能失代偿期（急性加重期）

	症状	体征
呼吸衰竭	呼吸困难加重，夜寐为甚，甚至出现肺性脑病的表现	发绀、球结膜充血、水肿，颅内压升高，病理反射阳性
右心衰（体循环淤血）	心悸、食欲不振、腹胀、恶心等	发绀，颈静脉怒张，心率增快，肝大，肝颈静脉回流征阳性

3. 并发症

（1）肺性脑病：肺心病死亡的首要原因。

（2）酸碱平衡失调及电解质紊乱：可出现不同类型的酸碱平衡失调及电解质紊乱。

（3）心律失常：严重者可出现室颤甚至心脏骤停。

（4）休克：是慢性肺心病较常见的严重并发症及致死原因之一。

（5）上消化道出血：心肺功能衰竭的晚期并发症之一，死亡率较高。

（6）其他：功能性肾衰竭、弥散性血管内凝血（DIC）、深静脉血栓形成等。

五、诊断与鉴别诊断

1. 诊断

（1）病史：有慢性阻塞性肺疾病或慢性支气管炎、肺气肿病史，或其他胸肺疾病病史。

（2）临床表现：存在活动后呼吸困难、乏力和劳动耐力下降。

（3）体征：颈静脉怒张、$P_2 > A_2$、剑突下心脏搏动增强、肝大压痛、肝颈静脉回流征阳性、下肢水肿等。

（4）心电图、胸部 X 线片有提示肺心病的征象。

（5）超声心动图有肺动脉增宽和右心增大、肥厚的征象。

2. 鉴别诊断

（1）冠心病：慢性肺心病无典型心绞痛或心肌梗死的临床表现，多有胸、肺疾病史，心电图中 ST－T 改变多不明显。

（2）风湿性心脏病：超声心动图发现瓣膜器质性狭窄或关闭不全是最重要的鉴别依据。

（3）原发性扩张型心肌病、缩窄性心包炎：①原发性扩张型心肌病多见于中青年，无明显慢性呼吸道感染史及显著肺气肿体征。②缩窄性心包炎，相关病史和典型的心室舒张受限等表现以及胸部 X 线片（侧位常可发现心包钙化征象）可资鉴别。

六、西医治疗

1. 急性加重期

（1）控制感染：根据痰培养及药敏试验结果选择抗生素。

（2）氧疗：保持呼吸道通畅，鼻导管吸氧或面罩给氧，以纠正缺氧和二氧化碳潴留。

（3）控制心力衰竭：利尿药、正性肌力药、血管扩张药。

（4）控制心律失常：避免使用 β 受体阻滞药。

（5）抗凝治疗：普通肝素或低分子量肝素。

（6）其他并发症治疗：酸碱平衡失调或电解质紊乱、消化道出血、休克、肾衰竭、DIC 等。

趣 记

强心、利尿、扩血管；扩管、抗感、上糖皮。

2. 缓解期 锻炼、抗感染、氧疗、改善基础病、去除诱因。

七、中医辨证论治

证型		证候		治法	方药
急性加重期	痰浊壅肺	咳嗽痰多，色白黏腻或呈泡沫样，短气喘息，稍劳即著，脘痞纳少，倦怠乏力	舌质偏淡，苔薄腻或浊腻，脉滑	健脾益肺，化痰降气	苏子降气汤
	痰热郁肺	喘息气粗，烦躁，胸满，咳嗽，痰黄或白，黏稠难咳，或身热，微恶寒，有汗不多，溲黄便干、口渴	舌红，舌苔黄或黄腻，边尖红，脉数或滑数	清肺化痰，降逆平喘	越婢加半夏汤
	痰蒙神窍	神志恍惚，谵语，烦躁不安，撮空理线，表情淡漠，嗜睡，昏迷，或肢体瞤动，抽搐，咳逆，喘促，咳痰不爽	苔白腻或淡黄腻，舌质暗红或淡紫，脉细滑数	涤痰开窍，息风止痉	涤痰汤加减，另服安宫牛黄丸或至宝丹
	阳虚水泛	面浮，下肢肿，甚则一身悉肿，腹部胀满有水，心悸，咳嗽，咳痰清稀，脘痞，纳差，尿少，怕冷，面唇青紫	舌胖质暗，苔白滑，脉沉细	温肾健脾，化饮利水	真武汤合五苓散
缓解期	肺肾气虚	呼吸浅短难续，声低气怯，甚则张口抬肩，倚息不能平卧，咳嗽，痰白清稀如沫，胸闷，心慌形寒，汗出	舌淡或暗紫，脉沉细微无力，或结代	补肺纳肾，降气平喘	补肺汤
	气虚血瘀	喘咳无力，气短难续，痰吐不爽，心悸胸闷，口干，面色晦暗，唇甲发绀，神疲乏力	舌淡暗，脉细涩无力	益气活血，止咳化痰	生脉散合血府逐瘀汤

第九节　呼吸衰竭【助理医师不考】

一、概念

呼吸衰竭是指各种原因引起的肺通气和/或换气功能严重障碍，导致低氧血症伴（或不伴）高碳酸血症，从而引起一系列生理功能和代谢紊乱的临床综合征。临床表现为呼吸困难、发绀等。

根据本病临床表现，可归属于中医学"喘证""喘脱""厥证"等范畴。

二、西医病因与发病机制

1. 病因　气道阻塞性疾病、肺组织病变、肺血管疾病、胸廓及胸膜疾病、神经肌肉病变等。

2. 发病机制　通气不足、弥散障碍、通气/血流比例、肺内动-静脉解剖分流增加、氧耗量增加。

三、中医病因病机

1. 病位　在肺，发生发展与脾、肾、心密切相关。

2. 病机　总属本虚标实，本虚为肺、脾、肾、心虚，标实为痰浊、瘀血、水饮。

3. 发病内因　肺、脾、肾、心虚损。

4. 发病诱因　感受外邪。

5. 变证的根源　痰浊壅肺、血瘀水阻。

四、临床表现

1. 急性呼吸衰竭

（1）呼吸困难：最早出现的症状。

（2）发绀：缺氧的典型表现。

（3）精神神经症状：精神错乱、躁狂、昏迷、抽搐、扑翼样震颤等。

（4）循环系统表现：可引起周围循环衰竭。

（5）消化和泌尿系统表现：肝肾功能损伤、应激性溃疡甚至上消化道出血。

2. 慢性呼吸衰竭

（1）呼吸困难：最早出现的症状。

（2）神经精神症状：智力或定向功能障碍，伴二氧化碳潴留时表现为先兴奋后抑制。

（3）循环系统症状：右心衰竭。

五、实验室及其他检查

1. 动脉血气分析 氧分压、二氧化碳分压、pH 等。

2. 其他辅助检查 根据原发疾病做相应的检查。

六、西医治疗

1. 保持呼吸道通畅 开放气道，清除气道分泌物，建立人工气道。

2. 氧疗 Ⅰ型呼吸衰竭—高浓度（＞35%）吸氧，Ⅱ型呼吸衰竭—低浓度吸氧。

3. 控制感染 根据药敏结果选用敏感抗生素。

4. 增加通气量，减少 CO_2 潴留 呼吸兴奋剂的应用、机械辅助通气。

5. 纠正酸碱平衡失调和电解质紊乱 改善肺泡通气，适当补碱、补钾等。

6. 防治上消化道出血 纠正缺氧和二氧化碳潴留，抑酸护胃。

7. 防治休克 针对病因治疗，必要时予以升压药。

8. 其他治疗 镇静、利尿、强心、营养支持等，禁止应用有呼吸抑制的药物。

七、中医辨证论治

证型	证候		治法	方药
痰浊阻肺	呼吸急促，喉中痰鸣，痰涎黏稠，胸中窒闷	苔白或白腻，脉滑数	化痰降气，宣肺平喘	二陈汤合三子养亲汤
肺肾气虚	呼吸短浅难续，甚则张口抬肩，胸满气短，咳嗽，痰白如沫，咳吐不利，形寒汗出	舌淡或暗紫，苔白润，脉沉细无力或结代	补益肺肾，纳气平喘	补肺汤合参蛤散
脾肾阳虚	咳喘，动则尤甚，腹部胀满，浮肿，肢冷尿少，面青唇绀	舌胖紫暗，苔白滑，脉沉细或结代	温肾健脾，化湿利水	真武汤合五苓散
痰蒙神窍	呼吸急促，伴痰鸣，神志恍惚，或谵语，或烦躁不安，或嗜睡，甚则抽搐、昏迷，面色发绀	舌暗紫，苔白腻，脉滑数	涤痰开窍，息风止痉	涤痰汤送服安宫牛黄丸、至宝丹
阳微欲脱	喘逆剧甚，张口抬肩，鼻翼扇动，面色苍白，冷汗淋漓，四肢厥冷，烦躁不安，面色紫暗	舌紫暗，脉沉细无力或脉微欲绝	益气温阳，固脱救逆	独参汤灌服，参附注射液静滴

第二章　循环系统疾病

第一节　慢性心力衰竭

一、病因病理

1. 基本病因 ☆

（1）原发性心肌损害：①缺血性，如冠心病心肌缺血和心肌梗死。②心肌炎和心肌病，如病毒性心肌炎和扩张型心肌病。③心肌代谢障碍，如糖尿病心肌病。

（2）心脏负荷过重：①容量负荷（前），包括心脏瓣膜关闭不全；左右心或动静脉分流性心脏病等。②压力负荷（后），包括主动脉瓣或肺动脉瓣狭窄、肺动脉高压等。

2. 诱因

（1）感染：呼吸道感染是最常见、最重要的诱因。

（2）心律失常：房颤。

（3）过度劳累与情绪激动。

（4）血容量增加：静脉输液过多、过快。

（5）应用心肌抑制药物：β受体阻滞药、钙通道阻滞药、奎尼丁等。

（6）其他：高热、贫血等。

3. 病理 心室重塑是心力衰竭发生发展的基本病理机制。

二、分期及心功能分级 ☆

分级	症状
Ⅰ级	患者患有心脏病，但日常活动量不受限制，一般活动不引起疲乏、心悸、呼吸困难或心绞痛
Ⅱ级	心脏病患者的体力活动受到轻度的限制，休息时无自觉症状，但平时一般活动下可出现疲乏、心悸、呼吸困难或心绞痛
Ⅲ级	心脏病患者体力活动明显受限，小于平时一般活动即引起上述症状
Ⅳ级	心脏病患者不能从事任何体力活动，休息状态下也出现心衰的症状，体力活动后加重

三、中医病因病机

1. 病因 外因有风、寒、湿、热以及疫毒之邪，内舍于心；内因有情志失调、饮食不节、劳逸失度和脏腑病变。

2. 病位 在心，与肾、肺、脾、肝密切相关。

3. 病机 心气不足，心阳亏虚。心气虚是基础，心阳虚是病情发展的标志，瘀、水内停是病理产物。

四、临床表现

1. 左心衰 以肺淤血及心排出量下降为主。

（1）症状：①呼吸困难，劳力性呼吸困难最早出现。②咳嗽、咳痰、咯血。③低灌注、乏力、疲倦、头晕、心慌等。

（2）体征：①两肺底湿啰音和哮鸣音。②肺动脉瓣第二心音（P_2）亢进。③心脏扩大，心尖区舒张期奔马律，交替脉。

2. 右心衰 以体循环淤血为主。

（1）症状：腹胀、食欲不振、恶心、呕吐、少尿等。

（2）体征：①静脉淤血，颈静脉怒张和/或肝颈静脉回流征阳性，肝大，下垂部位水肿；②心脏体征，右室扩大，三尖瓣收缩期杂音。

3. 全心衰 肺淤血、心排出量降低、体循环淤血等。

五、鉴别诊断

1. 左心衰鉴别诊断

（1）呼吸困难：肺源性呼吸困难、支气管哮喘、急性肺源性心脏病（肺动脉栓塞）等。

（2）咳嗽、咯血：肺结核、肺癌、支气管扩张等。

2. 右心衰鉴别诊断

（1）水肿：心源性、肾源性、肝病性、营养不良性等。

（2）肝大或硬化：肝脏本身病变引起的肝大、肝病性肝硬化、心包积液、缩窄性心包炎。

六、实验室及其他检查

1. **心电图** 肺型 P 波，二尖瓣 P 波。
2. **胸部 X 线片** 心脏增大，肺淤血，肺水肿，Kerley B 线（克利 B 线），肺门蝴蝶状影。
3. **超声心动图** 了解心脏结构和功能。
4. **生化检查** BNP、电解质、肝肾功能、血浆白蛋白等。

七、西医治疗

1. **一般治疗** 去除或缓解病因；去除诱发因素；干预危险因素。
2. **药物治疗** 利尿药、ACEI、ARB、β 受体阻滞药、醛固酮受体拮抗剂、洋地黄类。
3. **非药物治疗** 心脏再同步化治疗（CRT）、埋藏式心律转复除颤器（ICD）。
4. **手术治疗** 外科手术、心脏移植。

八、中医辨证论治

证型	证候		治法	方药
气虚血瘀	心悸怔忡，胸闷气短，甚则喘咳，动则尤甚，神疲乏力，面白或暗淡，自汗，口唇青紫，甚者胁痛积块，颈动脉怒张	舌质紫暗或有瘀斑，脉虚涩或结代	补益心肺，活血化瘀	保元汤合血府逐瘀汤
气阴两虚	心悸气短，身疲乏力，心烦不寐，口咽干燥，小便短赤，甚则五心烦热，潮热盗汗，眩晕耳鸣，肢肿形瘦，唇甲稍暗	舌质暗红，少苔或无苔，脉细数或促或结	益气养阴，活血化瘀	生脉饮合血府逐瘀汤
阳虚水泛	心悸怔忡，气短喘促，动则尤甚，或端坐而不得卧，精神萎靡，乏力懒动，腰膝酸软，形寒肢冷，面色苍白或晦暗，肢体浮肿，下肢尤甚，甚则腹胀脐突，尿少	舌淡苔白，脉沉弱或迟	益气温阳，化瘀利水	真武汤合葶苈大枣泻肺汤
痰饮阻肺	喘咳气急，张口抬肩，不能平卧，痰多色白或黄稠，心悸烦躁，胸闷脘痞，面青汗出，口唇青紫	舌质紫暗，舌苔厚腻或白或黄，脉弦滑而数	温化痰饮，泻肺逐水	苓桂术甘汤合丹参饮

第二节　急性心力衰竭

一、概念

急性心力衰竭是指心力衰竭急性发作和/或加重的一种临床综合征，可表现为新发心衰或慢性心衰急性失代偿。急性心力衰竭包括急性左心衰竭与急性右心衰竭。临床上以急性左心衰竭最为常见，急性右心衰竭则较少见。

本病属中医学"喘脱""心水""水肿""亡阳""厥脱"等范畴。

二、西医病因与发病机制

1. **心源性因素** ①急性弥漫性心肌损害。②急性心脏前后负荷异常或急性机械原因造成的急性血流动力学障碍。③快速型心律失常或缓慢型心律失常。
2. **非心源性因素** 常见感染、代谢/激素紊乱、盐/水摄入控制不良或快速大量补液导致血容量剧增、急性肾功能不全、有毒物质或药物、肺栓塞、手术和围术期并发症、原有疾病加重、交感神经活性增强、脑血管损害等。

三、临床表现

1. **早期表现** 劳力性呼吸困难，夜间阵发性呼吸困难。

2. 急性肺水肿 端坐呼吸，咳大量粉红色泡沫样血痰。

3. 心源性休克

（1）持续低血压：收缩压降至 90mmHg 以下或高血压患者收缩压降低 60mmHg，且持续 30 分钟以上。

（2）组织低灌注状态：①皮肤湿冷、发绀。②心动过速。③尿量显著减少，甚至无尿。④意识障碍。

（3）血流动力学障碍。

（4）低氧血症和代谢性酸中毒。

4. 其他表现 昏厥、心脏骤停。

四、诊断

1. 急性左心衰 ①呼吸困难，严重者可出现急性肺水肿和心源性休克。②BNP 或 NT - proBNP。

2. 急性右心衰 ①突发呼吸困难、低血压、颈静脉怒张等，结合心电图和超声心动图以及 D - 二聚体、动脉血气等检查，可以诊断。②常见病因为右心室梗死和急性大块肺栓塞。

五、鉴别诊断【助理医师不考】

1. 支气管哮喘 多见于青少年，有过敏史，支气管扩张剂治疗有效。

2. 心包积液、缩窄性心包炎 超声心动图有助于诊断。

3. 肝硬化等引起的水肿和腹水 无颈静脉充盈和肝颈静脉回流征阳性。

六、西医治疗☆

1. 治疗原则 降左房压和/或左室充盈压；增加左室心搏量；减循环血量；减少肺泡内液体渗入。

2. 一般处理 端坐位，双腿下垂；吸氧；至少开放 2 条静脉通道；少量多餐；出入量管理。

3. 药物治疗（左心衰）

（1）利尿药：首选静脉袢利尿药。

（2）血管扩张药物：收缩压 <90mmHg 的患者忌用。

（3）洋地黄类：用于房颤伴快速心室率者；急性心肌梗死后 24 小时内避免使用。

（4）血管收缩药：用于应用正性肌力药物后仍出现心源性休克或合并明显低血压状态的患者。

（5）抗凝治疗：用于深静脉血栓和肺栓塞发生风险较高且无禁忌证的患者。

4. 药物治疗（右心衰）

（1）伴右室梗死：扩容治疗，禁用利尿药。

（2）急性大块肺栓塞所致：①止痛——吗啡或哌替啶等。②吸氧——鼻导管或面罩给氧（6～8L/min）。③溶栓——尿激酶或人重组组织型纤溶酶原激活剂（rt - PA），停药后应继续肝素治疗，后续改用华法林口服数月。

5. 非药物治疗 ①主动脉内球囊反搏（IABP）。②机械通气。③肾脏替代治疗。

七、中医辨证论治☆

证型	证候		治法	方药
心肺气虚	心悸，气短，肢倦乏力，动则加剧，咳喘，不能平卧，面色苍白	舌淡或边有齿痕，脉沉细或虚数	补益心肺	养心汤合补肺汤

证型	证候		治法	方药
心脾阳虚	心悸，喘息不能卧，颜面及肢体浮肿，脘痞腹胀，食少纳呆，形寒肢冷，大便溏泄，小便短少	舌淡胖或暗淡，苔白滑，脉沉细无力或结、代	益气健脾，温阳利水	真武汤
心阳欲脱	心悸，喘息不能卧，面色苍白，四肢厥冷	舌质淡润，脉微细	回阳固脱	独参汤或四味回阳饮

第三节　心律失常

一、概念

心律失常是指心脏冲动的频率、节律、起源部位、传导速度与激动次序的异常。

快速性心律失常发作时患者实感心中急剧跳动，惕惕不安，归属于中医学"心悸""怔忡"等范畴；有时表现为胸闷、胸痛、气短、喘息、头晕、昏厥等，故还可归于中医学的"胸痹""喘证""眩晕""厥证"等范畴。

缓慢性心律失常归属于中医学"心悸""眩晕""胸痹""厥证"等范畴。

二、按心律失常发生机制分类 【助理医师不考】

1. 冲动形成异常

（1）窦性心律失常：窦性心动过缓、窦性心动过速、窦性停搏、窦性心律不齐。

（2）被动性异位心律：逸搏、逸搏心律。

（3）主动性异位心律：期前收缩、阵发性心动过速、心房扑动、心房颤动、心室扑动、心室颤动。

2. 冲动传导异常

（1）生理性：干扰及干扰性房室分离。

（2）病理性：窦房传导阻滞、房内传导阻滞、房室传导阻滞、室内传导阻滞。

（3）捷径传导：预激综合征。

（4）意外传导：超常传导、空隙现象、维登斯基现象。

三、快速性心律失常的诊断☆

各种快速性心律失常的诊断主要依据临床表现结合心电图检查，各种心电图的特征如下。

1. 室上性心动过速

突发突止，节律快而规则，频率在 160～220 次/分，QRS 波形态一般正常（伴有束支阻滞或室内差异传导时，可增宽、畸形）。

2. 过早搏动

（1）房性：①提早出现 P′波，形态与窦性 P 波不同。②P′R 间期 >0.12 秒。③QRS 波形态正常，亦可出现室内差异性传导而使 QRS 波增宽或未下传。④代偿间歇多不完全。

（2）房室交界性：①提前出现的 QRS 波而其前无相关 P 波，如有逆行 P 波，可出现在 QRS 波群之前（P′R 间期 <0.12 秒）、之中或之后（P′R 间期 <0.20 秒）。②QRS 波群形态可正常，也可因发生差异性传导而增宽。③代偿间歇多完全。

（3）室性：①提前出现 QRS 波，宽大、畸形或有切迹，时间≥0.12 秒，前无窦性 P 波。②T 波亦宽大，方向多与 QRS 主波方向相反。③代偿间歇完全。

3. 室性心动过速

①3 个或以上的室早连续出现。②常无 P 波或 P 波与 QRS 无固定关系，且 P 波频率比 QRS 波频率缓慢。③频率多数为 100～250 次/分，室律略有不齐。④偶有心室夺获或室性融合波。

4. 房颤与房扑

（1）房颤：①P波消失代替以 f 波（大小、形态、间隔不等）。②频率 350～600 次/分。③RR 间期绝对不齐。

（2）房扑：①P波消失，代之以连续性锯齿样 F 波（各波大小、形态相同，频率规则，为 250～350 次/分）。②QRS 波群及 T 波均呈正常形态，但偶尔可因室内差异性传导、合并预激综合征，或伴束支传导阻滞，使其增宽并畸形。③大多不能全部下传，常以固定房室比例（2:1 或 3:1～5:1）下传，心室率不规则。

四、快速性心律失常的西医治疗☆

1. 药物治疗

（1）窦性心动过速：首选 β 受体阻滞药。

（2）房性期前收缩：β 受体阻滞药、洋地黄、维拉帕米、普罗帕酮、胺碘酮等。

（3）阵发性室速：①急性发作处理，腺苷、维拉帕米等。②防止发作，射频消融术。

（4）心房颤动：抗凝、控制心室率、左心耳封堵，心律转复及窦性心律维持。

（5）室性心动过速：①终止发作，直流电复律、普罗帕酮、胺碘酮。②预防复发，药物预防、射频消融术。

2. 非药物治疗　心脏电复律、埋藏式心脏复律除颤器（ICD）、导管射频消融术（RFCA）、外科治疗。

五、快速性心律失常的中医辨证论治

证型	证候		治法	方药
心虚胆怯	心悸不宁，善惊易恐，坐卧不安，失眠多梦，恶闻声响	舌苔薄白，脉虚数或结、代	镇惊定志，养心安神	安神定志丸
心血不足	心悸气短，活动尤甚，眩晕乏力，面色无华，食少纳呆	舌质淡，苔薄白，脉细弱	补血养心，益气安神	归脾汤
阴虚火旺	心悸不宁，心烦少寐，头晕目眩，手足心热，耳鸣	舌质红，少苔，脉细数	滋阴清火，养心安神	天王补心丹
气阴两虚	心悸气短，头晕乏力，胸痛胸闷，少气懒言，五心烦热，失眠多梦	舌质红，少苔，脉虚数	益气养阴，养心安神	生脉散
痰火扰心	心悸时发时止，胸闷烦躁，失眠多梦，口干口苦，大便秘结，小便黄赤	舌质红，舌苔黄腻，脉弦滑	清热化痰，宁心安神	黄连温胆汤
瘀阻心脉	心悸不安，胸闷不舒，心痛时作，或见唇甲青紫	舌质紫暗或有瘀斑，脉涩或结、代	活血化瘀，理气通络	桃仁红花煎
心阳不振	心悸不安，胸闷气短，神疲乏力，面色苍白，形寒肢冷	舌质淡白，脉虚弱	温补心阳，安神定悸	参附汤合桂枝甘草龙骨牡蛎汤

六、缓慢性心律失常的诊断☆

1. 窦性心动过缓　窦性心律，心率小于 60 次/分。

2. 房室传导阻滞

（1）一度房室传导阻滞：窦性心律；PR 间期逐渐延长至 0.2 秒以上（老人 >0.22 秒）。

（2）二度房室传导阻滞：①二度 I 型（莫氏 I 型），P 波规律出现，PR 间期逐渐延长，相应 RR 间期逐渐缩短，直至 P 波后无 QRS 波出现。②二度 II 型（莫氏 II 型），PR 间期恒定（正常或延长），部分 P 波后无 QRS 波群。

（3）三度房室传导阻滞：窦性 P 波，P 波与 QRS 波群无固定关系，心房率快于心室率。

3. 病态窦房结综合征

（1）持续、严重、有时是突发的窦性心动过缓，心率＜50 次/分，且不易用阿托品等药物纠正。

（2）发作时可见窦房传导阻滞或窦性停搏。

（3）心动过缓与心动过速交替出现，又称慢－快综合征。

七、缓慢性心律失常的西医治疗

1. 病因治疗　寻找并治疗可逆性诱因。

2. 观察　无症状心动过缓如窦性心动过缓心率不低于50 次/分、一度房室传导阻滞与二度Ⅰ型房室传导阻滞心室率不太慢者，可观察，无需接受治疗。

3. 药物治疗　多巴胺、肾上腺素、异丙肾上腺素可用于阿托品无效或不适用的症状性心动过缓患者，也可用于起搏治疗前的过渡。多巴胺可单用，也可和肾上腺素合用。但这些药物可产生新的快速心律失常，合并急性冠脉综合征时应慎用。

4. 人工心脏起搏　症状性心动过缓应尽早实施起搏器治疗。

八、缓慢性心律失常的中医辨证论治

证型	证候		治法	方药
心阳不足	心悸气短，动则加剧，或突然晕倒，汗出倦怠，面色苍白，形寒肢冷	舌淡苔白，脉虚弱或沉细而迟	温补心阳，通脉定悸	参附汤合桂枝甘草龙骨牡蛎汤
心肾阳虚	心悸气短，动则加剧，面色苍白，形寒肢冷，腰膝酸软，小便清长，下肢浮肿	舌质淡胖，脉沉迟	温补心肾，温阳利水	参附汤合真武汤
气阴两虚	心悸气短，乏力，失眠多梦，自汗盗汗，五心烦热	舌质淡红少津，脉虚弱或结、代	益气养阴，养心通脉	炙甘草汤
痰浊阻滞	心悸气短，心胸痞闷胀满，痰多，食少腹胀，或有恶心	舌苔白腻或滑腻，脉弦滑	理气化痰，宁心通脉	涤痰汤
心脉痹阻	心悸，胸闷憋气，心痛时作	舌质暗或有瘀点、瘀斑，脉结、代或虚	活血化瘀，理气通络	桃仁红花煎

第四节　心脏性猝死

一、概念

心脏性猝死是指由于心脏原因引起的无法预料的自然死亡，常在急性症状出现后 1 小时内（亦有规定为 24 小时内）发生，但某些心脏骤停后存活者可超过此时限，以突然意识丧失为表现，死亡出乎意料。

本病可归属于中医学"厥证""厥脱""喘脱"等范畴。

二、西医病因

80% 由冠心病及其并发症引起，此外为心肌病（肥厚型、扩张型）、心瓣膜病、先天性心血管疾病、急性心包填塞、心力衰竭、电解质紊乱、QT 间期延长综合征、神经内分泌等因素所致的电不稳定性等。

三、临床表现

1. 前驱期　心脏骤停前数天、数周或数月，出现新的心血管症状或原有症状加重。

2. 终末事件期　心脏骤停前的急性心血管改变期，通常不超过 1 小时，特异性症状是持续胸痛或突然心悸，呼吸困难，头晕，软弱无力。

3. 心跳骤停期　意识丧失，脉搏消失和呼吸停止。

4. 生物学死亡期　室颤或心室停搏。

四、诊断

1. 意识突然丧失。

2. 无呼吸，或仅是喘息。

3. 大动脉（颈动脉或股动脉）搏动消失。

五、心电图

1. 心室颤动　最多见，心电图上出现室颤波。

2. 心室停顿　完全丧失电活动而处于静止状态，心电图上出现直线。

3. 无脉性电活动　电－机械分离。

六、西医治疗

1. 基础生命支持

（1）胸外按压：胸骨体中下 1/3 处；按压深度 5～6cm，频率 100～120 次/分；规律、均匀、不间断。

（2）开放气道：仰头抬颏法。

（3）人工呼吸：按压:通气 = 30:2。

2. 高级生命支持　气管插管建立通气、除颤转复心律、血流动力学监测等。

3. 建立复苏用药途径及复苏药物治疗

（1）肾上腺素：CPR 的首选药物。

（2）胺碘酮、利多卡因、阿托品、碳酸氢钠等。

4. 复苏后处理

（1）心脏复苏后：维持有效循环和呼吸；预防再次心脏骤停；维持水电解质和酸碱平衡；防治脑水肿、急性肾衰竭、继发感染等。

（2）脑复苏：降温（物理或冬眠药）、脱水（20% 甘露醇和速尿）。

（3）防治急性肾功能衰竭。

七、中医辨证论治

证型	证候		治法	方药
气阴两脱	神萎倦息，气短，四肢厥冷，心烦胸闷，尿少	舌深红或淡，少苔，脉虚数或微	益气救阴	生脉散
痰蒙神窍	神志恍惚，气粗息涌，喉间痰鸣，口唇、爪甲暗红	舌质暗，苔厚腻或白或黄，脉沉实	豁痰活血，开窍醒神	菖蒲郁金汤
元阳暴脱	神志恍惚，或昏聩不语，面色苍白，四肢厥冷	舌质淡润，脉微细欲绝	回阳固脱	独参汤或四味回阳饮

第五节　原发性高血压

一、概念

原发性高血压是以血压升高为主要临床表现伴或不伴有多种心血管危险因素的综合征，通常简称为高血压。高血压是以体循环动脉压增高为主要表现的临床综合征。

高血压根据相关临床症状亦可归属于中医学"眩晕""头痛""中风"等范畴。

二、西医病因

1. 遗传因素　高血压具有明显的家族聚集性。

2. 环境因素 饮食、精神应激、吸烟。

3. 其他因素 体重、药物、睡眠呼吸暂停低通气综合征。

三、中医病因病机 ☆

1. 病位 与肝、脾、肾等脏腑关系密切。

2. 病机 本虚标实，肝肾阴虚为本，肝阳上亢、痰浊内蕴为标。

3. 病机环节 风、火、痰、瘀、虚。

四、临床表现

1. 一般症状、体征

（1）症状：头晕、头痛、颈项板紧、疲劳、心悸。

（2）体征：主动脉瓣区第二心音亢进，主动脉瓣收缩期杂音。

2. 并发症

（1）心：左室肥厚、扩大导致充血性心衰。

（2）脑：脑出血、短暂性脑缺血发作、脑血栓形成。

（3）肾：肾动脉硬化，高血压性肾病。

（4）主动脉夹层。

3. 高血压危重症 ☆

（1）恶性高血压：中青年多见，舒张压持续≥130mmHg，头痛，视力减退，肾功能损害明显。

（2）高血压危象：收缩压急剧上升（可达260mmHg），也可伴舒张压升高（120mmHg以上），同时出现剧烈头痛、呕吐、视力模糊等。

（3）高血压脑病：严重头痛、呕吐、意识障碍，甚至抽搐、昏迷。

五、诊断 ☆

1. 高血压定义

（1）在未使用降压药物的情况下，非同日3次测量血压，收缩压均≥140mmHg 和/或舒张压≥90mmHg（每次不少于3次读数，取平均值）。

（2）收缩压≥140mmHg 和舒张压 <90mmHg 为单纯收缩期高血压。

（3）患者既往有高血压史，目前正在使用降压药物，血压虽然低于140/90mmHg，也诊断为高血压。

2. 按血压水平分类、分级

分类	收缩压（mmHg）		舒张压（mmHg）
正常血压	<120	和	<80
正常高值	120~139	和/或	80~90
高血压	≥140	和/或	≥90
1级（轻度）	140~159	和/或	90~99
2级（中度）	160~179	和/或	100~109
3级（重度）	≥180	和/或	≥110
单纯收缩期高血压	≥140	和	<90

3. 按心血管风险分层

其他危险因素和病史	血压（mmHg）			
	收缩压	130～139	140～159	160～179	≥180
	和/或			
	舒张压	85～89	90～99	100～109	≥110
无			低危·	中危	高危
1～2个其他危险因素		低危	中危	中/高危	很高危
≥3个其他危险因素或靶器官损害，或CKD3期，无并发症的糖尿病		中/高危	高危	高危	很高危
临床并发症，或CKD≥4期，有并发症的糖尿病		高/很高危	很高危	很高危	很高危

六、鉴别诊断☆

1. 肾实质病变　急性肾小球肾炎、慢性肾小球肾炎。

2. 肾动脉狭窄　肾动脉造影可明确诊断。

3. 嗜铬细胞瘤　超声、CT、MRI可确诊。

4. 原发性醛固酮增多症　安体舒通试验阳性。

5. 库欣综合征　地塞米松抑制试验或肾上腺素兴奋试验有助于诊断。

6. 主动脉缩窄　主动脉造影可确诊。

七、西医治疗

1. 治疗原则

（1）治疗性生活方式干预：减重；减少钠盐摄入，每人＜6g/d；补充钾盐；减少脂肪摄入；戒烟、限酒；增加运动；减轻精神压力；必要时补充叶酸制剂。

（2）降压药物治疗对象：①高血压2级或以上患者。②高血压合并糖尿病，或已经有心、脑、肾等靶器官损害或并发症患者。③凡血压持续升高，改善生活方式后血压仍未获得有效控制者。高危和很高危患者必须使用降压药物强化治疗。

（3）血压控制目标：①一般患者，＜140/90mmHg。②糖尿病、慢性肾脏病、心力衰竭或病情稳定的冠心病合并高血压患者，＜130/80mmHg。③老年收缩期高血压患者，收缩压＜150mmHg，如果能够耐受可降至140mmHg以下。

2. 降压药应用☆

（1）原则：小剂量开始，优选长效制剂，联合应用及个体化。

（2）常用药物及作用特点

①ACEI：适用于伴心力衰竭、心肌梗死、蛋白尿、糖尿病肾病的高血压患者；高钾血症、妊娠妇女、双侧肾动脉狭窄患者禁用。

②ARB：用于伴心衰、糖尿病肾病、微量白蛋白尿或蛋白尿者；高钾血症、妊娠妇女、双侧肾动脉狭窄患者禁用。

③β受体阻滞药：用于各种不同程度的高血压，尤适用于心率较快的中青年或合并心绞痛和慢性心衰的患者；急性心力衰竭、支气管哮喘、病态窦房结综合征、房室传导阻滞和外周血管病患者禁用。

④钙通道阻滞药：二氢吡啶类和非二氢吡啶类；适用于各种不同程度的高血压，尤适用于老年高血压、单纯收缩期高血压。

⑤利尿药：适用于轻、中度高血压；痛风者禁用。

⑥α受体阻滞药：不作为首选，适用于高血压伴前列腺增生患者，也用于难治性高血压患者的治疗；体位性低血压者禁用。

3. 高血压急症处理

（1）硝普钠：首选，同时扩张动静脉，降低前、后负荷。

（2）硝酸甘油：扩张静脉和选择性扩张冠状动脉与大动脉，降低动脉压作用不及硝普钠，降压起效迅速，停药后数分钟作用消失。

（3）尼卡地平：作用迅速，持续时间较短，降压同时改善脑血流量。

（4）拉贝洛尔：兼有α受体阻滞作用的β受体阻滞药，起效较迅速，且持续时间较长。

八、中医辨证论治☆

证型	证候		治法	方药
肝阳上亢	头晕头痛，口干口苦，面红目赤，烦躁易怒，大便秘结，小便黄赤	舌红苔黄，脉弦	平肝潜阳	天麻钩藤饮
痰湿内盛	头晕头痛，头重如裹，困倦乏力，胸闷，腹胀痞满，少食多寐，呕吐痰涎，肢体沉重	舌胖苔腻，脉濡滑	祛痰降浊	半夏白术天麻汤
瘀血阻窍	头痛经久不愈，固定不移，头晕阵作，偏身麻木，胸闷，时有心前区痛，口唇发绀	舌紫，脉弦细涩	活血化瘀	通窍活血汤
肝肾阴虚	头晕耳鸣，目涩，咽干，五心烦热，盗汗，不寐多梦，腰膝酸软，大便干涩，小便热赤	舌质红少苔，脉细数或弦细	滋补肝肾，平潜肝阳	杞菊地黄丸
肾阳虚衰	头晕眼花，头痛耳鸣，形寒肢冷，腰膝酸软，夜尿频多，大便溏薄	舌淡胖，脉沉弱	温补肾阳	济生肾气丸

第六节　冠状动脉粥样硬化性心脏病

一、概念

冠状动脉粥样硬化性心脏病是指冠状动脉粥样硬化使管腔狭窄、阻塞或（和）冠状动脉痉挛导致心肌缺血、缺氧或坏死而引起的心脏病，它与冠状动脉痉挛一起，统称为冠状动脉性心脏病，简称冠心病，亦称缺血性心脏病。

二、分型☆

1. 急性冠脉综合征

（1）不稳定型心绞痛：初发型心绞痛；恶化型心绞痛；静息型心绞痛；梗死后心绞痛；变异型心绞痛。

（2）非 ST 段抬高型心肌梗死。

（3）ST 段抬高型心肌梗死。

2. 慢性冠状动脉病。

三、心绞痛

（一）概念

心绞痛是冠状动脉供血不足，心肌急剧的、暂时的缺血与缺氧所致的临床综合征。

本病与中医学"胸痹""心痛"相类似，也可归属于"卒心痛""厥心痛"等范畴。

（二）危险因素

①血脂异常。②高血压。③吸烟。④糖尿病或糖耐量异常。⑤性别。⑥年龄。⑦肥胖。⑧家族史等。

（三）中医病因病机

1. 病位 在心，涉及肝、肺、脾、肾。

2. 病机 心脉痹阻。

3. 病性 气虚、气阴两虚及阳气虚衰为本，血瘀、寒凝、痰浊、气滞为标的本虚标实病证。

（四）临床表现 ☆

1. 劳力性心绞痛症状

（1）部位：胸骨体中段或上段后。

（2）性质：压榨性、闷胀性、窒息性、烧灼感。

（3）诱因：体力劳动或情绪激动。

（4）持续时间：3～5分钟内逐渐消失，很少超过15分钟。

（5）缓解方式：休息或舌下含服硝酸甘油。

2. 体征 平时一般无异常体征。心绞痛发作时常见心率增快、血压升高、表情焦虑、皮肤冷或出汗，有时出现第四或第三心音奔马律。

3. 劳力性心绞痛分级

分级	表现
Ⅰ级	一般体力活动（如步行和登楼）不受限，仅在强、快或长时间劳力时发生心绞痛
Ⅱ级	一般体力活动轻度受限，快步、饭后、寒冷或刮风中、精神应激或醒后数小时内步行或登楼（步行200m以上、登楼一层以上）和爬山，均引起心绞痛
Ⅲ级	一般体力活动明显受限，步行200m、登楼一层引起心绞痛
Ⅳ级	一切体力活动都引起不适，静息时可发生心绞痛

（五）实验室及其他检查

1. 心电图 可发现心肌缺血。

（1）静息时：正常或ST段下移和T波倒置。

（2）心绞痛发作时：可出现典型的缺血性表现，ST段水平型或下斜型压低≥0.1mV。

（3）运动负荷试验：运动中出现，ST段水平型或下斜型压低≥0.1mV，持续2分钟。

（4）连续动态监测：胸痛发作时，相应时间的缺血性ST-T改变。

2. 冠状动脉造影

（1）对冠心病具有确诊价值。

（2）指征：①可疑心绞痛而无创检查不能确诊。②积极药物治疗时心绞痛仍较重。③中危、高危组不稳定型心绞痛拟行血管重建治疗者。

（六）西医治疗 ☆

1. 发作时的治疗

（1）休息：发作时立即休息。

（2）药物治疗：硝酸甘油；硝酸异山梨酯。

2. 缓解期治疗 ①β受体阻滞药。②硝酸酯制剂。③钙通道阻滞药（变异型心绞痛首选）。④其他药物。

3. 不稳定型心绞痛的处理

（1）一般治疗：休息、吸氧、持续心电监测。

（2）抗血小板药和抗凝药。

（3）缓解症状：硝酸酯类、β受体阻滞药、钙通道阻滞药。

（4）介入和外科手术治疗。

（七）中医辨证论治

证型	证候		治法	方药
心血瘀阻	胸痛较剧，如刺如绞，痛有定处，入夜加重，伴有胸闷，日久不愈，或因暴怒而致心胸剧痛	舌质紫暗，或有瘀斑，脉弦涩	活血化瘀，通脉止痛	血府逐瘀汤
痰浊内阻	胸闷痛如窒，气短痰多，肢体沉重，形体肥胖，纳呆恶心	舌苔浊腻，脉滑	通阳泄浊，豁痰宣痹	瓜蒌薤白半夏汤合涤痰汤
阴寒凝滞	猝然胸痛如绞，天冷易发，感寒痛甚，形寒，甚则四肢不温，冷汗自出，心悸短气	舌质淡红，苔白，脉沉细或沉紧	辛温通阳，散寒止痛	枳实薤白桂枝汤合当归四逆汤
气虚血瘀	胸痛隐隐，时轻时重，遇劳则发，神疲乏力，气短懒言，心悸自汗	舌质淡暗，舌体胖有齿痕，苔薄白，脉缓弱无力或结、代	益气活血，通脉止痛	补阳还五汤
气阴两虚	胸闷隐痛，时作时止，心悸气短，倦怠懒言，头晕目眩，心烦多梦，或手足心热	舌红少津，脉细弱或结、代	益气养阴，活血通脉	生脉散合炙甘草汤
心肾阴虚	胸闷痛或灼痛，心悸盗汗，虚烦不寐，腰膝酸软，头晕耳鸣	舌红少苔，脉沉细数	滋阴清热，养心和络	左归丸
心肾阳虚	心悸而痛，胸闷气短，甚则胸痛彻背，心悸汗出，畏寒，肢冷，下肢浮肿，腰酸无力，面色苍白，唇甲青紫	舌淡或紫暗，脉沉细	温补阳气，振奋心阳	参附汤合右归丸

内科
219

四、急性心肌梗死

（一）西医学概述

1. 病因和发病机制　冠状动脉粥样硬化造成一支或多支血管管腔狭窄和心肌血供不足，而侧支循环未充分建立，在此基础上，血供急剧减少或中断，使心肌严重而持久地急性缺血达20～30分钟。

2. 病理

（1）冠状动脉病变：左冠状动脉前降支闭塞；右冠状动脉闭塞；左冠状动脉回旋支闭塞；左冠状动脉主干闭塞。

（2）心肌病变。

（二）中医病因病机

1. 基本病机　心脉痹阻不通，心失所养。

2. 病位　在心，与肝、脾、肾相关。

3. 病性　本虚标实，本虚是气虚、阳虚、阴虚，以心气虚为主；标实为寒凝、气滞、血瘀、痰阻，以血瘀为主。

（三）临床表现☆

1. 症状

（1）疼痛：最早出现，发于安静时，持续时间较长，休息和硝酸甘油多不缓解。

（2）全身症状：发热、心动过速等。

（3）胃肠道症状：疼痛剧烈时伴恶心呕吐和上腹胀痛。

（4）心律失常：室性最多，尤其是室性期前收缩；室颤是 AMI 早期，特别是入院前主要死因。

（5）低血压和休克：主要是心源性，为心肌广泛性坏死，导致心排血量骤减。

（6）心力衰竭：急性左心衰。AMI引起的心力衰竭Killip分级如下。

分级	表现
Ⅰ级	尚无明显心力衰竭
Ⅱ级	有左心衰，肺部啰音<50%肺野
Ⅲ级	有急性肺水肿，全肺大、小、干、湿啰音
Ⅳ级	有心源性休克等不同程度或阶段的血流动力学变化

2. 并发症

（1）乳头肌功能不全或断裂：发生率达50%。

（2）心脏破裂：少见，常在1周内出现。

（3）栓塞：发生率为1%~6%。

（4）心室壁瘤：心电图ST段持续抬高。

（5）心肌梗死后综合征：心包炎、胸膜炎或肺炎，有发热、胸痛等症状。

（四）实验室检查☆

1. 心电图

（1）特征性改变

①ST段抬高型AMI：ST段抬高呈弓背向上型；T波倒置；宽而深的Q波（病理性Q波）。

趣 记

QQ喝高了倒着走。注：QQ——病理性Q波；倒着走——T波倒置。

②非ST段抬高型AMI：无病理性Q波，有普遍性ST段压低≥0.1mV，但aVR导联（有时还有V_1导联）ST段抬高，或有对称性T波倒置。或无病理性Q波，也无ST段变化，仅有T波倒置改变。

（2）动态性改变：ST段抬高型AMI。

①超急性期：起病数小时内，可无异常，或出现异常高大的T波。

②急性期：数小时后，ST段弓背向上型抬高，与直立的T波连接，形成单相曲线。数小时至2日内出现病理性Q波。

③亚急性期：ST段抬高持续数日至2周左右，逐渐回到基线水平。T波则变为平坦或逐渐倒置。Q波留存。

④慢性期：数周至数月后，T波倒置呈两肢对称型，可永久存在，也可在数月至数年内逐渐恢复。多数患者Q波永久存在。

（3）定位

部位	特征性心电图改变导联
前间壁	$V_1 \sim V_3$
前壁	$V_3 \sim V_5$
广泛前壁	$V_1 \sim V_6$
下壁	Ⅱ、Ⅲ、aVF
高侧壁	Ⅰ、aVL
正后壁	$V_7 \sim V_8$
右心室	$V_3R \sim V_5R$

2. 血清心肌坏死标志物

（1）肌红蛋白：有助于早期诊断。

（2）肌钙蛋白Ⅰ（cTnI）或T（cTnT）：是诊断心肌坏死最特异和敏感的首选标志物。

（3）肌酸激酶同工醇（CK－MB）：其增高的程度能较准确地反映梗死的范围，其高峰出现时间是否提前有助于判断溶栓治疗是否成功。

3. 超声心动图：了解心室壁的运动和左心室功能。

4. 冠状动脉造影：诊断的金标准。

5. 放射性核素检查。

（五）鉴别诊断

1. 心绞痛　发作时间一般在15分钟以内，不伴血清酶增高，心电图无变化。

2. 急腹症　仔细询问病史、体格检查、心电图检查、血清心肌酶和肌钙蛋白测定可协助鉴别。

3. 急性肺动脉栓塞　肺动脉造影可确诊。

4. 急性心包炎　除aVR外，其余导联均有ST段弓背向下抬高，T波倒置，无异常Q波。

5. 主动脉夹层　双上肢血压和脉搏不对称，无心肌坏死标志物升高。超声心动图检查、胸部X线片可初步筛查，CT增强扫描有助于鉴别。

（六）西医治疗☆

1. 监护和一般治疗

（1）卧床休息。

（2）监测：持续心电、血压、血氧监测。

（3）建立静脉通道。

（4）吸氧：鼻导管、面罩、机械通气。

（5）饮食和通便：禁食至胸痛消失，合理应用缓泻剂。

2. 抗心绞痛治疗

（1）硝酸酯类药物：舌下含服硝酸甘油0.5mg，观察3～5分钟后如无效，可再给予硝酸甘油0.5mg含服。

（2）吗啡：老年患者应注意评估呼吸状态。

（3）β受体阻滞药：降低AMI患者室颤发生率。

3. 抗栓治疗　抗血小板、抗凝。

4. 他汀类药物　尽早启动，长期维持用药。

5. 心肌再灌注治疗

（1）溶栓疗法

①时机：预期首次医疗接触至PCI时间延迟超过120分钟，建议溶栓治疗。

②溶栓药物：尿激酶（UK）、瑞替普酶等。

③血管再通的判断指标：60～90分钟内心电图抬高的ST段至少回落50%；cTn峰值提前至发病12小时内，CK－MB峰值提前到14小时内；2小时内胸痛症状明显缓解；2～3小时内出现再灌注心律失常。

（2）介入治疗（PCI）

①STEMI：早期快速和完全的开通梗死相关动脉是改善STEMI患者预后的关键。PCI术与药物溶栓是目前我国普遍应用的再灌注治疗方法，在条件许可的情况下，应优先选择直接PCI（发病12小时内的ST段抬高型心肌梗死或新发左束支传导阻滞患者；12～48小时内若患者仍有心肌缺血证据，亦可尽早接受介入治疗）。

②NSTEMI：患者不适宜进行溶栓治疗，其实施 PCI 术的时机取决于其危险分层。对于非 ST 段抬高型急性冠脉综合征中极高危的缺血患者建议行紧急冠状动脉造影（＜2 小时），包括血流动力学不稳定或心源性休克；危及生命的心律失常或心搏骤停；心肌梗死机械性并发症；急性心力衰竭伴难治性心绞痛和 ST 段改变；再发 ST－T 动态演变，尤其是伴有间歇性 ST 段抬高者。

（3）并发症治疗：消除心律失常；控制休克；治疗心力衰竭。

（七）中医辨证论治

证型	证候		治法	方药
气滞血瘀	胸中痛甚，胸闷气促，烦躁易怒，心悸不宁，脘腹胀满，唇甲青暗	舌质紫暗或有瘀斑，脉沉弦涩或结、代	活血化瘀，通络止痛	血府逐瘀汤
寒凝心脉	胸痛彻背，心痛如绞，胸闷憋气，形寒畏冷，四肢不温，冷汗自出，心悸短气	舌质紫暗，苔薄白，脉沉细或沉紧	散寒宣痹，芳香温通	当归四逆汤合苏合香丸
痰瘀互结	胸痛剧烈，如割如刺，胸闷如窒，气短痰多，心悸不宁，腹胀纳呆，恶心呕吐	舌苔浊腻，脉滑	豁痰活血，理气止痛	瓜蒌薤白半夏汤合桃红四物汤
气虚血瘀	胸闷心痛，动则加重，神疲乏力，气短懒言，心悸自汗，舌体胖大有齿痕	舌质暗淡，苔薄白，脉细弱无力或结、代	益气活血，祛瘀止痛	补阳还五汤
气阴两虚	胸闷心痛，心悸不宁，气短乏力，心烦少寐，自汗盗汗，口干耳鸣，腰膝酸软	舌红，苔少或剥脱，脉细数或结、代	益气滋阴，通脉止痛	生脉散合左归饮
阳虚水泛	胸痛胸闷，喘促心悸，气短乏力，畏寒肢冷，腰部、下肢浮肿，面色苍白，唇甲淡白或青紫	舌淡胖或紫暗，苔滑，脉沉细	温阳利水，通脉止痛	真武汤合葶苈大枣泻肺汤
心阳欲脱	胸闷憋气，心痛频发，四肢厥逆，大汗淋漓，面色苍白，口唇发绀，手足青至节，虚烦不安，甚至神志淡漠或突然昏厥	舌质青紫，脉微欲绝	回阳救逆，益气固脱	参附龙牡汤

第七节 心脏瓣膜病

一、概念

心脏瓣膜病是由于炎症、黏液样变性、退行性改变、先天性畸形、缺血性坏死、创伤等原因引起的单个或多个瓣膜（包括瓣叶、瓣环、腱索或乳头肌）的功能或结构异常，导致瓣口狭窄和/或关闭不全。二尖瓣最常受累，其次为主动脉瓣。

本病可归属于中医学"心悸""咳嗽""喘证""水肿"和"胸痹"等范畴。

二、中医病因病机

1. 病位 在心，常涉及肾、脾、肺三脏。

2. 病因 正气虚衰，风寒湿热之邪入侵，内舍于心而成心痹。

3. 基本病机 正虚邪入、痹阻心脉。

4. 病机发展 与瘀血、水饮、痰浊有密切关系。

三、二尖瓣狭窄 ☆

1. 病因 最常见病因为风湿热。

2. 病理

情况	二尖瓣口面积
正常人	4~6cm^2

情况	二尖瓣口面积
轻度狭窄	1.5cm^{2}以上
中度狭窄	1~1.5cm^2
重度狭窄	小于1cm^2

3. 临床表现

（1）症状：①呼吸困难，是最常见的早期症状。②咯血，表现为咳嗽时有血性痰或痰中带血丝，可为首发症状。③咳嗽。④声音嘶哑（较少见）。⑤右心衰竭，体循环淤血症状如纳差、腹胀、尿少、水肿等。⑥血栓栓塞，是二尖瓣狭窄的严重并发症。⑦其他，如吞咽困难等。

（2）体征：①二尖瓣面容、两颧绀红、口唇发绀。②心尖部可触及舒张期震颤。③心尖部可闻及舒张期"隆隆样"杂音，第一心音亢进及开瓣音，肺动脉第二心音亢进。

（3）辅助检查：①X线检查表现为梨形心。②心电图，可有"二尖瓣型P波"（见于重度二尖瓣狭窄）。③M型超声心动图示二尖瓣城墙样改变。

4. 西医治疗

（1）一般治疗：限制体力活动或适当卧床休息；低钠饮食。

（2）并发症的处理：①大量咯血时，坐位；镇静剂；应用利尿药。②急性肺水肿的处理原则与急性左心衰所致肺水肿一致。③房颤应控制心室率，预防栓塞；血流动力学稳定，可用毛花苷C；血流动力学不稳定，使用电复律。④预防栓塞。⑤右心衰竭，限制钠盐摄入，应用利尿药。

（3）介入和手术治疗：①经皮球囊二尖瓣成形术，是缓解单纯二尖瓣狭窄的首选方法。②闭式分离术、直视分离术、人工瓣膜置换术。

四、二尖瓣关闭不全☆

1. 临床表现

（1）症状：首先出现的突出症状是疲乏无力，肺淤血的症状如呼吸困难出现较晚。咯血少见。

（2）体征：心尖部较粗糙的吹风样全收缩期杂音、范围广泛，常向左腋下及左肩胛下角传导。

2. 辅助检查（超声心动图） 多普勒超声和彩色多普勒血流显像可于二尖瓣心房侧和左心房内探及收缩期反流束，诊断二尖瓣关闭不全的敏感性几乎达100%，且可半定量反流程度，左心房内最大反流束面积<4cm^{2}为轻度，4~8cm^{2}为中度，>8cm^{2}为重度反流。二维超声可显示二尖瓣的形态特征。

3. 诊断 心尖区出现收缩期杂音，伴左心房室增大，诊断可以成立，确诊有赖于超声心动图。

4. 治疗

（1）内科治疗

①伴风湿活动者：需抗风湿治疗，并预防风湿热复发。

②预防感染性心内膜炎。

③无症状、心功能正常者：无需特殊治疗，但应定期随访。

④心房颤动：处理同二尖瓣狭窄；慢性心房颤动有体循环栓塞史、超声检查见左心房血栓者，应长期抗凝治疗。

⑤心力衰竭者：限制钠盐摄入，使用利尿药、血管紧张素转换酶抑制剂、β受体阻滞药和

洋地黄。

（2）外科治疗：瓣膜修补术；人工瓣膜置换术。

五、主动脉瓣狭窄 ☆

1. 临床表现

（1）症状：出现较晚。呼吸困难、心绞痛和晕厥为典型主动脉瓣狭窄常见的"三联征"。

（2）体征：主动脉瓣区第二心音减弱或消失，可听到高调、粗糙的递增－递减型收缩期杂音，向颈部传导，可有收缩早期喷射音。

2. 诊断 主动脉瓣区喷射性收缩期杂音，向颈部传导。

3. 治疗

（1）内科治疗：①预防感染性心内膜炎和风湿热。②无症状的轻度狭窄患者每2年复查1次，中度和重度狭窄的患者应避免剧烈体力活动，每6~12个月复查1次。③如有频发房性期前收缩，应予抗心律失常药物，预防心房颤动。④心绞痛可试用硝酸酯类药物。⑤心力衰竭者应限制钠盐摄入，可用洋地黄类药物和小心应用利尿药。⑥不可使用作用于小动脉的血管扩张剂，以防血压过低。

（2）外科治疗：重度狭窄者，应进行人工瓣膜置换术。

六、主动脉瓣关闭不全 ☆

1. 病因

（1）急性病变：①感染性心内膜炎。②创伤。③主动脉夹层。④人工瓣撕裂。

（2）慢性病变：①风心病，是最常见的病因。②感染性心内膜炎，为单纯性主动脉瓣关闭不全的常见病因。③主动脉瓣先天性畸形等。

2. 临床表现

（1）症状：①最早的主诉常为心悸、心前区不适、头部强烈搏动感等（与心搏量增多有关）。②晚期出现左心衰竭表现。③心绞痛较主动脉瓣狭窄时少见。④常有体位性头昏，晕厥罕见。

（2）体征：①主动脉瓣第二听诊区可闻及叹气样递减型舒张期杂音，可向心尖部传导，前倾位和深吸气更易听到。②可有动脉枪击音及杜氏双重杂音。

3. 辅助检查（超声心动图）

（1）M型显示舒张期二尖瓣前叶或室间隔纤细扑动，为主动脉瓣关闭不全的可靠诊断征象。

（2）脉冲式多普勒和彩色多普勒血流显像在主动脉瓣的心室侧可探及全舒张期反流束，为最敏感的确定主动脉瓣反流方法，并可判断其严重程度。

（3）二维超声可显示瓣膜和主动脉根部的形态改变，有助于确定病因。

4. 诊断

（1）有典型主动脉瓣关闭不全的舒张期杂音伴周围血管征，可诊断为主动脉瓣关闭不全。

（2）超声心动图可助确诊。

5. 治疗

（1）内科治疗：①预防感染性心内膜炎。②梅毒性主动脉炎应用青霉素治疗。③舒张压＞90mmHg者应用降压药。④无症状的轻度或中度反流者，应限制重体力活动，并定期随访，有严重主动脉瓣关闭不全和左心室扩张者亦应使用血管紧张素转换酶抑制剂。⑤左室收缩功能不全出现心衰时，应用血管紧张素转换酶抑制剂和利尿药，必要时可加用洋地黄类药物。⑥心绞痛可用硝酸酯类药物。⑦纠正心房颤动和治疗心律失常。⑧如有感染应及早积极控制。

（2）外科治疗：人工瓣膜置换术。

七、并发症

1. 心力衰竭 是风心病最常见的并发症和致死原因。呼吸道感染是最常见诱因，其次为心律失常、剧烈体力活动、情绪激动、妊娠等。

2. 心律失常 以心房颤动最常见，尤其是二尖瓣狭窄和左房明显扩大者。

3. 栓塞 最常见于二尖瓣狭窄伴房颤者。

4. 感染性心内膜炎 风心病早期多见，尤其是二尖瓣关闭不全和主动脉瓣关闭不全患者。

5. 肺部感染 诱发或加重心衰。

八、中医辨证论治

证型	证候		治法	方药
心肺瘀阻	心悸气短，胸痛憋闷，或咳痰咯血，两颧紫红，甚者面色晦暗，唇紫	舌质瘀暗或有瘀点，脉细数或结代	行气活血化瘀	血府逐瘀汤
气血亏虚	心悸气短，动则尤甚，头晕目眩，身困乏力，面色无华，纳少失眠	舌淡苔薄白，脉细弱	益气养血，宁心安神	归脾汤
气阴两虚	心悸气短，倦怠乏力，头晕目眩，面色无华，动则汗出，自汗或盗汗，夜寐不宁，口干	舌质红或淡红，苔薄白，脉细数无力或促、结、代	益气养阴，宁心复脉	炙甘草汤
气虚血瘀	心悸气短，头晕乏力，面白或暗，口唇青紫，自汗，甚者颈脉怒张，胁下癥块	舌有紫斑、瘀点，脉细涩或结代	益气养心，活血通脉	独参汤合桃仁红花煎
心肾阳虚	心悸，喘息不能平卧，颜面及肢体浮肿，或伴胸水、腹水，脘痞腹胀，形寒肢冷，大便溏泄，小便短少	舌体胖大，质淡，苔薄白，脉沉细无力或结代	温补心肾，化气行水	参附汤合五苓散

第八节　病毒性心肌炎

一、概念

病毒性心肌炎是指病毒感染引起的以心肌非特异性炎症为主要病变的心肌疾病，有时可累及心包、心内膜等。病情轻重不一，轻者临床表现较少，重者可发生严重心律失常、心力衰竭、心源性休克，甚至猝死。

本病可归属于中医学"心瘅"范畴，亦可参考"心悸""胸痹"等辨治。

二、西医病因、发病机制

1. 病因 柯萨奇 B 组病毒占 30% ~ 50% 。

2. 发病机制 第一阶段为病毒复制期，以病毒直接对心肌的损伤为主；第二阶段为免疫变态反应期，以免疫反应对心肌的损伤为主。

三、中医病因病机

1. 病位 在心，与肺、脾关系密切。

2. 发病关键 正气不足、邪毒侵心。

四、临床表现

1. 症状

（1）病毒感染：发病前 1~3 周有呼吸道或消化道感染病史。

（2）心脏受累：病毒感染 1~3 周后，以心律失常为主诉或首发症状；阿 - 斯综合征、心衰、心源性休克或猝死。

2. 体征

(1) 心率改变：心率增快与发热不平衡。

(2) 心脏扩大：一般为暂时性扩大。

(3) 心音改变：心尖区第一心音减弱和/或病理性第三心音，或呈钟摆联律，或胎心律。

(4) 心脏杂音和心包摩擦音。

五、并发症

1. 心律失常　各种心律失常均可见，早搏和房室传导阻滞最多见，恶性室性心律失常或严重的传导阻滞是本病患者猝死的主要原因。

2. 心力衰竭　重者可出现心源性休克。

六、实验室及其他检查

1. 血液：心肌酶学和肌钙蛋白。

2. 病毒学：心肌活检；心肌炎性细胞浸润伴心肌细胞变性或坏死。

3. 心电图

(1) 心律失常：室性心律失常和房室传导阻滞。

(2) ST－T改变：ST段轻度移位和T波倒置。

4. X线、超声心动图、核素检查。

七、临床分期、分型

1. 分期

(1) 急性期：病程多在3个月内。

(2) 恢复期：临床症状和心电图改变等逐渐好转，但尚未痊愈，病程3个月至1年。

(3) 慢性期：临床症状反复出现，心电图和X线改变无改善，实验室检查有病情活动的表现，病程在1年以上。

2. 分型

(1) 轻型：无明显症状，但有心电图变化，病程数周到数月。

(2) 中等型：多有胸闷、心前区不适、心悸、乏力等症状，部分患者可发生急性心力衰竭，多有明显的心电图改变。

(3) 重型：起病急，发展迅速，病情急剧且恶化，数小时或数日内死亡。

八、西医治疗

1. 一般治疗

(1) 休息：急性期卧床休息。

(2) 饮食：进食易消化，保持大便通畅。

2. 抗感染　病毒、细菌。

3. 调节细胞免疫功能药物　α－干扰素、胸腺素、转移因子等。

4. 糖皮质激素　一般不用，尤其初发10天内。

5. 改善心肌细胞营养与代谢药物　三磷酸腺苷、辅酶A、肌苷、极化液等。

6. 并发症的治疗

(1) 心律失常：按一般心律失常处理。

(2) 心力衰竭：卧床休息、吸氧、限制钠盐、药物治疗等。

(3) 心源性休克：抗休克治疗。

九、中医辨证论治

证型	证候		治法	方药
热毒侵心	发热微恶寒，头身疼痛，鼻塞流涕，咽痛口渴，口干口苦，小便黄赤，心悸气短，胸闷或隐痛	舌红苔薄黄，脉浮数或结、代	清热解毒，宁心安神	银翘散
湿毒犯心	发热微恶寒，恶心欲呕，腹胀腹痛，大便稀溏，困倦乏力，口渴，心悸，胸闷或隐痛	舌红苔黄腻，脉濡数或促、结、代	解毒化湿，宁心安神	葛根芩连汤合甘露消毒丹
心阴虚损	心悸胸闷，口干心烦，失眠多梦，或有低热盗汗，手足心热	舌红，无苔或少苔，脉细数或促、结、代	滋阴清热，养心安神	天王补心丹
气阴两虚	心悸怔忡，胸闷或痛，气短乏力，失眠多梦，自汗盗汗	舌质红，苔薄或少苔，脉细数无力或促、结、代	益气养阴，宁心安神	炙甘草汤合生脉散
阴阳两虚	心悸气短，胸闷或痛，面色晦暗，口唇发绀，肢冷畏寒，甚则喘促不能平卧，咳嗽，咳吐痰涎，夜难入寐，浮肿，大便稀溏	舌淡红，苔白，脉沉细无力或促、结、代	益气温阳，滋阴通脉	参附养荣汤

内科
227

第九节　扩张型心肌病【助理医师不考】

一、概念

扩张型心肌病是一种异质性心肌病，以心室扩大和心肌收缩功能降低为特征，发病时除外高血压、心脏瓣膜病、先天性心脏病或缺血性心脏病等。临床表现为心脏逐渐扩大、心室收缩功能降低、心衰、室性和室上性心律失常、传导系统异常、血栓栓塞和猝死等。

二、西医病因病理

1. 病因　病毒感染是主要原因。

2. 病理　主要特征是一侧或双侧心腔扩大，有收缩功能障碍，产生充血性心力衰竭。以心腔扩张为主，肉眼可见各心腔扩大，室壁变薄，纤维瘢痕形成，常有附壁血栓。

三、中医病因病机

1. 病位　在心，与肺、脾、肾关系密切。

2. 病性　虚实夹杂，本虚标实，以心气虚弱、心脾肾阳虚为本，毒邪、瘀血、水饮、痰浊为标。

四、西医治疗

1. 非药物治疗　休息、禁烟、戒酒，限制体力劳动和低盐饮食。

2. 药物治疗　主要是针对心力衰竭和各种心律失常；强心剂应用宜小剂量。

3. 手术治疗　心脏移植。

五、中医辨证论治

证型	证候		治法	方药
邪毒犯心	身热微恶寒，咽痛身痛，心悸，胸闷或痛，气短乏力，心烦少寐	舌尖红苔薄黄，脉浮数或促、结代	清热解毒，宁心安神	银翘散
气虚血瘀	心悸气短，神疲乏力，动则较著，或有自汗，夜寐梦扰	舌暗淡或有瘀点，脉弱、涩或促、结代	补益心气，活血化瘀	圣愈汤合桃红四物汤

证型	证候		治法	方药
气阴两虚	心悸气短，活动后症状加重，头晕乏力，颧红，自汗或盗汗，失眠，口干	舌质红或淡红，苔薄白，脉细数无力或结代	益气养阴，养心安神	炙甘草汤合天王补心丹
阳虚水泛	心悸自汗，形寒肢冷，神疲尿少，下肢水肿，咳喘难以平卧，唇甲青紫	舌质淡暗或紫暗，苔白滑，脉沉细	温阳利水	真武汤
心阳虚脱	心悸喘促，不能平卧，大汗淋漓，精神萎靡，唇甲青紫，四肢厥冷	舌质淡，苔白，脉细微欲绝	回阳固脱	四逆汤合参附龙牡汤

第三章 消化系统疾病

第一节 急性胃炎【助理医师不考】

一、概念

急性胃炎是指由不同病因引起的急性胃黏膜炎症。主要表现为腹胀、腹痛等上腹部症状。本病与中医学的"胃瘅"相类似，可归属于"胃痛""血证""呕吐"等范畴。

二、西医病因病理

1. 病因

（1）急性应激：最主要病因。

（2）化学性损伤：非甾体抗炎药。

（3）细菌感染：幽门螺杆菌、沙门菌、大肠杆菌等。

2. 病理 胃黏膜固有层炎症，以中性粒细胞浸润为主。

三、中医病因病机

1. 病因 饮食不节、七情内伤及寒邪客胃等。

2. 病位 在胃，与肝、脾关系密切

3. 病机 胃失和降，胃络受损。

4. 病性 多实证。

四、实验室及其他检查

内镜检查可见胃黏膜弥漫性充血、水肿、渗出、出血和糜烂（腐蚀性胃炎急性期禁行内镜检查）。

五、诊断

1. 确诊 内镜检查（出血发生后 24～48 小时内进行）。

2. 其他 有近期服用 NSAIDs 史、严重疾病状态或大量饮酒患者，如发生呕血或黑便，应考虑急性糜烂出血性胃炎的可能。

六、鉴别诊断

1. 胆囊炎 突发右上腹阵发性绞痛，饱餐、进食油腻后发作，Murphy 征阳性。

2. 胰腺炎 血清淀粉酶活性增高。

七、西医治疗

1. 治疗原则 祛除病因，保护胃黏膜和对症处理。

2. 预防用药 H_2 受体拮抗剂、质子泵抑制剂、胃黏膜保护剂。

3. 对症处理　脱水者补充水分，纠正电解质紊乱。

八、中医辨证论治

证型	证候		治法	方药
寒邪客胃	胃脘暴痛，遇冷痛剧，得热痛减，喜热饮食，脘腹胀满	舌淡苔白，脉弦紧迟	温中散寒，和胃止痛	香苏散合良附丸
湿热中阻	胃痛灼热，胸腹痞满，头身重着，口苦口黏，纳呆，肛门灼热，大便不爽	舌苔厚腻，脉弦滑	清热化湿，理气止痛	清中汤
饮食伤胃	伤食胃痛，饱胀拒按，嗳腐酸臭，厌恶饮食，恶心欲吐，吐后症轻	舌苔厚腻，脉弦滑	消食导滞，调理气机	保和丸
肝气犯胃	胃脘痞闷，胃部胀痛，痛窜胁背，气怒痛重，嗳气呕吐，嘈杂吐酸	舌苔薄白，脉弦	疏肝和胃，理气止痛	柴胡疏肝散
胃络瘀阻	胃脘疼痛如针刺，痛有定处，拒按，入夜尤甚	舌暗红或有瘀斑，脉弦涩	活血通络，理气止痛	失笑散合丹参饮
脾胃虚寒	胃脘隐痛，喜按喜暖，纳少便溏，倦怠乏力，遇冷痛重，得暖痛减，口淡流涎	舌淡苔白，脉细弦紧	温补脾胃，散寒止痛	黄芪建中汤
胃阴不足	胃热隐痛，口舌干燥，五心烦热，渴欲含漱，嘈杂干呕，大便干燥	舌红无苔，舌裂纹少津，脉细数	养阴益胃，和中止痛	一贯煎合芍药甘草汤

第二节　慢性胃炎

一、概念

慢性胃炎是指由各种病因引起的胃黏膜慢性炎症。主要表现为上腹痛或不适、上腹胀、早饱、嗳气、恶心等消化不良症状。

本病可归属于中医学"胃痛""痞满""嘈杂"等范畴。

二、西医病因病理

1. 病因

（1）幽门螺杆菌（Hp）感染：最主要病因。

（2）自身免疫。

（3）其他：幽门括约肌功能不全、酗酒、非甾体抗炎药、高盐、刺激性食物等。

2. 病理　主要病理学特征是炎症、萎缩和肠化生。异常增生是胃癌的癌前病变。

三、中医病因病机

1. 病因　寒邪客胃，饮食伤胃，肝气犯胃，脾胃虚弱。

2. 病位　在胃，与肝、脾关系密切。

3. 病机　"不通则痛"和"不荣则痛"。

四、临床表现

1. 症状　常无任何症状，部分患者表现为上腹胀满不适、隐痛，嗳气，反酸，食欲不佳等消化不良症状；自身免疫性胃炎患者可伴有贫血和维生素 B_{12} 缺乏。

2. 体征　多不明显。

五、实验室检查及其他检查

1. 胃镜及组织学检查：最可靠的方法。

（1）浅表性：水肿与充血区共存。

（2）萎缩性：皱襞变细平坦；黏膜血管暴露；肠化生。

2. 幽门螺杆菌检测。

3. 自身免疫性胃炎的相关检查。

4. 胃液分析和血清胃泌素测定。

六、鉴别诊断

1. 消化性溃疡 发作性上腹疼痛，有周期性和节律性，钡餐造影可发现龛影或间接征象。胃镜检查可见黏膜溃疡。

2. 慢性胆囊炎 反复发作右上腹隐痛，进食油脂食物常加重，B超、静脉胆道造影可诊断。

3. 功能性消化不良 表现多样，胃镜检查无明显胃黏膜病变或仅有轻度炎症，吞钡试验可见胃排空减慢。

4. 胃神经官能症 多见于年轻妇女，常伴有神经官能症的全身症状。一般对症药物多不能缓解，胃镜检查多无阳性发现。

七、西医治疗

1. 根除幽门螺杆菌 用于伴有胃黏膜糜烂、萎缩及肠化生、异常增生；有明显症状，常规治疗疗效差；有胃癌家族史者。

2. 治疗不良症状 饱胀者予胃动力药；恶性贫血可肌注维生素 B_{12}；胃痛明显可用抑酸药或碱性抗酸药。

3. 胃黏膜保护药 胶体次枸橼酸铋、硫糖铝。

4. 治疗异型增生 随访，预防性手术。

八、中医辨证论治

证型	证候		治法	方药
肝胃不和	胃脘胀痛或痛窜两胁，每因情志不舒而病情加重，得嗳气或矢气后稍缓，嗳气频频，嘈杂泛酸	舌质淡红，苔薄白，脉弦	疏肝理气，和胃止痛	柴胡疏肝散
脾胃虚弱	胃脘隐痛，喜温喜按，食后胀满痞闷，纳呆，便溏，神疲乏力	舌质淡红，苔薄白，脉沉细	健脾益气，温中和胃	四君子汤
脾胃湿热	胃脘灼热胀痛，嘈杂，脘腹痞闷，口干口苦，渴不欲饮，身重肢倦，尿黄	舌质红，苔黄腻，脉滑	清热利湿，醒脾化浊	三仁汤
胃阴不足	胃脘隐隐作痛，嘈杂，口干咽燥，五心烦热，大便干结	舌红少津，脉细	养阴益胃，和中止痛	益胃汤
胃络瘀阻	胃脘疼痛如针刺，痛有定处，拒按，入夜尤甚，或有便血	舌暗红或紫暗，脉弦涩	化瘀通络，和胃止痛	失笑散合丹参饮

第三节 消化性溃疡

一、概念

消化性溃疡是指胃肠道黏膜被胃酸和胃蛋白酶消化为基本因素的慢性溃疡。溃疡的黏膜坏死缺损超过黏膜肌层而有别于糜烂，分为胃溃疡（GU）与十二指肠溃疡（DU）两大类。其主要表现为节律性上腹痛，周期性发作，伴有中上腹饱胀、嗳气、反酸等。

本病可归属于中医学"胃脘痛""反酸"等范畴。

二、西医病因病理

1. 病因 幽门螺杆菌；非甾体抗炎药；胃酸和胃蛋白酶（胃酸是溃疡形成的直接原因）；

其他因素。

2. 病理

（1）DU 多发生于十二指肠球部，前壁较常见，偶有发于球部以下者，称为球后溃疡。

（2）GU 以胃角和胃窦小弯常见。

（3）溃疡直径一般小于 10mm，GU 稍大于 DU，偶可见到 >20mm 的巨大溃疡。

（4）显微镜下慢性溃疡基底部可分急性炎性渗出物、嗜酸性坏死层、肉芽组织和瘢痕组织 4 层。

三、中医病因病机☆

1. 病因 外邪犯胃、饮食伤胃、情志不畅、脾胃素虚。

2. 病位 在胃，与肝、脾关系密切。

3. 病机 胃气阻滞，胃失和降，不通则痛。

四、临床表现☆

1. 典型特点 周期性、节律性上腹痛。

（1）DU 多为空腹痛和/或午夜痛。

（2）GU 多为餐后痛，偶有夜间痛。

2. 特殊类型

（1）复合溃疡：指胃和十二指肠同时发生的溃疡。

（2）巨大溃疡：直径 >2cm 的溃疡。

（3）幽门管溃疡：缺乏典型溃疡的周期性和节律性疼痛，易出现呕吐或幽门梗阻，易穿孔或出血。

（4）球后溃疡：夜间疼痛和背部放射痛更为多见。

（5）老年人消化性溃疡：多表现为无症状性溃疡，或症状不典型。

（6）无症状性溃疡：多见于老年人。

3. 并发症

（1）出血：最常见，DU 较 GU 更多并发出血，尤以十二指肠球部后壁和球后溃疡更多见。

（2）穿孔：可分为急性、亚急性和慢性穿孔三类，以急性常见。

（3）幽门梗阻：DU 或幽门管溃疡引起。

（4）癌变：少数 GU 发生癌变（DU 一般不发生癌变），发生于溃疡边缘，癌变率在 1% 左右。

五、实验室及其他检查☆

1. 胃镜 内镜检查是消化性溃疡最直接的诊断方法。镜下可见灰黄色或灰白色渗出物，周围黏膜充血、水肿。根据镜下所见分为活动期、愈合期和瘢痕期。

2. X 线钡餐 发现龛影是直接征象。

3. 幽门螺杆菌检测 快速尿素酶试验，为首选。^{13}C 或 ^{14}C 尿素呼气试验，可用于根除治疗后复查的首选。

4. 胃液分析与血清胃泌素测定 有助于胃泌素瘤鉴别。

六、西医治疗☆

1. 一般治疗 生活规律，精神放松，戒烟等。

2. 根除 Hp

（1）三联疗法：质子泵抑制剂或铋剂联合两种抗生素。

（2）四联疗法：质子泵抑制剂和铋剂联合两种抗生素。

3. 抑酸药物 H_2 受体拮抗剂、质子泵抑制剂。

4. 保护胃黏膜 硫糖铝、枸橼酸铋钾和前列腺素类药物。

5. 非甾体抗炎药相关溃疡 暂停或减少非甾体抗炎药的剂量，然后按上述方案治疗。

6. 治疗方案及疗程 抑酸药物疗程通常 4~6 周，DU 为 4 周，GU 为 6~8 周；根除幽门螺杆菌所需的 1~2 周，可重叠在疗程内，也可在疗程结束后进行。

7. 外科手术指征

（1）大出血经药物、胃镜、血管介入治疗无效。

（2）急性穿孔，慢性穿透性溃疡。

（3）器质性幽门梗阻。

（4）GU 疑有癌变。

七、中医辨证论治 ☆

证型	证候		治法	方药
肝胃不和	胃脘胀痛，痛引两胁，情志不遂而诱发或加重，嗳气，泛酸，口苦	舌淡红，苔薄白，脉弦	疏肝理气，健脾和胃	柴胡疏肝散合五磨饮子
脾胃虚寒	胃痛隐隐，喜温喜按，畏寒肢冷，泛吐清水，腹胀便溏	舌淡胖边有齿痕，苔白，脉迟缓	温中散寒，健脾和胃	黄芪建中汤
胃阴不足	胃脘隐痛，似饥而不欲食，口干而不欲饮，纳差，干呕，手足心热，大便干	舌红少津少苔，脉细数	健脾养阴，益胃止痛	益胃汤
肝胃郁热	胃脘灼热疼痛，胸胁胀满，泛酸，口苦口干，烦躁易怒，大便秘结	舌红，苔黄，脉弦数	清肝泄热，疏肝理气	化肝煎合左金丸
瘀血停胃	胃痛如刺，痛处固定，肢冷，汗出，有呕血或黑便	舌质紫暗，或有瘀斑，脉涩	活血化瘀，通络和胃	失笑散合丹参饮

第四节 胃癌

一、概念

胃癌，是指发生于胃黏膜上皮的恶性肿瘤。早期无特异性症状，进展期胃癌最早出现的症状是上腹痛，可伴有早饱、胃纳差和体重减轻。

本病归属于中医学"胃痛""反胃""积聚"等范畴。

二、西医病因

1. 幽门螺杆菌感染 Hp 感染是人类胃癌发病的重要因素。

2. 环境和饮食因素 本病与环境因素有关，其中最主要的是饮食因素。

3. 遗传因素 遗传素质使易感者更易受致癌物质的影响。

4. 癌前期变化 癌前病变是指易转变成癌组织的病理组织学变化，即异形增生。

癌前状态包括：①慢性萎缩性胃炎。②良性胃溃疡。③胃息肉。④残胃炎。⑤巨大黏膜皱襞症。

三、西医病理

1. 发生部位 半数以上发生于胃窦部、胃小弯及前后壁，其次贲门部，胃体区相对较少。

2. 大体形态分型

（1）早期：病灶局限，不超过黏膜下层。

（2）进展期：超过黏膜下层，侵及肌层。

（3）晚期：侵及浆膜或浆膜外。

3. 组织学分型

（1）根据分化程度：分为高分化、中分化、低分化3种。

（2）根据腺体的形成及黏液分泌能力：分为管状腺癌、黏液腺癌、髓样癌和弥散型癌4种。胃癌以腺癌为主。

四、转移途径

1. 直接蔓延：直接蔓延至食道、肝、脾、胰等相邻器官。

2. 淋巴结转移：是最早、最常见的转移方式。

3. 血行转移：最常转移到肝脏，其次是肺、腹膜及肾上腺。

4. 腹腔内种植。

五、临床表现

1. 症状　早期无症状或有非特异性消化不良；进展期最早出现的症状为上腹痛。

2. 体征　中晚期上腹部压痛最为常见；晚期或转移，可出现肝大，黄疸，腹水，左锁骨上淋巴结肿大；伴癌综合征包括血栓性静脉炎、黑棘皮病和皮肌炎等。

3. 并发症　出血、梗阻、穿孔。

六、实验室及其他检查☆

1. X线钡餐　恶性溃疡直径多大于2.5cm，可示半月征、环堤征。

2. 内镜　胃镜结合黏膜活检是诊断胃癌最可靠的手段。

七、西医治疗

1. 手术治疗　达到治愈的主要治疗方法。

2. 内镜治疗　早期因全身性疾病不宜手术者。

3. 化学治疗　氟尿嘧啶（5-FU）是化学治疗的基础药物。

八、中医辨证论治

证型	证候		治法	方药
痰气交阻	胸膈或胃脘满闷作胀或痛，胃纳减退，厌食肉食，或有吞咽哽噎不顺，呕吐痰涎	苔白腻，脉弦滑	理气化痰，消食散结	启膈散
肝胃不和	胃脘痞满，时时作痛，窜及两胁、嗳气频繁或进食发噎	舌质红，苔薄白或薄黄，脉弦	疏肝和胃，降逆止痛	柴胡疏肝散合旋覆代赭汤
脾胃虚寒	胃脘隐痛，绵绵不断，喜按喜暖，食生冷痛剧，进热食则舒，时呕清水，大便溏薄，或朝食暮吐，暮食朝吐，面色无华，神疲肢冷	舌淡而胖，有齿痕，苔白滑润，脉沉细或沉缓	温中散寒，健脾益气	理中汤合四君子汤
胃热伤阴	胃脘嘈杂灼热，痞满吞酸，食后痛胀，口干喜冷饮，五心烦热，便结尿赤	舌质红绛，舌苔黄糙或剥苔、无苔，脉细数	清热和胃，养阴润燥	玉女煎
瘀毒内阻	脘痛剧烈或向后背放射，痛处固定、拒按，上腹肿块，肌肤甲错，眼眶呈暗黑	舌质紫暗或瘀斑，舌下脉络紫胀，脉弦涩	理气活血，软坚消积	膈下逐瘀汤
痰湿阻胃	脘膈痞闷，呕吐痰涎，进食发噎不利，口淡纳呆，大便时结时溏	舌体胖大有齿痕，苔白厚腻，脉滑	燥湿健脾，消痰和胃	开郁二陈汤
气血两虚	神疲乏力，面色无华，少气懒言，动则气促，自汗，消瘦	舌苔薄白，舌质淡白，舌边有齿痕，脉沉细无力或虚大无力	益气养血，健脾和营	八珍汤

第五节 肝硬化

一、概念

肝硬化是各种慢性肝病进展至以肝脏慢性炎症、弥漫性纤维化、假小叶、再生结节和肝内外血管增殖为特征的病理阶段，代偿期无明显症状，失代偿期以门静脉高压和肝功能减退为临床特征。

本病与中医学中的"水臌"相类似，可归属于中医学"单腹胀""鼓胀"等范畴。

二、西医病因

1. 我国 以乙型肝炎病毒感染为主。

2. 国外 以慢性酒精中毒为主。

三、中医病因病机

肝、脾、肾三脏功能失调，主要在肝。

【拓展】出现神昏、谵语、痉厥、出血，提示出现肝性脑病。

四、临床表现

1. 肝功能代偿期 主要表现为脾肿大、肝掌、蜘蛛痣。

2. 肝功能失代偿期 以肝功能减退和门静脉高压症为主。

【拓展】门静脉交通支分为 4 支：①胃底 – 食管下段。②直肠下端 – 肛管。③前腹壁。④腹膜后。

3. 并发症

（1）上消化道出血：最常见的并发症。

（2）肝性脑病：最严重的并发症，且为最常见的死亡原因。

（3）感染。

（4）原发性肝癌：肝区疼痛、肝大，需考虑此病。

（5）肝肾综合征。

（6）电解质和酸碱平衡紊乱：常见的有低钠血症、低钾低氯血症与代谢性碱中毒。

（7）其他：肝肺综合征、胆石症、门静脉血栓形成或海绵样变。

五、实验室检查及其他检查

1. 血、尿常规检查。

2. 肝功能检查。

3. 腹水检查。

4. CT/MRI 检查：早期肝大，晚期缩小，肝表面不规则，脾大。

5. 内镜及腹腔镜检查。

6. 肝活组织检查：有确诊价值。

六、诊断

1. 主要指征 食管静脉曲张，肝凹凸不平，腹壁静脉怒张，组织活检。

2. 次要指征 化验 + 体征（肝病面容，蜘蛛痣，黄疸，下肢水肿）。

七、西医治疗

1. 一般治疗 减少活动，卧床休息；食用高蛋白、易消化食物，肝功能异常者限制蛋白摄入，腹水者低盐少盐饮食。

2. 药物治疗

（1）保护肝细胞的药物：水飞蓟素等。

（2）维生素类药物。

（3）慎用肝损伤药物，酌情使用抗病毒药物。

3. 腹水的治疗 ☆

（1）限制水、钠的摄入。

（2）利尿药：醛固酮受体拮抗剂螺内酯与呋塞米联合使用。

（3）提高血浆胶体渗透压。

（4）放腹水和输注白蛋白：适用于难治性腹水。

（5）腹水浓缩回输。

（6）手术治疗：腹腔－颈静脉引流，经颈静脉肝内门体分流术、脾切除等。

4. 并发症的治疗

上消化道出血	参见上消化道出血
肝性脑病	减少氨产生，增加排出。如使用导泻、降氨药
肝肾综合征	①消除诱因，避免使用肾损伤药物。②输注白蛋白或浓缩腹水回输，提高有效循环血容量，改善肾血流。③使用血管活性药物，能改善血流量
自发性腹膜炎	早期、联合、足量的抗感染药物治疗。优先选用针对革兰阴性杆菌并兼顾革兰阳性球菌的抗感染药物，并根据细菌培养结果调整药物

八、中医辨证论治

证型	证候		治法	方药
气滞湿阻	腹大胀满，按之软而不坚，胁下胀痛，饮食减少，食后胀甚，得嗳气或矢气稍减，小便短少	舌苔薄白腻，脉弦	疏肝理气，健脾利湿	柴胡疏肝散合胃苓汤
寒湿困脾	腹大胀满，按之如囊裹水，甚则颜面微浮，下肢浮肿，怯寒懒动，精神困倦，脘腹痞胀，得热则舒，食少便溏，小便短少	舌苔白滑或白腻，脉缓或沉迟	温中散寒，行气利水	实脾饮
湿热蕴脾	腹大坚满，脘腹撑急，烦热口苦，渴不欲饮，或有面目肌肤发黄，小便短黄，大便秘结或溏滞不爽	舌红，苔黄腻或灰黑，脉弦滑数	清热利湿，攻下逐水	中满分消丸合茵陈蒿汤
肝脾血瘀	腹大胀满，脉络怒张，胁腹刺痛，面色晦暗黧黑，胁下癥块，面颈胸壁等处可见红点赤缕，手掌赤痕，口干不欲饮，或大便色黑	舌质紫暗，或有瘀斑，脉细涩	活血化瘀，化气利水	调营饮
脾肾阳虚	腹大胀满，形如蛙腹，朝宽暮急，神疲怯寒，面色苍黄或白，脘闷纳呆，下肢浮肿，小便短少不利	舌淡胖，苔白滑，脉沉迟无力	温肾补脾，化气利水	附子理中汤合五苓散
肝肾阴虚	腹大胀满，甚或青筋暴露，面色晦滞，口干舌燥，心烦失眠，牙龈出血，时或鼻衄，小便短少	舌红绛少津，少苔或无苔，脉弦细数	滋养肝肾，化气利水	一贯煎合膈下逐瘀汤

第六节 原发性肝癌

一、概念

原发性肝癌指肝细胞或肝内胆管细胞发生的癌肿，是我国常见的恶性肿瘤之一。

本病归属于中医学"肝积""肥气""鼓胀""黄疸"等范畴。

二、西医病因

病毒性肝炎，在我国慢性病毒性肝炎是原发性肝癌最主要的病因；肝硬化；黄曲霉毒素；饮用水污染；遗传因素；其他。

三、西医病理

1. 大体形态分型 ①块状型（最多见）。②结节型。③弥漫型（最少见）。④小癌型。

2. 细胞分型 ①肝细胞型。②胆管细胞型。③混合型。

3. 转移途径

（1）肝内转移：肝癌最早在肝内发生转移。

（2）肝外转移：①血行转移（常至肺）。②淋巴转移（常至肝门淋巴结）。③种植转移少见。

四、中医病因病机

1. 病位 在肝，易损及脾土。

2. 基本病机 正气亏虚，邪毒凝结于内。

五、临床表现

1. 肝区疼痛 最常见。

2. 肝大 凹凸不平，大小不等的结节或巨块。

3. 黄疸 晚期出现。

4. 肝硬化征象 脾大、腹水、门静脉侧支循环形成。

5. 全身表现 恶病质。

6. 转移灶征象 胸腔转移以右侧多见。

7. 并发症 肝性脑病（最严重）；上消化道出血；肝癌结节破裂出血；继发性感染。

六、实验室及其他检查

1. 甲胎蛋白（AFP） 普查、诊断、疗效判断和预测复发。

2. CT 小肝癌和微小肝癌诊断的最佳方法。

3. 超声 筛查首选。

4. MRI 显示子瘤和瘤栓。

5. 肝动脉造影 诊断小肝癌，因其创伤性不首选。

6. 肝穿刺活检 阳性者可确诊。

七、诊断

1. 影像学 2种影像学检查均显示 >2cm 的肝癌特征性占位病变。

2. 影像学结合 AFP 1 种影像学检查显示 >2cm 特征性占位病变，伴 AFP≥400μg/L。

3. 组织学 穿刺活检阳性。

八、西医治疗

肝癌早期以手术切除为主，中晚期宜采用包括手术、化疗、介入、中医药、生物免疫调节等综合疗法。

九、中医辨证论治

证型		证候		治法	方药
气滞血瘀	两胁胀痛、腹部积块	推之不移，脘腹胀闷，纳呆乏力，嗳气泛酸，大便不实	舌红或暗红，有瘀斑，苔薄白或薄黄，脉弦或涩	疏肝理气，活血化瘀	逍遥散合桃红四物汤
湿热瘀毒		目肤黄染，面色晦暗，肌肤甲错，高热烦渴，口苦咽干，小便黄赤，大便干黑	舌红有瘀斑，苔黄腻，脉弦数或涩	清利湿热，化瘀解毒	茵陈蒿汤合鳖甲煎丸
肝肾阴虚		形体羸瘦，潮热盗汗，头晕耳鸣，腰膝酸软，两胁隐隐作痛	舌红少苔或光剥有裂纹，脉弦细或细数	养阴柔肝，软坚散结	滋水清肝饮合鳖甲煎丸

第七节　溃疡性结肠炎

一、概念

溃疡性结肠炎是一种直肠和结肠慢性非特异性炎症性疾病，病变主要累及大肠黏膜和黏膜下层。其主要表现为腹泻、腹痛和黏液脓血便。

本病与中医学中的"大瘕泻"相似，归属于中医学"泄泻""肠风"等范畴。

二、西医病理

1. 病变位置　直肠和乙状结肠。

2. 病变特点　弥漫性、连续性。

三、中医病因病机

1. 病因　先天禀赋不足、素体脾胃虚弱、饮食不节、情志失调以及感受外邪等。

2. 病位　病初与脾、胃、肠有关，后期涉及肾脏。

四、临床表现

1. 症状

（1）消化系统：腹泻和黏液脓血便；腹痛，有先出现疼痛后有便意，便后缓解的规律。

（2）全身症状：低度至中度发热。

（3）肠外表现：外周关节炎、结节性红斑、坏疽性脓皮病等。

2. 体征

（1）轻、中型：左下腹有轻压痛。

（2）重型和暴发型：可有明显鼓肠、腹肌紧张、腹部压痛及反跳痛。

3. 分型

（1）病程经过：初发、慢性复发（最多见）、慢性持续、急性暴发型。

（2）疾病分期：活动期、缓解期。

（3）病变范围：直肠炎、左半结肠炎、广泛结肠炎。

五、诊断

1. 具有持续或反复发作腹泻和黏液血便、腹痛，伴（或不伴）不同程度全身症状。

2. 排除细菌性痢疾、阿米巴痢疾、慢性血吸虫病、肠结核等感染性肠炎及克罗恩病、缺血性肠炎、放射性肠炎等。

3. 具有结肠镜检查特征性改变及黏膜活检或具有 X 线钡剂灌肠检查征象。

六、鉴别诊断

1. 慢性细菌性痢疾 痢疾杆菌。

2. 阿米巴肠炎 阿米巴包囊或滋养体。

3. 直结肠癌 肛门指检触及包块。

七、西医治疗 ☆

1. 活动期 轻型,可用柳氮磺胺吡啶;中型,可用水杨酸类;重型,可用激素、抗生素等。

2. 缓解期 氨基水杨酸制剂,至少 3 年。

八、中医辨证论治

证型	证候		治法	方药
湿热内蕴	腹痛腹泻	脓血便,里急后重,肛门灼热,发热溲赤	舌红苔黄腻,脉滑数或濡数	清热利湿	白头翁汤
脾胃虚弱		时溏时泻,迁延反复,黏液或脓血便,食少腹胀,神疲倦怠	舌淡胖或有齿痕,苔薄白,脉细弱或濡缓	健脾渗湿	参苓白术散
脾肾阳虚		迁延日久,喜温喜按,腰酸膝软,形寒肢冷,神疲懒言	舌淡或有齿痕,苔白润,脉沉细或尺弱	健脾温肾止泻	理中汤合四神丸
肝郁脾虚		情绪诱因,腹痛即泻,泻后痛减,胁胀嗳气,神疲懒言	舌淡苔白,脉弦或弦细	疏肝健脾	痛泻要方
阴血亏虚		大便秘结或少量脓血便,午后发热,五心烦热,头晕眼花	舌红少苔,脉细数	滋阴养血,清热化湿	驻车丸
气滞血瘀		泻下不爽,便血紫暗,腹内包块,面色晦暗,肌肤甲错	舌紫或瘀点,脉弦涩	化瘀通络	膈下逐瘀汤

第八节 上消化道出血

一、概念

上消化道出血是指屈氏韧带以上的食管、胃、十二指肠和胰胆等病变引起的出血,以及胃-肠吻合术和空肠病变引起的出血。在短时间内失血超过 1000mL 或循环血容量的 20% 称为大出血。

本病可归属于中医学"呕血""黑便""便血"等范畴。

二、西医病因

1. 上消化道疾病,消化性溃疡是主要原因。

2. 门静脉高压、上消化道邻近器官或组织的疾病、全身性疾病、应激性溃疡等。

三、中医病因病机

1. 病位 在胃,与大肠、肝、脾关系密切。

2. 病性 本虚标实,瘀热互结为标,脾胃虚弱、气血两虚为本。

四、临床表现

1. 呕血与黑便:特征性表现。

2. 贫血和血象变化。

3. 失血性周围循环衰竭:头昏、心悸、乏力。

五、实验室及其他检查

1. 血常规 正细胞、正色素性贫血。

2. 肾功能 氮质血症。

3. 胃镜 诊断出血病因的首选，出血后 24~48 小时内进行。

六、诊断

1. 出血诊断的确定 呕血、黑便、失血性周围循环衰竭。

2. 出血严重程度和周围循环状态

（1）成人每日消化道出血 > 5mL，隐血阳性。

（2）出血量 50~100mL，黑便。

（3）胃内蓄积血量在 250~300mL，呕血。

（4）一次出血量 < 400mL 时，一般不出现全身症状。

（5）出血量达 400~500mL，出现乏力、心慌等全身症状。

（6）短时间内出血量超过 1000mL，可出现周围循环衰竭表现。

3. 出血是否停止的判断

（1）反复呕血或黑便次数增多，伴肠鸣音亢进。

（2）周围循环衰竭未见明显改善。

（3）血红蛋白浓度、红细胞计数与血细胞比容持续下降，网织红细胞计数持续升高。

（4）补液与尿量足够的情况下，血尿素氮持续或再次升高。

（5）胃管抽出物有较多新鲜血。

七、西医治疗

1. 一般急救 出血期间禁食。

2. 补充血容量 输血。

3. 止血措施 药物、内镜、气囊压迫、手术。

八、中医辨证论治

证型	证候		治法	方药
胃中积热	吐血紫暗或咖啡色，甚则鲜红，常混有食物残渣，大便黑如漆，口干喜冷饮，胃脘胀闷灼痛	舌红苔黄，脉滑数	清胃泻火，化瘀止血	泻心汤合十灰散
肝火犯胃	吐血鲜红或紫暗，口苦目赤，胸胁胀痛，心烦易怒	舌红苔黄，脉弦数	泻肝清胃，降逆止血	龙胆泻肝汤
脾不统血	吐血暗淡，大便漆黑稀溏，面色苍白，神疲乏力，纳少	舌淡红苔薄白，脉细弱	益气健脾，养血止血	归脾汤
气随血脱	吐血倾盆，大便溏黑甚则紫暗，面白肢冷，大汗淋漓，烦躁口干，神志恍惚，昏迷	舌淡红，脉细数无力或脉微细	益气摄血，回阳固脱	独参汤或四味回阳饮

内
科
239

第四章　泌尿系统疾病

第一节　慢性肾小球肾炎

一、概念

慢性肾小球肾炎是由多种原因引起的、不同病理类型组成的原发于肾小球的一组疾病。该组疾病起病方式各异、病情迁延、病变进展缓慢、病程绵长，并以蛋白尿、血尿、水肿及高血压为其基本临床表现，常伴有不同程度的肾功能损害。

本病与中医学的"石水"相似，可归属于"水肿""虚劳""腰痛""尿血"等范畴。

二、西医病因病理

1. 病因　急性链球菌感染后肾炎迁延不愈，病程超过 1 年者可转为慢性肾炎；其他细菌及病毒（如乙型肝炎病毒等）感染亦可引起慢性肾炎。

2. 病理　系膜增生性肾小球肾炎、膜增生性肾小球肾炎、膜性肾病及局灶性节段性肾小球硬化。

【拓展】由 A 族乙型溶血性链球菌导致的疾病有风心病和猩红热。

三、中医病因病机

1. 病位　在肾，与肺、脾、肝相关。

2. 病理基础　脏腑的虚损。

四、实验室及其他检查

1. 尿液检查　尿蛋白一般在 $1\sim3g/d$，尿沉渣镜检红细胞增多。

2. 肾功能　肾小球滤过率（GFR）下降、肌酐清除率（Ccr）降低。

五、诊断

血尿、蛋白尿、水肿、高血压病程大于 1 年。

六、西医治疗☆

1. 控制高血压、减少尿蛋白

（1）治疗原则：蛋白尿≥1g/d，血压控制在 125/75mmHg 以下；蛋白尿＜1g/d，血压控制在 130/80mmHg 以下。

（2）药物选择：①水钠潴留（噻嗪类利尿药、醛固酮受体拮抗剂）；②肾素依赖性高血压（ACEI、ARB）；③心率较快的中青年或合并心绞痛（β受体阻滞药）；④老年合并糖尿病、冠心病者（钙通道阻滞药）。

2. 限制蛋白及磷的摄入量。

3. 血小板解聚药：阿司匹林。

4. 避免对肾有害的因素。

七、中医辨证论治

证型		证候		治法	方药
本证					
脾肾气虚	浮肿	腰脊酸痛，神疲乏力，纳呆脘胀，大便溏薄，尿频	舌淡有齿痕，苔薄白，脉细	补气健脾益肾	异功散
肺肾气虚		疲倦懒言，表虚自汗，腰脊酸痛，面色萎黄	舌淡苔白，脉细弱	补益肺肾	玉屏风散合金匮肾气丸
脾肾阳虚		面色苍白，神疲畏寒，腰脊冷痛，纳少便溏，遗精阳痿	舌嫩淡胖有齿痕，脉沉细或沉迟无力	温补脾肾	附子理中丸或济生肾气丸
肝肾阴虚		目睛干涩，头晕耳鸣，五心烦热，口干咽燥，腰膝酸痛	舌红少苔，脉弦细或细数	滋养肝肾	杞菊地黄丸
气阴两虚		面色无华，少气乏力，午后低热，腰酸痛，口干咽痛	舌红少苔，脉细或弱	益气养阴	参芪地黄汤
标证					
水湿	浮肿	颜面或肢体浮肿	苔白腻，脉缓或沉缓	利水消肿	五苓散合五皮饮
湿热		身热汗出，口干不欲饮，胸脘痞闷，纳差，尿少便溏	舌红，苔黄腻，脉滑数	清热利湿	三仁汤
血瘀		面色黧黑，腰痛固定，肌肤甲错，肢体麻木	舌紫暗或瘀斑，脉细涩	活血化瘀	血府逐瘀汤
湿浊		恶心纳呆，口中黏腻，脘腹胀满，身重困倦，尿少	苔腻，脉沉细或沉缓	健脾化湿泄浊	胃苓汤

第二节　肾病综合征【助理医师不考】

一、概念

肾病综合征（NS）为一组常见于肾小球疾病的临床症候群。临床特征为大量蛋白尿（≥3.5g/24h）、低白蛋白血症（≤30g/L）、水肿、高脂血症。其中"大量蛋白尿"和"低白蛋白血症"为 NS 的最基本的特征。

本病与中医学中的"肾水"相似，可归属于"水肿""腰痛""虚劳"等范畴。

二、中医病因病机

1. 病位　在肺、脾、肾，以肾为本。

2. 病机　肺脾肾三脏功能失调，水液代谢失常。

3. 病性　阴阳气血不足，特别是阳气不足为病变之本，水湿、湿热、风邪、疮毒、瘀血为病变之标。

三、临床表现及并发症☆

1. 症状　水肿、乏力、纳差等。

2. 体征　水肿（呈凹陷性）；高血压；低蛋白血症与营养不良。

3. 并发症

（1）感染：好发部位依次为呼吸道、泌尿道、皮肤。

（2）血栓、栓塞性并发症：肾静脉血栓最为常见。

（3）急性肾衰竭。

（4）脂肪代谢紊乱。

（5）蛋白质营养不良。

四、西医治疗

1. 一般治疗 优质蛋白饮食，水肿时低盐饮食。

2. 对症治疗

（1）利尿消肿：保钾利尿药，可与噻嗪类合用；螺内酯，肾功能不全者慎用。

（2）减少尿蛋白：ACEI、ARB 和长效二氢吡啶类钙通道阻滞药。

3. 免疫调节

（1）糖皮质激素：首选，足量、慢减、长期。

（2）细胞毒性药物：环磷酰胺（国内外最常用）、环孢素、他克莫司等。

五、中医辨证论治

证型	证候		治法	方药
风水相搏	眼睑浮肿，继四肢全身亦肿，皮肤光泽，按之凹陷易回复	苔薄白，脉浮	疏风解表，宣肺利水	越婢加术汤
热毒浸淫	眼睑浮肿，延及全身，身发痈疮，恶风发热，小便不利	舌红苔薄黄，脉浮数或滑数	宣肺解毒，利湿消肿	麻黄连翘赤小豆汤合五味消毒饮
水湿浸渍	全身水肿，按之没指，胸闷腹胀，身重困倦，小便短少	苔白腻，脉濡缓	健脾化湿，通阳利水	五皮饮合胃苓汤
湿热内蕴	浮肿明显，肌肤绷急，腹大胀满，烦热口苦，便结尿赤	舌红苔黄腻，脉沉数或濡数	清热利湿，利水消肿	疏凿饮子
脾虚湿困	浮肿按之凹陷不起，腹胀纳少，面色萎黄，尿少便溏	舌淡苔白腻或白滑，脉沉缓或沉弱	温运脾阳，利水消肿	实脾饮
肾虚水泛	面浮身肿按之凹陷不起，心悸气促，腰酸冷痛，面色灰滞	舌淡胖苔白，脉沉细或沉迟无力	温肾助阳，化气行水	济生肾气丸合真武汤

第三节 尿路感染

一、概念

尿路感染是由各种病原体在尿路中生长、繁殖而引起的尿路炎症。细菌是尿路感染中最多见的病原体（多指大肠杆菌）。根据感染部位，可分为上尿路感染（肾盂肾炎）和下尿路感染（膀胱炎）。上尿路感染又按肾小管功能受损害及组织解剖变化的情况分为急性和慢性。

本病归属于中医学"淋证"（热淋、劳淋等）、"腰痛""虚劳"等范畴。

二、西医病因、发病机制

1. 病原体 大肠杆菌最为常见。

2. 易感因素 ①尿路梗阻。②尿路损伤。③尿路畸形。④女性尿路解剖生理特点。⑤机体抵抗力下降。⑥遗传因素。⑦性生活及避孕药。

3. 感染途径 ①主要为上行感染，约95%。②血行感染，较少见。③直接感染。④淋巴道感染。

三、中医病因病机

1. 病位 在肾与膀胱，与肝、脾密切相关。

2. 病机 湿热蕴结下焦，肾与膀胱气化不利。

四、临床表现

1. 膀胱炎 占60%以上，主要为尿频、尿急、尿痛、排尿困难等。

2. 肾盂肾炎

（1）急性肾盂肾炎：育龄期妇女多见，可见寒战、高热等全身症状；腰酸痛或钝痛；肾区叩击痛。

（2）慢性肾盂肾炎：泌尿系统及全身表现不太典型。

五、实验室及其他检查

1. 尿常规 尿白细胞 >5 个/HP。

2. 细菌培养 清洁中段尿，菌落计数 $\geq 10^5$/mL，可确诊；$10^4 \sim 10^5$/mL，为可疑阳性，需复查；如 <10^4/mL，可能为污染。

3. 尿涂片镜检 每个视野下可见 1 个或更多细菌，提示尿路感染。

六、西医治疗

1. 一般治疗 休息，多饮水，勤排尿。

2. 抗感染治疗

（1）急性膀胱炎：对女性非复杂性膀胱炎，复方磺胺甲噁唑 2 片，每日 2 次，疗程 3 天；呋喃妥因 50mg，每 8 小时 1 次，疗程 5 ~ 7 天；磷霉素 3g 单剂，被推荐为一线用药。

（2）肾盂肾炎：①病情较轻者，口服药物，疗程 10 ~ 14 天。常用药物有喹诺酮类、半合成青霉素类、头孢菌素类。②严重感染全身中毒症状明显者需住院治疗，应静脉给药。

（3）无症状性菌尿：是否治疗目前有争议。

七、中医辨证论治

证型		证候		治法	方药
膀胱湿热	小便频数疼痛、腹痛	小便灼热刺痛，恶寒发热，口苦尿赤，大便秘结	舌红苔薄黄腻，脉滑数	清热利湿通淋	八正散
肝胆郁热		尿热刺痛，血尿，烦躁易怒，寒热往来，胸胁苦满	舌暗红有瘀点，脉弦细	清肝泻火，利水通淋	龙胆泻肝汤
脾肾亏虚，湿热屡犯		小便淋沥，面色无华，神疲懒言，腰膝酸软，口干不欲饮	舌淡苔薄白，脉沉细	健脾补肾	无比山药丸
肾阴不足，湿热留恋		尿黄赤浑浊，腰膝酸软，手足心热，头晕耳鸣，口干口渴	舌红少苔，脉细数	滋阴益肾，清热通淋	知柏地黄丸

第四节　急性肾损伤【助理医师不考】

一、概念

急性肾损伤是由于各种原因使肾脏排泄功能在短期内（数小时或数天）迅速减退，氮质废物堆积，水、电解质、酸碱平衡失调，血肌酐和血尿素氮呈进行性升高的一种临床综合征。

本病归属于中医学"癃闭""关格"等范畴。

二、病因

1. 肾前性 血容量减少。

2. 肾性 肾实质损伤、肾小管上皮细胞损伤。

3. 肾后性 急性尿路梗阻。

三、临床表现

1. 少尿期 每天尿量少于400mL，一般持续7~14天。

2. 多尿期 急性肾损伤患者尿量超过400mL，一般持续1~3周。

3. 恢复期 常需数月。

四、诊断

1. 48小时内Scr升高超过26.5μmol/L（0.3mg/dL）。

2. Scr升高超过基线1.5倍，确认或推测7天内发生。

3. 尿量<0.5mL/（kg·h），且持续6小时以上。

符合以上情况之一者即可诊断，单用尿量改变作为判断标准时，需要除外尿路梗阻及其他导致尿量减少的原因。

五、西医治疗

1. 纠正可逆因素。

2. 营养支持：一般需要量为105~126kJ/d。

3. 积极控制感染。

4. 维持水、电解质和酸碱平衡。

5. 特殊药物：①利尿药（呋塞米，只用于少尿期）；②钙通道阻滞药（对缺血性急性肾损伤有防治作用）。

6. 透析：少尿或无尿2天；尿毒症症状明显；肌酐清除率较正常下降超50%；血尿素氮21mmol/L，血肌酐442μmol/L；代谢性酸中毒，$CO_2-CP \leqslant 13mmol/L$；血钾超过6.5mmol/L；充血性心力衰竭。

第五节 慢性肾衰竭

一、概念

慢性肾衰竭是常见的临床综合征。它发生在各种原发或继发性慢性肾脏病的基础上，缓慢地出现肾功能减退而致衰竭。临床以代谢产物和毒素潴留，水、电解质和酸碱平衡紊乱以及某些内分泌功能异常等表现为特征。

本病归属于中医学"癃闭""关格""溺毒""肾劳"等范畴。

二、西医病因

糖尿病肾病、高血压肾小动脉硬化、原发性与继发性肾小球肾炎、肾小管间质病变（慢性肾盂肾炎、慢性尿酸性肾病、梗阻性肾病、药物性肾病等）、肾血管病变、遗传性肾病（如多囊肾、遗传性肾炎）等。

三、中医病因病机

1. 病位 在肾，涉及肺、脾（胃）、肝等脏腑。

2. 病机 肾元虚衰，湿浊内蕴。

四、分期

分期	特征	GFR［mL/（min·1.73m²）］
1	GFR 正常或升高	≥90
2	GFR 轻度降低	60～89
3a	GFR 轻到中度降低	45～59
3b	GFR 中到重度降低	30～44
4	GFR 重度降低	15～29
5	ESRD（终末期肾病）	<15

五、实验室检查

1. 肾功能 $Scr > 133\mu mol/L$，$GFR < 90mL/（min·1.73m²）$。

2. 电解质 高钾、高磷、低钙。

六、西医治疗

1. 早、中期慢性肾衰防治

（1）控制高血压：透析前（120～130）/（75～80）mmHg 或以下。

（2）ACEI 和 ARB：降压，减轻蛋白尿。

（3）控制血糖：空腹血糖控制在 $5.0～7.2mmol/L$，糖化血红蛋白（HbA1c）<7%。

（4）控制蛋白尿：<0.5g/24h。

（5）饮食：低蛋白、低磷饮食。

2. CRF 的营养治疗

（1）饮食：高热量、低磷、优质蛋白。

（2）必需氨基酸：$GFR≤10mL/min$ 时，必须加必需氨基酸。

3. CRF 药物治疗

（1）纠正酸中毒和水钠紊乱：酸中毒者，可口服 $NaHCO_3$。

（2）高钾血症的防治：碳酸氢钠、袢利尿药、葡萄糖加胰岛素溶液、降钾树脂；严重高钾血症者（血钾 $>6.5mmol/L$），及时给予血液透析。

（3）高血压的治疗。

（4）防治感染。

（5）贫血的治疗和重组人促红细胞生成素的应用。

（6）低钙血症、高磷血症和肾性骨病的治疗。

（7）口服吸附疗法和导泻疗法。

（8）高脂血症的治疗。

4. 尿毒症的替代治疗 GFR 为 $6～10mL/min$（$Scr > 707\mu mol/L$）并有明显尿毒症临床表现者，应进行透析治疗。

七、中医辨证论治

本虚证

证型		证候		治法	方药
脾肾气虚		纳呆腹胀，大便溏薄，口淡不渴	舌淡有齿痕，苔白，脉沉细	补气健脾益肾	六君子汤
脾肾阳虚		面色萎黄，下肢浮肿，五更泄泻，口黏不渴，畏寒肢冷	舌淡胖嫩，齿痕明显，脉沉弱	温补脾肾	济生肾气丸
气阴两虚	腰酸膝软、神疲乏力	口干唇燥，饮水不多，手足心热，夜尿清长	舌淡有齿痕，脉沉细	益气养阴，健脾补肾	参芪地黄汤
肝肾阴虚		头晕头痛，耳鸣眼花，目涩，口干渴喜饮，尿少色黄	舌淡红少津，苔薄白或少苔，脉弦或弦细	滋肾平肝	杞菊地黄汤
阴阳两虚		畏寒肢冷，手足心热，口干欲饮，大便稀溏	舌胖润有齿痕，苔白，脉沉细	温扶元阳，补益真阴	金匮肾气丸

标实证

证型	证候	治法	方药
湿浊	恶心呕吐，胸闷纳呆，口淡黏腻，口有尿味	和中降逆，化湿泄浊	小半夏加茯苓汤
湿热	中焦：口干口苦口臭，恶心频频，苔黄腻	清化和中	黄连温胆汤
	下焦：小溲黄赤，溲解不畅，尿频尿急尿痛	清利湿热	四妙丸
水气	面、肢浮肿或全身浮肿，甚则有胸水、腹水	利水消肿	五皮饮或五苓散
血瘀	面色晦暗，腰痛固定，舌紫暗或瘀点瘀斑，脉涩	活血化瘀	桃红四物汤
肝风	头痛头晕，手足蠕动，筋惕肉瞤，抽搐痉厥	镇肝息风	天麻钩藤饮

第五章 血液及造血系统疾病

第一节 缺铁性贫血

一、概念

缺铁性贫血是指体内贮存铁缺乏，影响血红蛋白合成所引起的一种小细胞低色素性贫血。其特点是骨髓、肝、脾等器官组织中缺乏可染色性铁，血清铁浓度、转铁蛋白饱和度和血清铁蛋白降低。

本病可归属于中医学"血劳""萎黄""黄胖""虚劳"等范畴。

二、中医病因病机

1. 病位　在脾、胃，与肝、肾相关。

2. 病机　气血生化不足。

3. 治法　健脾益气生血。

三、诊断

1. 贫血为小细胞低色素性。

2. 缺铁的证据。

（1）储备铁消耗：血清铁蛋白 $< 12\mu g/L$；骨髓铁染色显示骨髓小粒可染铁消失，铁粒幼红细胞 $< 15\%$。

（2）缺铁性红细胞生成：血清铁 $< 8.95\mu mol/L$；总铁结合力升高 $> 64.44\mu mol/L$；转铁蛋白饱和度 $< 15\%$；FEP（游离原卟啉）/Hb $> 4.5\mu g/gHb$。

3. 存在铁缺乏的病因，铁剂治疗有效。

四、西医治疗

1. 病因治疗。

2. 铁剂治疗☆

（1）口服铁剂：为首选治疗方法，血红蛋白 2 个月左右恢复正常，在血红蛋白恢复正常后继续治疗3~6个月，待铁蛋白正常后停药。

（2）注射铁剂：不能耐受口服者。

3. 辅助治疗：输血、维生素 E、饮食调理。

五、中医辨证论治

证型		证候		治法	方药
脾胃虚弱	神疲乏力、唇甲淡白	面色萎黄，食少便溏，恶心呕吐	舌淡苔薄腻，脉细弱	健脾和胃，益气养血	香砂六君子汤合当归补血汤
心脾两虚		面色苍白，头晕目眩，心悸失眠，食欲不振，毛发干脱	舌淡胖苔薄，脉濡细	益气补血，养心安神	归脾汤或八珍汤
脾肾阳虚		面色苍白，形寒肢冷，腰膝酸软，周身浮肿，便溏尿清	舌淡有齿痕苔白腻，脉沉细	温补脾肾	八珍汤合无比山药丸
虫积		面色萎黄，腹胀，恶心呕吐，嗜食异物，气短头晕	舌淡苔白，脉虚弱	杀虫消积，补益气血	化虫丸合八珍汤

第二节　再生障碍性贫血

一、概念

再生障碍性贫血简称再障，是由多种病因引起的骨髓造血功能衰竭，而出现以全血细胞减少为主要表现的一组病证。根据患者的病情、血象、骨髓象及预后，可分为重型（SAA）和非重型（NSAA）。主要表现为骨髓造血功能低下、全血细胞减少、贫血、出血和感染等。

再障与中医的"髓劳"相似，可归属于"虚劳""血虚""血证"等范畴。

二、西医病因

1. 先天性　范科尼贫血。

2. 后天性　①药物因素（最常见，氯霉素、磺胺类药物）。②化学毒物（苯及其衍生物）。③电离辐射。④病毒感染（肝炎病毒）。⑤免疫因素。

三、西医发病机制

1. 造血干细胞缺陷。

2. 骨髓造血微环境异常：骨髓"脂肪化"。

3. 免疫机制异常。

四、中医病因病机

1. 病机　阴阳虚损。

2. 病位　病变部位在骨髓，发病脏腑为心、肝、脾、肾，肾为根本。

五、临床表现

1. 重型再障（SSA）　贫血、感染、出血。

2. 非重型再障（NSAA）　贫血、感染、出血症状轻，容易控制。

六、辅助检查

1. 血象　正细胞正色素型。

2. 骨髓象　多部位骨髓增生减低，可见较多脂肪滴。

3. 骨髓活检　再障患者红骨髓显著减少，三系细胞均减少，巨核细胞多有变性。

4. 发病机制相关检查　①CD4$^+$细胞。②骨髓细胞染色体核型正常，骨髓铁染色示贮铁增多，中性粒细胞碱性磷酸酶染色强阳性。③溶血检查均阴性。

七、西医治疗☆

1. 一般治疗　禁用对骨髓有抑制作用的药物，休息，避免过劳，防止交叉感染。

2. 支持疗法　控制感染、止血、输血、护肝。

3. 针对发病机制的治疗

（1）免疫抑制治疗：抗淋巴/胸腺细胞球蛋白（ALG/ATG），主要用于SAA；环孢素；环磷酰胺、甲泼尼龙等。

（2）促造血治疗：雄激素；造血生长因子，特别适用于SAA。

（3）造血干细胞移植：对40岁以下、无感染及其他并发症、有合适供体的SAA患者，可考虑造血干细胞移植。

八、中医辨证论治

证型		证候		治法	方药
肾阴虚	心悸气短、倦怠乏力	面唇苍白、颧红盗汗，手足心热，口渴思饮，腰膝酸软	舌淡苔薄或舌红少苔，脉细数	滋阴补肾，益气养血	左归丸合当归补血汤
肾阳亏虚		形寒肢冷，面色苍白，唇甲色淡，大便稀溏，面浮肢肿	舌淡胖嫩苔薄白，脉细无力	补肾助阳，益气养血	右归丸合当归补血汤
肾阴阳两虚		面色苍白，手足心热，腰膝酸软，畏寒肢冷，齿鼻衄血	舌淡苔白，脉细无力	滋阴助阳，益气补血	左归丸、右归丸合当归补血汤
肾虚血瘀		面色晦暗，头晕耳鸣，腰膝酸软，皮肤紫斑，肌肤甲错	舌紫暗有瘀点瘀斑苔薄，脉细或涩	补肾活血	六味地黄丸或金匮肾气丸合桃红四物汤
气血两虚		面白无华，唇淡，动则加剧	舌淡苔薄白，脉细弱	补益气血	八珍汤
热毒壅盛		壮热口渴，鼻衄齿衄，皮下紫癜、瘀斑	舌红而干，苔黄，脉洪数	清热凉血，解毒养阴	清瘟败毒饮

第三节　白细胞减少症与粒细胞缺乏症

一、概念

外周血白细胞计数持续低于正常值（成人$4.0 \times 10^9/L$）时称为白细胞减少。当中性粒细胞绝对数在成人低于$2.0 \times 10^9/L$，在≥10岁儿童低于$1.8 \times 10^9/L$或<10岁儿童低于$1.5 \times 10^9/L$时称为粒细胞减少症；低于$0.5 \times 10^9/L$时称为粒细胞缺乏症。

本病可归属中医"虚劳""虚损"或"温病"等范畴。

二、西医病因

1. 中性粒细胞生成缺陷：生成减少；成熟障碍。

2. 中性粒细胞破坏或消耗过多：免疫性因素、非免疫性因素。

3. 中性粒细胞分布异常。

三、中医病因病机

1. 病机 以肝、脾、肾及气血亏虚为本。

2. 病位 在脾、肾和骨髓，病性以虚损为主。

3. 急性者 可为正虚邪犯之虚实夹杂证。

四、诊断

1. 白细胞减少 成人外周血白细胞计数持续 $<4.0 \times 10^9/L$。

2. 粒细胞减少症 中性粒细胞绝对数 $<2.0 \times 10^9/L$；儿童 ≥10 岁低于 $1.8 \times 10^9/L$；<10 岁低于 $1.5 \times 10^9/L$。

3. 粒细胞缺乏症 外周血中性粒细胞绝对数低于 $0.5 \times 10^9/L$。

五、西医治疗

1. 病因治疗。

2. 粒细胞缺乏症：防止感染，升粒细胞（G-CSF、GM-CSF）。

3. 白细胞减少症：升白细胞（鲨肝醇、利血生、维生素 B_4）。

4. 免疫抑制剂。

六、中医辨证论治

证型		证候		治法	方药
气血两虚		面色萎黄，头晕目眩，心悸少寐，纳呆食少，腹胀便溏	舌淡苔薄白，脉细弱	益气养血	归脾汤
脾肾亏虚		腰膝酸软，纳少便溏，面色㿠白，畏寒肢冷，小便清长	舌淡胖大有齿痕苔白，脉沉细或沉迟	温补脾肾	黄芪建中汤合右归丸
气阴两虚	倦怠乏力	面色少华，头昏目眩，五心烦热，失眠盗汗或自汗	舌红苔剥，脉细弱	益气养阴	生脉散
肝肾阴虚		腰膝酸软，头晕耳鸣，五心烦热，失眠多梦，遗精	舌红少苔，脉细数	滋补肝肾	六味地黄丸
外感温热		发热不退，口渴欲饮，面赤咽痛，头晕乏力	舌红绛苔黄，脉滑数或细数	清热解毒，滋阴凉血	犀角地黄汤合玉女煎

第四节 白血病

一、概念

白血病是一类造血干细胞的克隆性恶性疾病。克隆中的白血病细胞增殖失控、分化障碍、凋亡受阻而停滞在细胞发育的不同阶段，在骨髓或其他造血组织中白血病细胞大量增生聚集，并浸润其他器官和组织，而正常造血受到抑制。临床以发热、贫血、出血为主要表现，并伴有不同程度的肝、脾和淋巴结肿大。

二、中医病因病机

1. 病因 热毒和正虚，病性为本虚标实。

2. 病位 在骨髓，表现在营血，与肾、肝、脾有关。

第五节　急性白血病

一、临床表现☆

1. 骨髓造血功能受抑制　贫血，首发症状；发热，早期出现；出血，致死率高。

2. 白血病细胞增殖浸润　淋巴结和肝脾肿大；骨骼和关节疼痛，胸骨下段局部压痛；眼部；口腔和皮肤；中枢神经系统白血病（最常见）；睾丸浸润，无痛性肿大（急淋）。

二、西医治疗【助理医师不考】

1. 一般治疗　①当白细胞 $> 100 \times 10^9/L$，血细胞分离机清除。②防治感染。③输血。④防治高尿酸血症肾病，别嘌醇。⑤维持营养。

2. 抗白血病治疗

（1）第一段：化学治疗（儿童首选）。

（2）第二段：化学治疗和造血干细胞移植。

三、中医辨证论治【助理医师不考】

证型		证候		治法	方药
热毒炽盛		口渴多汗，头痛面赤，口舌生疮，咽喉肿痛，神昏谵语	舌红绛苔黄，脉大	清热解毒，凉血止血	黄连解毒汤合清营汤
痰热瘀阻		腹部积块，痰多胸闷，肢体困倦，心烦口苦，胸部刺痛，口渴而不欲饮	舌紫暗有瘀点瘀斑，苔黄腻，脉滑数或沉细而涩	清热化痰，活血散结	温胆汤合桃红四物汤
阴虚火旺	发热、衄血、斑疹	五心烦热，口苦盗汗，面色晦滞	舌红苔黄，脉细数	滋阴降火，凉血解毒	知柏地黄丸合二至丸
气阴两虚		自汗盗汗，气短乏力，面色不华，腰膝酸软，手足心热	舌淡有齿痕，脉沉细	益气养阴，清热解毒	五阴煎
湿热内蕴		有汗热不解，头身困重，肛门灼热，小便黄赤而不利	舌红苔黄腻，脉滑数	清热解毒，利湿化浊	葛根芩连汤

第六节　慢性髓细胞性白血病

一、概念

慢性髓细胞性白血病是一种发生在多能造血干细胞上的恶性骨髓增生性疾病（获得性造血干细胞恶性克隆性疾病），主要涉及髓系。其临床特点是外周血粒细胞显著增多并有不成熟性，在受累的细胞系中可找到 Ph 染色体和 BCR – ABL 融合基因。病程较缓慢，脾脏肿大。由慢性期（CP）、加速期（AP）最终发展为急变期（BP/BC）。

二、临床表现

1. 慢性期　1~4 年，代谢亢盛表现，脾大（最显著体征）。

2. 加速期　出现贫血和出血，脾进行性肿大，原来治疗有效的药物无效。

3. 急变期　终末期，预后极差，往往数月内死亡。

三、实验室及其他检查

1. 慢性期

（1）血象：白细胞 $> 20 \times 10^9/L$，可达 $100 \times 10^9/L$ 以上。

（2）中性粒细胞碱性磷酸酶（NAP）测定：活性减低或呈阴性反应。

（3）骨髓：骨髓增生明显至极度活跃，以粒细胞为主。

2. 加速期 外周血或骨髓中原始细胞≥10%，外周血嗜碱性粒细胞＞20%；骨髓活检显示胶原纤维显著增生。

3. 急变期 外周血或骨髓中原始细胞＞20%或出现髓外原始细胞浸润，CFU－GM 培养呈小簇生长或不生长。

四、西医治疗【助理医师不考】

1. 细胞淤滞症 紧急处理。

2. 化学治疗 羟基脲、白消安等。

3. 其他治疗 α－干扰素、甲磺酸伊马替尼、造血干细胞移植。

五、中医辨证论治

证型	证候		治法	方药
阴虚内热	多汗盗汗，头晕目眩，虚烦消瘦，面部潮红，口干口苦，手足心热	舌光红苔少，脉细数	滋阴清热，解毒祛瘀	青蒿鳖甲汤
瘀血内阻	形体消瘦，面色晦暗，胸骨按痛，胁下积块按之坚硬、刺痛	舌紫暗苔薄，脉细涩	活血化瘀	膈下逐瘀汤
气血两虚	面色萎黄或苍白，头晕心悸，神疲气短，自汗，食欲减退	舌淡苔薄白，脉细弱	补益气血	八珍汤
热毒壅盛	壮热汗出，口渴喜冷饮，身疼骨痛，左胁下积块进行性增大、硬痛不移	舌红苔黄，脉数	清热解毒，佐以扶正祛邪	清营汤合犀角地黄汤

（气血两虚、气血两虚栏目间的"发热、衄血、斑疹"跨行证候）

第七节　原发免疫性血小板减少症

一、概念

原发免疫性血小板减少症是一组免疫介导的血小板过度破坏所致的出血性疾病。以广泛皮肤黏膜及内脏出血、血小板减少、骨髓巨核细胞发育成熟障碍、血小板生存时间缩短及血小板膜糖蛋白特异性自身抗体出现等为特征。

本病属中医"血证""阴阳毒""发斑""肌衄""葡萄疫""紫癜""紫斑"等范畴，部分严重病例并发脑出血者可归属"中风"范畴。

二、西医病因

1. 感染 发病前2周上呼吸道感染史。

2. 免疫因素 自身抗体致敏的血小板被单核巨噬细胞系统过度吞噬破坏。

3. 脾的作用 自身抗体产生主要部位，血小板破坏重要场所。

4. 其他 可能与雌激素有关。

三、中医病因病机

病位 在血脉，与心、肝、脾、肾关系密切。

四、临床表现

1. 成人一般起病隐匿。

2. 出血倾向：易反复。可表现为皮肤、黏膜出血，如瘀点、紫癜、瘀斑及外伤后止血不易等，鼻出血、牙龈出血亦很常见。严重内脏出血较少见，但月经过多较常见，在部分患者可为唯一的临床症状。患者病情可因感染等而骤然加重，出现广泛、严重的皮肤黏膜及内脏出血。部分患者通过偶然的血常规检查发现血小板减少，无出血症状。

3. 乏力。

4. 其他：长期月经过多可出现失血性贫血。

五、诊断

1. 至少 2 次检查血小板计数减少，血细胞形态无异常。

2. 脾不大。

3. 骨髓巨核细胞增多或正常，有成熟障碍。

4. 排除其他继发性血小板减少症。

六、实验室检查

1. 血小板 血小板计数减少。

2. 骨髓象 骨髓巨核细胞增加或正常；巨核细胞发育成熟障碍；血小板生成型巨核细胞显著减少。

3. 血小板抗体的检测 可以鉴别免疫性与非免疫性血小板减少，不能鉴别疾病的发生是原发还是继发。

七、西医治疗

1. 糖皮质激素 是首选药物。

2. 脾切除 治疗有效的方法之一。

3. 免疫抑制剂 不宜首选。

4. 其他 氨肽素。

5. 急症处理 血小板悬液输注、静脉注射丙种球蛋白、促血小板生成药物、大剂量甲泼尼龙。

八、中医辨证论治

证型	证候			治法	方药
血热妄行	衄血、斑疹	起病急骤，发热口渴，便秘尿黄，腹痛，尿血便血	舌红苔薄黄，脉弦数或滑数	清热凉血	犀角地黄汤
阴虚火旺		斑色紫红、较多、下肢尤甚，时发时止，头晕耳鸣，颧红盗汗	舌红少津，苔薄或少，脉细数	滋阴降火，清热止血	茜根散或玉女煎
气不摄血		斑色暗淡，时起时消，过劳加重，心悸气短，头晕目眩，面色苍白	舌淡苔白，脉弱	益气摄血，健脾养血	归脾汤
瘀血内阻		斑色青紫，月经有血块，毛发枯黄，面色黧黑，下睑色青	舌紫暗有瘀斑瘀点，脉细涩或弦	活血化瘀止血	桃红四物汤

第八节 骨髓增生异常综合征【助理医师不考】

一、概念

骨髓增生异常综合征是一组起源于造血干细胞，以血细胞病态造血，高风险向急性髓系白血病转化为特征的难治性血细胞质、量异常的异质性疾病。80% 的患者大于 60 岁。

本病属于中医"虚劳""血证""内伤发热"等范畴，部分患者临床见有肝、脾、淋巴结肿大，可归属于中医"积聚""痰核"范畴。

二、实验室检查

1. 血象 持续 4 个月一系或多系血细胞减少，血红蛋白 $< 100g/L$、中性粒细胞 $< 1.8 \times 10^9/L$、血小板 $< 100 \times 10^9/L$。

2. 骨髓象 骨髓增生度在活跃以上，少部分呈增生减低。

三、中医辨证论治

病机关键是"虚""毒""瘀"，治疗应补益虚损，解毒祛瘀。

证型	证候		治法	方药
气血两虚	面色萎黄，头晕目眩，失眠多梦，耳鸣眼花，神疲气短，动则尤甚	舌胖大淡红，苔薄白，脉虚无力	益气补血	八珍汤
气阴两虚	唇甲淡白，神疲气短，口干舌燥，五心烦热，潮热盗汗，失眠多梦	舌胖大或瘦小，淡红，苔少或无苔，脉细数	益气养阴	大补元煎
阴虚内热	五心烦热，虚烦不眠，低热盗汗，口干咽燥，腰膝酸软，尿赤便结	舌瘦小紫红或绛红，苔薄少，脉细数	滋阴清热	清骨散
阴阳两虚	畏寒肢冷，腰膝酸软，口干舌燥，午后低热，自汗盗汗，失眠多梦	舌胖大或瘦小，淡红或淡白苔少，脉沉细	阴阳双补	右归丸和左归丸
瘀毒内阻	面色淡暗，肌肤甲错，皮肤瘀斑，肋下癥积，胸胁苦满，大便干结	舌紫暗有瘀斑瘀点，苔薄白，脉细涩	化瘀解毒	桃仁红花煎

第六章 内分泌与代谢疾病

第一节 甲状腺功能亢进症

一、概念

甲状腺功能亢进症（简称甲亢）是指甲状腺腺体本身产生甲状腺激素过多，引起甲状腺毒症，以 Graves 病最为常见。Graves 病是一种自身免疫性疾病，主要临床表现有高代谢症候群、弥漫性甲状腺肿、眼征和胫前黏液性水肿。

本病与中医学的"瘿气"相似，可归属于"瘿病""心悸""瘿瘤"等范畴。

二、中医病因病机 ☆

1. 诱因 情志失调。

2. 基本病机 气滞痰凝，气郁化火，耗气伤阴。

3. 病位 在颈前，与肝、肾、心、胃关系密切。

三、临床表现

1. 临床特点 20～40 岁中青年多见，起病缓。

2. 症状

（1）高代谢症状：怕热、多汗、疲乏无力。

（2）精神神经系统：神经过敏，幻觉、躁狂。

（3）心血管系统：心悸、胸闷、气促。

（4）肌肉骨骼系统：肌肉软弱无力。

（5）生殖系统：月经减少，闭经。

（6）消化系统：食欲亢进，易饥多食，大便次数增多。

3. 体征

（1）甲状腺肿：弥漫性，对称性肿大，可有震颤并伴有血管杂音。

（2）眼征：非浸润性和浸润性突眼。

（3）皮肤和肢端表现：胫前黏液性水肿。

（4）心脏：早搏（最常见）。

4. 甲状腺危象　心动过速（140 次/分以上），严重者可有心衰、休克、昏迷。

5. 亚临床甲亢　血 T_3、T_4 正常，TSH 降低。

四、实验室检查

1. 血清甲状腺激素　FT_3、FT_4 优于 TT_3、TT_4。

2. 血清 TSH　反映甲状腺功能最有价值的指标。

3. 甲状腺摄 ^{131}I 率　甲亢时增高，且高峰前移。

五、西医治疗

1. 一般治疗。

2. 抗甲状腺药物：常用的有硫脲类的甲硫氧嘧啶和丙硫氧嘧啶、咪唑类的甲巯咪唑（首选）等。

3. 辅助药物：β 受体阻滞药（静息心率超过 90 次/分时使用）、碘化物。

4. ^{131}I 放射性治疗：甲减为主要并发症。

5. 手术治疗。

6. 甲状腺危象的治疗：首选丙硫氧嘧啶。

六、中医辨证论治

证型	证候		治法	方药
气滞痰凝		胸闷，两胁胀满，善太息，腹胀便溏 舌淡红苔白腻，脉弦滑	疏肝理气，化痰散结	逍遥散合二陈汤
肝火旺盛	颈前肿胀、烦躁易怒、心悸失眠	易饥多食，恶热多汗，面红烘热，头晕目眩，口苦咽干 舌红苔黄，脉弦数	清肝泻火，消瘿散结	龙胆泻肝汤
阴虚火旺		汗多，易饥多食，消瘦，口干咽燥，五心烦热 舌红苔少，脉细数	滋阴降火，消瘿散结	天王补心丹
气阴两虚		消瘦神疲，气短汗多，口干咽燥，手足心热，纳差 舌红苔少，脉细数无力	益气养阴，消瘿散结	生脉散

第二节　甲状腺功能减退症

一、概念

甲状腺功能减退症（简称甲减）是由多种原因导致甲状腺激素合成、分泌或生物效应不足所引起的代谢率减低的全身性疾病。临床特点有易疲劳、怕冷、反应迟钝、抑郁、心动过缓、厌食等全身性低代谢表现。其病理特征是黏多糖在组织和皮肤堆积，严重时表现为黏液性水肿。

本病与中医学"瘿劳"相类似，可归属于"瘿病"等范畴。

二、西医病因

1. 自身免疫损伤：最常见的原因。

2. 甲状腺破坏：^{131}I 治疗、甲状腺切除。

3. 慢性碘过量。

4. 抗甲状腺药物应用。

三、中医病因病机

1. 基本病机　本虚，气血阴阳皆虚，尤以气虚、阳虚为甚。

2. 病位　在颈前，与肾、脾、心、肝相关。

四、诊断☆

主要依据是甲状腺功能检查。

1. 原发性 FT_4 降低，TSH 明显升高。

2. 继发性 FT_4 降低，TSH 正常。

3. 亚临床 T_3、T_4 正常，TSH 升高。

五、西医治疗

1. 甲状腺激素补充或替代 左甲状腺素（L–T_4）为首选。

2. 黏液性水肿昏迷 即刻补充 TH，药物首选左三碘甲状腺原氨酸（L–T_3）静脉注射，清醒后口服；氢化可的松；保温、供氧、保持呼吸道通畅；补液、控制感染、防治休克。

六、中医辨证论治

证型	证候		治法	方药
脾肾气虚	反应迟钝，纳呆腹胀，面色萎黄，小便频数	舌淡，脉沉弱	益气健脾补肾	四君子汤合大补元煎
脾肾阳虚	畏寒肢冷，性欲淡漠，男子阳痿，女子闭经或不孕	舌淡暗苔白，脉沉细而缓	温补脾肾	附子理中丸或右归丸
心肾阳虚	形寒肢冷，面浮肢肿，心悸胸闷，阳痿闭经	舌淡暗苔白，脉迟缓	温补心肾，利水消肿	真武汤合苓桂术甘汤
阳气衰微	嗜睡、昏睡，甚至昏迷，肢软体凉，呼吸微弱	舌淡，脉迟微弱甚至脉微欲绝	益气回阳救逆	四逆加人参汤

（表中"证候"栏左侧合并列："神疲乏力、腰膝酸软"）

第三节 亚急性甲状腺炎【助理医师不考】

一、概念

亚急性甲状腺炎是指由病毒感染引起的自限性甲状腺炎症，主要表现为甲状腺肿大、结节、疼痛，常伴有全身症状。

本病与中医学的"瘿痈"相似，可归属于"瘿病""瘿肿""瘿瘤"等范畴。

二、西医病因

病毒感染：起病前 1~3 周常有上呼吸道感染史或病毒性腮腺炎，最常见的为柯萨奇病毒，其次是腮腺炎病毒、流感病毒及腺病毒等。

三、临床表现

1. 临床特点 多发于 20~50 岁成人，起病急。

2. 症状 甲状腺部位疼痛，常向下颌、耳部及枕骨放射。

3. 体征 甲状腺压痛明显。

四、实验室检查

1. 血沉 早期血沉增快，血沉超过 50mm/h 是对本病诊断的有力支持。

2. 甲状腺功能与甲状腺摄^{131}I率测定 滤泡破坏阶段，T_3、T_4 一过性增高，^{131}I 呈特征性分离；滤泡内激素减少后，T_3、T_4 下降，TSH 升高。

五、西医治疗

1. 轻症 非甾体抗炎药，如阿司匹林或吲哚美辛。

2. 重症 泼尼松。

六、中医辨证论治

证型	证候		治法	方药
肝胆郁热	颈前肿块疼痛	发热，口苦咽干，心悸易怒，颜面潮红，尿赤便结	舌红苔薄黄，脉浮数或弦数	清肝泻胆，消肿止痛	龙胆泻肝汤
阴虚火旺		口燥咽干，潮热盗汗，心悸，失眠多梦	舌红苔少或无苔，脉细数	滋阴清热，软坚散结	清骨散
痰瘀互结		肿块坚硬不移，入夜尤甚，情绪不畅，口干不欲饮	舌紫暗或瘀点瘀斑，脉细涩	理气活血，化痰消瘿	海藻玉壶汤
脾阳不振		面色无华，疲乏无力，头晕多梦，畏寒肢冷，纳呆便溏	舌淡苔白腻，脉沉细	温阳健脾，化气行水	实脾饮

第四节　慢性淋巴细胞性甲状腺炎【助理医师不考】

一、概念

慢性淋巴细胞性甲状腺炎又称桥本甲状腺炎，是以自身甲状腺组织为抗原的自身免疫性疾病，是自身免疫性甲状腺炎中最常见的临床类型。自身免疫性甲状腺炎包括桥本甲状腺炎及萎缩性甲状腺炎等。

本病可归属于中医学"瘿病""瘿瘤"等范畴。

二、中医病因病机

1. 发病因素　气、痰、瘀壅结颈前。

2. 病位　在颈前，与肝、脾、肾等脏相关。

三、临床表现

双侧甲状腺弥漫性对称性肿大，韧如橡皮，光滑，无触痛。

四、实验室及其他检查

1. 甲状腺抗体测定　血清中 TPOAb 及 TgAb 常明显增高，是诊断本病最有意义的指标。

2. T_3、T_4、TSH 测定　早期仅有甲状腺自身抗体阳性，甲状腺功能正常；随病情发展，可出现亚临床甲减；最后表现为临床甲减。

3. 甲状腺细针穿刺细胞学检查　可见浸润的淋巴细胞是诊断本病的最可靠依据。

五、中医辨证论治

证型	证候		治法	方药
痰瘀凝结	甲状腺肿大，质地较硬，或有疼痛，疲倦乏力，纳呆欲吐	舌暗或瘀斑瘀点，苔白腻，脉细涩	行气化痰，活血消瘿	二陈汤合桃红四物汤
肝郁脾虚	甲状腺肿大或萎缩，胸胁苦闷，善太息，纳差便溏	舌淡暗苔白腻，脉弦滑	疏肝健脾，行气化痰	逍遥散
肝肾阴虚	颜面潮红，口苦咽干，神疲乏力，心悸失眠，腰膝酸软，头晕目眩	舌红苔少，脉细数	滋补肝肾，软坚消瘿	杞菊地黄丸
脾肾阳虚	面色㿠白，神疲嗜睡，纳呆便溏，畏寒肢冷，肢体浮肿，腰膝酸软	舌淡胖大，苔白腻，脉沉弱或沉迟	温补脾肾，化气行水	四逆汤合五苓散

第五节 糖尿病

一、概念

糖尿病是由于胰岛素缺乏和/或胰岛素生物作用障碍导致的一组以长期高血糖为主要特征的代谢性疾病。临床特征为多尿、多饮、多食及消瘦，同时伴有脂肪、蛋白质、水和电解质等代谢障碍，且可以并发眼、肾、神经、心脑血管等多脏器和组织的慢性损害，引起其功能障碍及衰竭。病情严重或应激时可发生急性代谢紊乱，如糖尿病酮症酸中毒、高渗高血糖综合征而危及生命。

本病可归属于中医学"消渴病"，并发症可归于"虚劳""胸痹""中风""雀目""疮痈"和"脱疽"等范畴。

二、西医发病机制

1. T1DM 自身免疫性疾病，胰岛素分泌缺乏、胰岛 B 细胞破坏和功能衰竭。

2. T2DM 胰岛素分泌相对缺乏、胰岛素抵抗。

三、中医病因病机

1. 病位 在肺、胃、肾，以肾为关键。

2. 基本病机 阴津亏损，燥热偏盛；阴虚为本，燥热为标。

四、临床表现与并发症

1. 临床表现 代谢紊乱症候群；反应性低血糖及昏迷；急、慢性并发症或伴发病。

2. 并发症

（1）急性并发症：糖尿病酮症酸中毒；高渗高血糖综合征。

（2）感染性并发症：皮肤化脓性感染、真菌感染、肺结核、泌尿道感染。

（3）慢性并发症：大血管病变（主动脉、冠状动脉、脑动脉、肾动脉、肢体外周动脉等）；微血管病变（肾、视网膜、心肌）；神经系统并发症（周围神经、自主神经、中枢神经）；糖尿病足；其他。

五、实验室及其他检查

尿糖测定；血糖测定；葡萄糖耐量试验（OGTT）；糖化血红蛋白和糖化血浆白蛋白；血浆胰岛素和 C 肽测定；其他检测胰岛 B 细胞功能的方法。

六、诊断

1. 空腹血糖（FPG） ≥7.0mmol/L。

2. OGTT2 小时血糖 ≥11.1mmol/L。

3. 有高血糖的典型症状或高血糖危象 随机血糖≥11.1mmol/L。

七、西医治疗☆

1. 一般治疗：糖尿病教育，饮食治疗，体育锻炼，自我监测血糖。

2. 口服药物：磺脲类、双胍类、α-葡萄糖苷酶抑制药、噻唑烷二酮类、格列奈类。

3. 胰岛素治疗。

4. 并发症的治疗。

八、中医辨证论治

证型	证候		治法	方药
上消（肺热伤津）	口干舌燥，多汗	舌边尖红，苔薄黄，脉洪数	清热润肺，生津止渴	消渴方
中消（胃热炽盛）	大便干燥	苔黄，脉滑实有力	清胃泻火，养阴增液	玉女煎
下消（肾阴亏虚）	腰膝酸软，头晕耳鸣，皮肤瘙痒	舌红少苔，脉细数	滋阴固肾	六味地黄丸
气阴两虚	能食与便溏并见，或饮食减少，四肢乏力	舌质淡红，苔白而干，脉弱	益气健脾，生津止渴	七味白术散
阴阳两虚	面色黧黑，耳轮焦干，腰膝酸软，形寒畏冷	舌淡苔白，脉沉细无力	滋阴温阳，补肾固涩	金匮肾气丸
痰瘀互结	形体肥胖，胸脘腹胀，肌肉酸胀，四肢沉重	舌暗或有瘀斑，苔厚腻，脉滑	活血化瘀祛痰	平胃散合桃红四物汤
脉络瘀阻	面色晦暗，胸中闷痛，肢体麻木，夜间加重	舌暗或瘀斑，苔薄白，脉沉涩	活血通络	血府逐瘀汤

（注：表中"消渴"作为总括证型贯穿上消、中消、下消及其后诸型）

并发症

证型	证候	治法	方药
疮痈	反复发作或日久难愈，高热神昏，舌红苔黄，脉数	清热解毒	五味消毒饮合黄芪六一散
白内障、雀目、耳聋	初期视物模糊，渐至昏蒙，直至失明。耳鸣、耳聋，逐渐加重	滋补肝肾，益精养血	杞菊地黄丸、羊肝丸、磁朱丸

第六节　血脂异常

一、概念

血脂异常通常指血清中胆固醇（TC）、甘油三酯（TG）、低密度脂蛋白胆固醇（LDL－C）水平升高，高密度脂蛋白胆固醇（HDL－C）水平降低。血脂必须与蛋白质结合以脂蛋白形式存在，才能在血液循环中运转，故血脂异常表现为脂蛋白异常血症。临床上常见形体肥胖、肢体沉重、乏力、消化不良甚至眩晕、心慌及胸闷等。

本病可归属于中医学"脂浊"范畴。

二、诊断

1. 血清胆固醇　TC ＜ 5.20mmol/L 为合适范围；TC 5.2～6.19mmol/L 为边缘升高；TC≥6.2mmol/L 为升高。

2. 甘油三酯　TG≥2.3mmol/L 为升高。

3. 低密度脂蛋白胆固醇　LDL－C 3.4～4.09mmol/L 为边缘升高；≥4.1mmol/L 为升高。

4. 高密度脂蛋白胆固醇　HDL－C＜1.0mmol/L 为降低。

三、西医治疗

高 TC 血症首选他汀类；高 TG 血症首选贝特类。

四、中医辨证论治

证型	证候		治法	方药
胃热滞脾	多食，消谷善饥，形体壮实，脘腹胀满，面色红润，心烦头晕，口干口苦，胃脘灼痛、嘈杂，得食则缓	舌红，苔黄腻，脉弦滑	清胃泄热	保和丸合小承气汤
气滞血瘀	胸部憋气或胸部刺痛，固定不移，动则尤甚	舌质紫暗，或有瘀斑，舌苔薄白，脉弦	活血祛瘀，行气止痛	血府逐瘀汤合失笑散
痰浊中阻	形体肥胖，肢体困重，食少纳呆，腹胀纳呆，胸腹满闷，头晕神疲，大便溏薄	舌体胖，边有齿痕，苔白腻，脉滑	健脾化痰降浊	导痰汤
脾肾阳虚	畏寒肢冷，腰膝腿软，面色淡白，大便溏薄，腹胀纳呆，耳鸣眼花，腹胀不舒	舌淡胖，苔白滑，脉沉细	温补脾肾	附子理中汤
肝肾阴虚	头目胀痛，视物昏眩，耳鸣健忘，口苦咽干，五心烦热，腰膝酸软，颧红盗汗	舌红，苔少，脉细数	滋养肝肾	杞菊地黄汤
肝郁脾虚	精神抑郁或心烦易怒，肢体倦怠乏力，口干口苦，胸胁闷痛，脘腹胀满吐酸，纳食不香，月经不调	舌红，苔白，脉弦细	疏肝解郁，健脾和胃	逍遥散

第七节　水、电解质代谢和酸碱平衡失调

一、水、钠代谢失常【助理医师不考】

（一）失水

1. 高渗性失水　失水量占体重，轻度2%～3%，中度4%～6%，重度7%～14%。

2. 等渗性失水　循环血容量减少，恶心、厌食、乏力、少尿，血压下降。

3. 低渗性失水　血浆钠值，轻度130mmol/L左右，中度120mmol/L左右，重度110mmol/L左右。

（二）水过多和水中毒

水过多和水中毒是稀释性低钠血症的病理表现。

（三）低钠血症

1. 诊断　血清钠<135mmol/L。

2. 治疗　治疗消耗性低钠血症的关键是治疗原发病。

（四）高钠血症

1. 诊断　血清钠>145mmol/L。

2. 治疗

（1）浓缩性高钠血症：主要是补充水分，但纠正高渗状态时不宜过急，以免引起脑水肿。

（2）潴钠性高钠血症：主要是治疗原发疾病，限制钠盐摄入，使用排钠利尿剂。

（3）特发性高钠血症：给予氢氯噻嗪，可改善症状。

二、钾代谢紊乱

1. 高钾血症　血清钾>5.5mmol/L，心电图可见高尖T波。

2. 低钾血症　血清钾<3.5mmol/L，心电图可见T波低平，U波。

三、酸碱平衡失调☆【助理医师不考】

参考指标	正常范围	意义
pH	7.35 ~ 7.45	pH > 7.45，碱中毒
		pH < 7.35，酸中毒
$PaCO_2$	35 ~ 45mmHg	$PaCO_2$ < 35，呼吸性碱中毒
		$PaCO_2$ > 45，呼吸性酸中毒
HCO_3^-（标准碳酸氢盐，SB）	22 ~ 27mmol/L	SB > 27，代谢性碱中毒
		SB < 22，代谢性酸中毒
BE（剩余碱）	-3 ~ +3mmol/L	正值越大，代谢性碱中毒越严重
		负值越大，代谢性酸中毒越严重

第八节　高尿酸血症与痛风

一、概念

痛风是由多种原因引起的嘌呤代谢紊乱和/或尿酸排泄障碍所导致的一种晶体性关节炎。临床表现为高尿酸血症，特征性急、慢性关节炎反复发作，痛风石，间质性肾炎，尿酸性尿路结石等。

本病可归属于中医学"痹证"范畴。

二、西医病因与发病机制

1. 原发性痛风　有一定家族遗传性。

2. 继发性痛风　发生于其他疾病过程。

三、临床表现

1. 无症状期　仅有高尿酸血症，而无临床症状。

2. 急性关节炎期　通常是首发症状，多数首发于第1跖趾关节，单关节炎，起病急，凌晨疼痛惊醒，剧痛如刀割样或咬噬样。

3. 痛风石及慢性关节炎期　痛风石（特征性临床表现）、关节畸形。

4. 肾脏病变　痛风性肾病、尿酸性尿路结石。

四、实验室检查和其他检查

1. 血尿酸　正常男性218 ~ 416μmol/L；女性149 ~ 358μmol/L。

2. 尿尿酸　低嘌呤饮食5天后，24小时尿尿酸 > 3.6mmol（600mg），为生成过多；< 3.6mmol而血尿酸≥416μmol/L，为排泄减少。

3. 滑囊液检查　尿酸盐结晶，为诊断的"金标准"。

五、西医治疗

1. 一般治疗　控制饮食、避免诱因、防治伴发疾病。

2. 急性期治疗　秋水仙碱为痛风急性发作特效药；非甾体抗炎药；糖皮质激素。

3. 发作间歇期或慢性期治疗　促进尿酸排泄（丙磺舒）；抑制尿酸合成（别嘌醇）。

六、中医辨证论治

证型		证候		治法	方药
风寒湿阻	关节肿痛、屈伸不利	游走性疼痛，肢体重着，肌肤麻木，阴雨天加重	苔薄白，脉弦紧或濡缓	祛风散寒，除湿通络	蠲痹汤
风湿热郁		遇热痛甚，病势急，发热，口渴心烦，汗出不解	舌红苔黄腻，脉滑数	清热除湿，祛风通络	白虎加桂枝汤
痰瘀痹阻		关节肿大，僵直畸形，皮下结节，破溃流浊	舌紫暗或有瘀点瘀斑，苔白腻，脉细涩	化痰祛瘀，通络止痛	桃红饮
肝肾亏虚		缠绵不愈，麻木不仁，腰膝酸痛，神疲乏力	舌淡苔白，脉细弱	补益肝肾，祛风通络	独活寄生汤

第七章　风湿性疾病

第一节　类风湿关节炎

一、概念

类风湿关节炎是一种以侵蚀性关节炎为主要表现的全身性自身免疫性疾病。

本病与中医学的"痹证"相似，属于"痛痹""痛风""历节""历节病""白虎历节病"等范畴。

二、西医病因病理

1. 病因　感染和自身免疫反应是本病的中心环节，遗传、神经内分泌和环境因素增加了患者的易感性。

2. 病理　基本病理改变为滑膜炎。

三、中医病因病机

1. 病位　在关节、经络，与肝、肾有关。

2. 病机　急性期以标实为主，多为寒湿、湿热、痰浊、瘀血内阻，缓解期以肝肾不足为主，或虚实夹杂。

四、临床表现☆

1. 临床特点　腕关节、掌指关节和近端指间关节常见；多在 35～50 岁发病；女性患者约三倍于男性。

2. 关节表现　晨僵（持续 1 小时以上）；疼痛与压痛（对称性、持续性，最早出现）；肿胀（对称性）；关节畸形；关节功能障碍。

3. 关节外表现　类风湿结节（本病较特异的皮肤表现）；类风湿血管炎；肺（咳嗽、气短）；心脏（心包炎、心肌炎和心内膜炎）；神经系统（脑脊髓实质及周围神经病变等）；其他（干燥综合征、贫血等）。

五、西医治疗

1. 药物　非甾体抗炎药（常用）；改善病情的抗风湿药及免疫抑制剂（首选，甲氨蝶呤）；糖皮质激素（强的松）；植物药制剂（雷公藤总苷、白芍总苷等）；生物制剂。

2. 外科治疗　关节置换和滑膜切除。

六、中医辨证论治

证型		证候		治法	方药
活动期					
湿热痹阻	发热、关节肿痛	口苦，纳呆恶心，困乏无力，下肢沉重酸胀	苔黄腻，脉滑数	清热利湿，祛风通络	四妙丸
阴虚内热		盗汗，口干咽燥，手足心热，小便赤涩，大便秘结	舌干红少苔，脉细数	养阴清热，祛风通络	丁氏清络饮，兼湿热者合三妙散
寒热错杂		低热，形寒肢凉，阴雨天疼痛加重，得温则舒	舌红苔白，脉弦细或数	祛风散寒，清热化湿	桂枝芍药知母汤
缓解期					
痰瘀互结	关节变形、活动受限	痛处不移，皮肤按之稍硬，肌肤紫暗，面色黧黑，肢体顽麻	舌暗红或瘀点瘀斑苔薄白，脉弦涩	活血化瘀，祛痰通络	身痛逐瘀汤合指迷茯苓丸
肝肾亏损		肌肉萎缩，骨节僵硬，筋脉拘急，腰膝酸软	舌淡苔薄，脉细弱	益肝肾，补气血，祛风湿，通经络	独活寄生汤

第二节　系统性红斑狼疮

一、概念

系统性红斑狼疮是（SLE）自身免疫介导的、以免疫性炎症为突出表现的弥漫性结缔组织病，是一种累及多系统、多器官，临床表现复杂，病程迁延反复的自身免疫性疾病。

本病与中医学的"蝶疮流注"相似，可归属于"阴阳毒""虚劳"等范畴。

二、西医病因、病理与发病机制

1. 病因　遗传、环境、雌激素。

2. 病理　坏死性血管炎。

3. 发病机制　免疫复合物的形成和沉积（抗原抗体堆积）。

三、中医病因病机

1. 病位　在经络、血脉，与心、脾、肾密切相关。

2. 基本病机　素体虚弱，真阴不足，热毒内盛，痹阻脉络，内侵脏腑。

四、临床表现

1. 全身症状　长期低、中度热多见，多伴疲乏、不适等。

2. 皮肤与黏膜　鼻梁和双颧颊部呈蝶形分布的红斑是 SLE 特征性改变；SLE 口或鼻黏膜溃疡常见。

3. 关节和肌肉　对称性多关节疼痛、肿胀。

4. 肾　狼疮肾炎是最常见和严重的临床表现；肾衰竭是死亡的常见原因。

5. 心血管　心包炎、心肌炎、心律失常，心功能不全等。

6. 肺　胸腔积液、狼疮肺炎、肺间质性病变。

7. 神经系统　轻者可出现偏头痛、性格改变；重者可表现为脑血管意外、昏迷、癫痫持续状态等。

8. 消化系统　食欲减退、恶心、呕吐、腹痛腹泻、肝损害和黄疸。

9. 血液系统　贫血、皮肤黏膜及内脏出血。

10. 其他　眼部受累；抗磷脂抗体阳性者可出现异常妊娠。

五、实验室检查及其他检查 ☆

1. 自身抗体

（1）抗核抗体（ANA）：敏感性 95%，特异性差。

（2）抗双链 DNA（dsDNA）抗体：确诊和判断活动性。

（3）抗 Sm 抗体：特异性高，敏感性低。

2. 补体 CH_{50}、C_3、C_4 降低提示疾病处于进展期。

六、西医治疗

1. 药物治疗 轻型，对症治疗无效时，及早服用小剂量糖皮质激素；重型，糖皮质激素、免疫抑制剂。

2. 狼疮危象 大剂量甲泼尼龙冲击治疗。

七、中医辨证论治

证型	证候			治法	方药
气营热盛	发热、皮肤红斑	高热，满面红赤，口渴喜冷饮，尿赤便少，关节疼痛	舌红绛苔黄，脉滑数或洪数	清热解毒，凉血化斑	清瘟败毒饮
阴虚内热		手足心热，面色潮红，渴喜冷饮，目赤齿衄，烦躁不寐	舌质红少苔或苔薄黄，脉细数	养阴清热	玉女煎合增液汤
热郁积饮		胸闷胸痛，心悸怔忡，咽干口渴，烦热不安，红斑皮疹	舌红苔厚腻，脉滑数，结代	清热蠲饮	葶苈大枣泻肺汤合泻白散
瘀热痹阻		手足瘀点，两手白紫，两腿青斑，口糜口疮，鼻衄肌衄，关节肿痛，烦躁尿赤	舌光红刺或有瘀斑，脉细弦或涩数	清热凉血，活血散瘀	犀角地黄汤
脾肾两虚		畏寒肢冷，午后烘热，尿少浮肿，腹大如鼓	舌胖苔薄腻，脉弦细弱	滋肾填精，健脾利水	济生肾气丸
气血两亏		心悸怔忡，健忘失眠，多梦，面色不华，肢体麻木	舌淡苔薄白，脉细缓	益气养血	八珍汤
脑虚瘀热		身灼热，肢厥，神昏谵语，或昏聩不语，或痰壅气粗	舌謇，色鲜绛，脉细数	清心开窍	清宫汤送服安宫牛黄丸/至宝丹
瘀热伤肝		两胁胀痛，月经提前，经血暗紫带块，烦躁易怒	舌紫暗或瘀斑，脉弦	疏肝清热，凉血活血	茵陈蒿汤合柴胡疏肝散

第八章　神经系统疾病

第一节　癫痫

一、概念

癫痫是慢性反复发作性短暂脑功能失调综合征，以脑神经元异常过度放电引起突发的短暂的中枢神经系统功能失常、反复痫性发作为特征，是发作性意识丧失的常见原因。由于异常放电神经元的位置不同，放电和扩散的范围不等，患者发作可表现为感觉、运动、意识、精神、行为、自主神经功能障碍或兼而有之。

本病属中医学"痫证""羊痫风"等范畴。

二、西医病因

遗传、先天性疾病、遗传代谢性疾病、中枢神经系统感染、脑血管疾病、其他颅脑疾病、全身性疾病。60%～80% 首次发作在 20 岁之前。

三、中医病因病机

1. 基本病机 脏腑失调，痰浊阻滞，气机逆乱，风痰内动，蒙蔽清窍。

2. 病理因素 风、火、痰、瘀，又以痰为重要。

3. 病位 在脑，涉及肝、脾、心、肾诸脏。其中肝、脾、肾的损伤是痫病发生的主要病理基础。

四、临床表现

1. 部分性发作

（1）单纯：意识不丧失。

（2）复杂：意识障碍与精神症状为突出表现。

2. 全面性发作

（1）全面性强直 - 阵挛发作（GTCS）：大发作，最常见的发作类型。以意识丧失和全身对称性抽搐为特征。

（2）失神发作：小发作。

（3）强直性发作。

（4）肌阵挛发作。

（5）失张力发作。

3. 癫痫持续状态 大发作持续30分钟以上。

五、西医治疗

1. 药物治疗 ☆

（1）GTCS：首选苯妥英钠、卡马西平，次选丙戊酸钠。

（2）典型失神发作及肌阵挛发作：首选丙戊酸钠。

（3）非典型失神发作：首选乙琥胺或丙戊酸钠。

（4）部分性发作和继发全面性发作：首选卡马西平。

（5）儿童肌阵挛发作：首选丙戊酸钠。

（6）癫痫持续状态：首选地西泮。

2. 神经外科治疗 前颞叶切除术，选择性杏仁核、海马切除术等。

六、中医辨证论治

发作期

证型	证候			治法	方药
阳痫	突然昏仆、不省人事、四肢抽搐、口吐涎沫、怪叫	面色潮红，牙关紧闭，两目上视，喉中痰鸣，移时苏醒如常人	舌红苔黄腻，脉弦数或滑	急以开窍醒神，继以泻热涤痰息风	黄连解毒汤合定痫丸
阴痫		面色晦暗萎黄，手足清冷，双眼半开半闭，僵卧拘急	舌淡苔白厚腻，脉沉细或迟	急以开窍醒神，继以温化痰涎，顺气定痫	五生丸合二陈汤

休止期

证型	证候		治法	方药
肝火痰热	性情急躁，心烦失眠，口苦咽干，时吐痰涎，大便秘结	舌红苔黄，脉弦滑数	清肝泻火，化痰息风	龙胆泻肝汤合涤痰汤

证型	证候		治法	方药
脾虚痰湿	神疲乏力，眩晕时作，面色不华，胸闷痰多，恶心欲呕，纳少便溏	舌淡胖苔白腻，脉濡弱	健脾和胃，化痰息风	醒脾汤
肝肾阴虚	头晕目眩，两目干涩，心烦失眠，腰膝酸软	舌红少苔，脉细数	补益肝肾，育阴息风	左归丸
瘀阻清窍	发则猝然昏仆，抽搐，颜面口唇青紫	舌紫暗或瘀斑，脉涩或沉弦	活血化瘀，通络息风	通窍活血汤

第二节　脑血管疾病

一、概念

脑血管疾病是由于各种病因使脑血管发生病变，引起脑部疾病的总称。临床上可分为急性脑血管病和慢性脑血管病两种。

急性脑血管病又称脑卒中，是指急性起病，迅速出现局限性或弥漫性脑功能缺失征象的脑血管性临床事件。急性脑血管病按其病理性质可分为缺血性和出血性两大类，前者常见的疾病包括脑梗死（脑血栓形成、脑栓塞、腔隙性梗死等）、短暂性脑缺血发作等；后者多见的有脑出血、蛛网膜下腔出血等。慢性脑血管疾病发病隐匿，逐渐进展，如脑动脉硬化症、血管性疾病。

急性脑血管病主要归属于中医学"中风病"的范畴，另有少数可归属于中医学"头痛""眩晕""厥证"等范畴。

二、常见病因

血管壁病变；心脏病及血流动力学改变；血液成分改变及血液流变学异常；其他血管外因素。

三、危险因素

高血压；心脏病（房颤）；糖尿病；血脂异常；吸烟；饮酒；肥胖。

第三节　短暂性脑缺血发作

一、概念

短暂性脑缺血发作（TIA）是指历时短暂且经常反复发作的脑局部供血障碍，以相应供血区局限性和短暂性神经功能缺失为特点的一种脑血管病。每次发作历时短暂，持续数分钟至1小时，在24小时内即完全恢复。

本病属于中医学的"中风""眩晕"等范畴。

二、中医病因病机

1. 病位　经络。

2. 病机　气虚血瘀。

3. 疾病发生发展的核心　血瘀。

三、临床表现☆

好发于50～70岁，男性多于女性。发病突然，迅速出现局限性神经功能或视网膜功能障碍，多于5分钟左右达到高峰，症状和体征大多在24小时内完全消失；可反复发作。

1. 颈内动脉系统TIA　较多见，持续时间短，易进展为完全性卒中，特征性改变是伴有病变侧单眼一过性黑矇或失明或病变侧 Horner 征。

2. 椎 – 基底动脉系统 TIA 较少见。跌倒发作；短暂性全面性遗忘症；双眼视力障碍发作。

四、中医辨证论治

证型		证候		治法	方药
肝肾阴虚、风阳上扰	头晕目眩、肢体麻木不遂	目胀耳鸣，心中烦热，语言謇涩，瞬时即过	舌红苔薄白，脉弦或细数	平肝息风，育阴潜阳	镇肝熄风汤
气虚血瘀、脉络瘀阻		动则加剧，语言謇涩，口角流涎	舌暗淡或瘀点，脉沉细无力	补气养血，活血通络	补阳还五汤
痰瘀互结、阻滞脉络		头重如蒙，胸脘痞闷，移时恢复如常	舌暗苔黄厚腻，脉滑数	豁痰化瘀，通经活络	黄连温胆汤合桃红四物汤

第四节 动脉硬化性脑梗死

一、概念

脑梗死是指各种原因所致脑部血液供应障碍，导致脑组织缺血、缺氧性坏死，出现相应神经功能缺损。脑梗死的临床常见类型有脑血栓形成、脑栓塞和腔隙性梗死等。以半身不遂、口眼歪斜、语言不利为临床特征。

本病属于中医学的"中风""眩晕""头痛""厥证"等范畴。

二、西医病因病理

1. 病因 动脉粥样硬化；血管痉挛。

2. 病理 超早期（1～6小时）；急性期（6～24小时）；坏死期（24～48小时）；软化期（3天～3周）；恢复期（3～4周后）。

三、临床表现

1. 大脑中动脉闭塞 血栓性梗死的主要血管，发病率最高。主干闭塞以"三偏征"为特征，即病灶对侧中枢性面舌瘫及偏瘫，偏身感觉障碍和同向偏盲或象限盲。

2. 大脑前动脉闭塞 发生于前交通动脉之后可有对侧中枢性面舌瘫及偏瘫，以面舌瘫及下肢瘫为重，伴轻度感觉障碍。

3. 大脑后动脉闭塞 丘脑综合征；对侧感觉障碍（对侧麻木）（交叉）。

四、诊断要点

1. 起病较急，多于安静状态下发病。

2. 多见于有动脉硬化、高血压病、糖尿病及心脏病病史的中老年人。

3. 有颈内动脉系统和/或椎 – 基底动脉系统体征和症状。

4. 头颅 CT、MRI 发现梗死灶，或排除脑出血、脑卒中和炎症性疾病等。

五、中医辨证论治

证型	证候		治法	方药
肝阳暴亢，风火上扰	头晕头痛，耳鸣目眩	舌红苔黄，脉弦	平肝潜阳，活血通络	天麻钩藤饮
风痰瘀血，痹阻脉络	肌肤不仁，手足拘挛，关节酸痛，恶寒发热	舌苔薄白，脉浮数	祛风化痰通络	真方白丸子
痰热腑实，风痰上扰	口黏痰多，腹胀便秘，头晕目眩	舌红苔黄腻或厚燥，脉弦滑	通腑泄热，化痰理气	星蒌承气汤
气虚血瘀	软弱无力，形体肥胖，气短声低，面色萎黄	舌淡暗或瘀斑，脉细弱	益气养血，化瘀通络	补阳还五汤
阴虚风动	头晕头痛，耳鸣目眩，膝酸腿软	舌红苔黄，脉弦细数或弦滑	滋阴潜阳，镇肝息风	镇肝熄风汤
脉络空虚，风邪入中	口角流涎，恶寒发热，肌体拘急，关节酸痛	舌苔薄白，脉浮弦	祛风通络，养血和营	大秦艽汤
痰热内闭清窍	口噤目张，气粗息高，颜面潮红，大便干结	舌红苔黄腻，脉弦滑数	清热化痰，醒神开窍	至宝丹/安宫牛黄丸，继羚羊角汤
痰湿壅闭心神	牙关紧闭，口噤不开，痰涎壅盛，四肢欠温	舌淡苔白滑腻，脉沉	辛温开窍，豁痰息风	涤痰汤
元气败脱，心神涣散	目合口开，息微肢冷，二便自遗，肢体软瘫	舌痿，脉微欲绝	益气回阳，救阴固脱	大剂参附汤合生脉散

注：证候第一栏"口眼歪斜、语言不利、半身不遂、手足麻木"对应前六行；"突然昏仆、不省人事"对应后三行。

第五节　脑栓塞

一、概念

脑栓塞是指各种栓子随血流进入颅内动脉系统，使血管腔急性闭塞引起相应供血区脑组织缺血、坏死及脑功能障碍。

本病属于中医学的"中风""眩晕""头痛""厥证"等范畴。

二、西医病因

心源性（最常见）；非心源性；来源不明。

三、诊断要点

1. 无前驱症状，突然发病，病情进展迅速且多在几分钟内达高峰。
2. 局灶性脑缺血症状明显，伴有周围皮肤、黏膜和/或内脏和肢体栓塞症状。
3. 明显的原发疾病和栓子来源。
4. 脑 CT 和 MRI 能明确脑栓塞的部位、范围、数目及性质（出血性与缺血性）。

第六节　腔隙性梗死

一、概念

腔隙性梗死是指因脑深穿动脉暂时或永久性闭塞导致大脑半球深部白质及脑干的缺血性微梗死，因脑组织缺血、坏死、液化并由吞噬细胞移除而形成腔隙，故称为腔隙性梗死。

本病属于中医学的"中风""眩晕""头痛"等范畴。

二、临床表现

1. 特点　症状较轻、体征单一，多可完全恢复，预后较好，但可反复发作，无头痛和意识障碍等全脑症状。

2. 典型腔隙综合征

（1）纯运动性轻偏瘫（PMH）：<u>最典型</u>、<u>最常见</u>。

（2）纯感觉性卒中：较常见。

（3）共济失调性轻偏瘫：病变对侧 PMH 伴小脑型共济失调，下肢重，足、踝尤为明显；上肢轻，面部最轻。指鼻试验、跟膝胫试验、轮替动作、Romberg 征均为阳性。

（4）构音障碍 - 手笨拙综合征：起病突然，指鼻试验不准，轻度平衡障碍，无感觉障碍。

（5）感觉运动性卒中：以<u>偏身感觉障碍</u>起病，再出现轻偏瘫。

（6）腔隙状态。

三、西医治疗

主要是预防疾病复发，针对病因及症状进行相应处理。

第七节　脑出血

一、概念

脑出血是指原发性非外伤性脑实质内出血，又称原发性或自发性脑出血。常形成大小不等的脑内血肿，有时穿破脑实质形成继发性脑室内出血和/或蛛网膜下腔出血。起病急骤，主要临床表现为头痛、呕吐、意识障碍、偏瘫、偏身感觉障碍和偏盲等。

本病属于中医学的"中风""眩晕""头痛"和"厥证"等范畴。

二、临床表现

1. 基底节区（内囊区）出血：壳核出血最常见。

2. 脑叶出血：额叶、顶叶、颞叶、枕叶出血。

3. 脑桥出血。

4. 小脑出血：突发眩晕、频繁呕吐、共济失调。

5. 脑室出血：继发性和原发性。

三、诊断要点

1. 50 岁以上，多有高血压病史，在体力活动或情绪激动时突然起病，发病迅速。

2. 早期有意识障碍及头痛、呕吐等颅内压增高症状，并有脑膜刺激征及偏瘫、失语等局灶症状。

3. 头颅 CT 示高密度阴影。

第八节　蛛网膜下腔出血

一、概述

原发性蛛网膜下腔出血（SAH）是指脑表面血管破裂后，血液流入蛛网膜下腔。常见病因为<u>颅内动脉瘤</u>，其次为<u>脑血管畸形</u>，还有高血压性动脉硬化，也可见于动脉炎、抗凝治疗并发症等。

本病属于中医学的"头痛""中风""眩晕""厥证"等范畴。

二、临床表现

1. 多突然起病，可有用力、情绪激动等诱因。

2. 起病时最常见症状是<u>突然剧烈头痛</u>、恶心、呕吐。最主要体征是<u>脑膜刺激征</u>。

3. 常见再出血、脑血管痉挛、急性非交通性脑积水和正常颅压脑积水等并发症。

三、实验室检查及其他检查

1. 颅脑 CT 确诊首选方法。

2. 腰脊穿刺 诊断 SAH 的重要依据。有脑疝的危险，只在无条件做 CT 检查而病情允许的情况下，或 CT 检查无阳性发现而临床又高度怀疑 SAH 时进行。

3. 脑血管造影或数字减影血管造影（DSA） 诊断颅内动脉瘤最有价值的方法。

4. CT 血管成像（CTA）和 MR 血管成像（MRA） 用于有动脉瘤家族史或破裂先兆者的筛查、动脉瘤患者随访、急性期不能耐受 DSA 检查者。

四、西医治疗

1. 一般处理。
2. 防治再出血。
3. 防治脑动脉痉挛及脑缺血。
4. 病变血管的处理。

第九节　血管性痴呆【助理医师不考】

一、概念

血管性痴呆是指由于脑血管和心血管疾病引发的缺血性、低灌注性和出血性脑损害而导致的智力及认知功能障碍的临床综合征，以记忆、认知功能缺损为主，可伴有语言、运动、视空间能力障碍以及人格、行为、情感等异常。多发梗死性痴呆是主要类型。

根据血管性痴呆的临床症状，该病属于中医学的"痴呆""善忘""呆病""癫病"的范畴。

二、中医病因病机

1. 病位 在脑，与心、肝、脾、肾功能失调有关。

2. 病机 髓海不足，神机失用。

三、中医辨证论治

证型	证候			治法	方药
髓海不足	表情呆滞、记忆力和计算力下降	倦怠思卧，齿枯发焦，腰酸腿软，头晕耳鸣	舌瘦淡红，脉沉细弱	补精填髓养神	七福饮
脾肾两虚		行动迟缓，腰膝酸软，食少纳呆，少气懒言，流涎	舌淡胖苔白，脉沉弱	温补脾肾	还少丹
痰浊蒙窍		哭笑无常，不思饮食，头晕腹胀，口多痰涎，气短乏力	舌淡苔腻，脉滑或濡	化痰开窍，醒神益智	涤痰汤
瘀阻脑络		思维异常，行为古怪，易惊，肌肤甲错，口干不欲饮	舌质暗或瘀斑，脉细涩	活血化瘀，开窍醒神	通窍活血汤
心肝火旺		急躁易怒，眩晕头痛，面红目赤，心烦不寐，尿赤便干	舌红苔黄，脉弦数	清热泻火，安神定志	黄连解毒汤
肝肾阴虚		沉默寡言，头晕目眩，耳鸣口干，腰膝酸软，五心烦热	舌红少苔，脉细数	补益肝肾	知柏地黄丸
心血不足		善忘茫然，找词困难，不识人物，言语颠倒，面唇无华	舌淡苔白，脉细弱	益气健脾，养血安神	归脾汤

第十节　Alzheimer 病

一、概念

Alzheimer 病（AD）是老年人最常见的一种渐进性神经变性疾病。临床表现为进行性记忆力障碍，认知功能障碍，行为异常和社交障碍，病情呈进行性加重，逐渐丧失独立生活能力。

本病属于中医学"痴呆""善忘""呆病""癫病"等范畴。

二、鉴别诊断

鉴别诊断	Alzheimer 病（AD）	血管性痴呆（VD）
疾病进展	持续性进行性智能减退	呈阶梯性加重
神经功能缺失	神经心理障碍	神经功能缺失症状和体征
影像学检查	脑萎缩，无局灶性病变	局灶性病变
缺血性数量表评分	<4 分	>7 分

三、中医辨证论治

同"血管性痴呆"。

第十一节　帕金森病

一、概念

帕金森病（PD）又称震颤麻痹，是发生在中老年人锥体外系的进行性变性疾病，主要病变是中脑黑质，特别是致密部多巴胺（DA）能神经元变性。

本病属中医学"颤证""震颤""痉病"和"肝风"等范畴。

二、中医病因病机

1. 基本病机　肝风内动，筋脉失养。

2. 病位　在脑，与肝、肾等脏关系密切。

三、临床表现☆

1. 临床特征

（1）震颤：静止性震颤，常为首发症状，多由一侧上肢远端开始，拇指与屈曲的食指间呈"搓丸样"动作。

（2）肌强直："铅管样强直""齿轮样强直"。

（3）运动迟缓：随意动作减少，"面具脸""小写征"。

（4）姿势步态异常。

2. 其他症状　Myerson 征；眼睑阵挛或眼睑痉挛；讲话缓慢、发音弱、流涎，严重时吞咽困难；慌张言语；顽固性便秘；抑郁症等。

四、西医治疗

1. 常用药物

（1）抗胆碱能药物：对震颤和强直有效，但对运动迟缓疗效较差。

（2）金刚烷胺：轻度改善 PD 症状。

（3）左旋多巴及复方左旋多巴：治疗 PD 最基本、最有效的药物。

（4）DA 受体激动剂：非麦角类、麦角类。

（5）单胺氧化酶 B 抑制剂。

（6）儿茶酚－邻位－甲基转移酶抑制剂。

2. 外科治疗。

3. 细胞移植及基因治疗。

五、中医辨证论治

证型	证候		治法	方药
风阳内动	头晕耳鸣，面赤烦躁，口苦而干，尿赤便干	舌红苔黄，脉弦	镇肝息风，舒筋止颤	天麻钩藤饮合镇肝熄风汤
痰热风动	头晕目眩，胸脘痞闷，口苦口黏，口吐痰涎	舌胖大有齿痕，舌红苔黄腻，脉弦滑数	清热化痰，平肝息风	导痰汤合羚角钩藤汤
气血亏虚	面白，表情淡漠，气短乏力，心悸健忘，眩晕	舌胖大淡红苔薄白滑，脉沉细弱	益气养血，濡养筋脉	人参养荣汤
髓海不足	腰膝酸软，失眠心烦，头晕耳鸣，善忘	舌红苔薄白或红绛无苔，脉细数	填精补髓，育阴息风	龟鹿二仙膏
阳气虚衰	畏寒肢冷，心悸气短自汗，小便清长，大便溏	舌质淡，舌苔薄白，脉沉迟无力	补肾助阳，温煦筋脉	地黄饮子

（注："头摇肢颤、肢体麻木" 为证型列的合并说明）

第九章　理化因素所致疾病

第一节　急性一氧化碳中毒

一、临床表现

1. 急性中毒

（1）轻度中毒：血 COHb 浓度达 10%～20%，有不同程度的头痛、头晕、恶心、呕吐、心悸、四肢无力、嗜睡等。

（2）中度中毒：血 COHb 浓度高于 30%～40%，表现为昏睡或浅昏迷状态，面色潮红，口唇可呈樱桃红色。

（3）重度中毒：血 COHb 浓度高于 40%～60%，呈深昏迷状态，各种反射消失。部分患者表现为去大脑皮质状态（睁眼昏迷）。

2. 迟发性脑病 2～60 天的 "假愈期" 后，可出现迟发性脑病的症状。

二、诊断

血液 COHb 测定。

三、西医治疗

1. 迅速脱离中毒现场。

2. 纠正缺氧：高压氧治疗。

3. 呼吸支持。

4. 防治脑水肿：甘露醇、呋塞米、地塞米松等。

5. 促进脑细胞恢复：ATP、辅酶 A、大剂量维生素 C 等。

6. 对症治疗。

7. 迟发性脑病的治疗。

第二节　有机磷杀虫药中毒

一、概念

有机磷杀虫药（OPI）主要通过抑制体内胆碱酯酶（ChE）活性，失去分解乙酰胆碱（ACh）能力，使体内生理效应部位 ACh 大量蓄积，使胆碱能神经持续过度兴奋，引起毒蕈碱样、烟碱样和中枢神经系统等中毒症状和体征。严重者，常死于呼吸衰竭。

二、临床表现

1. 毒蕈碱样症状　又称 M 样症状。

（1）腺体分泌增加：大汗、多泪和流涎。

（2）平滑肌痉挛：瞳孔缩小，胸闷、呼吸困难、腹痛、腹泻。

（3）括约肌松弛：大小便失禁。

（4）气道分泌物明显增多：咳嗽、气促，双肺有干性或湿性啰音，严重者发生肺水肿。

2. 烟碱样症状　又称 N 样症状。

（1）肌纤维颤动，甚至全身骨骼肌强直性痉挛；呼吸肌麻痹。

（2）血压升高和心律失常。

3. 中枢神经系统症状　头晕、共济失调、烦躁不安、谵妄，严重者抽搐、昏迷、呼吸衰竭等。

4. 反跳　临床症状稳定数天或至 1 周后，病情突然急剧恶化，再次出现胆碱能危象，甚至肺水肿、昏迷，或死亡。多发生在乐果和马拉硫磷口服中毒者。

5. 中间型综合征　急性中毒后 24 ~ 96 小时，胆碱能危象基本消失且意识清晰，以屈颈肌和四肢近端肌肉，第Ⅲ、Ⅶ、Ⅸ、Ⅹ对脑神经支配的肌肉、呼吸肌无力为主要临床表现。其发生时间介于中毒急性期之后和迟发性多发性神经病之前。

6. 迟发性多发性神经病　急性重度、中度中毒后 2 ~ 3 周。

三、实验室检查

ChE 活力是诊断 OPI 中毒的特异性实验指标。

四、西医治疗☆

1. 清除毒物　肥皂和微温清水；2% 碳酸氢钠溶液（美曲磷脂忌用）或 1∶5000 高锰酸钾溶液（对硫磷、乐果忌用）洗胃。

2. 解毒药

（1）胆碱受体阻滞药：阿托品。

（2）胆碱酯酶复能药：解磷定（首选氯解磷定）。

第三节　急性镇静催眠药中毒【助理医师不考】

一、临床表现

1. 急性巴比妥类中毒

（1）轻度中毒：表现为嗜睡、情绪不稳定、入睡后推动可以叫醒、反应迟钝、语言不清、有判断及定向力障碍、眼球有震颤。

（2）中度中毒：表现为沉睡或昏迷、呼吸抑制等。

（3）重度中毒：由嗜睡到深昏迷，呼吸抑制，可出现腱反射亢进、强直、阵挛及巴宾斯基（Babinski）征阳性。

2. 急性苯二氮䓬类中毒

（1）轻度中毒：症状常较轻，主要有嗜睡、头晕、语言含糊不清等，年老体弱者易发生晕厥。

（2）重度中毒：可出现昏迷、血压下降及呼吸抑制等。

二、西医治疗

1. 洗胃 大量温生理盐水或 1:5000 高锰酸钾溶液作为洗胃液。同时给予 10～15g 硫酸钠导泻（忌用硫酸镁）。

2. 加速毒物排泄 利尿药及补液、碱化尿液、血液净化。

3. 特效解毒药 普遍无特效解毒药；氟马西尼是苯二氮䓬类拮抗药。

4. 一般治疗 保温、吸氧、保持呼吸道通畅等。

5. 对症治疗 抗心律失常、升压等。

6. 并发症的治疗 肺部感染、急性肾衰竭等。

第十章　内科常见危重症

第一节　休克

一、概念

休克是由于各种致病因素引起有效循环血容量突然下降使全身各组织和重要器官灌注不足，从而导致一系列代谢紊乱、细胞受损及脏器功能障碍。如果不及时纠正可引起多脏器功能不全综合征（MODS），最终导致死亡。

本病属中医学"厥脱"范畴。

二、分类

1. 按血流动力学分类 低血容量性休克、心源性休克、分布性休克和梗阻性休克。

2. 按病因学分类 低血容量性休克、创伤性休克、感染性休克、心源性休克、过敏性休克及神经源性休克等。

三、诊断

1. 有诱发休克的病因。

2. 意识异常。

3. 脉搏细速，超过 100 次/分或者不能触及。

4. 四肢湿冷，胸骨部位皮肤指压痕阳性（指压后再充盈时间 >2 秒），皮肤花纹、黏膜苍白或发绀，尿量 <30mL/h 或无尿。

5. 收缩压 <80mmHg。

6. 脉压 <20mmHg。

7. 原有高血压者收缩压较原收缩压下降 30% 以上。

符合 1、2、3、4 中的 2 项，或者 5、6、7 中 1 项者，可以诊断为休克。

四、西医治疗

1. 一般处理：监测血压、心率、血氧饱和度、神志、尿量等；开放静脉通路；吸氧。

2. 针对病因治疗。

3. 液体复苏治疗：为各类休克的基本治疗（心源性休克要慎重）。

4. 纠正酸碱平衡和电解质紊乱。

5. 血管活性药物的使用：多巴胺、去甲肾上腺素、肾上腺素等。

6. 糖皮质激素的使用。

7. 防治 MODS。

五、中医辨证论治

证型	证候			治法	方药
气阴耗伤	神志不清	面色苍白，气短息促，心烦口渴，汗出热黏	舌红，脉细数无力或散大	益气固脱，敛阴生脉	生脉散
真阴衰竭		心悸，面色潮红，汗出如油，口渴欲饮，饮不解渴，身热心烦	舌光干枯无苔，脉虚数或结代	育阴潜阳，复脉救逆	三甲复脉汤
阳气暴脱		面色苍白或青灰，冷汗淋漓，四肢厥冷，息促气微，体温不升	舌淡，脉微欲绝	回阳救逆	四逆汤
热毒炽盛		壮热，口渴，烦躁	舌红苔黄燥，脉沉细而数或沉数	清里泄热解毒	黄连解毒汤
气滞血瘀		口唇青紫，皮肤瘀斑，腹胀，胸闷气促	舌暗紫，脉沉细涩或结代	理气开闭，活血通脉	四逆散合血府逐瘀汤
心气不足		怔忡不安，气短而促	舌淡，脉细促或结代	补养心气	炙甘草汤

第二节　中暑【助理医师不考】

一、概念

中暑是指在暑热天气、湿度大和无风的高温环境下，由于体温调节中枢功能障碍、汗腺功能衰竭和水、电解质丧失过多而引起的以中枢神经和/或心血管功能障碍为主要表现的急性疾病。一般所指的中暑主要是热痉挛、热衰竭和热射病 3 种类型。

热射病是因高温引起体温调节中枢功能障碍，热平衡失调使体内热蓄积，临床上以高热（体温通常高于41℃）、无汗、昏迷为主要症状。热射病可分为劳力性热射病和非劳力性热射病。

热痉挛是由于失水、失盐引起肌肉痉挛。

热衰竭主要因周围循环不足，引起虚脱或短暂晕厥。

二、临床表现

1. 热痉挛　常发生在高温强体力劳动后。先大量出汗后突然出现阵发性四肢及腹壁肌肉，甚至肠平滑肌痉挛和疼痛，无明显体温升高，无神志障碍。

2. 热衰竭　常发生在未适应高温作业的新工人和体弱者。常无高热，先有头痛、头晕、恶心，继有口渴、胸闷、脸色苍白、冷汗淋漓、脉搏细弱、血压偏低，可有晕厥、抽搐，中心体温升高，不超过40℃，无神志障碍。重者出现循环衰竭。

3. 热射病　分为劳力性热射病和非劳力性热射病。

（1）非劳力性热射病：小孩、老年人和有基础疾病的人群多发，由于机体体温调节机制衰竭导致。

（2）劳力性热射病：年轻人多见，由于机体产热大于散热而引起。

热射病典型表现为高热、无汗、昏迷。严重者可出现休克、心力衰竭、肺水肿、脑水肿、肝肾衰竭、弥散性血管内凝血。

三、西医治疗

1. 先兆中暑与轻症中暑　转移到阴凉通风处或电扇下；给予清凉含盐饮料，冷敷；必要时补液。

2. 重症中暑　生命支持，包括呼吸、循环支持，必要时给予机械通气；及时采取降温措施。

（1）热痉挛：补液，葡萄糖酸钙加维生素 C。

（2）热衰竭：脱离热环境，纠正脱水和电解质紊乱，监测生命体征，计出入量。

（3）热射病：物理降温；药物降温（氯丙嗪）；纳洛酮治疗；对症及支持治疗。

第十一章　肺系病证

喘证

中医辨证论治

证型	证候		治法	方药
实喘				
风寒壅肺	喘促短气/呼吸困难	痰多稀薄而带泡沫，恶寒无汗 苔薄白而滑，脉浮紧	宣肺散寒	麻黄汤合华盖散
表寒肺热		息粗鼻扇，形寒身热，身痛 舌边红，苔薄白，脉浮数	解表清里，化痰平喘	麻杏石甘汤
痰热郁肺		咳嗽痰多，质黏色黄，身热有汗 舌红苔薄黄，脉滑数	清热化痰，宣肺平喘	桑白皮汤
痰浊阻肺		痰多黏腻色白，咳吐不利 苔白腻，脉滑	祛痰降逆，宣肺平喘	二陈汤合三子养亲汤
肺气郁痹		情志刺激诱发，咽中如窒，平素忧思抑郁 苔薄，脉弦	开郁降气平喘	五磨饮子
虚喘				
肺气虚耗	喘促短气/呼吸困难	气怯声低，咳声低弱，自汗畏风 舌淡红，脉细数	补肺益气养阴	生脉散合补肺汤
肾虚不纳		呼多吸少，气不得续 舌淡苔白，脉沉弱	补肾纳气	金匮肾气丸合参蛤散
正虚喘脱		张口抬肩，端坐不能平卧，咳喘欲绝 脉浮大无根	扶阳固脱，镇摄肾气	参附汤送服黑锡丹

第十二章　心系病证

第一节　不寐

中医辨证论治☆

证型	证候		治法	方药
肝火扰心	难以入睡	急躁易怒，目赤耳鸣 舌红苔黄，脉弦而数	疏肝泻火，镇心安神	龙胆泻肝汤
痰热扰心		胸闷脘痞，泛恶嗳气，头重目眩 舌红苔黄腻，脉滑数	清化痰热，和中安神	黄连温胆汤
心脾两虚		心悸健忘，腹胀便溏，面色少华 舌淡苔薄，脉细无力	补益心脾，养血安神	归脾汤
心肾不交		心悸多梦，头晕耳鸣，腰膝酸软 舌红少苔，脉细数	滋阴降火，交通心肾	六味地黄丸合黄连阿胶汤
心胆气虚		触事易惊，终日惕惕，胆怯心悸 舌淡，脉弦细	益气镇惊，安神定志	安神定志丸合酸枣仁汤

第二节 心悸

中医辨证论治

证型		证候		治法	方药
心虚胆怯	心悸	善惊易恐，坐卧不安，不寐多梦而易惊醒，恶闻声响	苔薄白，脉细数或细弦	镇惊定志，养心安神	安神定志丸
心血不足		气短，头晕目眩，失眠健忘，面色无华，倦怠乏力，纳呆食少	舌淡红，脉细弱	补血养心，益气安神	归脾汤
心阳不振		胸闷气短，动则尤甚，面色苍白，形寒肢冷	舌淡苔白，脉虚弱或沉细无力	温补心阳，安神定悸	参附汤合桂枝甘草龙骨牡蛎汤
水饮凌心		胸闷痞满，渴不欲饮，小便短少，或下肢浮肿，形寒肢冷，伴恶心、欲吐、流涎	舌淡胖，苔白滑，脉弦滑或沉细而滑	振奋心阳，化气行水，宁心安神	苓桂术甘汤
阴虚火旺		心烦失眠，五心烦热，口干，盗汗，思虑劳心则症状加重，伴耳鸣腰酸，头晕目眩，急躁易怒	舌红少津，苔少或无，脉细数	滋阴清火，养心安神	天王补心丹
心脉瘀阻		胸闷不舒，心痛时作，痛如针刺，唇甲青紫	舌质紫暗或有瘀斑，脉涩或结代	活血化瘀，理气通络	桃仁红花煎
痰火扰心		胸闷烦躁，失眠多梦，口干苦，大便秘结，小便短赤	舌红，苔黄腻，脉弦滑	清热化痰，宁心安神	黄连温胆汤

第十三章 脾系病证

第一节 胃痞

中医辨证论治

证型		证候		治法	方药
实痞					
饮食内停	自觉心下痞塞	进食尤甚，拒按，嗳腐吞酸	苔厚腻，脉滑	消食和胃，行气消痞	保和丸
痰湿中阻		头晕目眩，身重困倦，呕恶纳呆	苔厚腻，脉沉滑	除湿化痰，理气和中	二陈平胃汤
湿热阻胃		恶心呕吐，口干不欲饮，口苦纳少	舌红苔黄腻，脉滑数	清热化湿，和胃消痞	泻心汤合连朴饮
肝胃不和		心烦易怒，善太息，呕吐苦水	舌淡红苔薄白，脉弦	疏肝解郁，和胃消痞	越鞠丸合枳术丸
虚痞					
脾胃虚弱	自觉心下痞塞	纳呆便溏，神疲乏力，少气懒言	舌淡，苔薄白，脉细弱	补气健脾，升清降浊	补中益气汤
胃阴不足		脘腹痞闷，嘈杂，饥不欲食	舌红少苔，脉细数	养阴益胃，调中消痞	益胃汤

第二节　腹痛

中医辨证论治

证型	证候			治法	方药
寒邪内阻	腹部疼痛	腹痛拘急，遇寒痛甚，得温痛减	苔白腻，脉弦紧	散寒温里，理气止痛	良附丸合正气天香散
湿热壅滞		腹部胀痛，痞满拒按，便秘尿赤	苔黄腻，脉滑数	泄热通腑，行气导滞	大承气汤
饮食积滞		脘腹胀满，嗳腐吞酸，厌食呕恶	苔厚腻，脉滑	消食导滞，理气止痛	枳实导滞丸
肝郁气滞		胀满不舒，得嗳气、矢气则舒	苔薄白，脉弦	疏肝解郁，理气止痛	柴胡疏肝散
瘀血内停		痛如针刺，痛处固定	舌紫暗，脉细涩	活血化瘀，和络止痛	少腹逐瘀汤
中虚脏寒		腹痛绵绵，喜温喜按，形寒肢冷	舌淡苔薄白，脉弦细	温中补虚，缓急止痛	小建中汤

第三节　泄泻

中医辨证论治☆

证型	证候			治法	方药
寒湿内盛	排便次数增多，粪便稀溏	泄泻清稀，甚如水样	苔白腻，脉濡缓	芳香化湿，解表散寒	藿香正气散
湿热伤中		泻下急迫，肛门灼热	舌红苔黄腻，脉滑数	清热利湿，分利止泻	葛根芩连汤
食滞肠胃		臭如败卵，泻后痛减	苔厚腻，脉滑	消食导滞，和中止泻	保和丸
脾胃虚弱		时溏时泄，稍进油腻则大便次数增多	舌淡苔白，脉细弱	健脾益气，化湿止泻	参苓白术散
肾阳虚衰		黎明前脐腹作痛，肠鸣即泻，形寒肢冷	舌淡苔白，脉沉细	温肾健脾，固涩止泻	四神丸
肝气乘脾		攻窜作痛，情志诱发	舌淡红，苔薄白或薄腻，脉弦细	抑肝扶脾	痛泻要方

第四节　便秘

中医辨证论治

证型	证候			治法	方药
热秘	大便排出困难	口干口臭,面红心烦	舌红苔黄燥,脉滑数	泻热导滞,润肠通便	麻子仁丸
气秘		便而不爽,肠鸣矢气,腹中胀痛	苔薄腻,脉弦	顺气导滞	六磨汤
冷秘		腹痛拘急,手足不温,呃逆呕吐	苔白腻,脉弦紧	温里散寒,通便止痛	大黄附子汤
气虚秘		汗出短气,便后乏力	舌淡苔白,脉弱	益气润肠	黄芪汤
血虚秘		面色无华,口唇色淡	舌淡苔少,脉细	养血润燥	润肠丸
阴虚秘		如羊屎状,形体消瘦,潮热盗汗	舌红少苔,脉细数	滋阴通便	增液汤
阳虚秘		四肢不温,腹中冷痛	舌淡苔白,脉沉迟	温阳通便	济川煎

第十四章　肝胆病证

第一节　胁痛

中医辨证论治

证型	证候			治法	方药
肝郁气滞	胁肋部疼痛	胀痛,走窜不定,因情志变化而增减	苔薄白,脉弦	疏肝理气	柴胡疏肝散
肝胆湿热		灼热疼痛,口苦口黏,胸闷纳呆	舌红苔黄腻,脉弦滑数	清热利湿	龙胆泻肝汤
瘀血阻络		刺痛,痛有定处,痛处拒按	舌紫暗,脉沉涩	祛瘀通络	血府逐瘀汤/复元活血汤
肝络失养		隐痛,悠悠不休,遇劳加重	舌红少苔,脉细弦数	养阴柔肝	一贯煎

第二节　黄疸

中医辨证论治☆

证型	证候			治法	方药
阳黄					
热重于湿	身目发黄,黄色鲜明	发热口渴,口干而苦	苔黄腻,脉弦滑	清热利湿	茵陈蒿汤
湿重于热		头重身困,胸脘痞满	苔厚腻微黄,脉濡缓	利湿化浊	茵陈四苓散
胆腑郁热		右胁胀闷疼痛,身热不退	舌红苔黄,脉弦数	清泄胆热	大柴胡汤
热毒炽盛(急黄)		其色如金,皮肤瘙痒	舌红绛,苔黄燥,脉弦数	清热解毒	犀角散

证型	证候			治法	方药
阴黄					
寒湿困脾	身目发黄，黄色晦暗	脘痞纳少，神疲畏寒	舌淡苔腻，脉濡缓	温中散寒，健脾渗湿	茵陈术附汤
脾虚血亏		肢软乏力，大便溏薄	舌淡瘦小，脉虚	健脾益气	黄芪建中汤

第三节　积证

中医辨证论治

证型	证候			治法	方药
气滞血阻	腹内结块	质软不坚，胁肋疼痛，脘腹痞满	舌暗苔薄白，脉弦	理气活血，通络消积	大七气汤
瘀血内结		质地较硬，刺痛，面色晦暗	舌有瘀斑，脉细涩	祛瘀软坚，扶正健脾	膈下逐瘀汤合六君子汤
正虚瘀结		久病体弱，积块坚硬，肌肉瘦削	舌淡紫，脉细数	补益气血，活血化瘀	八珍汤合化积丸

内
科
279

第四节　聚证

中医辨证论治

证型	证候			治法	方药
肝郁气滞	腹内结块，聚散无常	结块柔软，时聚时散，随情绪变化起伏	苔薄，脉弦	疏肝解郁，行气散结	逍遥散
食滞痰阻		腹部时有条索状物聚起，便秘纳呆	苔腻，脉弦滑	理气化痰，导滞散结	六磨汤

第五节　头痛

中医辨证论治☆

证型	证候			治法	方药
外感头痛					
风寒头痛	起病较急，一般疼痛较剧，痛无休止	连及项背，拘急收紧感，恶风畏寒	舌淡红，苔薄白，脉浮紧	疏散风寒止痛	川芎茶调散
风热头痛		头胀如裂，发热或恶风，面红目赤，大便不畅	舌尖红，苔薄黄，脉浮数	疏风清热和络	芎芷石膏汤
风湿头痛		头痛如裹，肢体困重，胸闷纳呆	舌淡，苔白腻，脉濡	祛风胜湿通窍	羌活胜湿汤

续表

证型		证候		治法	方药
内伤头痛					
肝阳头痛	虚证或虚实夹杂证起病缓慢，疼痛较轻。实证则表现为头昏胀痛，或昏蒙重痛，或刺痛钝痛	头昏胀痛，两侧为重，心烦易怒，夜寐不宁	舌红苔黄，脉弦数	平肝潜阳息风	天麻钩藤饮
血虚头痛		隐痛，时时昏晕，心悸失眠，面色少华	舌质淡，苔薄白，脉细弱	养血滋阴，和络止痛	加味四物汤
痰浊头痛		头痛昏蒙，胸脘满闷，纳呆呕恶	舌淡，苔白腻，脉滑或弦滑	健脾燥湿，化痰降逆	半夏白术天麻汤
肾虚头痛		头痛且空，眩晕耳鸣，腰膝酸软，神疲乏力	舌红少苔，脉细无力	养阴补肾，填精生髓	大补元煎
瘀血头痛		痛处固定不移，痛如锥刺，日轻夜重	舌紫暗，苔薄白，脉细或细涩	活血化瘀，通窍止痛	通窍活血汤
气虚头痛		头痛隐隐，时发时止，遇劳加重，纳食减少，神疲乏力	舌质淡，苔薄白，脉细弱	健脾益气升清	益气聪明汤

第六节　眩晕

中医辨证论治

证型		证候		治法	方药
肝阳上亢	头晕目眩	头胀耳鸣，急躁易怒	舌红苔黄，脉弦	平肝潜阳，清热息风	天麻钩藤饮/羚角汤
气血亏虚		面色不华，疲乏懒言	舌淡，脉细	补益气血，健运脾胃	八珍汤
肾精不足		腰酸膝软，遗精，耳鸣，健忘	舌瘦嫩，脉弦细	补益肾精，充养脑髓	河车大造丸
痰浊内蕴		头重如蒙，胸闷恶心	苔白腻，脉弦滑	燥痰祛湿，健脾和胃	半夏白术天麻汤
瘀血阻窍		头痛如刺，面唇紫暗	舌暗有瘀斑，脉涩	祛瘀生新，活血通窍	通窍活血汤

第十五章　肾系病证

水肿

中医辨证论治☆

证型		证候		治法	方药
阳水					
风水泛滥	眼睑浮肿，延及全身/全身水肿	来势迅速，恶寒发热，肢节酸楚	苔薄白，脉浮滑	散风解表，宣肺行水	越婢加术汤
湿毒浸淫		身发疮痍，甚则溃烂，恶风发热	舌红苔薄黄，脉浮数	宣肺解毒，利湿消肿	麻黄连翘赤小豆汤合五味消毒饮
水湿浸渍		下肢明显，按之没指，胸闷纳呆	苔白腻，脉沉缓	健脾化湿，通阳利水	五皮饮合胃苓汤
湿热壅盛		皮肤绷急光亮，胸脘痞闷，烦热口渴	舌红苔黄腻，脉沉数	分利湿热	疏凿饮子

证型	证候			治法	方药
	阴水				
脾阳虚衰		脘腹胀闷，纳呆便溏	舌淡苔白滑，脉沉缓	健脾温阳，化湿利水	实脾饮
肾阳衰微	水肿日久	腰酸冷痛，四肢厥冷，怯寒神疲	舌淡胖苔白，脉沉细	温肾助阳，化气行水	济生肾气丸合真武汤
瘀水互结		肿势不一，皮肤瘀斑，腰部刺痛	舌紫暗苔白，脉沉细涩	活血祛瘀，化气行水	桃红四物汤合五苓散

第十六章　气血津液病证

第一节　郁证

中医辨证论治

证型	证候			治法	方药
肝气郁结		精神抑郁，胁肋胀痛，不思饮食	舌淡红，苔薄腻，脉弦	疏肝解郁，理气畅中	柴胡疏肝散
气郁化火		急躁易怒，口苦而干，头痛目赤	舌红苔黄，脉弦数	疏肝解郁，清肝泻火	丹栀逍遥散
痰气郁结（梅核气）		咽中如有物梗塞，吞之不下，咯之不出	苔白腻，脉弦滑	行气开郁，化痰散结	半夏厚朴汤
心神失养（脏躁）	情绪不宁	精神恍惚，悲忧善哭，喜怒无常	舌淡苔薄白，脉弦	甘润缓急，养心安神	甘麦大枣汤
心脾两虚		头晕神疲，心悸胆怯，失眠健忘	舌淡苔薄白，脉细	健脾养心，补益气血	归脾汤
心阴亏虚		心悸健忘，失眠多梦，五心烦热，盗汗，口咽干燥	舌红少津，脉细数	滋阴养血，补心安神	天王补心丹
气滞血瘀		头痛失眠，健忘，胸胁疼痛	舌紫暗或瘀点，脉弦涩	活血化瘀，理气解郁	血府逐瘀汤
肝肾阴虚		眩晕耳鸣，目干畏光，视物昏花，面红目赤	舌干红，脉弦细或数	滋养阴精，补益肝肾	杞菊地黄丸

第二节　血证

中医辨证论治☆

鼻衄

证型	证候			治法	方药
热邪犯肺		口干咽燥，身热恶风	舌红苔薄，脉数	清泄肺热，凉血止血	桑菊饮
胃热炽盛	鼻道出血	血色鲜红，口渴欲饮，口干臭秽	舌红苔黄，脉数	清胃泻火，凉血止血	玉女煎
肝火上炎		头痛目眩，烦躁易怒	舌红，脉弦数	清肝泻火，凉血止血	龙胆泻肝汤
气血亏虚		血色淡红，神疲乏力	舌淡，脉细无力	补气摄血	归脾汤

齿衄

证型		证候		治法	方药
胃火炽盛	齿龈出血	血色鲜红,齿龈红肿疼痛,口臭	舌红苔黄,脉洪数	清胃泻火,凉血止血	加味清胃散合泻心汤
阴虚火旺		血色淡红,齿摇不坚	舌红少苔,脉细数	滋阴降火,凉血止血	六味地黄丸合茜根散

咳血

证型		证候		治法	方药
燥热伤肺	咳嗽,痰中带血	口干鼻燥,身热	舌红少津,苔薄黄,脉数	清热润肺,宁络止血	桑杏汤
肝火犯肺		胸胁胀痛,烦躁易怒,口苦	舌红苔薄黄,脉弦数	清肝泻火,凉血止血	泻白散合黛蛤散
阴虚肺热		口干咽燥,潮热盗汗	舌红,脉细数	滋阴润肺,宁络止血	百合固金汤

吐血

证型		证候		治法	方药
胃热壅盛	呕吐出血	脘腹胀闷,嘈杂不适,口臭便秘	舌红,苔黄腻,脉滑数	清胃泻火,凉血止血	泻心汤合十灰散
肝火犯胃		口苦胁痛,心烦易怒	舌红绛,脉弦数	泻肝清胃,凉血止血	龙胆泻肝汤
气虚血溢		血色暗淡,神疲乏力	舌淡,脉细弱	健脾益气摄血	归脾汤

便血

证型		证候		治法	方药
肠道湿热	大便出血	大便稀溏,腹痛,口苦	舌红苔黄腻,脉濡数	清化湿热,凉血止血	地榆散合槐角丸
气虚不摄		食少体倦,面色萎黄	舌淡,脉细	益气摄血	归脾汤
脾胃虚寒		便血紫暗,腹部隐痛,喜热饮	舌淡,脉细	健脾温中,养血止血	黄土汤

尿血

证型		证候		治法	方药
下焦湿热	尿血	小便黄赤灼热,心烦口渴,面赤口疮	舌红,脉数	清热泻火,凉血止血	小蓟饮子
肾虚火旺		头晕耳鸣,颧红潮热,腰膝酸软	舌红,脉细数	滋阴降火,凉血止血	知柏地黄丸
脾不统血		体倦乏力,气短声低,面色无华	舌淡,脉细弱	补中健脾,益气摄血	归脾汤
肾气不固		久病尿血,头晕耳鸣,腰脊酸痛	舌淡,脉沉弱	补益肾气,固摄止血	无比山药丸

紫斑

证型	证候		治法	方药
血热妄行	皮肤出现青紫斑点	发热，口渴，便秘	舌红苔黄，脉弦数	清热解毒，凉血止血	犀角地黄汤
阴虚火旺		颧红心烦，手足心热	舌红少苔，脉细数	滋阴降火，宁络止血	茜根散
气不摄血		久病不愈，神疲乏力	舌淡，脉细弱	补气摄血	归脾汤

第三节　痰饮

中医辨证论治☆

证型	证候		治法	方药
痰饮				
脾阳虚弱	饮停胃肠	脘腹喜温畏冷，泛吐清水痰涎	苔白滑，脉弦细而滑	温脾化饮	苓桂术甘汤合小半夏加茯苓汤
饮留胃肠		水走肠间，沥沥有声	苔腻，脉沉弦	攻下逐饮	甘遂半夏汤/己椒苈黄丸
悬饮				
邪犯胸肺	饮流胁下	胸胁刺痛，心下痞硬，寒热往来	苔薄，脉弦数	和解宣利	柴枳半夏汤
饮停胸胁		胸胁疼痛，咳唾引痛，不能平卧	苔白，脉沉弦	泻肺祛饮	椒目瓜蒌汤合十枣汤
络气不和		如灼如刺，闷咳不舒，呼吸不畅	舌暗苔薄，脉弦	理气和络	香附旋覆花汤
阴虚内热		咳呛时作，少量黏痰，口干咽燥	舌红少苔，脉细数	滋阴清热	沙参麦冬汤合泻白散
溢饮				
表寒里饮	饮溢肢体	肢体浮肿，恶寒无汗	苔白，脉弦紧	发表化饮	小青龙汤
支饮				
寒饮伏肺	饮邪支撑胸肺	痰吐白沫量多，天冷受寒加重	苔白滑，脉弦紧	宣肺化饮	小青龙汤
脾肾阳虚		心悸气短，咳而气怯，怯寒肢冷	舌胖大，苔白润，脉沉细而滑	温脾补肾	金匮肾气丸合苓桂术甘汤

第四节　汗证

中医辨证论治

1. 自汗、盗汗

证型	证候			治法	方药
自汗					
营卫不和	醒时汗出	恶风，周身酸楚，微热头痛，心悸失眠	苔薄白，脉浮或缓	调和营卫	桂枝汤
肺气虚弱		恶风，动则益甚，体虚易感，体倦乏力	苔薄白，脉细弱	益气固表	玉屏风散
心肾亏虚		胸闷气短，腰酸腿软，面白唇淡，小便频数	舌淡胖润有齿痕，苔白，脉沉细	益气温阳	芪附汤
热郁于内		发热面赤，气粗口渴，烦躁不安，便干溲赤	舌红苔黄厚，脉洪大或滑数	清泄里热	竹叶石膏汤
盗汗					
心血不足	睡则汗出，醒则自止	心悸怔忡，失眠多梦，眩晕气短，口唇色淡	舌淡苔薄，脉虚或细	补血养心	归脾汤
阴虚火旺		虚烦少寐，五心烦热，形体消瘦，午后潮热	舌红少津，少苔，脉细数	滋阴降火	当归六黄汤

2. 脱汗、战汗和黄汗

证型	证候		治法	方药
脱汗	病情危重，大汗淋漓，汗出如油，精神疲惫，四肢厥冷，气短息微	舌萎少津，脉微欲绝，或脉大无力	益气回阳固脱	参附汤
战汗	急性热病中，突然全身恶寒战栗，而后汗出，发热口渴，躁扰不宁	舌红苔薄黄，脉细数	扶正祛邪	针对原发病辨证论治
黄汗	汗出色黄，染衣着色，身目黄染，胁肋胀痛，小便短赤	舌红苔黄腻，脉弦滑或滑数	清热化湿	龙胆泻肝汤

第五节　内伤发热

中医辨证论治

证型	发热特点	证候		治法	方药
阴虚发热	午后或夜晚发热	手足心热，盗汗，咽干	舌红少苔，脉细数	滋阴清热	清骨散
血虚发热	低热	头晕眼花，面白少华	舌质淡，脉细弱	益气养血	归脾汤
气虚发热	或低或高	倦怠乏力，气短懒言	舌淡苔薄白，脉细弱	益气健脾，甘温除热	补中益气汤
阳虚发热	发热而欲近衣	形寒怯冷，四肢不温	舌淡胖，苔白润，脉沉细无力	温补阳气，引火归原	金匮肾气丸
气郁发热	低热或潮热	胁肋胀满，精神抑郁	舌红苔黄，脉弦数	疏肝理气，解郁泄热	丹栀逍遥散
痰湿郁热	低热，午后热甚	胸闷脘痞，渴不欲饮	苔黄腻，脉濡数	燥湿化痰，清热和中	黄连温胆汤合中和汤
血瘀发热	午后或夜晚发热	痛处固定，面色晦暗	舌有瘀斑，脉涩	活血化瘀	血府逐瘀汤

第六节　厥证【助理医师不考】

中医辨证论治

证型	证候			治法	方药
气厥实证	突然昏仆，不省人事，四肢厥冷	精神刺激发作，口噤握拳	苔薄白，脉沉弦	顺气解郁，开窍醒神	通关散合五磨饮子
气厥虚证		面色苍白，呼吸微弱	舌淡，脉沉弱	益气回阳固脱	独参汤/四味回阳饮
血厥实证		急躁恼怒而发，面赤唇紫	舌暗红，脉弦有力	开窍活血，顺气降逆	羚角钩藤汤/通瘀煎
血厥虚证		失血过多而发，口唇无华，呼吸微弱	舌淡，脉芤	补养气血	先用独参汤，继服人参养营汤/当归补血汤
痰厥		喉有痰声，呕吐涎沫	苔白腻，脉沉滑	行气豁痰	导痰汤
暑厥		暑季或高温环境，面红身热，头晕头痛，汗出	舌红干，脉洪数	清暑益气，开窍醒神	先用紫雪丹，继用白虎加人参汤

第十七章　肢体经络病证

第一节　痿证

中医辨证论治 ☆

证型	证候			治法	方药
热毒炽盛，气血两燔	筋脉软弱无力	颜面红斑赤肿，皮肤瘙痒，壮热口渴，咽痛呛咳	舌红绛苔黄燥，脉洪数	清热解毒，凉血活血	清瘟败毒饮
肺热津伤，筋失濡润		皮肤枯燥，心烦口渴，咳呛少痰，咽干不利	舌红苔黄，脉细数	清热润燥，养肺生津	清燥救肺汤
湿热浸淫，气血不运		身体困重，胸痞脘闷，小便短赤涩痛	苔黄腻，脉细数	清热利湿，通利筋脉	加味二妙散
脾胃亏虚，精微不运		食少便溏，腹胀，面浮不华，气短神疲	苔薄白，脉细	补脾益气，健运升清	参苓白术散合补中益气汤
肝肾亏损，髓枯筋痿		腰脊酸软，不能久立，目眩耳鸣	舌红少苔，脉细数	补益肝肾，滋阴清热	大补阴煎

第二节　腰痛

中医辨证论治

证型		证候		治法	方药
寒湿腰痛		冷痛重着，寒冷和阴雨天加重	舌淡苔白腻，脉沉而迟缓	散寒行湿，温经通络	甘姜苓术汤
湿热腰痛		重着而热，身体困重，小便短赤	苔黄腻，脉濡数	清热利湿，舒筋止痛	四妙丸
瘀血腰痛	腰部疼痛	痛如针刺，痛处拒按，日轻夜重	舌暗紫，脉涩	活血化瘀，理气止痛	身痛逐瘀汤
肾虚腰痛	肾阴虚	隐隐作痛，面色潮红，盗汗遗精	舌红少苔，脉弦细数	滋补肾阴	左归丸
	肾阳虚	局部发凉，喜温喜按，肢冷畏寒	舌淡，脉沉细无力	温补肾阳	右归丸

中西医结合外科学

第一章　总论

一、无菌术

（一）概述

1. 灭菌　是指杀灭一切活的微生物。

2. 消毒　是指杀灭病原微生物和其他有害微生物，并不要求清除或杀灭所有微生物（如芽孢等）。

（二）手术器械、物品、敷料的消毒与灭菌

1. 化学消毒法

（1）药物浸泡消毒法

①高效：2%中性戊二醛水溶液（刀片、剪刀、缝针、显微器械的消毒，加入0.5%亚硝酸钠防锈），10%甲醛溶液（输尿管导管、塑料类、有机玻璃的消毒）。

②中效：70%~75%酒精。

③低效：0.1%苯扎溴铵（新洁尔灭）溶液，0.1%氯己定（洗必泰）溶液。

注意：浸泡时间均为30分钟。0.1%新洁尔灭或洗必泰每1000mL中应加入亚硝酸钠5g，可以防止金属生锈。

（2）甲醛气体熏蒸法：适用于不宜浸泡且不耐高温的器械和物品的消毒。如丝线、纤维内窥镜、精密仪器、手术照明灯、电线等。熏蒸1小时以上才可达到消毒目的。灭菌时间为6~12小时。

（3）环氧乙烷（过氧乙酸）熏蒸法：适用于各种导管、仪器及器械的消毒。目前使用的环氧乙烷灭菌箱，维持6小时即可达灭菌效果。

2. 物理灭菌法

（1）高压蒸汽灭菌法：是应用最普遍且效果可靠的灭菌方法。一般当蒸汽压力达到102.97~137.2kPa（1.05~1.40kg/cm²）时，温度能提高到121~126℃，持续30分钟，即达到灭菌目的。适用于耐高温的物品，如金属器械、玻璃、搪瓷、敷料、橡胶、药液等。

（2）煮沸灭菌法：简便，可靠。在水中煮沸至100℃，持续15~20分钟能杀灭一般细菌。持续煮沸1小时以上，可杀灭带芽孢细菌。

（3）干热灭菌法：是利用酒精火焰或使用干热灭菌器的热力灭菌方法。

二、麻醉

（一）麻醉方法的分类

1. 全身麻醉。

2. 局部麻醉。

3. 椎管内麻醉。

4. 针刺镇痛与辅助麻醉。

5. 复合麻醉。

（二）全身麻醉

1. 分类

（1）吸入麻醉：乙醚。

（2）非吸入麻醉：静脉、肌内注射或直肠灌注。

> **趣 记**
>
> 洗净肉肠（注：吸入、静脉、肌内、直肠）。

2. 并发症及处理

（1）喉痉挛：用面罩加压吸氧，必要时行环甲膜穿刺吸氧，严重时可静脉注射琥珀酰胆碱 50～100mg 后进行气管内插管。

（2）呼吸停止：心肺复苏。

（3）血压下降：吸氧，保持呼吸通畅，在此基础上用麻黄素 15～30mg 静脉注射或肌内注射升压，或 50% 葡萄糖 80～100mL 静脉注射。

（三）气管内插管与拔管术

1. 气管内插管的适应证　颌面、颈部、五官等需全麻大手术；开胸手术，需要肌肉松弛而使用肌肉松弛剂的上腹部或其他部位手术；急性消化道梗阻或急症饱食患者的手术等。

2. 拔管指征　意识、肌力和自主呼吸等恢复，一切都好转。

（四）局部麻醉

1. 局部麻醉方法和临床应用

（1）黏膜表面麻醉：常用药为 0.5%～2% 丁卡因，2%～4% 利多卡因。

（2）神经阻滞麻醉：①颈丛神经阻滞。②臂丛神经阻滞。③肋间神经阻滞。④指或趾神经阻滞。

（3）局部浸润麻醉：分层注射，封闭治疗，穿刺止痛；常用普鲁卡因、利多卡因，一般用 0.25%～0.5% 的溶液。

（4）区域阻滞麻醉：适用于皮下小囊肿摘除。

2. 常用局麻药

（1）短效：普鲁卡因等。

（2）中效：利多卡因等。

> **趣 记**
>
> 短路；中立（注：短效为普鲁卡因，中效为利多卡因）。

（3）长效：丁卡因、罗哌卡因、布比卡因等。

3. 局麻药的不良反应与防治

（1）中毒反应

①临床表现：中枢神经系统——先出现过度兴奋状态，后迅速进入严重抑制阶段；心血管系统——心肌收缩无力。

②预防：麻醉前给巴比妥类；严格控制局麻药剂量；使用最低有效浓度的局麻药；局麻药中加入 1:20 万肾上腺素；边注射边回抽，严防注入血管。

③治疗：中枢兴奋或惊厥——苯巴比妥/地西泮/硫喷妥钠；呼吸抑制者——面罩吸高浓度氧或气管内插管；心血管抑制者——做好心、肺、脑复苏工作。

（2）过敏反应

①临床表现：皮肤黏膜出现皮疹或荨麻疹，并有结合膜充血和颜面浮肿等；出现支气管哮喘和呼吸困难；休克。

②预防：术前明确患者有无局麻药应用史和过敏史；采用酯类局麻药时，术前常规做普鲁卡因皮试。

③治疗：病情急剧者——肾上腺素；支气管哮喘——氨茶碱；喉头水肿——吸氧；呼吸困难——气管切开。

（五）椎管内麻醉

1. 蛛网膜下腔麻醉

（1）适应证：①下腹部及盆腔手术。②下肢手术。③肛门及会阴部手术。

（2）禁忌证：①中枢神经系统进行性疾病。②全身严重性感染或穿刺部位有炎症感染。③老年人、消瘦、体弱、高血压、严重贫血等慎用或禁用。④低血容量休克，在血容量未补足的情况下，应禁用。⑤脊柱畸形或严重腰背痛等。

（3）并发症：术后头痛、腰背痛、尿潴留、下肢瘫痪。

> 【拓展】中位——胸6~8；低位——胸10；鞍区——肛门会阴，尿道手术。

2. 硬膜外麻醉

（1）适应证：适用于胸壁、上肢、下肢、腹部和肛门会阴区各部位的手术，亦适用于颈椎病、腰背痛及腿痛等急、慢性疼痛的治疗。

（2）禁忌证：凝血功能障碍等。

（3）并发症：神经损伤、硬膜外血肿等。

（六）麻醉前的 ASA 病情分级标准

分级	标准要点
I	正常
II	功能代偿健全
III	体力活动受限
IV	丧失日常活动能力
V	濒死患者
VI	确诊为脑死亡

（七）麻醉前用药 ☆

1. 催眠药　常用巴比妥类药。

2. 麻醉性镇痛药　常用吗啡、哌替啶、芬太尼等。

3. 镇静安定药　常用地西泮、咪达唑仑等。

4. 抗胆碱类药　常用阿托品、东莨菪碱等。

三、体液与营养代谢

（一）酸碱平衡失调 ☆

1. 代谢性酸中毒（代酸）　有腹泻、肠瘘等病史，呼吸深而快。

2. 代谢性碱中毒（代碱） 有呼吸浅慢，口周、手足麻木，面部及四肢肌肉小抽动，出现精神症状。

3. 呼吸性酸中毒（呼酸） 呼吸困难、躁动不安、发绀等。

4. 呼吸性碱中毒（呼碱） 头晕、胸闷，呼吸快而深，后转浅而短促，间有叹息样呼吸等。

（二）体液代谢的调节

1. 水和钠的代谢紊乱 正常人的血清钠浓度为 136～145mmol/L。

（1）等渗性缺水

①病因：消化液急性丢失；体液在"第三间隙"潴留；大面积烧伤，早期大量渗液。

②临床表现：轻度者缺水、缺钠，体液丧失占体重的 2%～4%；中度者体液大量迅速丧失达体重的 4%～6%，三陷一低即眼窝下陷、浅表静脉瘪陷、皮肤干陷（弹性差），血压降低或不稳；重度者体液丢失达体重的 6%～7%，出现休克。

③治疗：治疗原发病；补液补钠。

（2）高渗性缺水

①病因：水摄入不足；水分丢失过多；输入过多高渗溶液。

②临床表现：轻度缺水，失水量占体重的 2%～4%；中度缺水，失水量占体重的 4%～6%，眼窝明显凹陷，皮肤弹性差；重度缺水，失水量占体重的 6% 以上，出现休克等。

> **趣记**
>
> 轻度走路轻飘飘，中度皮肤往下凹，重度休克要抢救，2、4 和 6 要记牢。

③治疗：积极治疗原发病；补液。

（3）低渗性缺水☆

①轻度缺钠：血清钠 <135mmol/L，但无口渴。

②中度缺钠：血清钠 <130mmol/L。

③重度缺钠：血清钠 <120mmol/L。

2. 钾的异常

（1）低钾血症：血钾 <3.5mmol/L。

①病因：钾摄入不足；钾丢失过多；钾分布异常。

②临床表现及实验室检查：肌肉软弱无力，T 波低平，QT 间期延长，细胞外碱中毒与细胞内酸中毒。

③治疗：治疗原发病；重在预防；尿多补钾。

（2）高钾血症：血清钾 >5.5mmol/L。

①病因：输入大量库存血，少尿，急性酸中毒。

②临床表现及实验室检查：当血清钾 >7.0mmol/L 时，出现软瘫；重者心跳骤停于舒张期；T 波高尖，P 波消失。

（三）肠外营养的并发症【助理医师不考】

1. 技术性并发症 插管并发症，导管留置期并发症。

2. 感染性并发症 患者突然发热而又无明确原因，首先考虑插管感染的可能。

3. 代谢性并发症 糖代谢紊乱、氨基酸性并发症、营养物质缺乏等。

体液与营养代谢的记忆点 ☆

正常出入量	2000 ~ 2500mL
日尿量	1000 ~ 2000mL；少尿 < 400mL；无尿 < 100mL
pH	7.35 ~ 7.45
Na$^+$	136 ~ 145mmol/L
K$^+$	3.5 ~ 5.5mmol/L
呼酸、呼碱	PaCO$_2$
代酸、代碱	HCO$_3^-$

四、输血

（一）适应证

1. 急性出血。

2. 贫血或低蛋白血症。

3. 凝血异常。

4. 重症感染。

（二）不良反应

1. 发热反应。

2. 过敏反应。

3. 溶血反应：保护肾功能，抗休克等。

4. 循环超负荷。

5. 细菌污染反应。

（三）自体输血

估计出血量在1000mL以上的择期手术。

（四）成分输血

少浆全血、红细胞成分、浓缩白（粒）细胞、浓缩血小板。

五、休克【助理医师不考】

（一）休克的治疗

1. 西医治疗

（1）一般紧急治疗：头、躯干抬高20°~30°，下肢抬高15°~20°。

（2）补充血容量。

（3）积极处理原发病。

（4）纠正酸碱平衡失调。

（5）治疗DIC，改造微循环。

（6）皮质类固醇：皮质类固醇可用于感染性休克和其他较严重的休克。一般主张应用大剂量静脉滴注，一次滴完。

（7）血管活性药物的应用

①血管收缩剂：去甲肾上腺素、间羟胺、多巴胺、多巴酚丁胺、异丙肾上腺素。

②血管扩张剂：α受体阻滞药、抗胆碱能药、硝普钠。

③强心药。

2. 中医辨证论治

证型	治法	方药
热伤气阴	益气固脱，清热解毒养阴	生脉饮加清热解毒养阴之品
热伤营血	气血两清，益气补阴	清营汤
阴厥	益气固脱，养血育阴	人参养营汤
寒厥	回阳救逆	四味回阳饮
厥逆	益气固脱，阴阳双补	保元汤合固阳汤
阴脱	益气固脱，养血育阴	独参汤合四逆汤
阳脱	益气固脱	独参汤合四逆汤频服

(二) 外科常见休克

1. 低血容量性休克

(1) 病因：迅速失血超过全身总血量的20%、严重的体液丢失可引起低血容量性休克。

(2) 监测：①中心静脉压（CVP）正常5~12cmH$_2$O，反映右心血量。②CVP<5cmH$_2$O反映血容量不足。③CVP>15cmH$_2$O反映心功能不全。④CVP>20cmH$_2$O反映充血性心力衰竭。

(3) 中医辨证论治

证型	治法	方药
阴厥	益气固脱，养血生津	人参养营汤
寒厥	回阳救逆	四味回阳汤
厥逆	阴阳双补，救逆固脱	保元饮合固阴煎

2. 感染性休克

(1) 病原菌：2/3为革兰阴性菌，1/3为革兰阳性菌。

(2) 西医治疗

①控制感染：处理原发病灶、应用抗生素、加强支持、营养治疗。

②抗休克：补充血容量、纠正酸中毒、血管活性药物的应用、维护心功能、皮质激素的应用。

(3) 中医辨证论治

证型	治法	方药
热伤气阴	益气养阴，清热固脱	生脉饮加清热解毒之品
热伤营血	气血两清，益气养阴	清营汤

六、围术期处理

(一) 术前准备

1. 一般准备 术前12小时禁食，术前4小时禁水；胃肠手术患者术前3天做肠道准备。

2. 特殊准备

(1) 高血压：患者血压维持在160/100mmHg以下。

(2) 糖尿病：血糖稳定在5.6~11.2mmol/L。

(3) 呼吸功能障碍：术前2周禁烟，术前3~5天用抗生素。

(4) 肝脏疾病：肝功能严重损害或失代偿者一般不宜施行任何手术。

（5）肾上腺皮质功能不全：术前2天用激素。

（二）术后监护

心电监测，动、静脉压，呼吸功能、肾功能、体温监测。

（三）术后并发症的处理

呃逆：压迫眼眶上缘，颈部膈神经封闭；切口感染：术后3～4天多见；切口裂开：腹部手术后7天多见。

（四）缝线拆除时间 ☆

切口位置或状况	术后缝线拆除时间
头、面、颈	4～5天
下腹、会阴	6～7天
胸部、上腹、背、臀	7～9天
四肢	10～12天
减张缝线	14天

（五）切口分类及愈合

1. 分类 清洁切口、可能污染切口、污染切口。

2. 愈合 甲级（优良）、乙级（有炎症未化脓）、丙级（化脓）。

七、重症救治【助理医师不考】

（一）心、肺、脑复苏

1. 概述。心跳骤停（也称心脏停搏）是指心脏的有效收缩和排血功能突然衰竭，全身血液循环停止，血液供应中断，并伴有呼吸停顿，从而导致组织缺血、缺氧和代谢障碍，表现为临床死亡状态。

2. 心肺复苏。

（二）多器官功能障碍综合征

1. MODS时各器官病理生理特点

（1）肺：在MODS进展中最容易受到损害，常是MODS早期的表现。

（2）心：功能障碍多发生于MODS终末阶段。

（3）肾：在MODS进展过程中最早受到影响。

（4）肝：在MODS中容易忽略。

（5）胃肠道：是MODS的原发部位。

2. 治疗措施 控制感染、维持氧的供需平衡、保护肝肾功能、免疫学治疗、营养、其他。

八、疼痛与治疗

（一）疼痛的评估方法

1. 视觉模拟评分法。

2. 主诉分级法。

3. 数字分级法。

4. 程度积分法。

（二）慢性疼痛的治疗

1. 麻醉性镇痛药 吗啡、哌替啶、芬太尼、二氢埃托啡、可待因等。

2. 解热镇痛抗炎药　阿司匹林、布洛芬、芬必得、吲哚美辛、双氯芬酸钠、保泰松等。

3. 催眠镇静药　地西泮等。

4. 抗癫痫药　苯妥英钠、卡马西平。

5. 抗忧郁药　丙咪嗪、阿米替林、多塞平（多虑平）等。

（三）癌症疼痛与治疗 ☆

1. 非阿片类镇痛药　阿司匹林、对乙酰氨基酚等。

2. 弱阿片镇痛药　可待因适用于中度疼痛。

3. 强阿片镇痛药　吗啡适用于重度疼痛。

九、外科疾病证治概要

（一）中医外科疾病命名与专业术语

1. 疾病命名原则【助理医师不考】　一般依据发病部位、穴位、脏腑、病因、形态、颜色、特征、范围大小、病程、传染性来进行。

2. 专业术语

（1）疡：又名外疡，是一切外科疾病的总称。

（2）疮疡：狭义指发于体表的化脓性疾病。

（3）肿疡：指体表外科疾病尚未溃破的肿块。

（4）溃疡：指一切外科疾病已溃破的疮面。

（5）胬肉：指疮疡溃破后过度生长，高突于疮面或暴露于疮口之外的肉芽组织。

（6）痈：气血被邪毒壅聚而成，一般分为外痈和内痈两大类。

（7）疽：指气血被毒邪阻滞而发于皮肉筋骨。有头疽是发生在肌肤间的急性化脓性疾病；无头疽是指多发于骨骼或关节间等深部组织的化脓性疾病。

（8）根盘：指肿疡基底部周围之坚硬区，边缘清楚。

（9）根脚：指肿疡之基底根部。

（10）应指：手按压时有波动感。

（11）护场：有护场提示正气充足。

（12）袋脓：空腔如袋，脓液不易排出而蓄积于内，即为袋脓。

（13）痔：指九窍中的突起小肉。

（14）漏：指溃疡疮口处脓水淋漓不止，久不收口，犹如滴漏，包括瘘管（内、外口）和窦道（只有外口而无内口）两种不同性质的病理改变。

（15）痰：指发于皮里膜外、筋肉骨节之间的或软或硬、按之有囊性感的包块。

（16）结核：泛指一切皮里膜外浅表部位的病理性肿块。

（17）岩：指病变部位的肿块坚硬如石，高低不平，固定不移，形似岩石，破溃后疮面中间凹陷较深，状如岩穴。

（18）瘤：瘀血、痰饮、浊气停留于人体组织之中，聚而成形所结成的块状物，称为瘤。

（19）五善：包括心善、肝善、脾善、肺善、肾善。

（20）七恶：包括心恶、肝恶、脾恶、肺恶、肾恶、脏腑败坏、气血衰竭（脱证）。

（21）顺证：按顺序出现应有的症状者，称为"顺证"。

（22）逆证：不以顺序而出现不良的症状者，称为"逆证"。

（二）病因病机

1. 致病因素

（1）外感六淫：①风——阳、上部。②寒——阴、筋骨关节。③暑——夹湿。④湿——下部。⑤燥——手足、皮肤、黏膜。⑥火——阳、猛急。

（2）情志内伤。

（3）饮食不节。

（4）外来伤害。

（5）劳伤虚损。

（6）感受特殊之毒。

（7）痰饮、瘀血。

2. 发病机理　邪盛正衰，气血凝滞，经络阻塞，脏腑失和。

（三）疾病辨证

1. 阴阳辨证　既是八纲辨证的总纲，又是外科疾病辨证的总纲。

阳	阴
高起	下陷
局限、收束	不局限、散漫
软硬适度、溃后渐消	坚硬如石/柔软如棉
脓液稠厚	稀薄或纯血水

2. 部位【助理医师不考】

（1）上部：风温、风热。

（2）中部：气郁、火郁。

（3）下部：寒湿、湿热。

3. 经络【助理医师不考】

经络	特点
手、足太阳	多血少气（破血补托）
手、足厥阴	
手、足少阳	多气少血（行气滋养）
手、足太阴	
手、足少阴	
手、足阳明	多气多血（行气活血）

4. 局部

（1）辨肿：热、寒、风、湿、气等。

（2）辨痛：热、寒、风、湿等。

（3）辨痒：血虚——皮肤干燥、脱屑。

（4）辨脓：按触法、透光法、点压法、穿刺法、B超。

（5）辨溃疡【助理医师不考】：疔疮走黄表现为疮顶突陷黑无脓，四周皮肤暗红，肿势扩散。

（四）疾病治法

1. 内治法　消法、托法、补法。

2. 外治法

（1）药物疗法：膏药、油膏、箍围药、草药、掺药、酊剂、洗剂。

（2）手术疗法：切开法、火针烙法、砭镰法（急性阳证疮疡）、挑治疗法、挂线法（瘘管、窦道）、结扎法。

（3）其他疗法：引流法、垫棉法、药筒拔法、针灸法、熏法、熨法、热烘疗法、溻渍法、冷冻疗法、激光疗法。

第二章　外科感染

一、浅部组织的化脓性感染

1. 疖和疖病 ☆

证型	治法	方药
暑疖	清热利湿解毒	清暑汤
蝼蛄疖	补益气血，托毒生肌	托里消毒散
疖病	祛风清热利湿	防风通圣散

2. 痈 ☆

证型	治法	方药
热毒蕴结	和营托毒，清热利湿	仙方活命饮
阴虚火盛	滋阴生津，清热托毒	竹叶黄芪汤
气血两虚	调补气血	十全大补汤

3. 急性蜂窝织炎 ☆

证型	治法	方药
锁喉痈（痰热蕴结）	散风清热，化痰解毒	普济消毒饮
臀痈（湿火蕴结）	清热解毒，和营利湿	黄连解毒汤合仙方活命饮
足发背（湿热下注）	清热解毒，和营利湿	五神汤

4. 丹毒

证型	治法	方药
风热毒蕴	疏风清热解毒	普济消毒饮
肝脾湿火	清肝泄热利湿	龙胆泻肝汤或柴胡清肝汤
湿热毒蕴	利湿清热解毒	五神汤合萆薢渗湿汤
胎火蕴毒	凉血清热解毒	犀角地黄汤合黄连解毒汤

5. 浅部急性淋巴管炎与淋巴结炎

证型	治法	方药
红丝疔	清热解毒	五味消毒饮
颈痈	散风清热，化痰消肿	牛蒡解肌汤或银翘散
腋痈	清肝解郁，消肿化毒	柴胡清肝汤
胯腹痈	清热利湿解毒	五神汤合萆薢渗湿汤
委中毒	和营祛瘀，清热利湿	活血散瘀汤

6. 脓肿

证型	治法	方药
余毒流注	清热解毒，凉血通络	黄连解毒汤合犀角地黄汤
火毒结聚	清火解毒透脓	五味消毒饮合透脓散

证型	治法	方药
瘀血流注	和营祛瘀，清热化湿	活血散瘀汤
暑湿流注	清热解毒化湿	清暑汤

二、手部急性化脓性感染

1. 西医治疗

类别	治疗
脓性指头炎	热敷，酌情使用抗生素
腱鞘炎	切口选手指侧面，不超过关节
滑囊炎	切口分别在大鱼际和小鱼际处
掌间隙感染	中指、无名指指蹼间做纵切口
鱼际间隙感染	大鱼际偏尺侧波动感最明显处做切口

2. 中医辨证论治

证型	治法	方药
火毒结聚	清热解毒	五味消毒饮
热盛肉腐	清热解毒，透脓止痛	黄连解毒汤合五味消毒饮加白芷、皂角刺

外科
297

三、全身性感染

（一）临床表现

1. 脓毒症。

2. 感染致病菌的临床特点

（1）革兰染色阳性细菌脓毒症：稽留热或弛张热。

（2）革兰染色阴性杆菌脓毒症：突然寒战，间歇热。

（3）真菌性脓毒症：突然寒战，高热。病情恶化时出现神志淡漠、嗜睡。

（二）治疗

1. 西医治疗 感染灶的处理、抗生素的应用、对症治疗、支持疗法、防治休克。

2. 中医辨证论治

证型	治法	方药
疔疮走黄	凉血清热解毒	五味消毒饮、黄连解毒汤合犀角地黄汤
火陷	凉血解毒，泄热养阴，清心开窍	清营汤
干陷	补养气血，托毒透邪，佐以清心安神	托里消毒散
虚陷	温补脾肾	附子理中汤

四、特异性感染

（一）破伤风☆

1. 临床表现

（1）潜伏期：6~12天，短者24小时内，长者数月或数年不等。

（2）前驱期：10~24小时，伤口局部疼痛。

（3）发作期：受累肌群依次为咀嚼肌、面肌、颈项肌、背腹肌、四肢肌、膈肌和肋间肌。

（4）后期：水、电解质紊乱，酸中毒，死亡。

2. 西医治疗

（1）消除毒素来源，扩创引流。

（2）中和游离毒素，使用破伤风抗毒素。

（3）保持安静、镇静、解痉。

（4）支持治疗。

（5）保持呼吸道通畅。

3. 中医辨证论治

证型	治法	方药
风毒在表	祛风镇痉	玉真散合五虎追风散
风毒入里	祛风镇痉，清热解毒	木萸散
阴虚邪留	益胃养阴，疏风通络	沙参麦冬汤

（二）气性坏疽 ☆

1. 临床表现 通常在伤后 1~4 天，出现捻发音，全身情况 12~24 小时全面迅速恶化。

2. 西医治疗

（1）急症清创。

（2）应用抗生素，首选青霉素。

（3）高压氧治疗。

（4）全身支持疗法。

3. 中医辨证论治

证型	治法	方药
湿热火盛，燔灼营血	清火利湿，凉血解毒	黄连解毒汤、犀角地黄汤合三妙丸
气血不足，心脾两虚	益气补血，养心健脾	八珍汤合归脾汤

第三章 损伤

一、颅脑损伤

（一）脑震荡

1. 临床表现 一过性昏迷、逆行性遗忘、无阳性体征。

2. 西医治疗 对症治疗，输液、吸氧，适量给予镇静止痛剂和调节血管药物。重者脱水治疗。

3. 中医辨证论治

分期	治法	方药
昏迷期（瘀邪闭窍）	通窍开闭	苏合香丸或至宝丹急灌服
苏醒期（痰瘀阻络）	活血祛瘀，化痰通络	通窍活血汤合半夏白术天麻汤
恢复期（肾虚血瘀）	补肾健脑，活血通络	大补元煎合补阳还五汤

（二）脑挫裂伤

1. 临床表现

（1）昏迷。

（2）局灶症状和体征。

（3）颅内压增高与脑疝。

2. 西医治疗　脱水疗法是防脑水肿、降低颅内压的有效措施。

3. 中医辨证论治

分期	治法	方药
昏愦期	辛香开窍，通窍醒神	苏合香丸或黎洞丸1粒
苏醒期	镇心安神，升清降浊	琥珀安神汤
恢复期	益气养阴，祛瘀开窍	补阳还五汤合救呆至神汤

（三）颅内血肿☆【助理医师不考】

1. 临床表现

（1）意识障碍的变化：①昏迷 – 清醒 – 再昏迷，为硬膜外血肿。②持续昏迷并呈进行性加重，为脑疝。③清醒 – 昏迷，见于小儿颅内血肿。

（2）瞳孔改变：先缩小再增大提示已发生小脑幕切迹疝。

（3）锥体束征。

（4）生命体征：常为血压升高、心率减慢和呼吸深慢（"两慢一高"）。

2. 西医治疗　脑疝形成前施行急诊手术。

二、胸部损伤

（一）肋骨骨折☆

1. 临床表现　第4~7肋，长、薄，易骨折，多发生多段骨折——连枷胸，有骨摩擦感。

2. 西医治疗　止痛、固定、防治并发症。

3. 中医辨证论治

证型	治法	方药
气滞血瘀	活血化瘀，理气止痛	复元活血汤
肺络损伤	宁络止血，止咳平喘	十灰散合止嗽散
筋骨不续	续筋接骨，理气活血	接骨紫金丹
肝肾不足	调补肝肾，强筋壮骨	六味地黄丸
气血亏虚	益气养血	八珍汤

（二）气胸与血胸☆

1. 西医病因病理

（1）闭合性气胸：空气不再进出，气管向健侧移位、伤侧叩诊鼓音、听诊呼吸音减弱或消失。

（2）开放性气胸：空气自由出入，伤侧胸膜腔负压消失、纵隔扑动、胸膜肺休克。

（3）张力性气胸：空气只进不出，最重。

（4）血胸：胸内积血少于500mL，无明显症状，X线可见肋膈角消失。大于1000mL，出现休克和胸腔积液，穿刺抽液可确诊。

2. 西医治疗

（1）开放性气胸：气体常选锁骨中线第2肋间。液体一般选在腋中线和腋后线之间的第6~8肋间插管引流。

（2）张力性气胸：立即排气，行引流手术。

（3）血胸：积血量多时进行胸膜腔穿刺。

3. 中医辨证论治

证型	证候	方药
气滞	呼吸急促，甚则不能平卧	理气止痛汤
气脱	呼吸困难，大汗，四肢厥冷	参附汤加味
血瘀气滞	胸胁胀痛或刺痛，舌紫暗，脉沉涩	复元活血汤
血虚气脱	面色苍白，大汗，四肢厥冷	当归补血汤合生脉散

三、腹部损伤

（一）脾破裂☆

1. 临床表现 失血性休克、血性腹膜炎。

2. 西医治疗 手术治疗。

（二）肝破裂☆

1. 临床表现 陶土样便、腹膜刺激征。

2. 西医治疗 纠正休克、手术。

3. 中医辨证论治

证型	证候	方药
气滞血瘀	血积胁下，压痛、肿痛，脉弦	复元活血汤
气随血脱	面色爪甲苍白，大汗，四肢厥冷	当归补血汤合参附汤
气血两虚	面色㿠白，头晕目眩，短气无力	八珍汤
肝郁气滞	屏气时疼痛加剧，情志抑郁易怒	柴胡疏肝散

（三）胰腺损伤

1. 临床表现 剧痛、腹膜炎。

2. 西医治疗 控制饮食和胃肠减压、支持治疗、抗感染、抗休克、抗胰酶疗法、对症及手术治疗。

3. 中医辨证论治

证型	证候	方药
气郁血瘀	腹部疼痛向背部放射，腹胀、恶心呕吐	越鞠丸合复元活血汤
热毒内蕴	剧痛拒按，压痛、反跳痛，肠鸣音减弱或消失	黄连解毒汤合大承气汤
气血瘀结	腹部包块，肩背部放射痛，动则加剧	膈下逐瘀汤
热厥	神昏谵语，四肢厥冷，出血	清营汤

（四）十二指肠及小肠损伤【助理医师不考】

1. 临床表现 腹痛、腹胀、恶心呕吐、腹部压痛及反跳痛。

2. 西医治疗 术前注射破伤风抗毒素；输血补液，纠正水、电解质及酸碱平衡紊乱；禁食，持续胃肠减压；防治腹腔内感染；手术治疗。

（五）结肠与直肠损伤【助理医师不考】

1. 临床表现 主要表现为细菌性腹膜炎。

2. 西医治疗 一经确诊，立即手术治疗。

四、泌尿系损伤

（一）肾损伤 ☆

1. 临床表现 休克、血尿、疼痛、发热。

2. 西医治疗 急救治疗、绝对卧床 2～4 周、手术探查（肾裂伤和粉碎肾）。

3. 中医辨证论治

证型	证候	方药
肾络损伤	初期腰痛，活动时加剧，血尿，面色苍白	小蓟饮子
瘀血内阻	中期可触及肿块，血尿或血块，面色无华	桃红四物汤
气阴两虚	后期尿血，神疲腰酸，自汗盗汗	补中益气汤合知柏地黄丸

（二）膀胱损伤

1. 临床表现 休克、腹痛、排尿困难和血尿，导尿试验可提示膀胱破裂。

2. 西医治疗 卧床休息、抗休克治疗。

3. 中医辨证论治

证型	证候	方药
络伤血瘀	下腹痛，或放射至会阴、下肢，膀胱区压痛明显，小便窘迫或血尿	七厘散
气阴两虚	少气懒言，潮热盗汗，小便无力，面色无华	补中益气汤合知柏地黄汤

（三）尿道损伤

1. 临床表现 失血性休克、肉眼血尿，前尿道损伤有会阴部疼痛，后尿道损伤可出现下腹部疼痛。

2. 中医辨证论治

证型	证候	方药
络伤溢血	尿道疼痛、滴血，小便困难	活血止痛散
瘀血阻窍	尿道疼痛、出血，有血块，皮肤青紫、肿胀	活血散瘀汤

五、冷伤

1. 临床表现

（1）Ⅰ度冻伤：伤及表皮层，红斑性冻伤。

（2）Ⅱ度冻伤：损伤达真皮层，水疱性冻伤。

（3）Ⅲ度冻伤：损伤皮肤全层或深至皮下组织，焦痂性冻伤。

（4）Ⅳ度冻伤：损伤深达肌肉、骨骼等组织，坏疽性冻伤。

2. 中医辨证论治

证型	治法	方药
寒盛阳衰	回阳救逆，温通血脉	四逆加人参汤
寒凝血虚	补养气血，温经通脉	当归四逆汤或桂枝加当归汤

证型	治法	方药
气血两虚	益气养血，祛瘀通脉	人参养荣汤或八珍汤合桂枝汤
瘀滞化热	清热解毒，活血止痛	四妙勇安汤加味

六、烧伤的诊断 ☆

1. 烧伤面积的估计（九分法）

（1）头、面、颈部为9%。

（2）双上肢为 2×9%＝18%。

（3）躯干前后包括外阴为 3×9%＝27%。

（4）双下肢包括臀部为（5×9%）＋1%＝46%。

【拓展】12岁以下儿童的头与下肢所占体表百分比，应随年龄做相应加减。计算方法：头面颈部体表面积（%）＝9%＋（12－年龄）%；双下肢体表面积（%）＝46%－（12－年龄）%。

2. 烧伤严重程度的诊断

（1）轻度烧伤：Ⅱ度烧伤面积在10%（小儿在5%）以下。

（2）中度烧伤：Ⅱ度烧伤面积在11%～30%（小儿在6%～15%），或Ⅲ度烧伤面积在10%（小儿在5%）以下。

（3）重度烧伤：烧伤总面积在31%～50%；或Ⅲ度烧伤面积12%～20%（小儿总面积16%～25%或Ⅲ度烧伤面积6%～10%）。

（4）特重度烧伤：烧伤总面积达50%以上，或Ⅲ度烧伤面积超过20%（小儿总面积25%以上或Ⅲ度烧伤面积在10%以上）。

3. 烧伤深度的鉴别（三度四分法） Ⅰ度烧伤仅伤及表皮浅层，浅Ⅱ度烧伤伤及表皮的生发层、真皮乳头层，深Ⅱ度烧伤伤及皮肤的真皮层，Ⅲ度烧伤为全层皮肤烧伤，甚至达到皮下、肌肉或骨骼。

第四章　常见体表肿物

一、脂肪瘤

1. 临床表现　肿瘤呈圆形、扁圆形或分叶状，边界清楚，基部较广泛，质软，有假性波动感，与周围组织无粘连。一般无自觉症状。

2. 西医治疗　较大者可手术切除。

二、纤维瘤

1. 临床表现　纤维瘤分为软、硬两种，切除后不易复发、不发生转移、无粘连、活动度大，无压痛。

2. 西医治疗　宜早期切除，术后进行病理检查。

三、神经纤维瘤

1. 临床表现　呈多发性，肿瘤沿神经干走向生长，多呈念珠状，或呈蚯蚓结节状。皮肤出现咖啡斑。

2. 西医治疗　手术切除。

四、皮脂腺囊肿 ☆

1. 临床表现 表面与皮肤粘连，隆起。肿物中央皮肤表面可见一小孔，有时可见有一黑色粉样小栓。

2. 西医治疗 可手术摘除，并发感染时应先控制感染。

五、血管瘤

1. 临床表现 毛细血管瘤可压之褪色。

2. 西医治疗 手术治疗、放射疗法、硬化剂注射、冷冻、激光、电烙等。

第五章　甲状腺疾病

一、单纯性甲状腺肿

1. 临床表现

（1）甲状腺肿大：病程早期，甲状腺呈对称、弥漫性肿大，腺体表面光滑，质地柔软，随吞咽上下移动。

（2）压迫症状：压迫气管、喉返神经、食管和上腔静脉。

2. 西医治疗 常用制剂有干甲状腺制剂，左甲状腺素（优甲乐）。

3. 中医辨证论治

证型	证候	方药
肝郁脾虚	肿大，困乏，气短，纳呆，体瘦	四海舒郁丸
肝郁肾虚	畏寒，行动迟缓，肢冷，性欲下降	四海舒郁丸合右归丸

二、慢性淋巴细胞性甲状腺炎

1. 临床表现 呈无痛性弥漫性甲状腺肿。

2. 西医治疗 甲状腺激素替代疗法、免疫抑制治疗、手术治疗。

3. 中医辨证论治

证型	证候	方药
气滞痰凝	重按疼痛，其痛牵引耳后枕部，喉间梗塞感，痰多	海藻玉壶汤
肝郁胃热	口苦咽干，急躁易怒	普济消毒饮合丹栀逍遥散
脾肾阳虚	面色苍白，形寒肢冷，腰膝酸软	阳和汤

三、甲状腺功能亢进症的外科治疗 ☆

1. 手术治疗指征

（1）中度以上的原发性甲亢。

（2）继发性甲亢，或高功能甲状腺腺瘤。

（3）胸骨后甲状腺肿并发甲亢，腺体较大伴有压迫症状的甲亢。

（4）抗甲状腺药物或 ^{131}I 治疗后复发，或不适宜药物及 ^{131}I 治疗的甲亢。

（5）妊娠早、中期的甲亢患者又符合上述适应证者。

2. 术后并发症

（1）术后呼吸困难和窒息：最危急。

（2）喉返神经损伤：声音嘶哑。

（3）喉上神经损伤：①饮水呛咳，见于内支损伤。②声带松弛，音调降低，说话费力，见于外支损伤。

（4）手足抽搐：发作时立即静脉注射10%葡萄糖酸钙或氯化钙。

（5）甲状腺危象。

（6）甲状腺功能减退。

3. 中医辨证论治

证型	证候	方药
肝郁痰结	喉感堵塞，胸闷不适，易怒，忧郁怔忡	柴胡疏肝散合海藻玉壶汤
肝火旺盛	急躁易怒，面红目赤，口干口苦，多汗，善饥	龙胆泻肝汤合藻药散
胃火炽盛	喜喝冷饮，怕热汗出，急躁易怒，小便黄赤	白虎加人参汤合养血泻火汤
阴虚火旺	目涩心烦，咽干口燥，食多消瘦，月经不调	知柏地黄汤合当归六黄汤
气阴两虚	乏力汗多，五心烦热，食多便溏，腹胀易泻	生脉散合补中益气汤

四、甲状腺腺瘤

1. 临床表现　多以颈前无痛性肿块为首发症状。

2. 西医治疗　切除 + 冰冻切片检查。

3. 中医辨证论治

证型	证候	方药
肝郁气滞	烦躁易怒，胸胁胀满，苔白，脉弦	逍遥散合海藻玉壶汤
痰凝血瘀	气急气短，吞咽不利，舌有瘀斑	海藻玉壶汤合神效瓜蒌散
肝肾亏虚	性情急躁，易怒，心悸，失眠，手颤，月经不调	知柏地黄丸

五、甲状腺癌 ☆

1. 临床表现

（1）甲状腺肿块。

（2）压迫症状。

（3）转移及扩散。

（4）髓样癌常有家族史，癌肿可产生 5 - 羟色胺和降钙素，临床上可出现腹泻、心悸、颜面潮红和血钙降低等症状。

2. 临床类型

（1）乳头状癌：最常见，多见于中青年人。

（2）滤泡状癌：发生率仅次于乳头状癌，多见于 50 岁左右妇女。

（3）未分化癌：高度恶性，多见于老人。

（4）髓样癌。

3. 中医辨证论治

证型	证候	方药
气郁痰凝	急躁郁闷，胸胁胀满，口苦咽干，纳呆	海藻玉壶汤合逍遥散
气血瘀滞	青筋暴起，神疲乏力，舌有瘀斑	桃红四物汤合海藻玉壶汤
瘀热伤阴	皮肤枯槁，声音嘶哑，腰酸无力	通窍活血汤合养阴清肺汤

第六章　胸部疾病

一、原发性支气管肺癌☆

1. 临床表现

（1）主要症状：咳嗽（最常见）、血痰（首发症状之一）、胸痛、发热、气短及胸闷。

（2）主要体征：①肿瘤引起的肺部体征——有持续性胸痛及定点压痛；②纵隔受累的体征——压迫喉返神经时可见患侧声带麻痹，压迫上腔静脉、奇静脉可致上腔静脉综合征；③肿瘤转移引起的体征——锁骨上淋巴结肿大（最常见）。

2. 检查

（1）痰液细胞学检查：确诊。

（2）支气管镜检查。

（3）纵隔镜检查：判明中央型肺癌侵犯纵隔的范围。

（4）经胸壁肺穿刺活检。

（5）转移病灶活组织检查。

3. 外科治疗　手术，中央型——全肺切除，周围型——肺叶切除。

4. 中医辨证论治

证型	证候	方药
气滞血瘀	咳嗽，血痰，胸胁胀痛或刺痛，舌质紫暗或有瘀斑	血府逐瘀汤
脾虚痰湿	咳嗽痰多，面色苍白，乏力便溏	六君子汤合海藻玉壶汤
阴虚内热	无痰或少痰或有泡沫样痰，或痰黄难咯，口干便秘	百合固金汤
热毒炽盛	痰黄稠或有血痰，口渴欲饮，便秘尿赤	白虎承气汤
气阴两虚	五心烦热，自汗盗汗	沙参麦冬汤，或四君子汤合清燥救肺汤化裁

二、食管癌

1. 临床表现　吞咽困难，伴反流，声音嘶哑等。

2. 外科治疗　手术。

3. 中医辨证论治

证型	证候	方药
痰气交阻	吞咽时有梗阻感，胸膈满闷，两胁胀痛，嗳气，口干	启膈散合逍遥散
痰湿内蕴	食入即吐，呕吐痰涎，便溏，小便不利	二陈汤合旋覆代赭汤
瘀毒内结	食饮难下，食管疼痛，面色晦暗，便干尿赤，舌紫黑有瘀点	桃仁四物汤合犀角地黄汤
津亏热结	饮能入而食难下，五心烦热，口干咽燥，便干	五汁安中饮加味
阴枯阳衰	形体枯槁，乏力语低，大便难下，面色晦暗或苍白	大补元煎

第七章　乳房疾病

一、急性乳腺炎☆

1. 西医病因病理　发病原因主要有乳汁淤积和细菌入侵两个方面，大多数发生在产后哺

乳期的最初 3~4 周内。

2. 临床表现

（1）症状：乳房肿胀疼痛、发热。

（2）体征：初起时患部压痛，化脓时患部肿块渐大，触痛明显。脓成变软，波动感。

3. 检查 血常规检查、患部穿刺抽脓、B 超检查。

4. 西医治疗

（1）早期宜用含有 100 万 U 青霉素的等渗盐水 20mL 注射在炎性结块四周。

（2）应用足量广谱抗菌药物。

（3）脓肿形成后宜及时切开排脓。

（4）必要时终止乳汁分泌。

5. 中医辨证论治

证型	证候	方药
肝胃郁热	乳汁排泄不畅，畏寒发热，骨节酸痛，口渴	瓜蒌牛蒡汤
热毒炽盛	皮肤焮红灼热，壮热不退，口渴喜饮	五味消毒饮合透脓散
正虚毒恋	疮口脓水不断，收口迟缓，乳漏，饮食欠佳，低热不退	托里消毒散
气血凝滞	结块质硬，皮色不变或暗红，舌质瘀紫	四逆散加味

二、乳腺增生病

1. 临床表现

（1）症状：乳房内肿块、胀痛、乳头溢液。

（2）体征：肿块形态不规则、无粘连、推之活动，多有压痛。

2. 检查 X 线、B 超、切除活检（最确切）。

3. 中医辨证论治

证型	证候	方药
肝郁气滞	经前加重，经后好转，抑郁易怒，失眠多梦	逍遥散
痰瘀凝结	多为片块状结块，乳房刺痛或胀痛，舌边有瘀斑	失笑散合开郁散
气滞血瘀	疼痛、肿块无规律，刺痛固定，舌边有瘀点或瘀斑	桃红四物汤合失笑散
冲任失调	肿块突出，经后缩小变软，月经紊乱，量少色淡	二仙汤

三、乳房纤维腺瘤

1. 临床表现 多发生于外上象限，圆形、光滑，轻微疼痛，情志抑郁。

2. 西医治疗 手术根除。

3. 中医辨证论治

证型	证候	方药
肝气郁结	肿块不红不热，推之可移，胸闷叹息	逍遥散
血瘀痰凝	肿块坚硬，烦闷急躁，月经不调	逍遥散合桃红四物汤加山慈菇、海藻

四、乳腺癌 ☆

1. 临床表现

（1）症状：①乳房内包块，为无痛、单发、质硬。②局部皮肤改变（凹陷性酒窝征）。③乳头抬高或内陷。

（2）体征：触诊检查顺序是内上、外上、外下、内下、乳晕、腋窝、锁骨。

2. 西医治疗

（1）手术治疗：适用于Ⅰ、Ⅱ期乳腺癌。

（2）放射治疗。

（3）化学药物治疗。

（4）内分泌疗法。

3. 中医辨证论治

证型	证候	方药
肝郁气滞	胁痛易怒，结块如石，舌有瘀点，脉弦	逍遥散
冲任失调	结块坚硬，推之不移，腰膝酸软，月经不调，遗精阳痿，五心烦热	二仙汤合开郁散
毒热蕴结	微热，结块增大，已破溃，乳头内陷，舌红绛	清瘟败毒饮合桃红四物汤
气血两虚	结块紫暗，污水臭秽，头晕耳鸣，五心烦热	人参养荣汤

第八章　胃与十二指肠疾病

一、胃及十二指肠溃疡急性穿孔

1. 临床表现

（1）症状：剧烈腹痛、休克、恶心呕吐、全身情况。

（2）体征：腹部压痛及腹肌强直、腹腔内积气积液。

2. 诊断　多有溃疡病史，检查时有明显的腹膜刺激征，多有肝浊音界缩小或消失。X线检查发现膈下有游离气体。

3. 西医治疗

（1）内科：禁食、水，胃肠减压，输液，抗感染等。

（2）外科：穿孔缝合、胃大部切除。

二、胃及十二指肠溃疡大出血

1. 临床表现

（1）症状：呕血、黑便。

（2）体征：上腹部压痛，体温升高（半数）。

2. 诊断　症状＋体征＋胃镜。

3. 西医治疗　止血＋抗凝＋抗溃疡＋补液＋手术。

三、胃及十二指肠溃疡瘢痕性幽门梗阻☆

1. 临床表现　完全梗阻时呕吐频繁、量大且多含宿食，有酸臭味，呕吐物不含胆汁。

2. 西医治疗　手术治疗。

3. 中医辨证论治

证型	证候	方药
脾胃虚寒	上腹饱胀，吐后则舒，畏寒神疲，大便溏少	丁香透膈散
痰湿阻胃	胸膈痞闷，眩晕心悸	导痰汤
胃中积热	脘腹胀满，欲进冷饮，尿黄便干，舌红苔黄	大黄黄连泻心汤
气阴两虚	消瘦神疲，唇干口燥，尿短便干，舌红，脉细数	麦门冬汤

四、胃癌☆【助理医师不考】

1. 临床表现

（1）症状：胃痛、消瘦、乏力、恶心、呕吐、出血及黑便。

（2）体征：早期不明显，晚期可见上腹部肿块、锁骨上淋巴结肿大等。

2. 西医治疗　主要为手术治疗，充分切除原发癌灶、清扫胃周围淋巴结，消灭腹腔游离癌细胞和微小转移灶。

3. 中医辨证论治

证型	证候	方药
肝胃不和	痛引两胁，善怒、太息，呃逆吞酸	逍遥散合旋覆代赭汤
脾胃虚寒	胃脘喜温喜按，便溏乏力，舌边有齿痕	附子理中汤
胃热伤阴	食后痛剧，尿黄便秘，饥不欲食，心烦口渴	竹叶石膏汤合玉女煎
气血双亏	头晕乏力，自汗盗汗，隐痛，舌有齿痕或瘀斑	十全大补汤
脾虚痰湿	胃脘痞满疼痛，腹胀便溏	参苓白术散合二陈汤
瘀毒内阻	刺痛拒按，心下痞块坚硬，大便黑干，舌紫	失笑散合膈下逐瘀汤

第九章　原发性肝癌【助理医师不考】

一、临床表现

1. 症状　肝区疼痛、腹胀、消瘦、乏力、纳差、上腹肿块。

2. 体征　肝肿大、黄疸、腹水。

3. 临床分型　单纯型、硬化型、炎症型。

4. 并发症　上消化道出血、肝昏迷、肿瘤结节破裂。

【拓展】肝病三部曲：肝炎→肝硬化→肝癌。

二、检查☆

甲胎蛋白（AFP）检测、肝功能及酶学检查、超声检查、X线检查、CT、核磁共振显像、肝血管造影、肝穿刺活组织检查。

三、中医辨证论治☆

证型	证候	方药
气滞血瘀	相当于单纯型Ⅱ期，两胁胀痛，结块不移，腹胀纳呆	小柴胡汤合大黄䗪虫丸
脾虚湿困	相当于单纯型Ⅱ期/硬化型Ⅰ期，腹胀乏力，纳呆便溏	四君子汤合逍遥散
肝胆湿热	相当于炎症型Ⅲ期，腹大如鼓，黄疸，纳呆，苔黄，脉弦滑数	茵陈蒿汤合鳖甲煎丸
肝肾阴虚	相当于硬化型Ⅲ期，盗汗腰酸，小便短赤，舌红，脉细数	青蒿鳖甲汤合一贯煎

第十章　门静脉高压症

一、临床表现

1. 症状　脾肿大，脾功能亢进、呕血或柏油样黑便、腹水及非特异性全身症状。

2. 体征 查体可触及脾肿大，肿大可达脐下。

二、检查

1. 血象 白细胞减少至 3×10^9/L 以下；血小板减少至 80×10^9/L 以下。

2. X 线 上消化道造影显示食管及胃底静脉曲张。

3. 内镜 于出血 24 小时内进行。

三、西医治疗

1. 非手术治疗

（1）补充血容量。

（2）应用血管活性药物：①血管升压素。②生长抑素。

（3）内镜治疗：①经纤维内镜注射硬化剂。②经内镜食管曲张静脉套扎术。

（4）三腔管压迫止血。

（5）经颈静脉门体分流术。

2. 手术治疗 分流术、断流术、转流术。

四、中医辨证论治 ☆

证型	证候	方药
瘀血内结	积块硬痛不移，消瘦纳减，舌边暗紫或见瘀点	膈下逐瘀汤
寒湿困脾	腹部按之如囊裹水，面肿脘痞，怯寒，便溏	实脾饮加茵陈
气随血脱	突然大量吐血及便血后，面色苍白，四肢厥冷，汗出	独参汤

第十一章　急腹症

一、急性阑尾炎 ☆

1. 临床表现

（1）症状：转移性右下腹疼痛、胃肠道症状、头晕、头痛等。

（2）体征：压痛、反跳痛、腹肌紧张、右下腹包块。

2. 西医治疗 手术切除。

3. 中医辨证论治

证型	证候	方药
瘀滞	腹痛持续性、进行性加剧，拒按，纳差，轻度发热	大黄牡丹汤合红藤煎剂
湿热	右下腹扪及包块，壮热纳差，便秘或腹泻，舌红苔黄腻	复方大柴胡汤
热毒	高热不退，恶寒发热，纳差，便秘或腹泻	大黄牡丹汤合透脓散

二、肠梗阻 ☆

（一）分类

1. 按发病的基本原因分类

（1）机械性肠梗阻。

（2）动力性肠梗阻：①麻痹性肠梗阻。②痉挛性肠梗阻。

（3）血运性肠梗阻。

2. 按肠壁有无血运障碍分类

（1）单纯性肠梗阻，只有肠内容物通过受阻而无肠管血运障碍者。

（2）绞窄性肠梗阻，肠梗阻的同时伴有肠壁血运障碍者。

3. 按梗阻部位不同分类 高位小肠梗阻、低位小肠梗阻或结肠梗阻。

4. 按梗阻程度分类 完全性肠梗阻和不完全性肠梗阻。

5. 按梗阻进展速度分类 急性肠梗阻和慢性肠梗阻。

（二）临床表现

腹痛、呕吐、腹胀、停止排气排便；肠蠕动波，腹膜刺激征，移动性浊音，肠鸣音亢进（金属音或气过水声）或消失。

趣 记

痛、呕、胀、闭。

（三）鉴别诊断

肠梗阻病因鉴别：新生婴儿以肠道先天畸形多见，2 岁以下以肠套叠多见，3 岁以上以蛔虫团所致梗阻多见，老年人以粪块堵塞多见。临床上最为常见的是粘连性肠梗阻。

（四）西医治疗

非手术治疗：禁食，胃肠减压，灌肠疗法，颠簸疗法，穴位注射阿托品等。

（五）中医辨证论治

证型	证候	方药
气滞血瘀	阵痛，胀满拒按，恶心呕吐，脉弦涩	桃核承气汤
肠腑热结	痞满拒按，口渴尿赤，神昏谵语，舌红苔黄燥	复方大承气汤
肠腑寒凝	腹痛遇冷加剧，脘腹怕冷，四肢畏寒	温脾汤
水结湿阻	肠鸣辘辘有声，腹胀拒按，口渴不欲饮	甘遂通结汤
虫积阻滞	腹痛绕脐，腹部条索状团块，呕吐蛔虫，或有便秘	驱蛔承气汤

三、胆道感染及胆石症

（一）急性胆道感染

1. 临床表现

（1）急性胆囊炎：突发右上腹阵发绞痛，放射至右肩胛部、背部，可有压痛、反跳痛、肌紧张，Murphy 征阳性。

（2）急性梗阻性化脓性胆管炎：Charcot 三联征（腹痛、寒战高热、黄疸），还可出现休克、中枢神经系统受抑制表现，即 Reynolds 五联征。

2. 中医辨证论治

证型	证候	方药
蕴热	胸胁隐痛，肩背窜痛，口苦咽干，大便干结，有时低热	金铃子散合大柴胡汤
湿热	口苦咽干，发热，皮肤黄染，便秘尿赤	茵陈蒿汤合大柴胡汤
毒热	高热寒战，四肢厥冷，鼻衄齿衄	黄连解毒汤合茵陈蒿汤

（二）胆石症

1. 临床表现

（1）胆囊结石：阵发性绞痛，可向右肩胛部放射。

（2）肝外胆管结石：Charcot 三联征。

（3）肝内胆管结石：发作时疼痛，寒战发热，体温呈弛张热型，可有轻度黄疸。

2. 西医治疗

（1）排石疗法：可用于胆管结石直径 <1cm，胆管下端无狭窄。

（2）碎石疗法：可用于胆囊内直径 0.5～2cm 的单颗结石，或直径 0.5～1cm 的多发结石，但不得超过 5 颗结石。

3. 中医辨证论治

证型	证候	方药
肝郁气滞	绞痛或闷痛，可向右肩背部放射，低热口苦，食欲减退	金铃子散合大柴胡汤
肝胆湿热	胀痛，高热恶寒，口苦咽干，可有身目发黄	茵陈蒿汤合大柴胡汤
肝胆脓毒	灼痛，胆囊肿大，黄疸日深，四肢厥冷	茵陈蒿汤合黄连解毒汤
肝阴不足	隐痛，遇劳加重，心中烦热，两目干涩，舌红少苔，脉弦细	一贯煎

四、急性胰腺炎

1. 病因 梗阻（胆结石）、暴饮暴食、过量饮酒。

2. 病理改变 水肿、出血、坏死。

3. 临床分型

（1）轻型急性胰腺炎：血清淀粉酶活性增高≥正常值上限 3 倍。

（2）重症急性胰腺炎：增强 CT 为诊断胰腺坏死的最有效方法。

4. 中医辨证论治

证型	证候	方药
肝郁气滞	持续胀痛、窜痛，大便不畅，发热口苦	柴胡疏肝散合清胰汤
肝胆湿热	胀满拒按，不欲进食，身目发黄，便秘	清胰汤合龙胆泻肝汤
热毒内结	高热神昏，腹肌强直，面红目赤，全身深黄，皮肤瘀斑	黄连解毒汤

第十二章　腹外疝

一、概述

1. 典型的腹外疝组成 疝环、疝囊、疝内容物、疝外被盖。

2. 临床类型 易复性疝、难复性疝、嵌顿性疝、绞窄性疝。

二、腹股沟斜疝☆

1. 腹股沟管解剖 内有精索或子宫圆韧带通过。有内、外两口，前、后、上、下四壁。

（1）内口：即内环（腹环）。

（2）外口：即外环（皮下环）。

（3）前壁：皮肤、皮下组织、腹外斜肌腱膜，外侧1/3 部分有腹内斜肌。

（4）后壁：腹膜、腹横筋膜，内侧的 1/3 有联合腱。

（5）上壁：腹内斜肌和腹横肌下缘。

（6）下壁：腹股沟韧带和腔隙韧带。

2. 西医治疗

（1）非手术治疗：1 岁以内婴儿用棉线束带或绷带压住腹股沟管内环。

（2）手术治疗：①疝高位结扎（多用于婴幼儿）。②疝修补术，如弗格森法（加强前壁，适用于儿童、青年），巴西尼法（修补后壁，适用于成人、腹壁薄弱），麦可威法（修补后壁，适用于较大斜疝和复发性疝）。③疝成形术。

三、腹股沟直疝

1. 局部解剖　腹股沟三角：其外侧边是腹壁下动脉，内侧边为腹直肌外侧缘，底边为腹股沟韧带。

2. 临床表现　包块位于腹股沟内侧和耻骨结节的外上方，多呈半球状，从不进入阴囊，不伴有疼痛及其他症状。起立时出现，平卧时消失。

第十三章　肛肠疾病

一、齿线上、下的解剖差异

部位	齿线以上	齿线以下
组织结构	黏膜	皮肤
动脉供应	直肠上、下动脉	肛管动脉
静脉回流	直肠上腔静脉丛回流入门静脉	直肠下静脉丛回流入下腔静脉
淋巴回流	腹主动脉旁淋巴结	腹股沟淋巴结
神经支配	植物神经系统，无痛觉	躯体神经支配，痛觉敏锐

二、痔 ☆

1. 分类

（1）内痔：好发于膀胱截石位 3、7、11 点处。

Ⅰ期内痔：粪便带血。

Ⅱ期内痔：周期性、无痛性便血，便时脱出，便后回纳。

Ⅲ期内痔：不能回纳，手托、休息、热敷后能复位。

Ⅳ期内痔：平时脱出，不能复位。

（2）外痔：发生于齿线下，出现坠胀、疼痛、异物感。

2. 西医治疗

（1）外治法：①熏洗法。②外敷法。③塞药法。④枯痔法。

（2）其他疗法：①冷冻疗法。②激光治疗。③胶圈套扎疗法。④结扎术。

（3）手术治疗：①痔切除术，适用于外痔。②血栓性外痔剥离术，适用于血栓性外痔。③外痔剥离内痔结扎术。④外切内注结扎术。⑤吻合器痔上黏膜环切术，适用于Ⅱ～Ⅲ期内痔、环状痔和部分Ⅳ期内痔。

3. 中医辨证论治

证型	证候	方药
风伤肠络	滴血或喷射状出血，血色鲜红，肛门瘙痒	凉血地黄汤
湿热下注	便血鲜红，量多，肛内肿物可自行回纳，肛门灼热	脏连丸
气滞血瘀	肛内肿物脱出甚或嵌顿，肛缘有血栓、水肿	止痛如神汤

证型	证候	方药
脾虚气陷	痔核脱出，需手托复位，面色无华，神疲少气，纳呆便溏	补中益气汤

助 记

凉血补，脏连止。

三、肛周脓肿

1. 病理 肛窦感染（肛窦炎→肛周炎→脓肿→瘘道）。

2. 临床表现

（1）肛门周围皮下脓肿（痛）。

（2）直肠黏膜下脓肿（胀）。

（3）骨盆直肠间隙脓肿（全身症状）。

（4）坐骨直肠间隙脓肿（肛瘘）。

（5）直肠后间隙脓肿（胀、痛、全身中毒）。

3. 西医治疗

（1）非手术治疗：抗感染、温水坐浴或局部理疗、口服泻剂或石蜡油。

（2）手术治疗：①切开引流术，适用于肛周皮下脓肿、肛管后脓肿和直肠黏膜下脓肿。②切开挂线疗法，适用于坐骨直肠窝脓肿、肌间脓肿、骨盆直肠间隙脓肿、脓腔通过肛管直肠环者。

4. 中医辨证论治

证型	证候	方药
热毒蕴结	肿痛加剧，恶寒发热，便秘尿赤，红肿热痛明显，皮肤㶾热	仙方活命饮或黄连解毒汤
火毒炽盛	肛周痛如鸡啄，恶寒发热，口干，便秘溲赤，有波动感或穿刺有脓或黄稠带粪臭味	透脓散
阴虚毒恋	皮肤暗红，成脓时间长，疮口难敛，无力，心烦，潮热盗汗	青蒿鳖甲汤合三妙丸

四、结肠癌☆【助理医师不考】

1. 临床表现 中期以后的主要症状表现为排便习惯或粪便形状改变，腹痛，腹部肿块，肠梗阻及全身慢性中毒症状。

（1）右半结肠癌：主要表现为贫血、腹部肿块、腹痛。

（2）左半结肠癌：主要表现为便血、黏液便、肠梗阻。

2. 西医治疗 结肠癌根治术、化学治疗。

3. 中医辨证论治

证型	证候	方药
气滞血瘀	触及肿块结节，腹胀腹痛，恶心呕吐，便血，舌紫暗或有瘀斑	桃红四物汤
湿热下注	便血脓血，里急后重，腹部灼痛，便黏恶臭，舌红，苔黄腻	槐角地榆汤加味
正虚邪实	腹痛胀满，便秘，流臭水，乏力自汗，脓血便	八珍汤合麻仁滋脾丸
脾肾两虚	腰膝酸软，不思饮食，四肢无力，倦怠尿少	益气固本解毒汤

五、直肠癌☆【助理医师不考】

1. 临床表现

（1）排便习惯改变。

（2）出血。

（3）脓血便。

（4）大便变细或变形。

（5）转移：当肿瘤侵犯膀胱、前列腺时，可有尿频、尿痛、血尿等表现。骶前神经受侵犯，可出现骶尾部持续性剧烈疼痛。直肠癌晚期或有肝转移时可出现肝大、黄疸、腹水、贫血、消瘦、浮肿及恶病质等。

2. 检查 大便隐血、内镜、直肠指检、影像学检查。

3. 西医治疗 手术治疗、放射治疗、化疗。

4. 中医辨证论治

证型	证候	方药
脾虚湿热	气短，乏力，食欲不振，面黄便溏或便下脓血	四妙散合白头翁汤
湿热瘀毒	腹部窜痛矢气，脓血或里急后重，舌有瘀斑	木香分气丸
脾肾寒湿	黏血便，面色㿠白，腹泻、腹痛，形寒肢冷	参苓白术散合吴茱萸汤
肾阳不固，痰湿凝聚	纳呆气短，痰多，腰膝酸软，四肢沉重	导痰汤

六、肛瘘

1. 西医病因病理 肛瘘和肛周脓肿分别属于肛周间隙化脓性感染的两个病理阶段，急性期为肛周脓肿，慢性期为肛瘘。

2. 临床表现与分类

（1）临床表现：肛瘘在不同阶段有不同的临床表现。静止期可以无任何症状或只有轻微不适；慢性活动期可见外口流脓、肛门潮湿、瘙痒等症状；急性炎症期可见发热、局部红肿热痛等症状。

（2）分类：①低位单纯性肛瘘，为内口在肛隐窝，仅有一个瘘管通过外括约肌皮下部或浅部，与皮肤相通。②低位复杂性肛瘘，特点是有两个以上内口或外口，肛瘘瘘管在外括约肌皮下部和浅部。③高位单纯性肛瘘，是内口在肛隐窝，仅有一个瘘管，走行在外括约肌深部以上。④高位复杂性肛瘘，有两个以上外口，通过瘘管与内口相连或并有支管空腔，其主管通过外括约肌深部以上。

（3）其他分类方法：①按瘘管形状分为直瘘、弯瘘和蹄铁型肛瘘。②按病理变化分为化脓性肛瘘和特异性肛瘘。③依据瘘管与括约肌关系可分为皮下瘘、黏膜下瘘、外括约肌浅部与皮下部肌间瘘、外括约肌深部与浅部肌间瘘、肛提肌与外括约肌深部肌间瘘。④只有外口下连瘘管而无内口者，称为单口外瘘，又称"外盲瘘"。⑤若只有内口与瘘管相通而无外口者，称为单口内瘘，又称"内盲瘘"。

3. 西医治疗

（1）西药治疗：①局部药物治疗，如洗必泰痔疮栓纳肛，美辛唑酮红古豆醇酯栓、麝香痔疮栓等栓剂纳肛。②全身药物治疗，选用的药物有甲硝唑、氟哌酸、庆大霉素、磺胺类、链霉素等。

（2）手术治疗：本病诊断明确后应以手术治疗为主。

4. 中医辨证论治

证型	证候	方药
湿热下注	肛周有溃口，经常溢脓，脓质稠厚，色白或黄，局部红、肿、热、痛明显，按之有索状物通向肛内	萆薢渗湿汤
正虚邪恋	肛周瘘口流脓，脓质稀薄，肛门隐隐作痛，外口皮色暗淡，时溃时愈，按之较硬，可伴神疲乏力、面色无华，气短懒言	托里消毒饮
阴液亏虚	肛周瘘口凹陷，周围皮肤颜色晦暗，脓水清稀，可伴潮热盗汗，心烦不寐，口渴，食欲不振	青蒿鳖甲汤

第十四章　泌尿与男性生殖系统疾病

一、尿石症☆

1. 临床表现

（1）上尿路结石：包括肾脏结石和输尿管结石，出现疼痛、血尿、梗阻。

（2）下尿路结石：①膀胱结石，表现为排尿中断，疼痛放射至阴茎头部、远端尿道；②尿路结石，表现为突发性尿线变细、排尿费力、呈点滴状、尿流中断，甚至出现排尿障碍而发生急性尿潴留。

2. 西医治疗

（1）一般治疗：大量饮水、调节饮食与尿 pH、控制感染。

（2）肾绞痛的治疗：阿托品、哌替啶、黄体酮、消炎痛栓。

（3）体外冲击波碎石（ESWL）：适用于直径≤2.5cm 的上尿路结石。

（4）手术治疗：腔镜手术、开放手术。

3. 中医辨证论治

证型	证候	方药
湿热蕴结	小便频数短赤，溺时涩痛难忍，淋沥不爽，口干欲饮	三金排石汤
气滞血瘀	腰腹酸胀或隐痛，局部压痛、叩击痛，舌暗或有瘀斑	金铃子散合石韦散
肾气不足	腰酸乏力，夜尿多，面色无华或面部轻度浮肿	济生肾气丸

趣记

三金灵石为鸡生气（注：三金排石汤；金铃子散和石韦散；济生肾气丸）。

二、睾丸炎与附睾炎

1. 临床表现

（1）急性非特异性睾丸炎：单侧睾丸肿痛。

（2）腮腺炎性睾丸炎：腮腺炎后 4~7 天发病，可由单侧累及双侧。

（3）急性附睾炎：附睾、睾丸界限不清，可有波动感、瘘管。

（4）慢性附睾炎：阴囊轻度坠胀，患侧附睾与睾丸界限清楚。

2. 西医治疗　休息，应用抗生素，早期冷敷、后期热敷。

3. 中医辨证论治

证型	证候	方药
湿热下注	一侧或双侧睾丸红肿疼痛，痛引小腹，恶寒发热，头痛口渴	龙胆泻肝汤
火毒炽盛	红肿灼热，脓成按之应指，高热口渴，小便黄赤短少	仙方活命饮
脓出毒泄	脓液黄稠，热退或微热，或脓液清稀，疮口不收	滋阴除湿汤
寒湿凝滞	睾丸隐痛，遇寒加重，腰酸遗精	暖肝煎

三、前列腺炎

1. 临床表现

（1）急性细菌性前列腺炎：起病突然，发热、寒战，腹股沟疼痛，镜下血尿，尿道脓性分泌物，前列腺肿大。

（2）慢性前列腺炎：疼痛、排尿时尿道内有异常感觉、尿道脓性分泌物、性功能障碍、神经衰弱、腺体硬度增加或腺体缩小。

2. 检查

（1）尿三杯试验：前列腺患者第一杯尿有碎屑和脓尿，第二杯较清晰，第三杯浑浊、细菌和白细胞增多。

（2）前列腺液检查：卵磷脂小体减少。

（3）前列腺液 pH 测定：pH 呈弱酸性。

（4）前列腺液培养：细菌培养。

3. 西医治疗

（1）一般治疗：锻炼、规律性生活。

（2）抗生素治疗：急性——复方新诺明，慢性——喹诺酮。

（3）心理治疗。

（4）外治法：前列腺按摩，急性前列腺炎禁忌采用。

4. 中医辨证论治

证型	证候	方药
湿热下注	尿道灼热，尿末或大便时滴白，坠痛，发热、恶寒、头身痛楚	八正散或龙胆泻肝汤
气滞血瘀	睾丸坠痛，压痛明显，触及结节，舌质暗或瘀斑	前列腺汤
阴虚火旺	腰膝酸软，五心烦热，尿末或大便时有白浊，遗精或血精	知柏地黄汤
肾阳虚衰	腰膝酸软，手足不温，小便淋沥不尽，阳痿早泄	济生肾气丸

四、良性前列腺增生症 ☆

（一）临床表现

1. 症状

（1）尿频：早期表现，夜间明显。

（2）排尿困难：呈进行性。

（3）血尿。

（4）尿潴留：下腹痛。

2. 体征

（1）直肠指检：①Ⅰ度，前列腺大小为正常的 1.5～2 倍，质地中等，中央沟变浅，重量为 20～25g。②Ⅱ度，前列腺大小为正常的 2～3 倍，质地中等，中央沟极浅，重量为 25～50g。

③Ⅲ度，前列腺大小为正常的3～4倍，质地硬韧，中央沟消失，重量为50～70g。

（2）触诊：严重尿潴留时，耻骨上可触及肿大包块。

（二）治疗

1. 西医治疗

（1）一般治疗：预防感染、戒烟酒、忌辛辣刺激、防止受凉、多饮水、不憋尿。

（2）药物治疗：激素类、α受体阻滞药、植物药。

（3）手术治疗：严重梗阻时考虑。

2. 中医辨证论治

证型	证候	方药
湿热下注	尿黄而热，灼热或涩痛，口苦而黏或渴不欲饮，舌红苔黄腻	八正散
气滞血瘀	尿线变细或点滴而下，尿道闭塞，小腹拘急胀痛，舌紫暗或瘀斑	沉香散
脾肾气虚	气短懒言，食欲不爽，面色无华，排尿无力	补中益气汤
肾阳衰微	小便频数，滴沥不爽，神疲，畏寒肢冷，面色㿠白	济生肾气丸
肾阴亏虚	尿少热赤，头晕耳鸣，五心烦热，腰膝酸软，咽干口燥	知柏地黄丸

五、膀胱癌 ☆【助理医师不考】

1. 西医病因 膀胱癌主要的致癌因素是芳香族的胺，而潜在的致癌物是饮食硝酸盐和经肠道菌群作用后产生的亚硝酸盐。

2. 临床表现与检查

（1）临床表现

①症状：血尿；膀胱刺激症状；排尿困难；其他。

②体征：一般情况下体检均为阴性，瘤体较大时，双合诊检查可触到肿块。

（2）检查：膀胱肿瘤抗原（BTA）、核基质蛋白（NMP22）、尿荧光原位杂交技术（FISH）、B超、X线检查、膀胱镜检查和肿瘤组织活检、CT、MRI。

3. 西医治疗 以手术治疗为主，化疗、放疗、免疫治疗和中医药治疗为辅。

4. 中医辨证论治

证型	证候		方药
肝郁气滞	尿血，胁痛，口苦咽干，烦躁易怒	舌质红，苔薄黄，脉弦	沉香散
湿热下注	尿血，尿频数，尿痛，小腹胀满，口渴不欲饮	舌质红，苔黄腻，脉滑数	八正散
气血两虚	尿血，面色苍白，倦怠乏力，自汗，盗汗	舌质淡，苔薄白，脉沉细无力	四君子汤合四物汤

第十五章　周围血管疾病

一、血栓闭塞性脉管炎 ☆

（一）临床表现

1. 症状

（1）疼痛：足底弓疼痛、"间歇性跛行"、静息痛。

（2）患肢发凉。

（3）感觉异常：在足部或小腿有部分感觉丧失区。

2. 体征

（1）颜色：皮肤苍白，进一步变紫色。

（2）游走性血栓性浅静脉炎。

（3）营养障碍。

（4）动脉搏动减弱或消失。

（5）雷诺现象：患者受情绪或寒冷刺激呈现指（趾）由苍白、潮红继而发绀的颜色变化。

（6）坏疽和溃疡：末梢小动脉坏死，根据坏疽或溃疡的范围，可将其分为三级。①Ⅰ级，坏疽、溃疡只限于趾部。②Ⅱ级，坏疽、溃疡延及跖趾（掌指）关节或跖（掌）部。③Ⅲ级，坏疽、溃疡延及全足背（掌背）或侵及跟踝（腕）关节或腿部。

（二）检查

确诊：动脉造影。

（三）治疗

1. 西医治疗

（1）药物治疗：扩血管药物、抗血小板聚集药、改善微循环药物、止痛剂、抗生素。

（2）手术治疗：腰交感神经节切除术、截肢术等。

（3）高压氧疗法。

2. 中医辨证论治

证型	证候	方药
寒凝血脉	喜暖怕冷，皮色苍白，触之冰凉、干燥，患肢沉重、酸、麻	阳和汤
血瘀脉络	患肢暗红或紫红或青紫，抬高时苍白，粟粒样黄褐色瘀点反复出现	桃红四物汤
热毒蕴结	患肢皮肤暗红而肿，如煮熟红枣，肉枯筋萎，黑而干枯，疮面肉色不鲜，发热、口干、便秘、尿黄赤	四妙勇安汤
气血两虚	面色萎黄，倦怠气短，畏寒自汗，皮肤干燥，疮面经久不愈，肉芽暗红或淡而不鲜	十全大补丸
肾虚	萎靡不振，晦暗无华，上热下寒，头晕腰痛，大便不爽	肾阳虚者桂附八味丸；肾阴虚者六味地黄丸

二、动脉硬化性闭塞症

1. 临床表现

（1）症状：肢体发凉、间歇性跛行。

（2）体征：皮肤温度下降，皮肤苍白、潮红、青紫、发绀，动脉搏动减弱或消失。

2. 中医辨证论治

证型	证候	方药
寒凝血脉	肢端发凉、冰冷，肤色苍白，舌淡苔白	阳和汤
热毒蕴结	坏疽或呈干性或伴脓出，伴瘀点瘀斑，发热恶寒	四妙勇安汤
脾肾阳虚	全身怕冷，肢体发凉，性欲减退，阳痿	八珍汤合右归丸
血瘀脉络	病位有瘀点或瘀斑，皮色潮红或紫红，舌有瘀点、瘀斑	桃红四物汤

三、下肢深静脉血栓形成 ☆

（一）临床表现

1. 中央型　股三角区疼痛。

2. 周围型

（1）症状：大腿或小腿肿痛、沉重、酸胀，不能行走。

（2）体征：腓肠肌压痛明显，Homans 征阳性。

3. 混合型 全下肢深静脉血栓形成。

（二）治疗

1. 西医治疗 卧床，适当活动。手术。

2. 中医辨证论治

证型	证候	方药
湿热蕴阻，气滞血瘀	皮色苍白或发绀，灼热，固定痛，舌紫暗或瘀斑或略红	桃红四物汤合萆薢渗湿汤
气虚血瘀，寒湿凝滞	久肿不退，皮色发紫或苍白，青筋露出，按之不硬，无明显凹陷	补阳还五汤合五皮饮

四、单纯性下肢静脉曲张

1. 临床表现 患肢浅静脉扩张、迂曲、蚯蚓状，严重者可于静脉迂曲处触及"静脉结石"。

2. 西医治疗

（1）一般措施：加穿弹力袜外部加压。

（2）手术治疗：大隐静脉高位结扎加剥脱术。

3. 中医辨证论治

证型	证候		方药
气血瘀滞	遇寒湿或久坐久立加重，皮肤紫褐灰暗，烦躁易怒或神情抑郁	舌淡紫或瘀斑瘀点	柴胡疏肝散
湿热瘀阻	患肢瘀肿，色灰紫暗，小腿溢出污液或附腐苔，疮口色暗，口渴，尿赤便干	舌质暗红或紫，伴瘀斑瘀点	萆薢渗湿汤合大黄䗪虫丸

第十六章　皮肤及性传播疾病

一、带状疱疹☆

1. 临床表现 皮损先为在一定神经分布区域发生不规则红斑，继而出现疱疹、水疱。

2. 诊断 春秋季节常见，以皮疹为簇集性、呈带状排列、单侧分布及神经痛为特点。病程 2~3 周，愈后极少复发。

3. 西医治疗 抗病毒药物等。

4. 中医辨证论治

证型	证候	方药
肝经郁热	皮疹潮红，疱壁灼热，口苦咽干，心烦易怒，便干尿黄	龙胆泻肝汤
脾虚湿蕴	皮损色淡，疱破后糜烂、渗出，食少腹胀，大便时溏	除湿胃苓汤
气滞血瘀	皮疹消退，疼痛不止或隐痛绵绵，舌紫暗	柴胡疏肝散合桃红四物汤

二、癣

(一) 头癣

1. 临床表现

(1) 黄癣：丘疹或脓疱，鼠尿臭味，永久性脱发。

(2) 白癣：灰白色鳞屑性斑片，距头皮 2~4mm 折断，不留瘢痕。

(3) 黑点癣：出头皮后折断，如黑点，形成瘢痕。

2. 诊断

(1) 黄癣：发内菌丝孢子——暗绿色荧光。

(2) 白癣：发外密集小孢子——亮绿色荧光。

(3) 黑点癣：镜检可见发内链状排列孢子。

3. 西医治疗

(1) 抗菌疗法：灰黄霉素。

(2) 局部治疗：硫黄软膏。

4. 中医辨证论治

证型	证候	方药
虫毒湿聚	皮损泛发，蔓延浸润，皮肤红肿，痂厚	苦参汤

(二) 手足癣

1. 临床表现

(1) 足癣：①水疱型，撕去疱壁可露出蜂窝状基底及鲜红色糜烂面。②浸渍糜烂型，易继发感染。③鳞屑角化型，角质层增厚、粗糙、脱屑、干燥。

(2) 手癣：初起为掌心或指缝水疱或掌部皮肤角化脱屑、水疱。

2. 西医治疗

(1) 全身治疗：酮康唑等抗菌药物。

(2) 局部治疗：①水疱型（益康唑）。②浸渍糜烂型（高锰酸钾）。③鳞屑角化型（水杨酸软膏）。

3. 中医辨证论治

证型	证候	方药
湿热蕴结	水疱、丘疱疹、糜烂、红赤肿痛	萆薢化毒汤合五神汤
血虚风燥	角质层肥厚、干燥、脱屑、皲裂	当归饮子

(三) 体癣

1. 临床表现 损害为圆形或钱币形红斑，数目不定，病灶中央常自愈，周边稍隆起，呈活动性，有炎性丘疹、小疱、痂皮、鳞屑等。

2. 西医治疗

(1) 全身治疗：伊曲康唑等抗菌药物。

(2) 局部治疗：酌情外搽复方苯甲酸搽剂。

3. 中医辨证论治

证型	证候	方药
体癣	皮疹泛发，瘙痒剧烈	龙胆泻肝汤

三、湿疹☆

1. 临床表现

（1）急性湿疹：破后流滋、糜烂、结痂。

（2）亚急性湿疹：丘疹、结痂、鳞屑为主。

（3）慢性湿疹：皮肤粗糙、苔藓样变、褐色，反复发作。

2. 西医治疗

（1）急性湿疹：有大量浆液或脓液时宜湿敷。有丘疹水疱，无糜烂时宜采用干燥疗法。

趣记

干对干，湿对湿。

（2）亚急性湿疹：3% 黑豆馏油。

（3）慢性湿疹：10% ~20% 黑豆馏油。

3. 中医辨证论治

证型	证候	方药
湿热浸淫	皮损潮红灼热，瘙痒，破后渗液，身热心烦，口渴便干	萆薢渗湿汤合三妙丸
脾虚湿蕴	皮损潮红瘙痒，糜烂渗出或见鳞屑，纳少，腹胀便溏	除湿胃苓汤
血虚风燥	皮损色暗剧痒或粗糙肥厚，口干不欲饮，纳差，腹胀	当归饮子

四、荨麻疹☆

1. 临床表现　在皮肤上出现大小形态不一的鲜红或白色风团。可因搔抓刺激，风团互相融合成片，自觉灼热，瘙痒剧烈。

（1）急性1周左右。

（2）慢性反复迁延数月，甚至数年。

2. 西医治疗

（1）全身治疗：抗组胺类药物，肾上腺皮质激素，拟交感神经药，维生素类；组胺球蛋白及肽酶治疗慢性荨麻疹。

（2）局部治疗：外搽止痒洗剂。

3. 中医辨证论治

证型	证候	方药
风寒束表	皮疹色白，遇风寒加重，得暖则减，恶寒怕冷，口不渴	麻黄桂枝各半汤
风热犯表	风团鲜红，灼热剧痒，遇热加重，得冷则减，发热恶寒，肿痛	消风散
胃肠湿热	皮疹色红片大，剧痒，腹痛，恶心纳呆，便秘或泄泻	防风通圣散
血虚风燥	反复发作，午后或间加重，心烦口干，手足心热	当归饮子

五、皮肤瘙痒症【助理医师不考】

1. 临床表现

（1）全身性瘙痒症：最初瘙痒仅局限于一处，进而逐渐扩展至身体之大部或全身。瘙痒常为阵发性，以夜间为重。

（2）局限性瘙痒症：好发于肛门、阴囊、女阴和小腿等部位。

2. 西医治疗

（1）全身治疗：抗组胺类药。

（2）局部治疗：炉甘石洗剂。

（3）物理疗法：紫外线照射、皮下输氧、淀粉浴、糠浴或矿泉浴等。

3. 中医辨证论治

证型	证候	方药
风热血热	皮肤剧痒，遇热加重，破后有血痂，心烦口渴，尿黄便秘	消风散合四物汤
湿热蕴结	瘙痒不止，破后脂水淋漓，口干口苦，胸胁闷胀，溲黄便秘	龙胆泻肝汤
血虚肝旺	病程长，皮肤干燥，破后血痕累累，头晕眼花，失眠多梦	当归饮子

六、银屑病☆【助理医师不考】

1. 临床表现

（1）寻常型银屑病：银白色鳞屑、发亮薄膜、点状出血。

（2）脓疱型银屑病：小脓疱、反复。

（3）关节病型银屑病：关节易发病、类风湿因子（阴性）。

（4）红皮病型银屑病：皮肤弥漫性发红。

2. 西医治疗

（1）全身治疗：维生素、抗肿瘤药、免疫疗法、皮质激素、封闭疗法、抗生素。

（2）局部治疗：煤焦油制剂等。

（3）物理疗法：紫外线照射、光化学疗法、沐浴疗法等。

3. 中医辨证论治

证型	证候	方药
风热血燥	皮损鲜红，皮疹不断出现，红斑，发亮薄膜，点状出血，瘙痒，心烦口渴，便干、尿黄	凉血地黄汤
血虚风燥	皮损色淡，部分消退，干燥，头晕眼花，面色㿠白，口干，便干	当归饮子
瘀滞肌肤	病程长，反复发作，肥厚浸润，颜色暗红，厚鳞屑，蛎壳状	桃红四物汤
湿热蕴阻	发于屈侧部位，红斑糜烂、瘙痒，脓疱或阴雨季节加重，胸闷纳呆，神疲乏力	萆薢渗湿汤
火毒炽盛	属红皮病或脓疱病，发红或暗红，肿胀灼热，壮热口渴，便干溲赤	清营汤

七、白癜风【助理医师不考】

1. 临床表现　皮损为局部色素脱失斑，界清，无皮肤萎缩、硬化、脱屑，无自觉症状。

2. 诊断　根据脱色斑为后天性，呈乳白色，周边有色素沉着带，无自觉症状，可诊断本病。

3. 西医治疗　补骨脂素及其衍生物、皮质类固醇、自体表皮移植。

4. 中医辨证论治

证型	证候	方药
气血不和	发病时期长短不一，白斑光亮，起病快，无自觉症状或微痒	柴胡疏肝散
肝肾不足	发病时间长，有家族史，皮损呈乳白色，舌淡或有齿痕	六味地黄汤

八、淋病

1. 临床表现　有不洁性交或间接接触传染史。潜伏期一般为 2~10 天，平均 3~5 天。

（1）急性：尿道口红肿发痒及轻度刺痛、溢脓。

（2）慢性：尿痛轻微、终末血尿。

2. 西医治疗 青霉素类、壮观霉素、喹诺酮类。

3. 中医辨证论治

证型	证候	方药
湿热毒蕴（急性淋病）	尿道口红肿，尿液浑浊如膏，溢脓，尿急、频、痛，女性宫颈充血、触痛，有脓性分泌物	龙胆泻肝汤酌加土茯苓、红藤、萆薢等
阴虚毒恋（慢性淋病）	小便不畅、短涩，女性带下多或尿道口见黏液，酒后或疲劳易复发，腰膝酸软，五心烦热	知柏地黄丸酌加土茯苓、萆薢等

九、梅毒☆

1. 临床表现

（1）一期梅毒：主要表现为硬下疳。

（2）二期梅毒：主要表现为杨梅疮。

（3）三期梅毒：主要表现为杨梅结毒，侵犯多个脏器。

2. 西医治疗 抗生素治疗，首选青霉素类药物。

3. 中医辨证论治

证型	证候		方药
肝经湿热	多见于一期梅毒，疳疮质硬而润，横痃，杨梅疮多在下肢、腹部、阴部，口苦口干，便秘尿黄	舌红苔黄腻	龙胆泻肝汤
血热蕴毒	多见于二期梅毒，色如玫瑰，或见丘疹、脓疱、鳞屑，口干咽燥，口舌生疮，便秘	舌红苔黄	清营汤合桃红四物汤
毒结筋骨	见于杨梅结毒，树胶肿，伴关节、骨骼痛，疼痛夜甚	舌暗，苔薄白或灰或黄	五虎汤
肝肾亏损	见于三期梅毒，病程数十年，渐瘫痪或痿弱不行，肌肤麻木或作痒，窜痛，腰膝酸软	舌质淡，苔薄白，脉沉细弱	地黄饮子
心肾亏虚	心血管梅毒，心慌乏力，唇甲青紫，下肢浮肿，腰膝酸软，动则气喘	舌淡有齿痕	苓桂术甘汤

十、尖锐湿疣

1. 临床表现 有与尖锐湿疣患者不洁性交或生活接触史。潜伏期 1~12 个月，平均 3 个月。基本损害为淡红色或暗红褐色、柔软的表皮赘生物。

2. 诊断 醋酸白试验局部变白为阳性。

3. 西医治疗 无环鸟苷，病毒唑，聚肌胞，干扰素。

4. 中医辨证论治

证型	证候	方药
湿毒下注	色灰或褐或淡红，质软，秽浊潮湿，易出血，恶臭，尿黄或不畅，苔黄腻	萆薢化毒汤加黄柏、土茯苓、大青叶
湿热毒蕴	色淡红，易出血，秽浊分泌物（淡黄）、恶臭，痒痛，尿黄量少，口渴欲饮，大便干燥	黄连解毒汤加苦参、萆薢、土茯苓、大青叶、马齿苋等

中西医结合妇产科学

第一章　女性生殖系统解剖

一、骨盆

1. 分界　耻骨联合上缘、髂耻缘及骶岬上缘的连线为界，分为假骨盆（上）和真骨盆（下）。

2. 骨骼　包括骶骨、尾骨、髋骨（包括髂骨、坐骨、耻骨）。

3. 分型　分为女型（骨盆入口呈横椭圆形，最多见）；扁平型；类人猿型；男型（骨盆腔呈漏斗型，最少见）。

二、内、外生殖器

1. 外生殖器　包括阴阜、大阴唇（外伤后易形成血肿）、小阴唇（富含神经末梢）、阴蒂、阴道前庭（内有前庭球、前庭大腺、尿道外口、阴道口、处女膜）。

2. 内生殖器

（1）阴道：前壁长7~9cm，后壁长10~12cm；黏膜覆盖复层鳞状上皮。

（2）子宫：①宫体与宫颈的比例为儿童1:2；成人2:1；老年人1:1。②厚2~3cm，宽4~5cm，长7~8cm。

（3）输卵管：分为间质部、峡部、壶腹部、伞部。

（4）卵巢：为扁椭圆形。

第二章　女性生殖系统生理

一、月经及经期的临床表现

1. 周期　周期多为21~35天，平均28天；经期多为4~6天，经量通常为20~60mL。

2. 颜色　一般呈暗红色、不凝，出血量多时可有血凝块。

二、卵巢功能及周期性变化

1. 功能　产生卵子并排卵，分泌女性激素。

2. 周期性变化　卵泡发育及成熟，排卵，黄体形成及退化（14天）。

3. 雌激素的生理作用 ☆

（1）促进子宫发育，增加对缩宫素的敏感性。

（2）使子宫内膜修复，增生。

（3）使宫颈黏液分泌增加。

（4）加强输卵管收缩。

（5）维持酸性环境。

（6）使阴唇发育丰满，色素加深。

（7）促使乳腺腺管增生，促进其他第二性征发育。

（8）协同 FSH 促进卵泡发育。

（9）对下丘脑和垂体的正负反馈调节。

（10）促进水钠潴留，维持和促进骨基质代谢。

4. 孕激素的生理作用 ☆

（1）抑制子宫收缩。

（2）使增生期子宫内膜转化为分泌期内膜。

（3）黏液分泌减少。

（4）抑制输卵管平滑肌节律性收缩的振幅。

（5）加快阴道上皮细胞脱落。

（6）促进乳腺腺泡发育。

（7）黄体期对下丘脑、垂体有负反馈作用。

（8）兴奋下丘脑体温调节中枢，排卵后体温上升 $0.3 \sim 0.5℃$。

（9）促进水钠排泄。

三、月经周期的调节 ☆

1. 下丘脑促性腺激素释放激素：脉冲式分泌。

2. 腺垂体生殖激素。

3. 卵巢性激素的反馈作用：对下丘脑和垂体有反馈调节作用。

四、中医对月经、带下的认识

1. 月经 肾气、天癸、冲任、气血协调作用于胞宫。

（1）正常：14 岁初潮，49 岁左右绝经。

（2）特殊：并月、居经（季经）、避年、暗经、激经。

2. 带下 督脉的温化和带脉的约束。

第三章　妊娠生理与诊断

一、受精与受精卵发育、输送及着床

1. 概念 受精后的第 6 ~ 7 天，透明带消失后侵入子宫内膜，称受精卵植入。

2. 机制 受精卵着床需经过定位、黏着、穿透 3 个阶段。受精卵着床后，子宫内膜迅速发生蜕膜变，此时的子宫内膜称为蜕膜。

3. 着床具备条件 ☆

（1）透明带消失。

（2）分化出合体滋养细胞。

（3）胚泡和子宫内膜同步发育且功能协调。

（4）体内有足够数量的孕酮。

二、胎儿附属物的形成和功能

1. 组成 胎盘、胎膜、脐带、羊水。

2. 胎盘 维持胎儿生长发育。

（1）组成：羊膜、叶状绒毛膜和底蜕膜。

（2）功能：气体交换、营养物质供应，排出代谢产物，防御，合成功能。

（3）酶：缩宫素酶，耐热性碱性磷酸酶。

（4）激素：蛋白激素［人绒毛膜促性腺激素（hCG），人胎盘生乳素］；甾体激素（雌、孕激素）。

【拓展】hCG——合体滋养细胞产生的糖蛋白激素，诊断早孕最敏感的方法；妊娠 8～10 周血清中 hCG 浓度达高峰，2 周内消失。功能是维持黄体寿命，使黄体成为妊娠黄体。

3. 胎膜　包括绒毛膜、羊膜。

4. 脐带　胎儿和母体之间进行物质交换的重要通道。

5. 羊水

（1）来源：早期源于母体血清；中期源于胎儿的尿液；晚期胎肺参与生成。

（2）量：38 周约 1000mL，足月妊娠时约 800mL（300mL 以下为羊水过少；大于 2000mL 为羊水过多）。

三、妊娠期母体变化

1. 生殖系统变化（子宫）

（1）妊娠早期：子宫略成球形，不对称。

（2）孕 12 周后：子宫增大并超出盆腔。

（3）妊娠晚期：子宫右旋（孕妇最佳睡姿是左侧卧）。

2. 血液循环系统的变化【助理医师不考】

（1）血容量：6～8 周增加；孕 32～34 周达顶峰，增加 40%～45%，呈稀释状态。

（2）血液成分：①红细胞（中晚期补充铁剂）。②白细胞（中性粒细胞增加）。③凝血因子（高凝状态）。④血浆蛋白（白蛋白减少）。

3. 妊娠诊断

（1）早期妊娠诊断

①临床表现：停经，早孕反应，尿频。

②妇科检查：乳房增大，有深褐色蒙氏结节；阴道、子宫颈变松软，有黑加征。

③辅助检查：妊娠试验、超声检查。

（2）中晚期妊娠的诊断：临床表现如下。

①子宫增大（妊娠 22 周平脐；32 周在脐与剑突之间）。②胎动（20 周左右）。③胎心音（18～20 周，110～160 次/分）。

（3）胎产式、胎先露、胎方位

①胎产式：指胎体纵轴与母体纵轴的关系。

②胎先露：为最先进入骨盆入口的胎儿部分。

③胎方位：指胎先露的指示点与母体骨盆的关系。

第四章　产前保健

一、围生期【助理医师不考】

1. 概念　围生期是指产前、产时和产后的一段时期。

2. 规定　①围生期Ⅰ（从妊娠满 28 周至产后 1 周）；②围生期Ⅱ（从妊娠满 20 周至产后 4 周）；③围生期Ⅲ（从妊娠满 28 周至产后 4 周）；④围生期Ⅳ（从胚胎形成至产后 1 周）。

二、孕妇监护

1. 产前检查推荐时间　妊娠 6～13^{+6} 周；14～19^{+6} 周；20～24 周；25～28 周；29～32 周；33～36 周；37～41 周（每周 1 次）。

2. 预产期推算（"日 7 月 9"）　从末次月经第一日起，月份减 3 或加 9；日数加 7（农历日数加 14）。

3. 产前检查

（1）听诊：胎背处胎心音最清楚。

（2）耻骨弓角度：90°入口平面（小于 80°为不正常）。

（3）坐骨棘间径：正常为 10cm。

三、评估胎儿健康【助理医师不考】

1. 高危儿 孕龄 <37 周或 ≥42 周；出生体重 <2500g。

2. 宫内情况监测

（1）超声检查：①妊娠早期（6 周即可见妊娠囊和原始心管搏动）。②妊娠晚期（20 周开始自觉胎动；28 周后 <10 次/2 小时，胎儿缺氧可能）。

（2）电子胎心监测：基线变异是最重要的评价标准。

3. 胎肺成熟度的监测 34 周胎儿肺基本成熟；卵磷脂比鞘磷脂比值 ≥2；磷酯酰甘油阳性。

第五章　正常分娩

一、决定分娩的四因素

1. 产力：子宫收缩力，腹肌及膈肌收缩力，肛提肌收缩力。

2. 产道：骨产道，软产道。

3. 胎儿：大小，胎位，畸形。

4. 社会心理因素。

二、枕先露的分娩机制

衔接，下降，俯屈，内旋转，仰伸，复位及外旋转，胎肩及胎儿娩出。

三、先兆临产及临产的诊断☆

1. 先兆临产

（1）假临产：不规律宫缩，镇静剂可抑制。

（2）胎儿下降感。

（3）见红：在临产前 24～48 小时，是分娩即将开始比较可靠的征象。

2. 临产诊断 标志：规律且逐渐增强的宫缩，持续 30 秒及以上，间歇 5～6 分钟，伴有进行性宫颈管消失、宫口扩张和胎先露部下降。

四、总产程及产程分期☆

1. 第一产程（宫颈扩张期）

（1）表现：规律宫缩、宫口扩张（逐渐扩张到 10cm）、胎先露下降程度、胎膜破裂。初产妇不超过 20 小时，经产妇不超过 14 小时。

（2）处理：胎膜破裂，主要听胎心。

2. 第二产程（胎儿娩出期）

（1）表现：宫口开全，胎头娩出，然后胎肩、胎体娩出。一般初产妇不超过 3 小时，经产妇不超过 2 小时。

（2）处理：每次宫缩过后或每 5 分钟检测胎心，指导屏气用腹压。

3. 第三产程（胎盘娩出期）

（1）表现：胎儿娩出后子宫迅速收缩，至胎盘完全从子宫壁剥离而排出。需 5～15 分钟。

（2）处理：产房观察 2 小时。

第六章　正常产褥

1. 产褥期变化 ☆

	恢复时间	产褥期临床表现	出现时间
产褥期	6 周	体温升高，低于 38℃	产后 1 天内
子宫大小	6 周	泌乳热	产后 3～4 天
胎盘附着处内膜	6 周	宫底升至脐平	产后 1 天
子宫内膜	3 周	腹部扪不到宫底	产后 10 天
阴道黏膜	3 周	脉搏缓慢，褥汗	产后 1 周

【拓展】产后宫缩痛：于产后 1～2 天出现。

2. 恶露 ☆

（1）血性恶露：色鲜红，量多，有时有小血块，持续 3～4 天。

（2）浆液恶露：大量浆液，色淡红，约持续 10 天。

（3）白色恶露：大量白细胞，色白，黏稠，持续 3 周。

第七章　妇产科疾病的病因与发病机理

妇产科疾病的病因与中医病机

1. 西医病因　生物、精神、营养、理化、免疫、先天及遗传因素。

2. 中医病因

（1）淫邪致病：寒邪、热邪、湿邪为主。

（2）情志因素：怒、思、恐。

（3）生活失调：房劳多产、饮食不节、劳逸失度、跌仆损伤、药误虫蚀。

（4）体质因素。

3. 中医病机　脏腑功能失常，气血失调，冲、任、督、带损伤，胞宫、胞脉、胞络受损。

（1）冲任损伤：会导致妇产科疾病，主要病机包括冲任不足、不固、失调、阻滞等。

（2）督脉虚损：可导致阴阳失调，出现闭经、崩漏等症状。

（3）带脉失约：可导致带下过多、胎动不安等症状。

（4）胞宫、胞脉、胞络受损：直接或间接影响胞宫功能，引起胎漏、胎动不安等。

第八章　妇产科疾病的中医诊断与辨证要点

诊断与辨证要点

1. 月经病　依据月经周期、经期、经量及伴随症状进行诊断与辨证。

2. 带下病　依据带下的量、色、质、气味异常进行诊断与辨证。

3. 妊娠病　确定妊娠后，根据临床主证进行诊断与辨证。

4. 产后病　依据近期分娩史及与分娩和产褥有关的疾病进行诊断与辨证。

5. 杂病　依据具体疾病特有的临床表现结合辅助检查进行诊断与辨证。

第九章　治法概要

一、内分泌治疗
内分泌治疗目的是调整女性生殖内分泌节律及功能。

二、中医内治法
内治法包括滋肾补肾、疏肝养肝、健脾和胃、调理气血等方法。

三、外治法
外治法包括药物治疗（熏洗、坐浴、冲洗、纳药、敷贴、保留灌肠、宫腔注药法）和物理疗法。

第十章　妊娠病

一、妊娠剧吐
1. 概念　妊娠早期，孕妇频繁恶心呕吐，不能进食，以致发生体液失衡及新陈代谢障碍。

2. 西医治疗 ☆
（1）止呕：口服维生素 B_6、胃复安（甲氧氯普胺）。
（2）纠正脱水：补液每天不少于 3000mL，尿量维持在 1000mL 以上，纠正电解质紊乱及酸碱失衡。

> 【拓展】终止妊娠的条件——①T > 38℃。②心率 > 120 次/分。③持续黄疸或持续蛋白尿。④Wernicke 综合征。

3. 中医辨证论治
（1）脾胃虚弱：健脾和胃，降逆止呕（香砂六君子汤）。
（2）肝胃不和：清肝和胃，降逆止呕（橘皮竹茹汤加黄连或黄连温胆汤合左金丸）。
（3）痰滞：化痰除湿，降逆止呕（青竹茹汤）。

二、流产
1. 概念　流产是指妊娠不足 28 周，胎儿体重不足 1000g 而终止者。

2. 临床类型与表现 ☆
（1）先兆流产：妊娠 28 周前出现少量阴道流血（见红）。妇科检查可见子宫颈口未开，胎膜未破，子宫大小与停经周数相符。中医称胎漏、胎动不安。

> 【拓展】胎漏——有血无痛；胎动不安——有血有痛。

（2）难免流产：阴道流血增多，阵发性腹痛加剧，宫口见胚胎组织。
（3）不全流产：妊娠物部分排出体外，尚有部分残留于宫腔内。
（4）完全流产：妊娠物已完全排出，流血逐渐停止，腹痛随之消失。
（5）稽留流产：胚胎或胎儿已死亡，滞留在宫腔内未及时自然排出。
（6）复发性流产：与同一性伴侣自然流产连续发生 3 次或以上。
（7）流产合并感染：宫腔感染。

3. 中医辨证论治

（1）胎漏、胎动不安

①肾虚：补肾益气，固冲安胎（寿胎丸加党参、白术）。

②气血虚弱：益气养血，固肾安胎（胎元饮）。

③血热：清热凉血，固冲安胎（保阴煎加苎麻根）。

④血瘀：活血消癥，补肾安胎（桂枝茯苓丸合寿胎丸）。

⑤外伤：益气养血，固肾安胎（加味圣愈汤）。

（2）滑胎

①肾气亏损：补肾益气，调固冲任（补肾固冲丸）。

②气血虚弱：益气养血，调固冲任（泰山磐石散）。

三、异位妊娠

1. 概念 受精卵在子宫体腔以外着床发育。

2. 病因病理

（1）病因：输卵管炎症是输卵管妊娠最主要的病因。

（2）病理：输卵管妊娠流产，输卵管妊娠破裂，继发腹腔妊娠，陈旧性宫外孕，子宫的变化（子宫内膜呈蜕膜变化，但无绒毛，异位孕卵死亡后脱落蜕膜常呈整块片状或三角形，称蜕膜管型）。

3. 临床特点

（1）症状：停经、腹痛、阴道流血、晕厥休克、腹部包块。

（2）体征：休克表现；下腹部明显压痛、反跳痛；后穹隆饱满，有触痛，子宫颈摇举痛；出血多时，子宫可有漂浮感。

4. 中医辨证论治

（1）未破损期：胎阻胞络——活血祛瘀，杀胚消癥（宫外孕Ⅱ号方加紫草、蜈蚣、水蛭、天花粉）。

（2）已破损期

①不稳定型：胎元阻络、气虚血瘀——益气化瘀，消癥杀胚（宫外孕Ⅰ号方加党参、黄芪、紫草、蜈蚣、天花粉）。

②休克型：气陷血脱——回阳救逆，益气固脱（参附汤合生脉散加黄芪、柴胡、炒白术）。

③包块型：瘀结成癥——活血化瘀，消癥散结（理冲汤加土鳖虫、水蛭、炙鳖甲）。

四、妊娠期高血压疾病

1. 分类与临床表现☆

（1）妊娠期高血压：妊娠 20 周后出现 BP≥140/90mmHg；产后 12 周恢复正常；尿蛋白（-），产后方可确诊。

（2）子痫前期：轻度子痫前期指妊娠 20 周后 BP≥140mmHg 和/或舒张压≥90mmHg；伴有随机尿蛋白（++），或尿蛋白/肌酐比值≥0.3，或尿蛋白≥0.3g/24h。重度者是在子痫前期基础上合并下列任何 1 项者。

①收缩压≥160mmHg 和/或舒张压≥110mmHg。

②持续性头痛、视觉障碍或其他中枢神经系统异常表现。

③持续性上腹部疼痛及肝包膜下血肿或肝破裂表现。

④肝功能损害：血清转氨酶水平为正常值 2 倍以上。

⑤肾功能损害：24 小时尿蛋白≥0.3g；少尿（24 小时尿量＜400mL，或每小时尿量＜17mL）或血肌酐水平＞106μmol/L。

⑥低蛋白血症伴腹水、胸水或心包积液。

⑦血液系统异常：血小板减少（血小板<100×10⁹/L）、微血管内溶血。

⑧心功能衰竭。

⑨肺水肿。

⑩胎儿生长受限或羊水过少、胎死宫内、胎盘早剥等。

2. 中医辨证论治

（1）子肿——妊娠肿胀

①脾肾两虚：健脾温肾，行水消肿（白术散合五苓散）。

②气滞湿阻：理气行滞，除湿消肿（天仙藤散）。

（2）子晕——妊娠眩晕

①阴虚肝旺：滋阴养血，平肝潜阳（杞菊地黄丸加天麻、钩藤、石决明）。

②脾虚肝旺：健脾利湿，平肝潜阳（半夏白术天麻汤）。

（3）子痫——妊娠痫证

①肝风内动：滋阴清热，平肝息风（羚角钩藤汤）。

②痰火上扰：清热豁痰，息风开窍（牛黄清心丸）。

五、胎儿生长受限【助理医师不考】

1. 概念 胎儿生长受限是由于病理原因造成胎儿的生长未能达到其潜在应有的潜能，多表现为超声估测胎儿体重或腹围低于相应孕龄的第十位百分位数。

2. 诊断及处理

（1）诊断：B超是关键。

（2）处理原则：卧床休息（左侧卧位），母体静脉营养，药物治疗，胎儿健康情况监测，产科处理。

六、前置胎盘

1. 概念 妊娠28周后，妊娠晚期或临产时，发生无诱因无痛性反复阴道流血，子宫软，无压痛，大小与停经月份相等，胎先露高浮。

2. 诊断及处理

（1）诊断：B超确诊。

（2）处理原则：卧床休息，抑制宫缩，止血，纠正贫血，预防感染，适时终止妊娠，吸氧。

【拓展】妊娠终止指征——①反复大量流血至休克；②胎龄达36周以上；③胎肺成熟；④胎龄未达36周，胎儿窘迫，或胎心异常者；⑤出血量多、危及胎儿；⑥胎儿已死亡或出现难以存活的畸形。

3. 对母儿的影响 产时、产后出血，植入性胎盘，贫血及感染，围生儿预后不良。

七、胎盘早剥

1. 概念 妊娠20周以后正常位置的胎盘在胎儿娩出前从子宫壁剥离。

2. 病理 底蜕膜出血形成胎盘后血肿，使胎盘自附着处剥离。分为显性，隐性，混合性剥离。严重的胎盘早剥可引起DIC。

3. 分级 在临床上推荐按照胎盘早剥的Page分级标准评估病情的严重程度。

0级：分娩后回顾性产后诊断。

Ⅰ级：外出血，子宫软，无胎儿窘迫。

Ⅱ级：胎儿宫内窘迫或胎死宫内。

Ⅲ级：产妇出现休克症状，伴或不伴弥散性血管内凝血。

4. 治疗原则 早期识别，积极处理休克，及时终止妊娠，控制 DIC，减少并发症。

八、羊水过多【助理医师不考】

1. 概念 妊娠期间羊水量超过 2000mL。

2. 诊断

（1）表现：妊娠 20～32 周腹部胀大迅速、子宫明显大于妊娠月份并伴有压迫症状和胎位不清、胎心音遥远。

（2）实验室：B 超检查（羊水指数≥25cm，羊水池最大深度 AFV≥8cm 可诊断），羊水检查，血糖检查，血型检查，胎儿染色体检查。

3. 中医辨证论治

（1）脾气虚弱：健脾渗湿，养血安胎（鲤鱼汤加陈皮、大腹皮、桑寄生、续断）。

（2）气滞湿郁：理气行滞，利水除湿（茯苓导水汤去槟榔、加防己）。

（3）肾阳亏虚：补肾温阳，化气行水安胎（真武汤加减）。

九、羊水过少【助理医师不考】

1. 概念 妊娠晚期羊水量少于 300mL 者，称为羊水过少。羊水过少严重影响围产儿预后，与不良妊娠结局有关。

2. 实验室检查及其他检查

（1）超声检查：是诊断羊水过少最重要的辅助检查方法。

（2）羊水直接测量：破膜后直接测量羊水，＜300mL 可诊断为羊水过少。

（3）其他检查。

3. 西医治疗 若确诊胎儿畸形，或胎儿已成熟、胎盘功能严重不良者，应立即终止妊娠。未发现胎儿畸形者，予以保守治疗。

4. 中医辨证论治

（1）气血虚弱：补益气血，滋养胎元（八珍汤加桑葚、制何首乌或胎元饮加减）。

（2）脾肾不足证：健脾温肾，滋养胎元（温土毓麟汤加白芍、麦冬、当归或寿胎丸合四君子汤）。

（3）血寒宫冷证：温肾扶阳，滋养胎元（长胎白术散加巴戟天、艾叶）。

十、母胎血型不合【助理医师不考】

1. 概念 孕妇和胎儿之间血型不合而发生的同种免疫疾病，可使胎儿红细胞凝集破坏，引起胎儿或新生儿溶血症。

2. 中医辨证论治

（1）湿热内蕴：清热利湿，固冲安胎（茵陈二黄汤）。

（2）热毒内结：清热解毒，利湿安胎（黄连解毒汤加茵陈、苎麻根、甘草）。

（3）瘀热互结：清热凉血，化瘀安胎（二丹茜草汤）。

（4）阴虚内热：滋阴清热，养血安胎（知柏地黄丸加茵陈、桑寄生、菟丝子）。

第十一章　妊娠合并疾病【助理医师不考】

一、妊娠合并心脏病

1. 临床表现 劳力性呼吸困难、经常性夜间端坐呼吸、咯血、经常性胸闷、胸痛、发绀、杵状指、持续性颈静脉怒张。

2. 中医辨证论治

（1）心气虚：益气养血，宁心安胎（养心汤去肉桂、半夏，加麦冬）。

（2）心血虚：养血益气，宁心安胎（归脾汤）。

（3）阳虚水泛：温阳化气，行水安胎（真武汤合五苓散去猪苓，加桑寄生、菟丝子）。

（4）气虚血瘀：益气化瘀，通阳安胎（补阳还五汤合瓜蒌薤白半夏汤去红花、桃仁、半夏、地龙，加桑寄生、杜仲）。

二、妊娠合并病毒性肝炎

1. 临床表现　妊娠期出现不能用早孕反应或其他原因解释的消化道症状，如食欲不振、恶心、呕吐、腹胀、肝区疼痛、乏力、畏寒、发热，部分患者皮肤巩膜黄染、尿黄。

2. 中医辨证论治

（1）湿热蕴结：清热利湿，佐以安胎（茵陈蒿汤加金钱草、虎杖、寄生、续断）。

（2）湿邪困脾：健脾化湿，养血安胎（胃苓汤去桂枝、泽泻，加寄生、菟丝子）。

（3）肝郁脾虚：疏肝理气，健脾安胎（逍遥散加寄生、菟丝子）。

（4）热毒内陷：清热解毒，凉血救阴（犀角地黄汤合黄连解毒汤加茵陈、大青叶）。

三、妊娠合并糖尿病

1. 诊断☆

（1）临床表现：孕期出现多饮、多食、多尿或外阴阴道假丝酵母菌病反复发作。孕妇体重过高，或伴有羊水过多、巨大儿。

（2）空腹血糖测定：首次检查 FPG≥5.1mmol/L。

2. 中医辨证论治

（1）肺热津伤：清热润肺，生津止渴（消渴方去天花粉，加葛根、麦冬、石斛、黄芩、菟丝子）。

（2）胃热炽盛：清胃泻火，养阴生津（玉女煎去牛膝、加玄参、芦根、黄连、黄芩）。

（3）肾阴亏虚：滋补肝肾，养阴清热（六味地黄丸合生地黄饮子去丹皮、茯苓，加菟丝子）。

（4）阴阳两虚：滋阴助阳（金匮肾气丸去泽泻、丹皮、附子，加淫羊藿、菟丝子、益智仁）。

四、妊娠合并尿路感染

1. 诊断

（1）临床表现：无症状菌尿症仅出现菌尿；急性膀胱炎表现为膀胱刺激征（尿频、尿急、尿痛），下腹部不适，偶有血尿。

（2）体征：急性肾盂肾炎肋腰点（腰大肌外缘与第12肋骨交叉处）有压痛，右肾区或双肾区叩击痛。

2. 中医辨证论治

（1）阴虚火旺：养阴泻火通淋（知柏地黄丸去丹皮，加麦冬、五味子、车前草）。

（2）心火亢盛：清心泻火通淋（导赤散去木通，加黄连、玄参、车前草）。

（3）湿热下注：清热利湿通淋（五淋散加车前子）。

第十二章　异常分娩【助理医师不考】

一、产力异常

1. 原因及类型

（1）原因：头盆不称或胎位异常、子宫因素、精神因素、内分泌失调和药物影响。

（2）类型：子宫收缩乏力或过强，协调和不协调。

2. 临床表现

（1）子宫收缩乏力：①协调性宫缩乏力（节律正常，收缩功能低下）。②不协调性宫缩乏力（子宫收缩极性倒置，无效宫缩）。

（2）子宫收缩过强：①协调性过强（总产程<3 小时，称急产；若伴头盆不对称，胎位异常，可见病理性缩复环或发生子宫破裂）。②不协调性过强（强直性子宫收缩；子宫痉挛性狭窄环）。

3. 分类及处理

种类	临床表现	治疗
协调性宫缩乏力	节律性、对称性、极性正常	人工破膜，加强宫缩
不协调性宫缩乏力	极性倒置	哌替啶，休息
协调性宫缩过强	急产	预防感染、维生素 K_1 预防颅内出血
不协调性宫缩过强	先兆子宫破裂	抑制宫缩，立即剖宫产

二、产道异常

1. 分类 分为骨产道异常与软产道异常。

2. 骨产道异常表现

（1）骨盆入口平面狭窄：①胎头衔接受阻（跨耻征阳性）。②骨盆入口临界狭窄（后顶骨入盆）。③骨盆入口绝对性狭窄（分娩梗阻性难产）。

（2）中骨盆及出口平面狭窄：①胎头衔接正常。②胎头受阻于中骨盆（先兆子宫破裂及子宫破裂）。

（3）单纯骨盆出口平面狭窄：第二产程停滞。

三、胎位异常

1. 分类 胎头位置异常，臀先露，肩先露，复合先露。

2. 处理 持续性枕横位、枕后位：骨盆正常，胎儿不大，具有有效宫缩时，可试产经阴道分娩。

第十三章　胎儿窘迫与胎膜早破

一、胎儿窘迫 【助理医师不考】

1. 西医病因

（1）胎儿慢性缺氧：①母体血氧含量不足。②子宫胎盘血管硬化，梗死、狭窄，使绒毛间隙血液灌注不足。③胎儿自身原因。

（2）胎儿急性缺氧：①前置胎盘，胎盘早剥。②脐带异常。③休克。④缩宫素使用不当。⑤药物过量、抑制呼吸。

2. 西医处理

（1）急性胎儿窘迫：左侧卧位，吸氧；宫口开全或近开全，尽快经阴道助产分娩；宫口未开全，短时间不能经阴道分娩者，行剖宫产。

（2）慢性胎儿窘迫：左侧卧位，定时间断吸氧；孕周小，应尽量延长孕周，促胎肺成熟；近足月者，行剖宫产术终止妊娠。

二、胎膜早破☆

1. 西医病因 生殖道感染；羊膜压力增高；胎膜受力不均；创伤、营养因素。

2. 诊断

（1）临床表现：主诉阴道流液或外阴湿润等。

（2）检查：阴道酸碱度检查（pH≥6.5）；阴道液涂片检查（羊齿植物叶状结晶）。

3. 西医处理

（1）期待疗法：卧床休息，防感染，抑宫缩，促胎肺成熟。

（2）终止妊娠：经阴道分娩，剖宫产。

第十四章　分娩期并发症

一、产后出血☆

1. 概念　胎儿娩出后 24 小时内失血量≥500mL；剖宫产时≥1000mL。居我国孕产妇死亡原因首位。

2. 病因　宫缩乏力、胎盘因素、软产道损伤和凝血功能障碍。

3. 西医治疗

（1）宫缩乏力：按摩子宫；应用宫缩剂等。

（2）胎盘因素：取出胎盘；残留时可行钳刮术或刮宫术。

（3）软产道损伤：缝合；行裂伤修补术。

（4）凝血功能障碍：输血，补血小板、凝血因子等。

4. 中医辨证论治

（1）气虚：补气固冲，摄血止崩（升举大补汤去黄连，加地榆炭、乌贼骨）。

（2）血瘀：活血化瘀，理血归经（化瘀止崩汤）。

二、子宫破裂

1. 病因　梗阻性难产；宫缩药物使用不当；手术损伤；瘢痕子宫。

2. 临床表现　先兆子宫破裂表现为病理缩复环，下腹压痛，胎心率的变化及血尿。子宫破裂为在先兆子宫破裂的基础上突然发生剧烈腹痛，有休克及明显的腹部体征。

三、羊水栓塞【助理医师不考】

1. 概念　分娩时羊水突然进入母体血液循环引起肺栓塞、休克、DIC、肾衰竭或突发死亡的严重分娩并发症。

2. 病因　羊水中的有形物质（胎儿毳毛、角化上皮、胎脂、胎粪）进入母体血液循环引起。

3. 西医治疗

（1）立即抢救，早期抗过敏、抗休克为主。

（2）DIC 阶段早期抗凝，晚期抗纤溶治疗。

（3）少尿无尿阶段，使用利尿药，预防肾衰竭。

四、脐带异常【助理医师不考】

1. 脐带先露　取头低臀高位，阴道分娩。

2. 脐带脱垂　胎心尚好，胎儿存活者，应尽快娩出；若宫口未开，立即剖宫产，结束分娩。

第十五章　产后病

一、中医对产后病的认识

1. 产后"三冲""三急""三病" ☆

（1）产后三冲：指产后败血上冲，冲心、冲胃、冲肺。

（2）产后三急：指产后呕吐、盗汗、泄泻。

（3）产后三病：指产后病痉、病郁冒、大便难。

趣 记

大鲸鱼（注：大便难、病痉、病郁冒）。

2. 产后"三审"

（1）先审小腹痛与不痛，以辨有无恶露停滞。

（2）次审大便通与不通，以验津液之盛衰。

（3）再审乳汁行与不行，以察胃气之强弱。

3. 产后用药"三禁"

（1）禁大汗，以防亡阳。

（2）禁峻下，以防亡阴。

（3）禁通利小便，以防亡津液。

二、晚期产后出血

1. 概念　分娩24小时后，在产褥期内发生的大量子宫出血。以产后1～2周发病最为常见，亦有产后两月余发病者。

2. 中医辨证论治

（1）气虚：补脾益气，固冲摄血（补中益气汤加艾叶炭、鹿角胶）。

（2）血热：清热凉血，安冲止血（保阴煎加七叶一枝花、贯众、炒地榆、煅牡蛎）。

（3）血瘀：活血化瘀，调冲止血（生化汤合失笑散加益母草、茜草）。

三、产褥感染

1. 概念　分娩及产褥期生殖道受病原体侵袭而引起局部或全身的感染。属中医"产后发热"。

2. 病因病机

（1）中医：产后体虚，感染邪毒，正邪交争所致。

（2）西医：产妇体质虚弱、营养不良、产程延长等；病原体感染（衣原体、支原体，以及淋病奈瑟球菌、厌氧菌等）。

3. 临床表现 ☆

（1）发热：产后3～7天出现。

（2）腹痛：多从下腹部开始。

（3）恶露异常：浑浊，或呈脓性。

（4）下肢血栓静脉炎：下肢持续性疼痛、肿胀，站立时加重。

4. 中医辨证论治

（1）感染邪毒：清热解毒，凉血化瘀（五味消毒饮合失笑散加味）。

（2）热入营血：清营解毒，散瘀泄热（清营汤加味）。

（3）热陷心包：清心开窍（清营汤送服安宫牛黄丸或紫雪丹）。

四、产褥中暑【助理医师不考】

1. 西医治疗原则　立即改变高温和不通风环境，迅速降温，纠正水、电解质紊乱及酸中毒。迅速降低体温是抢救成功的关键。

2. 中医辨证论治

（1）暑入阳明：清暑泄热，透邪外达（白虎汤加西瓜翠衣、竹叶、芦根）。

（2）暑伤气津：清热解暑，益气生津（清暑益气汤）。

（3）暑入心营：清营泻热，清心开窍（清营汤送服安宫牛黄丸或紫雪丹或至宝丹）。

五、产褥期抑郁症【助理医师不考】

1. 概念　产褥期抑郁症是指产妇在产褥期出现抑郁症状。多在产后2周内发病，4～6周症状明显。

2. 中医辨证论治

（1）心脾两虚：补益心脾，养血安神（甘麦大枣汤合归脾汤）。

（2）瘀阻气逆：活血化瘀，镇逆安神（癫狂梦醒汤加酸枣仁）。

（3）肝郁气结：疏肝解郁，镇静安神（逍遥散加首乌藤、合欢皮、磁石、柏子仁）。

六、缺乳

1. 概念　缺乳是指产后哺乳期内，乳汁甚少或无乳可下。

2. 中医病因病机　气血化源不足或乳汁运行受阻。常见病因是气血虚弱、肝郁气滞和痰浊阻滞。

3. 中医辨证论治

（1）气血虚弱：补气养血，佐以通乳（通乳丹去木通，加通草）。

（2）肝郁气滞：疏肝解郁，通络下乳（下乳涌泉散）。

（3）痰浊阻滞：健脾化痰通乳（苍附导痰丸合漏芦散）。

七、产后关节痛

1. 概念　产褥期内肢体或关节酸楚、重着、疼痛、麻木。

2. 病因病机

（1）病因：血虚、血瘀风寒和肾虚。

（2）病机：因产后气血虚弱，风、寒、湿等邪乘虚而入，凝滞气血，"不通则痛"；或经脉失养，不荣则痛。

3. 中医辨证论治

（1）血虚：养血益气，温经通络（黄芪桂枝五物汤加当归、鸡血藤）。

（2）血瘀：养血活络，行瘀止痛（生化汤加桂枝、牛膝或身痛逐瘀汤）。

（3）风寒：养血祛风，散寒除湿（独活寄生汤）。

（4）肾虚：补肾养血，强腰壮骨（养荣壮肾汤加秦艽、熟地黄）。

八、产后排尿异常

1. 概念　产后膀胱充盈而不能排尿或排尿困难（尿潴留）；产后不能自主排尿（尿失禁）。

2. 病因病机

（1）产后尿潴留病机：膀胱气化不利。

（2）产后小便频数与失禁病因病机：肺脾气虚，肾气亏虚。

3. 中医辨证论治

（1）产后尿潴留

①肺脾气虚：益气生津，宣肺利水（补气通脬饮）。

②肾阳亏虚：补肾温阳，化气利水（济生肾气丸）。

③血瘀：养血活血，祛瘀利尿（加味四物汤）。

④气滞：理气行滞，行水利尿（木通散）。

（2）产后小便频数与失禁

①肺脾气虚：益气固摄（黄芪当归散加山茱萸、益智仁）。

②肾气亏虚：温阳化气，补肾固脬（肾气丸加益智仁、桑螵蛸）。

九、产后便秘

1. 概念 产后饮食如常，大便数日不解，或大便干结疼痛者，称产后便秘。

2. 中医病因病机 主要病机为血虚津亏，肠燥失润；或肺脾气虚，传导无力；或阳明腑实，肠道阻滞。

3. 中医辨证论治

（1）血虚津亏证：养血滋阴，润肠通便（四物汤加肉苁蓉、柏子仁、火麻仁）。

（2）肺脾气虚证：补脾益肺，润肠通便（润燥汤）。

（3）阳明腑实证：通腑泻热，养血通便（玉烛散）。

十、产后腹痛

1. 概念 产褥期内，发生的与产褥与分娩有关的小腹疼痛，称产后腹痛。

2. 中医病因病机 主要发病机制为气血运行不畅，"不荣则痛"为虚，"不通则痛"为实。常见病因病机是血虚、血瘀。

3. 中医辨证论治

（1）血虚证：养血益气（肠宁汤）。

（2）血瘀证：温经活血，祛瘀止痛（生化汤加益母草）。

第十六章 外阴色素减退性疾病

类型鉴别☆

类别	分型	方药	临床表现
外阴慢性单纯性苔藓	肝郁气滞	黑逍遥散去生姜，加川芎	奇痒，灼热痛，角化过度则呈白色
	湿热下注	龙胆泻肝汤去木通	
外阴硬化性苔藓	肝肾阴虚	归肾丸合二至丸	瘙痒、皮肤色素减退，萎缩变薄，干燥
	血虚化燥	人参养荣汤	
	脾肾阳虚	右归丸加黄芪、白术	

第十七章 女性生殖系统炎症

一、外阴炎

1. 临床表现 中医"阴痒"，外阴瘙痒，或灼热疼痛，或阴部干涩，排尿时疼痛加剧。

2. 中医外治法

（1）塌痒汤：水煎熏洗，适用于湿虫滋生证。

（2）蛇床子散：水煎，趁热先熏后坐浴。

（3）苦参汤：水煎熏洗。

（4）珍珠散：研细末外用。

3. 中医辨证论治（内治）

（1）湿热下注：清热利湿，杀虫止痒（龙胆泻肝汤去木通，加苦参、虎杖）。

（2）湿毒浸渍：清热解毒，除湿止痒（五味消毒饮加土茯苓、蚤休、薏苡仁、萆薢）。

（3）肝肾阴虚：滋肾降火，调补肝肾（知柏地黄汤加当归、白鲜皮、制首乌）。

二、前庭大腺炎【助理医师不考】

1. 西医病理 病原体多为葡萄球菌，大肠埃希菌，链球菌及肠球菌。

2. 中医病机 热毒蕴结，寒凝痰瘀。

3. 临床表现

（1）急性炎症：局部肿胀，疼痛、灼热，伴恶寒、发热等。

（2）慢性炎症：囊肿大小不一。

4. 西医治疗

（1）急性期：休息，保持外阴部清洁。

（2）慢性期：囊肿造口术。

5. 中医辨证论治

（1）热毒蕴结：清热解毒，消肿散结（仙方活命饮）。

（2）寒凝痰瘀：温经散寒，涤痰化瘀（阳和汤）。

三、阴道炎

1. 分类及表现☆

分类	分泌物特点	检查	治疗
滴虫阴道炎	灰黄色稀薄泡沫状	滴虫	口服甲硝唑；性伴侣的治疗
外阴阴道假丝酵母菌病	白色凝乳状或豆腐渣样	芽孢和假菌丝	消除诱因；局部用制霉菌素，口服伊曲康唑、氟康唑
细菌性阴道病	灰白稀薄，鱼腥臭味	线索细胞，胺臭味试验阳性	局部用甲硝唑栓或克林霉素膏；口服甲硝唑
萎缩性阴道炎	瘙痒，灼热，干涩感	阴道分泌物 pH 增高，血雌激素水平下降	局部应用雌三醇乳膏或甲硝唑放入阴道；口服雌激素补充治疗

2. 中医辨证论治

（1）肝经湿热：清热利湿、杀虫止痒（龙胆泻肝汤加苦参、百部、蛇床子）。

（2）湿虫滋生：清热利湿，解毒杀虫（萆薢渗湿汤加苦参、防风）。

四、子宫颈炎

1. 病因 病原体感染、机械性刺激或损伤并发感染。

2. 病理 急性和慢性子宫颈炎。

3. 临床表现 阴道分泌物增多，呈淡黄色或脓性，甚至有血性白带或性交后出血。

4. 检查

（1）妇科检查：可见宫颈充血、水肿、黏膜外翻，有脓性白带从宫颈口流出，量多。

（2）实验室检查：宫颈刮片或 TCT 宫颈细胞学检查，必要时进行病原学检测。

5. 西医治疗

（1）急性子宫颈炎：淋病奈瑟球菌性宫颈炎常用头孢曲松钠，头孢克肟或氨基糖苷类；治疗沙眼衣原体主要有四环素类、红霉素类。

（2）慢性子宫颈炎：选用相应抗感染药物。

（3）子宫颈息肉：行息肉摘除术。

6. 中医辨证论治

（1）热毒蕴结：清热解毒，燥湿止带（止带方合五味消毒饮）。

（2）湿热下注：疏肝清热，利湿止带（龙胆泻肝汤去木通）。

（3）脾虚湿盛：健脾益气，升阳除湿（完带汤）。

（4）肾阳虚损：温肾助阳，涩精止带（内补丸）。

五、盆腔炎性疾病

1. 病因病理 产后体虚，手术感染，经期及产褥期卫生不洁，下生殖道感染，邻近器官炎症直接蔓延，盆腔炎性疾病再次感染等。

2. 临床表现 腹痛，发热，阴道分泌物增多，下腹部肌紧张、压痛、反跳痛。

3. 西医治疗 抗生素治疗，手术治疗。

4. 中医辨证论治

（1）热毒炽盛：清热解毒，凉血化瘀（五味消毒饮合大黄牡丹皮汤）。

（2）湿热瘀结：清热利湿，化瘀止痛（仙方活命饮加薏苡仁、冬瓜仁）。

六、盆腔炎性疾病后遗症

1. 病因病理 慢性输卵管炎、输卵管积水、输卵管卵巢囊肿、慢性结缔组织炎。

2. 临床表现 低热，疲乏、不孕、异位妊娠、慢性盆腔痛等。

3. 西医治疗 需根据患者不同情况选择治疗方案。

4. 中医辨证论治

（1）湿热瘀结：清热利湿，化瘀止痛（银甲丸）。

（2）气滞血瘀：活血化瘀，理气止痛（膈下逐瘀汤）。

（3）寒湿凝滞：祛寒除湿，活血化瘀（少腹逐瘀汤）。

（4）气虚血瘀：益气健脾，化瘀散结（理冲汤）。

（5）肾虚血瘀：化瘀止痛，补肾益气（温胞饮）。

第十八章 月经病

一、排卵障碍性异常子宫出血

1. 分类及表现☆

类型	子宫内膜病理改变	临床表现
无排卵性异常子宫出血（"增生"）	子宫内膜增生	周期，经期，经量无规律（单相体温）
	增殖期子宫内膜	
	萎缩型子宫内膜	
排卵性异常子宫出血（"分泌"）	黄体功能不足	不孕或早期流产，月经先期（经期短）
	子宫内膜不规则脱落	周期正常，经期延长，9～10天，或伴量多
	排卵性月经过多	周期正常，量多
	排卵期出血	月经间期出血或基础体温开始上升时少量阴道流血

2. 诊断方法☆

（1）诊断性刮宫（止血，诊断）：①排卵和黄体功能（经前期或月经来潮6小时内诊刮）。

②内膜不规则脱落（月经第5天诊刮）。③不规则阴道流血或大出血者（随时诊刮）。

（2）基础体温测定：①单相型（无排卵）。②黄体功能不足（是双相型，但升高时间缩短）。③内膜不规则脱落（呈双相型，但下降缓慢）。

（3）盆腔超声：可了解子宫大小、形态，宫腔内有无赘生物，子宫内膜厚度等。

3. 中西医治疗原则

（1）西医治疗：无排卵性异常子宫出血以止血，调整月经周期，促进排卵和手术为主；排卵性异常子宫出血以改善黄体功能为主。

（2）中医治疗：急则治其标，缓则治其本，灵活运用"塞流""澄源""复旧"。

> **【拓展】** 塞流即止血；澄源即正本清源，亦是求因治本；复旧即固本善后。

4. 中医辨证论治

（1）无排卵性异常子宫出血（崩漏）

①血热证：实热——清热凉血，止血调经（清热固经汤）；虚热——养阴清热，止血调经（上下相资汤）。

②肾虚证：肾阴虚——滋肾益阴，止血调经（左归丸去牛膝合二至丸）；肾阳虚——温肾固冲，止血调经（右归丸去肉桂，加补骨脂、淫羊藿）。

③脾虚证：补气升阳，止血调经（举元煎合安冲汤加炮姜炭）。

④血瘀证：活血化瘀，止血调经（逐瘀止崩汤）。

（2）排卵性异常子宫出血（月经不调）

排卵性月经过多（月经过多）

①血热：清热凉血，固冲止血（保阴煎加炒地榆）。

②气虚：补气升提，固冲止血（举元煎或安冲汤加升麻）。

③血瘀：活血化瘀，固冲止血（桃红四物汤加三七、茜草、蒲黄）。

黄体功能不足（月经先期）

①阴虚血热：养阴清热，固冲调经（两地汤）。

②阳盛血热：清热降火，凉血调经（清经散）。

③肾气虚：补肾益气，固冲调经（固阴煎）。

④脾气虚：健脾益气，固冲调经（补中益气汤）。

⑤肝郁血热：疏肝解郁，清热调经（丹栀逍遥散）。

> **趣记**
>
> 贤妻不顾亲弟胆小。注：月经先期用药——补中益气汤、固阴煎、清经散、两地汤、丹栀逍遥散。

排卵期出血（经间期出血）

①肾阴虚：滋阴养肾，固冲止血（加减一阴煎）。

②湿热：清热除湿，凉血止血（清肝止淋汤去阿胶、红枣，加茯苓、炒地榆）。

③脾气虚：健脾益气，固冲摄血（归脾汤）。

④血瘀：活血化瘀，理血归经（逐瘀止血汤）。

子宫内膜不规则脱落（经期延长）

①虚热：养阴清热，凉血调经（两地汤合二至丸）。

②湿热蕴结：清热利湿，止血调经（固经丸）。

③气虚：补气摄血，固冲调经（举元煎）。

④血瘀：活血化瘀，固冲调经（桃红四物汤合失笑散）。

（3）稀发排卵（月经后期、月经过少）

①肾气虚：补肾益气，养血调经（大补元煎）。

②血虚：补血益气调经（人参养荣汤）。

③血寒：温经散寒，活血调经（温经汤）。

④痰湿：燥湿化痰，活血调经（苍附导痰丸）。

二、继发性闭经☆

1. 概念　正常月经建立后月经停止超过6个月或3个周期以上者。

2. 分类　下丘脑性闭经（最常见）；垂体性闭经；卵巢性闭经；子宫性闭经（子宫内膜对卵巢激素无反应）。

3. 西医治疗

（1）氯米芬：用于有一定内源性雌激素水平的无排卵者。

（2）溴隐亭：用于单纯高催乳素（PRL）血症者。

4. 中医治疗原则　虚则补而通之，实则泄而通之。

5. 中医辨证论治

（1）肾气亏损：补肾益气，养血调经（加减苁蓉菟丝子丸加淫羊藿、紫河车）。

（2）肝肾阴虚：滋补肝肾，养血调经（育阴汤去海螵蛸、牡蛎，加当归、菟丝子）。

（3）气血虚弱：益气健脾，养血调经（人参养荣汤）。

（4）阴虚血燥：养阴清热，养血调经（加减一阴煎加丹参、黄精、女贞子、香附）。

（5）气滞血瘀：行气活血，祛瘀通经（血府逐瘀汤）。

（6）寒凝血瘀：温经散寒，活血通经（温经汤）。

（7）痰湿阻滞：燥湿化痰，活血通经（丹溪治湿痰方或苍附导痰丸合佛手散）。

三、痛经

1. 病机　不通则痛，不荣则痛。

2. 中医辨证论治

（1）气滞血瘀：理气活血，逐瘀止痛（膈下逐瘀汤加蒲黄）。

（2）寒凝血瘀：温经散寒，化瘀止痛（少腹逐瘀汤加苍术、茯苓、乌药）。

（3）湿热瘀阻：清热除湿，化瘀止痛（清热调血汤加蒲公英、薏苡仁）。

（4）气血虚弱：补气养血，调经止痛（黄芪建中汤加党参、当归）。

（5）肝肾亏损：滋肾养肝，调经止痛（调肝汤加桑寄生，肉苁蓉）。

四、多囊卵巢综合征

1. 西医治疗　生活方式调整；短效避孕药；孕激素；促排卵治疗。

2. 中医辨证论治

（1）肾阴虚证：滋阴补肾，调补冲任（左归丸）。

（2）肾阳虚证：温肾助阳，调补冲任（右归丸）。

（3）痰湿阻滞：燥湿除痰，活血调经（苍附导痰丸合佛手散）。

（4）肝经湿热：清肝解郁，除湿调经（龙胆泻肝汤）。

（5）气滞血瘀：行气活血，祛瘀通经（膈下逐瘀汤）。

五、经前期综合征

1. 中医认识　属中医"经行头痛""经行乳房胀痛""经行发热""经行身痛""经行泄泻""经行浮肿"等范畴。

2. 中医辨证论治

（1）肝郁气滞：疏肝解郁，养血调经（柴胡疏肝散）。

（2）肝肾阴虚：滋肾养肝，育阴调经（一贯煎）。

（3）脾肾阳虚：温肾健脾，化湿调经（右归丸合苓桂术甘汤）。

（4）心肝火旺：疏肝解郁，清热调经（丹栀逍遥散加黄芩）。

（5）气滞血瘀：理气活血，化瘀调经（血府逐瘀汤）。

（6）痰火上扰：清热化痰，宁心安神（生铁落饮加郁金、黄连）。

六、绝经综合征

1. 内分泌变化 最早反应。

雌激素下降，孕激素减少，睾酮和雄烯二酮（属雄激素）水平下降，促性腺激素显著升高，促性腺激素释放激素增加，血抑制素浓度下降，抗米勒管激素水平下降。

2. 临床表现 月经紊乱，血管舒缩症状，自主神经失调症状等。

3. 西医治疗

（1）激素补充疗法：以雌激素为主，辅以孕激素。

（2）非激素类药物：盐酸帕罗西汀等。

4. 中医辨证论治

（1）肝肾阴虚：滋养肝肾，育阴潜阳（杞菊地黄丸去泽泻）。

（2）脾肾阳虚：温肾扶阳（右归丸加减）。

（3）肾虚肝郁：滋肾养阴，疏肝解郁（一贯煎）。

（4）心肾不交：滋阴降火，交通心肾（天王补心丹去人参、朱砂，加太子参、桑葚）。

（5）肾阴阳两虚：滋阴补肾，调补冲任（二仙汤合二至丸）。

第十九章 女性生殖器官肿瘤

一、宫颈癌☆

1. 病因 高危型 HPV 持续感染；性行为及分娩次数等。

【拓展】HPV 16、18 型所致的宫颈癌约占全部宫颈癌的 70%。

2. 病理 浸润型鳞状细胞癌（占 75%～80%）。

3. 转移途径 直接蔓延最常见。

4. 临床表现 早期多为接触性出血，晚期为不规则阴道流血等。

5. 辅助检查

（1）子宫颈细胞学检测和/或 HPV 检测。

（2）阴道镜检查。

（3）子宫颈活组织检查的"三阶梯"程序，确诊依据为组织学诊断。

二、子宫肌瘤

1. 变性 玻璃样变（透明变性，无症状）；囊性变（镜下有囊腔液体）；红色样变（腹痛、感染、发热）；肉瘤样变（恶性）；钙化。

2. 临床表现

（1）月经异常：经量增多，经期延长。

（2）下腹包块。

（3）压迫症状：压迫膀胱、直肠。

（4）白带增多。

（5）其他：不孕、继发性贫血。

3. 体征　妇检见不规则单个或多个结节突起。

4. 手术指征

（1）月经过量引发贫血，药物治疗无效。

（2）肌瘤蒂扭转引起的急性腹痛。

（3）瘤体过大引起压迫膀胱、直肠症状。

（4）确定引起不孕或反复流产的唯一病因是肌瘤。

（5）疑有肉瘤变。

5. 药物治疗　症状轻，近绝经年龄及全身情况不宜手术者，用促进性腺激素释放激素类似物、米非司酮等。

6. 中医辨证论治

（1）气滞血瘀：行气活血，化瘀消癥（膈下逐瘀汤）。

（2）痰湿瘀阻：化痰除湿，活血消癥（苍附导痰丸合桂枝茯苓丸）。

（3）气虚血瘀：益气养血，消癥散结（理冲汤加桂枝、山慈菇、煅龙骨、煅牡蛎）。

（4）肾虚血瘀：补肾活血，消癥散结（金匮肾气丸合桂枝茯苓丸）。

（5）湿热瘀阻：清热利湿，活血消癥（大黄牡丹汤加红藤、败酱草、石见穿、赤芍）。

三、卵巢肿瘤【助理医师不考】

1. 组织学分类　上皮性肿瘤、性索–间质肿瘤、生殖细胞肿瘤、转移性肿瘤。

2. 转移途径　以直接蔓延和腹腔种植为主。

3. 临床分期☆

Ⅰ期：局限于卵巢。

Ⅱ期：累及一侧或双侧卵巢肿瘤，伴盆腔内扩散。

Ⅲ期：一侧或双侧卵巢肿瘤，并镜检证实的盆腔外腹膜转移或局部淋巴结转移。

Ⅳ期：远处转移。

4. 临床表现

	良性肿瘤	恶性肿瘤
病史	病程长，逐渐增大	病程短，迅速增大
体征	单侧多，活动，囊性，表面光滑，通常无腹水	双侧多，固定，实性或囊实性，表面凹凸不平，常伴腹水，多为血性，可查到癌细胞
一般情况	良好	逐渐出现恶病质
B 型超声	为液性暗区，可有间隔光带，边界清晰	液性暗区内有杂乱光团、光点，肿块边界不清

5. 辅助检查

（1）血清 AFP：对卵巢卵黄囊瘤有特异性诊断价值。

（2）血清 hCG：对非妊娠性绒癌有特异性。

6. 西医治疗

（1）若卵巢肿块直径 <5cm，疑为卵巢瘤样病变，可作短期观察或用中药治疗。

（2）确诊为良性肿瘤或直径 5cm 以上，首选手术。

四、子宫内膜癌

1. 病因病理【助理医师不考】

Ⅰ型：即雌激素相关型，占多数，预后好。

Ⅱ型：即非雌激素相关型，预后不良。

2. 诊断

（1）病史：有绝经过渡期月经紊乱史，绝经后阴道流血。

（2）辅助检查：分段诊断性刮宫（确诊依据）；B 超；宫腔镜。

3. 西医治疗原则　手术治疗（首选）；放疗；化疗；孕激素。

4. 中医辨证论治【助理医师不考】

（1）痰湿结聚：化湿涤痰，软坚散结（苍附导痰丸加半枝莲、夏枯草、海藻、昆布）。

（2）湿热瘀毒：清热解毒，活血化瘀（黄连解毒汤加土茯苓、薏苡仁、丹皮、赤芍、半枝莲、白花蛇舌草）。

（3）肝肾阴虚：滋阴降火，清热解毒（知柏地黄丸加白花蛇舌草、半枝莲、椿根皮、甘草）。

（4）脾肾阳虚：温肾健脾，益气化瘀（固冲汤合肾气丸加三七）。

第二十章　妊娠滋养细胞疾病

一、葡萄胎

1. 临床表现 ☆

（1）停经后不规则流血。

（2）水泡状组织排出。

（3）子宫异常增大变软。

（4）无胎心，无胎动。

2. 检查

（1）血 hCG 测定：明显高于正常妊娠月份。

（2）超声：B 超下子宫腔呈"落雪状"或"蜂窝状"影像。

3. 西医治疗

（1）清宫。

（2）子宫切除术。

（3）预防性化疗。

4. 随访 ☆

（1）hCG 正常后仍需随访，自第一次阴性后共计一年。

（2）询问有无阴道出血，咯血。

（3）必做妇科检查。

（4）定期做 B 超、胸部 X 线片或 CT。

（5）严格避孕 6 个月。

二、妊娠滋养细胞肿瘤【助理医师不考】

1. 临床表现　持续的阴道不规则流血；子宫增大；卵巢黄素化囊肿；腹痛；假孕症状；转移症状（转移至肺、阴道、肝和脑，其中脑转移为主要死因）。

2. 诊断

（1）血 β-hCG 连续测定：是主要诊断依据。

（2）超声：诊断最常用方法。

（3）病理：见绒毛或退化的绒毛影，诊断为侵蚀性葡萄胎；若仅见成片滋养细胞浸润及坏死出血，未见绒毛，为绒癌。

（4）胸部 X 线片、CT、磁共振检查：肺转移发生机会最多，可行胸部 X 线片或 CT 检查。磁共振检查主要用于脑、肝和盆腔病灶。

3. 西医治疗 化疗为主，常用药物为甲氨蝶呤（MTX）；手术主要用于化疗的辅助治疗。

【拓展】停药指征——化疗需坚持到症状及体征消失，hCG 每周测定 1 次，连续 3 次正常，再巩固 1～3 个疗程方可停药。随访 5 年无复发者称为治愈。

第二十一章　子宫内膜异位症及子宫腺肌病

一、子宫内膜异位症

1. 概念　具有活性的子宫内膜组织（腺体和间质）出现在子宫体以外部位。属于中医"痛经""癥瘕""月经不调""不孕症"等范畴。

2. 病理☆　卵巢子宫内膜异位症（最多见）；腹膜子宫内膜异位症；深部浸润型子宫内膜异位症；其他部位。

3. 中医病机　瘀血阻滞冲任胞宫。

4. 临床表现　痛经，呈继发性、进行性加剧。

5. 诊断

（1）妇科检查：子宫多后倾固定，直肠子宫陷凹、宫骶韧带或子宫后壁下段扪及触痛性结节，一侧或双侧附件区扪及囊性不活动包块。

（2）辅助检查：腹腔镜检查是目前诊断内膜异位症的最佳方法。

6. 西医治疗

（1）药物治疗：非甾体抗炎药、避孕药、孕激素、孕激素受体拮抗剂、孕三烯酮、促性腺激素释放激素激动剂。

（2）手术治疗：①保留生育功能手术，适用于年轻、有生育要求的患者。②保留卵巢功能手术，适用于无生育要求，45 岁以下者。③根治性手术，适用于 45 岁以上重症患者。

7. 中医辨证论治

（1）气滞血瘀：理气活血，祛瘀散结（膈下逐瘀汤）。

（2）寒凝血瘀：温经散寒，活血祛瘀（少腹逐瘀汤）。

（3）痰热互结：清热凉血，活血祛瘀（清热调血汤加红藤、薏苡仁、败酱草）。

（4）痰瘀互结：理气化痰，活血逐瘀（苍附导痰汤合桃红四物汤）。

（5）气虚血瘀：益气活血，化瘀散结（理冲汤）。

（6）肾虚血瘀：补肾益气，活血化瘀（归肾丸合桃红四物汤）。

二、子宫腺肌病

1. 病理　子宫多呈均匀增大。

2. 临床表现　经量多，经期长，进行性加剧痛经，子宫均匀增大或局限性隆起，质硬有压痛。

3. 西医治疗　药物治疗、手术治疗。

第二十二章　子宫脱垂

1. 西医病因　①妊娠，分娩。②衰老。③长期腹压增加。④医源性原因。

2. 分度☆　患者平卧并用力向下屏气。

Ⅰ度：①轻型，宫颈外口距处女膜缘＜4cm，但未达处女膜缘。②重型，宫颈外口已达处女膜缘，在阴道口可见宫颈。

Ⅱ度：①轻型，宫颈已脱出阴道口，但宫体仍在阴道内。②重型，部分宫体已脱出阴道口。

Ⅲ度：宫颈及宫体全部脱出至阴道口外。

3. 西医治疗　保守治疗（使用子宫托）、手术治疗。

4. 中医辨证论治

（1）中气下陷：补益中气，升阳举陷（补中益气汤加枳壳）。

（2）肾气亏虚：补肾固脱，益气升提（大补元煎加黄芪、升麻、枳壳）。

（3）湿热下注：清热利湿（龙胆泻肝汤合五味消毒饮）。

第二十三章　不孕症

1. 概念　原发性不孕相当于中医学的"全不产""绝产""绝嗣""绝子"等，继发性不孕为"断续"。

2. 西医病因　女性因素占 60%～70%；男性因素占 10%～30%；不明原因占 10%～20%。

3. 西医治疗

（1）纠正盆腔器质性病变。

（2）诱导排卵：①氯米芬，为首选促排卵药，适用于体内有一定雌激素水平者。②溴隐亭，适用于无排卵伴有高催乳激素血症者。

4. 中医辨证论治

（1）肾气虚弱：补肾益气，温养冲任（毓麟珠）。

（2）肾阴虚：滋阴养血，调冲益精（养精种玉汤合清骨滋肾汤）。

（3）肾阳虚：温肾益气，调补冲任（温胞饮）。

（4）肝气郁结：疏肝解郁，养血理脾（开郁种玉汤）。

（5）痰湿壅阻：燥湿化痰，调理冲任（启宫丸）。

（6）瘀滞胞宫：活血化瘀，调理冲任（少腹逐瘀汤）。

（7）湿热内蕴：清热除湿，活血调经（清热调血汤加红藤、败酱草、车前子、薏苡仁）。

第二十四章　计划生育

一、避孕

1. 临床常用避孕方法　宫内节育器、激素避孕及其他避孕。

2. 放置宫内节育器

（1）适应证：已婚育龄妇女自愿要求以 IUD 避孕而无禁忌证者。

（2）禁忌证：①妊娠或妊娠可疑。②生殖道急性炎症。③人工流产出血多，怀疑有妊娠组织物残留或感染可能，中期妊娠引产、分娩或剖宫产胎盘娩出后，子宫收缩不良有出血或潜在感染可能。④生殖器肿瘤。⑤生殖器畸形。⑥宫颈内口过松，重度陈旧性宫颈裂伤或子宫脱垂。⑦严重的全身疾病。⑧宫腔 <5.5cm 或 >9.0cm。⑨近 3 个月内有月经失调，阴道不规则流血。⑩有铜过敏史。

3. 并发症　子宫穿孔；节育器异位；节育器嵌顿或断裂；节育器下移或脱落，带器妊娠。

二、人工流产

1. 负压吸引术

（1）适应证：妊娠 10 周内要求终止妊娠而无禁忌证的患者；妊娠 10 周内因某种疾病而不宜继续妊娠者。

（2）禁忌证：①生殖器官急性炎症。②各种疾病的急性期。③严重全身性疾病不耐受手术者。④术前两次体温高于 37.5℃ 者。

【拓展】钳刮术——适合妊娠 10～14 周内要求终止妊娠而无禁忌证者。

2. 药物流产

（1）适应证：妊娠 7 周以内，<40 岁的健康妇女；对手术有恐惧心理者；高危手术流产对象等。

（2）禁忌证：有使用米非司酮、米索前列醇的禁忌证；过敏体质，宫外孕，妊娠剧吐者。

【拓展】妇科检查——双合诊（阴道＋腹部）；三合诊（阴道＋直肠＋腹部）。

中西医结合儿科学

第一章 总论

第一节 小儿年龄分期与生长发育

一、年龄分期及特点

1. 胎儿期 胎龄为40周，280天；易流产和畸形。

2. 新生儿期 生后满28天；易发生硬肿。

3. 婴儿期 出生28天后至1周岁；第一个生长高峰；易患传染病。

4. 幼儿期 1～3周岁；易发生外伤、中毒。

5. 学龄前期 3周岁至7周岁；易患肾炎、风温热。

6. 学龄期 7周岁至青春期前（一般为女12岁，男13岁）；注意预防近视，龋齿。

7. 青春期 一般女孩，11～12岁到17～18岁；男孩，13～14岁到18～20岁；第二个生长高峰。

二、体格生长指标☆

1. 体重 初生体重平均3kg。

（1）1～6个月（kg）＝出生时体重（kg）＋月龄×0.7（kg）。

（2）7～12个月（kg）＝6（kg）＋月龄×0.25（kg）。

（3）1岁至青春期前（kg）＝年龄×2（kg）＋8（kg）。

2. 身高（长） 出生身长约50cm，出生后第一年增长25cm。2～12岁身高（cm）＝7×年龄＋75。

3. 颅骨发育 前囟，生后1～1.5岁闭合；后囟，最迟生后2～4个月闭合；颅骨缝，生后3～4个月闭合。

4. 头围 新生儿平均34cm；2岁时48cm；5岁时50cm；15岁接近成人，54～58cm（2岁前测量有价值）。

5. 牙齿 乳牙齿数＝月龄－4（或6），最晚2岁半乳牙长齐。

6. 脊柱 6～7岁时颈、胸、腰椎3个自然弯曲被韧带固定。

7. 呼吸、脉搏

年龄	呼吸（次/分）	脉搏（次/分）	呼吸∶脉搏
新生儿	45～40	140～120	1∶3
≤1岁	40～30	130～110	1∶（3～4）
1⁺～3岁	30～25	120～100	1∶（3～4）
3⁺～7岁	25～20	100～80	1∶4
7⁺～14岁	20～18	90～70	1∶4

8. 血压　收缩压（mmHg）＝80＋2×年龄（岁），舒张压（mmHg）＝收缩压×2/3；随着年龄增长，血压逐渐升高。

9. 生长发育【助理医师不考】

（1）运动：3月龄抬头，4月龄翻身，6月龄独坐，8~9月龄爬，1岁能走，2岁会跳，3岁能快跑。

（2）骨龄：超前见于中枢性性早熟、先天性肾上腺皮质增生症；延后见于生长激素缺乏、甲减、肾小管酸中毒等。

（3）听觉：4岁听觉发育完善。

（4）视觉：4~5月龄认母亲面容，6岁视深度充分发育，视力达1.0。

第二节　小儿生理、病理特点

一、生理特点

1. 脏腑娇嫩，形气未充（稚阴稚阳）。
2. 生机蓬勃，发育迅速（纯阳之体）。

二、病理特点

1. 发病容易，传变迅速。
2. 脏气清灵，易趋康复。

第三节　小儿喂养与保健

一、母乳喂养

1. 母乳的优点　营养丰富，易于消化、吸收和利用；含有丰富抗体和免疫活性物质，抗感染、抗过敏；温度适宜、经济、卫生；增进母子感情；刺激子宫收缩，促其早日恢复。

2. 方法　尽早开奶，按需哺乳。

二、人工喂养

牛乳是最常用的代乳品，对牛奶过敏的婴儿，可选用大豆类代乳品进行喂养。

三、辅食添加原则☆

由少到多，由稀到稠，由细到粗，由一种到多种；天气炎热或婴儿患病时，应暂缓添加新品种。

四、计划免疫

1. 1岁内婴儿需完成卡介苗，脊髓灰质炎三型混合疫苗，百日咳、白喉、破伤风类毒素混合制剂，麻疹减毒活疫苗及乙型肝炎病毒疫苗等预防接种。

> **【拓展】**疫苗接种时间：麻疹——8个月；流脑——6、9个月；白、百、破（白喉、百日咳、破伤风）——3、4、5个月；脊髓灰质炎——2、3、4个月；乙肝——0、1、6个月。

2. 根据流行地区、季节，进行乙型脑炎疫苗、流行性脑脊髓膜炎疫苗、风疹疫苗、流感疫苗、腮腺炎疫苗、甲型肝炎病毒疫苗等的接种。

第四节　儿科疾病证治概要

一、望诊

1. 整体望诊　神、色、形、态。

2. 指纹　适用于 3 岁以下小儿。风、气、命关（食指）。浮沉分表里，红紫辨寒热，淡滞定虚实，三关测轻重。

二、闻诊（啼哭声、尿液、粪便气味）

1. 啼哭　声音洪亮（正常）。

2. 尿液　红褐色为瘀热内结；暗红色为阴虚内热；色深黄为湿热内蕴；黄褐如浓茶，多为湿热黄疸。

3. 粪便　新生儿生后 3~4 天内，大便呈黏稠糊状，褐色，无臭气，为胎粪。大便赤白黏冻，为湿热积滞，常见于痢疾；婴幼儿大便呈果酱色，伴阵发性哭闹，常为肠套叠；大便色泽灰白不黄，呈白陶土样，多系胆道阻滞。

三、问诊

1. 个人史：出生史、喂养史、生长发育史。

2. 预防接种史。

四、基本脉象

浮、沉、迟、数、有力、无力。

五、按诊（皮肤、头颅等）

1. 按皮肤

症状	临床意义
肤冷汗出	阳气不足
肤热无汗	热闭于内
肤热汗出	热蒸于外
干燥失去弹性	吐泻伤津
肿胀，按之则起	阳水水肿（风水相搏）
肿胀，按之难起	阴水水肿（脾肾阳虚）

2. 按头颅

症状	临床意义
囟填	风火痰热上攻，肝火上亢，热盛生风
囟陷	精亏骨弱（兼颅骨软），阴津大伤
按之不坚有弹性	维生素 D 缺乏性佝偻病

六、药物剂量计算 ☆

1. 体重　剂量/日（次）＝病儿体重（kg）×每日（次）每千克体重需要量。

2. 体表面积（m²）

（1）＜30kg 小儿体表面积（m²）＝0.035×体重（kg）＋0.1。

（2）＞30kg 小儿体表面积（m²）＝0.02×［体重（kg）－30］＋1.05。

（3）小儿剂量＝剂量/（m²）×小儿体表面积（m²）。

3. 小儿中药用量 新生儿，成人量1/6；乳婴儿，成人量1/3；幼儿，成人量1/2；学龄儿童，成人量2/3或成人量。

七、外治法

1. 推拿疗法：促进气血运行。

2. 捏脊疗法：调整阴阳，恢复脏腑功能（督脉、膀胱经）。

3. 针灸、打刺疗法：打刺用于脑瘫后遗症；刺四缝用于疳证、厌食。

4. 拔罐疗法。

第五节　小儿体液平衡的特点和液体疗法

1. 脱水程度

（1）轻度：失水量占体重的5%以下。

（2）中度：失水量占体重的5%~10%。

（3）重度：失水量占体重的10%以上。

2. 代谢性酸中毒

（1）轻度：症状不明显。

（2）较重：呼吸深而有力，唇呈樱桃红色，精神萎靡，嗜睡，恶心，频繁呕吐，心率增快，烦躁不安，甚则昏睡、昏迷、惊厥。

（3）严重：血浆pH < 7.20，心肌收缩无力，心率转慢，心输出量减少，周围血管阻力下降，致低血压、心力衰竭和室颤。

3. 液体疗法☆【助理医师不考】

补充累积损失量	补充继续损失量	补充生理需要量
轻度30~50mL/kg；中度50~100mL/kg；重度100~120mL/kg	体液继续损失量一般每日10~40mL/kg，予以1/3~1/2张含钠液	尽量口服，其次静脉滴注1/5~1/4张含钠液，同时给予生理需要量的钾，注意蛋白质的补充
先盐后糖，低渗者2/3张含钠液；等渗者1/2张含钠液；高渗者1/5~1/3张含钠液		
先快后慢		

第二章　新生儿疾病

新生儿黄疸

一、西医病因

1. 感染性 新生儿肝炎，多由宫内病毒感染引起；新生儿败血症，常见细菌、霉菌、病毒或原虫。

2. 非感染性 新生儿溶血病，血型不合，ABO、Rh溶血；胆管阻塞；母乳性黄疸（生理性）；遗传、药物等。

二、中医病因病机

1. 病因 先天禀赋因素及后天感受湿邪或湿热毒邪密切相关。

2. 病机 湿邪或湿热之邪阻滞脾胃，肝失疏泄，胆汁外溢，而发为胎黄。

3. 病位 主要在脾、胃、肝、胆。

三、生理性黄疸和病理性黄疸的鉴别☆

鉴别点	生理性黄疸	病理性黄疸
出现时间	晚（生后 2~3 天）	早（生后 24 小时）
消退时间	10~14 天	>14 天
临床表现	一般情况良好	一般情况差
血清胆红素	<221μmol/L（足月儿）	>221μmol/L（足月儿）
黄疸消退后	不出现	再出现

四、中医辨证论治

证型		证候		治法	方药
常证	湿热熏蒸	颜色鲜明，烦躁啼哭，不欲吮乳，小便短黄	舌质红，舌苔黄腻	清热利湿退黄	茵陈蒿汤
	寒湿阻滞	色泽晦暗，黄疸持久不退，精神倦怠，四肢欠温，大便溏薄	舌质偏淡，舌苔白腻	温中化湿退黄	茵陈理中汤
	瘀积发黄	黄色晦滞，日益加重，腹部胀满，舌紫暗有瘀斑、瘀点，右胁下痞块，大便不调或灰白	苔黄或白	化瘀消积退黄	血府逐瘀汤
变证	胎黄动风	黄疸迅速加重，嗜睡，神昏，抽搐	舌质红，苔黄腻	平肝息风，利湿退黄	羚角钩藤汤
	胎黄虚脱	黄疸迅速加重，面色苍黄，气促，汗出，神昏，四肢厥冷，胸腹欠温	舌淡苔白	大补元气，回阳固脱	参附汤合生脉散

第三章　呼吸系统疾病

第一节　急性上呼吸道感染

一、主要病原体

病毒为主，呼吸道合胞病毒、鼻病毒、柯萨奇病毒、流感病毒、EB 病毒等。

二、临床表现

轻症以鼻咽部症状为主，重症可引起很多并发症（中耳炎、风湿热、心包炎、骨髓炎）。

三、特殊类型

1. 疱疹性咽峡炎　柯萨奇 A 组病毒。

2. 咽–结合膜热　腺病毒 3、7 型。

四、兼夹证

1. 夹痰　肺脏娇嫩，失于宣肃，内生痰液。

2. 夹滞　脾常不足，脾运失司。

3. 夹惊　肝气未盛，热扰心肝，惊惕抽风。

五、中医辨证论治

主证

证型	证候		治法	方药
风寒感冒	发热恶寒,无汗头痛,鼻流清涕,喷嚏咳嗽,咽部不红肿	舌淡红苔薄白,脉浮紧或指纹浮红	辛温解表	荆防败毒散
风热感冒	发热恶风,鼻流浊涕,咳嗽痰稠,咽红肿痛,口干渴	舌红苔薄黄,脉浮数或指纹浮紫	辛凉解表	银翘散
暑邪感冒	头晕头痛,身重困倦,胸闷泛恶,口渴心烦,食欲不振,小便短黄	舌红苔黄腻,脉数或指纹紫滞	清暑解表	新加香薷饮
时邪感冒	起病急骤,全身症状重,目赤咽红,肌肉酸痛,恶心呕吐	舌红苔黄,脉数	清热解毒	银翘散合普济消毒饮

兼证

证型		证候		治法	方药
夹痰	风寒	咳嗽较剧,痰多,喉间痰鸣		辛温解表,宣肺化痰	加用三拗汤、二陈汤
	风热			辛凉解表,清肺化痰	加用桑菊饮
夹滞		脘腹胀满,不思饮食,呕吐酸腐	苔厚腻,脉滑	解表兼以消食导滞	加用保和丸
夹惊		惊惕哭闹,睡卧不宁,骤然抽风神昏	舌红,脉浮弦	解表兼以清热镇惊	加用镇惊丸,另服小儿回春丹/小儿金丹片

第二节 肺炎

一、常见病原体

1. 发达国家 病毒为主。

2. 发展中国家 细菌为主;肺炎链球菌、金黄色葡萄球菌、流感嗜血杆菌是重症肺炎的主要病因之一。

【拓展】流感嗜血杆菌为重症肺炎的主要病因。

二、中医病因病机

1. 外因 感受风邪,他病传变。

2. 内因 小儿形气未充,卫外不固。

3. 病机关键 肺气闭郁。

三、临床分类

1. 病理分类 小叶性肺炎(支气管肺炎,最多见);大叶性肺炎;间质性肺炎;毛细支气管炎。

2. 病因分类 感染因素(细菌性、病毒性、支原体肺炎等);非感染因素(吸入性、嗜酸粒细胞性肺炎等)。

3. 病程分类 小于1个月为急性肺炎;1~3个月为迁延性肺炎;大于3个月为慢性肺炎。

4. 病情分类 轻症,呼吸系统症状为主;重症,除呼吸症状外,且全身中毒症状明显。

四、常见肺炎

1. 支气管肺炎 发热、咳嗽、气促为主要症状;弛张热,稽留热;固定的中细湿啰音或哮鸣音。

2. 腺病毒肺炎【助理医师不考】 多见于 6 月龄 ~ 2 岁婴幼儿，发热、咳嗽、呼吸困难为主要症状。

3. 合胞病毒肺炎【助理医师不考】 多见于 2 岁以内，尤以 2 ~ 6 月龄婴儿多见，发热、咳嗽、喘憋为主要症状，多为高热，最高可达 41℃。

4. 支原体肺炎 发热、咳嗽、咳痰为主要症状，热型不定，多在 39℃ 左右，持续 1 ~ 3 周，刺激性剧烈咳嗽为突出表现。

五、肺炎合并心衰的诊断与治疗

1. 诊断标准

（1）呼吸突然加快，＞60 次/分。

（2）心率突然加快，婴儿＞180 次/分，幼儿＞160 次/分。

（3）烦躁不安，发绀，面色苍白发灰。

（4）心音低钝，奔马律，颈静脉怒张。

（5）肝脏迅速增大。

（6）尿少或无尿，颜面、眼睑、双下肢水肿。

具备前 5 项即可诊断为心力衰竭。

2. 治疗【助理医师不考】 镇静、给氧，增强心肌收缩力，减慢心率，增加心搏出量，减轻心脏负荷。

六、抗生素选择原则

足量，足疗程；早期治疗；选用渗入下呼吸道浓度高的药物；重症联合用药，经静脉给药；根据病原菌选择敏感药物。

七、中医辨证论治☆

常证

证型		证候		治法	方药
风寒闭肺		恶寒发热，无汗，呛咳不爽，呼吸气急，痰白而稀	舌不红，苔白腻，脉浮紧，指纹浮红	辛温开闭，宣肺止咳	华盖散
风热闭肺	初起	发热恶风，咳嗽气急，痰多黏稠，口渴咽红	舌红，苔薄白或黄，脉浮数	辛凉开闭，清肺止咳	银翘散合麻杏石甘汤
	重证	高热烦躁，咳嗽微喘，气急鼻扇，喉中痰鸣，便干尿黄	舌红，苔黄，脉滑数，指纹紫滞		
痰热闭肺		气急鼻扇，喉间痰鸣，口唇发绀，面赤口渴，胸闷胀满，泛吐痰涎	舌红，苔黄腻，脉弦滑	清热涤痰，开肺定喘	五虎汤合葶苈大枣泻肺汤
湿热闭肺		身热不扬，咳痰不爽，食少腹胀，大便黏腻，小便黄	舌红，苔黄腻，脉濡数	清热祛湿，化痰开闭	甘露消毒丹合三仁汤
毒热闭肺		高热，气急鼻扇，涕泪俱无，鼻孔干燥如烟煤，面赤唇红	舌红而干，舌苔黄腻，脉滑数	清热解毒，泻肺开闭	黄连解毒汤合麻杏石甘汤
阴虚肺热		病程较长，低热盗汗，干咳无痰，面色潮红	舌红少津，苔花剥、苔少，脉细数	养阴清肺，润肺止咳	沙参麦冬汤
肺脾气虚		低热起伏，面白少华，动则汗出，咳嗽无力，纳差便溏	舌偏淡，苔薄白，脉细无力	补肺健脾，益气化痰	人参五味子汤

变证

证型	证候		治法	方药
心阳虚衰	面色苍白，口唇紫绀，额汗不温，四肢厥冷	舌略紫，苔薄白，脉细弱而数，指纹青紫，可达命关	温补心阳，救逆固脱	参附龙牡救逆汤
邪陷厥阴	壮热烦躁，神昏谵语，四肢抽搐，口噤项强	舌质红绛，指纹青紫，可达命关，或透关射甲	平肝息风，清心开窍	羚角钩藤汤合牛黄清心丸

第三节 支气管哮喘

一、概述

1. 中医病因病机

（1）外因：感受外邪（异物、异味、嗜食咸酸等）。

（2）内因：肺、脾、肾三脏功能不足。

（3）病机：外因诱发，触动伏痰，痰阻气道。

2. 西医发病机制 免疫因素、神经、精神和内分泌因素、遗传学背景、神经信号通路。

二、诊断与鉴别诊断

1. 诊断要点 主要依据呼吸道症状、体征及肺功能检查，证实存在可变的呼气气流受限，并排除可引起相关症状的其他疾病。

（1）反复喘息、咳嗽、气促、胸闷，多与接触变应原、冷空气、物理、化学性刺激、呼吸道感染、运动及过度通气（如大笑和哭闹）等有关，常在夜间和/或凌晨发作或加剧。

（2）发作时双肺可闻及散在或弥漫性、以呼气相为主的哮鸣音，呼气相延长。

（3）上述症状和体征经抗哮喘治疗有效，或自行缓解。

（4）除外其他疾病所引起的喘息、咳嗽、气促和胸闷。

（5）临床表现不典型者（如无明显喘息或哮鸣音），应至少具备以下1项：

①证实存在可逆性气流受限。支气管舒张试验阳性，吸入速效 β_2 受体激动剂（如沙丁胺醇压力定量气雾剂 $200 \sim 400\mu g$）15分钟后第1秒用力呼气量（FEV_1）增加 $\geqslant 12\%$；抗感染治疗后肺通气功能改善：给予吸入糖皮质激素和/或抗白三烯药物治疗 $4 \sim 8$ 周，FEV_1 增加 $\geqslant 12\%$。

②支气管激发试验阳性。

③最大呼气峰流量（PEF）日间变异率（连续监测2周）$\geqslant 13\%$。

符合第（1）~（4）项或第（4）、（5）项者，可诊断为哮喘。

2. 咳嗽变异性哮喘【助理医师不考】

（1）持续咳嗽 >1 个月，常在夜间和/或清晨发作，运动、遇冷空气或嗅到特殊气味后加重，痰少，临床上无感染征象，或经较长时间抗生素治疗无效。

（2）支气管舒张剂诊断性治疗可使咳嗽发作缓解（基本诊断条件）。

（3）有个人或家族过敏史、家族哮喘史，过敏原（变应原）检测阳性可做辅助诊断。

（4）排除其他原因引起的慢性咳嗽。

3. 鉴别诊断 毛细支气管炎、喘息性支气管炎、支气管淋巴结结核、支气管异响。

三、西医治疗原则

采用长期、持续、规范和个体化的治疗原则。

四、中医辨证论治

证型		证候		治法	方药
急性发作期	寒性哮喘	咳嗽气促，喉间哮鸣，痰白清稀，呈黏沫状，形寒无汗，面色晦滞带青，四肢不温，口不渴，或渴喜热饮	舌质淡红，舌苔薄白或白腻，脉象浮滑，指纹红	温肺散寒，化痰定喘	小青龙汤合三子养亲汤
	热性哮喘	咳喘哮鸣，声高息涌，痰稠色黄，发热面红，胸闷膈满，渴喜冷饮，小便黄赤，大便干燥或秘结	舌质红，舌苔黄腻，脉象滑数，指纹紫	清热化痰，止咳定喘	麻杏石甘汤或定喘汤
慢性持续期	痰邪恋肺，肺脾气虚	早晚轻喘或动则发喘，晨起痰咳，遇寒作嚏，自汗懒言，神疲纳差，大便黏腻不爽	舌质淡，苔白腻，脉沉滑，指纹淡	补虚纳气，化湿除痰	金水六君煎
	痰邪恋肺，肾虚不纳	病程长，喘促迁延不愈，动则喘甚，面白少华，形寒肢冷，尿频或小便清长，伴见咳嗽痰多，喉间痰鸣	舌质淡，舌苔白或腻，脉细弱，指纹淡滞	降气化痰，补肾纳气	偏上盛者，苏子降气汤加减；偏下虚者，射干麻黄汤合都气丸
临床缓解期	肺脾气虚	无喘促发作，面白少华，气短自汗，神疲懒言，形瘦或面黄，纳差便溏，易于感冒，晨起咳嗽，咳嗽无力，时有痰鸣	舌质淡，苔白腻，脉细缓	益气固表	人参五味子汤合玉屏风散
	脾肾阳虚	无喘促发作，面色淡白无华，畏寒肢冷，动则气短，神疲乏力，大便清稀，遗尿或夜尿增多	舌质淡，苔薄，脉沉细	健脾温肾	金匮肾气丸
	肺肾阴虚	无喘促发作，时有咳嗽，干咳或咯痰不爽，面色偏红，形体消瘦，口干心烦，多语多动，手足心热、便干尿赤	舌红少津，舌苔花剥，脉细数，指纹淡红	润肺滋肾	六味地黄丸

五、急性发作期西医治疗

吸氧、吸入 β_2 受体激动剂、静脉用糖皮质激素（好转后口服）、静脉滴注氨茶碱，辅助机械通气治疗。

第四节　反复呼吸道感染

一、诊断标准☆

1. 0~2岁，上呼吸道感染（简称"上感"）每年7次，下呼吸道感染（简称"下感"）每年3次；3~5岁，上感每年6次，下感每年2次；6~12岁，上感每年5次，下感每年2次以上。

2. 上感第2次距第1次至少间隔7天。

3. 若上感次数不足者，可加上、下感次数，不足者观察1年。

二、中医病因病机

1. 病因　先天不足；后天喂养不当；少见风日，不耐风寒；用药不当，损伤正气；正虚邪伏，遇感乃发。

2. 病机　正虚邪伏，易感而发。

三、中医辨证论治

证型	证候		治法	方药
肺脾气虚	反复外感,面黄少华,动则多汗,少气懒言,形体消瘦,肌肉松弛,厌食,或大便溏薄,口唇色淡	舌淡红,脉数无力,或指纹淡	健脾益气,补肺固表	玉屏风散
营卫失调	反复外感,恶风畏寒,平时多汗、汗出不温,肌肉松弛,面色少华,四肢不温	舌淡红,舌苔薄白,脉无力,或指纹淡红	扶正固表,调和营卫	黄芪桂枝五物汤
脾肾两虚	反复外感,面白无华,肌肉松弛,多汗易汗,食少纳呆,大便溏烂,或食后即泻;立、行、齿、发、语迟,或鸡胸龟背,腰膝酸软,形寒肢冷,夜尿多,或五更泄泻	舌苔薄白,脉数无力	温补肾阳,健脾益气	金匮肾气丸合理中丸
肺胃阴虚	反复外感,面色潮红,或颧红少华,皮肤不润,唇干口渴,盗汗自汗,手足心热,大便干结	舌红,舌苔少或花剥,脉细数,或指纹淡红	养阴润肺,益气健脾	生脉散合沙参麦冬汤
肺胃实热	反复外感,咽微红,口臭,口舌易生疮,汗多而黏	舌红,舌苔黄,脉滑数	清热泻火,通腑泄热	凉膈散

第四章 循环系统疾病

病毒性心肌炎

一、发病机制

病毒对心肌的直接损伤和继发性免疫损伤为主。

【拓展】病毒→侵入心肌细胞→直接损害心肌细胞→变性、坏死、溶解→严重的慢性持久的心肌病。

二、中医病因病机

1. **病因** 外因,温热邪毒侵袭;内因,素体正气亏虚。
2. **病机** 耗气伤阴,血脉阻滞。
3. **病位** 心,涉及肺、脾、肾。
4. **病理产物** 瘀血,痰浊。

三、临床诊断依据☆

1. **症状** 心功能不全,心源性休克,心脑综合征。
2. **体征** 心脏扩大(X线、超声心动图的表现之一)。
3. **心电图改变** ST-T段改变持续4天以上伴动态变化。
4. **心肌损伤标志物** CK-MB升高,心肌肌钙蛋白阳性。

四、西医治疗【助理医师不考】

1. 休息。
2. 营养心肌药:辅酶Q10改善心肌代谢、保护细胞膜完整和抗氧自由基作用。

3. 肾上腺皮质激素：主要用于心源性休克、致死性心律失常等严重病例的抢救。

4. 控制心衰：地高辛、西地兰。

五、中医辨证论治

证型	证候		治法	方药
风热犯心	鼻塞流涕，咽红肿痛，咳嗽有痰，肌痛肢楚，头晕乏力	舌红苔薄，脉数/结代	清热解毒，宁心复脉	银翘散
湿热侵心	寒热起伏，全身肌肉酸痛，恶心呕吐，腹痛泄泻，肢体乏力	舌红苔黄腻，脉濡数/结代	清热化湿，宁心安神	葛根黄芩黄连汤
气阴两虚	活动后尤甚，神疲懒言，头晕目眩，烦热口渴，夜寐不安	舌光红少苔，脉细数/促/结代	益气养阴，宁心复脉	炙甘草汤合生脉散
心阳虚弱	神疲乏力，畏寒肢冷，面色苍白，头晕多汗，肢体浮肿	舌淡胖/淡紫，脉缓无力/结代	温振心阳，宁心复脉	桂枝甘草龙骨牡蛎汤
痰瘀阻络	胸闷憋气，心前区痛如针刺，面色晦暗，唇甲青紫	舌胖、紫暗/瘀点，苔腻，脉结代	豁痰化瘀，宁心通络	瓜蒌薤白半夏汤合失笑散

第五章　消化系统疾病

第一节　鹅口疮

一、病原菌与临床特征 ☆

1. 病原菌　白色念珠菌。

2. 临床特征　口腔黏膜满布白色或灰白色乳凝块样白膜，不易拭去。

二、中医病因病机

1. 病因　胎热内蕴、口腔不洁、感受秽毒之邪。

2. 病位　在心、脾、肾。

三、中医辨证论治

证型	证候		治法	方药
心脾积热	白屑周围红较甚，面赤唇红，发热烦躁多啼，口干渴	舌红苔黄厚，脉滑/指纹紫滞	清心泻脾	清热泻脾散
虚火上炎	白屑周围红晕不著，形体瘦弱，颧红，手足心热，口干不渴，虚烦不宁	舌红苔少，脉细/指纹紫	滋阴降火	知柏地黄丸

第二节　疱疹性口炎

一、中医病因

风热乘脾，心脾积热，或虚火上炎。

二、中医辨证论治

证型	证候		治法	方药
风热乘脾	疼痛明显，拒食，烦躁不安，口臭涎多，发热，便结溲赤	舌红苔薄黄，脉浮数/指纹浮紫	疏风清热，泻火解毒	银翘散

续表

证型	证候		治法	方药
心火上炎	舌边、尖溃烂，色赤疼痛，烦躁多啼，口干欲饮，小便短黄	舌尖红苔薄黄，脉数/指纹紫	清心泻火，凉血解毒	泻心导赤散
虚火上炎	溃疡较少，灰白色，迁延不愈，神疲颧红，口干不渴	舌红苔少/花剥，脉细数/指纹淡紫	滋阴降火，引火归原	六味地黄丸加肉桂

第三节 胃炎

一、诊断要点

1. 急性胃炎 无特征性临床表现，依靠病史、体检、临床表现及内镜检查。

2. 慢性胃炎 诊断及分类主要根据胃镜下表现和病理组织学检查。

二、中医辨证论治【助理医师不考】

证型	证候		治法	方药
乳食积滞	胃脘胀满，疼痛拒按，嗳腐吞酸，呕吐酸臭乳块或不消化食物	舌红苔厚腻，脉滑	消食消乳，和胃止痛	伤食用保和丸；伤乳用消乳丸
寒邪犯胃	胃脘冷痛，遇寒痛甚，喜温喜按，纳少便溏，口淡流涎	舌淡苔白，脉沉紧	温散寒邪，和胃止痛	香苏散合良附丸
湿热中阻	胃脘灼痛拒按，胸腹痞满，口黏纳呆，头身重着，口干尿赤	舌红苔黄腻，脉滑数	清热化湿，理气止痛	黄连温胆汤
肝气犯胃	胀痛连胁，呕吐酸苦，大便不畅，嗳气、矢气则舒，烦恼郁怒加重	苔薄白，脉弦	疏肝理气，和胃止痛	柴胡疏肝散
脾胃虚寒	胃脘隐痛，喜暖喜按，时吐清水，面色无华，神疲乏力，手足欠温	舌淡苔白，脉细弱/沉缓	温中健脾，益气和胃	黄芪建中汤
胃阴不足	胃脘隐隐灼痛，饥不欲食，口燥咽干，五心烦热，口渴思饮，大便干	舌红少津，脉细数	养阴益胃，和中止痛	益胃汤

第四节 小儿腹泻病

一、中医病因病机

1. 病因 感受外邪、饮食所伤、脾胃虚弱、脾肾阳虚。

2. 病位 脾、胃。

二、临床表现

1. 胃肠道症状 大便次数增多，数次至数十次，黄色水样或蛋花样，常伴呕吐。

2. 其他表现 重型腹泻除胃肠道症状外，常有明显的脱水、电解质紊乱（低钾血症、低钙和低镁血症）、全身中毒（酸中毒）症状。

三、鉴别诊断

1. 大便无或偶见少量白细胞者

（1）生理性腹泻：除大便次数增多外，无其他症状，食欲好。

（2）致小肠消化吸收功能障碍的各种疾病：乳糖酶缺乏、原发性胆酸吸收不良、过敏性腹泻。

2. 大便有较多白细胞者

（1）细菌性痢疾：有流行病学史，黏液脓血便伴里急后重。

（2）坏死性肠炎：中毒症状严重，腹痛、腹胀，赤豆汤样血便，常伴休克。

（3）食物蛋白过敏相关性结肠炎：无全身其他器官受累，患儿一般状态好，粪便常规检查可见红细胞增多，隐血阳性，可见白细胞。

四、各类型肠炎的临床特点

1. 轮状病毒肠炎 经粪－口传播，大便呈黄色水样或蛋花汤样，为自限性疾病。

2. 诺如病毒肠炎 多见于寒冷季节，为集体机构急性暴发性胃肠炎的首要病原。腹痛、恶心、呕吐、腹泻，全身症状有畏寒、发热、头痛、肌痛等。

3. 产毒性细菌引起的肠炎 多发生于夏天，伴呕吐、脱水、电解质及酸碱平衡紊乱。

4. 侵袭性细菌引起的肠炎 多见于夏季，急性起病，高热，大便黏液状、带脓血、腥臭味。

5. 出血性大肠杆菌肠炎 临床常伴腹痛，个别病例可伴发溶血性尿毒综合征和免疫性血小板减少症。

6. 抗生素相关性腹泻 金黄色葡萄球菌肠炎、假膜性小肠结肠炎、真菌性肠炎。

五、西医治疗原则

1. 饮食疗法。

2. 液体疗法：口服、静脉补液。

3. 药物治疗：控制感染、微生态疗法、肠道黏膜保护剂、补锌治疗。

4. 迁延性和慢性腹泻病的治疗：饮食管理、静脉营养。

六、重度脱水伴休克的补液方法【助理医师不考】

首选快速应用2:1含钠液，按20mL/kg（总量不超过300mL）于30分钟至1小时内静脉输入，以迅速改善循环血量和肾功能；其余累计损失量于8～12小时内输完。

儿科
361

七、中医辨证论治☆

证型	证候		治法	方药
常证				
湿热泻	大便水样，或如蛋花汤样，泻下急迫，量多次频，气味秽臭	舌红苔黄腻，脉滑数/指纹紫	清肠解热，化湿止泻	葛根黄芩黄连汤
风寒泻	大便清稀，夹有泡沫，臭气不甚，肠鸣腹痛，恶寒发热	舌淡苔薄白，脉浮紧/指纹淡红	疏风散寒，化湿和中	藿香正气散
伤食泻	大便稀溏，夹有乳凝块或食物残渣，脘腹胀满，嗳气酸馊	苔厚腻/微黄，脉滑实/指纹滞	运脾和胃，消食化滞	保和丸
脾虚泻	大便稀溏，色淡不臭，多于食后作泻，面色萎黄，形体消瘦	舌淡苔白，脉缓弱/指纹淡	健脾益气，助运止泻	参苓白术散
脾肾阳虚泻	久泻不止，大便清稀，澄澈清冷，完谷不化，形寒肢冷，睡时露睛	舌淡苔白，脉细弱/指纹色淡	温补脾肾，固涩止泻	附子理中汤合四神丸
变证				
气阴两伤	泻下过度，质稀如水，目眶及囟门凹陷，皮肤干燥或枯瘪	舌红少津，苔少/无苔，脉细数	益气养阴，酸甘敛阴	人参乌梅汤
阴竭阳脱	泻下不止，次频量多，表情淡漠，面色青灰，哭声微弱，四肢厥冷	舌淡无津，脉沉细欲绝	挽阴回阳，救逆固脱	生脉散合参附龙牡救逆汤

第六章 泌尿系统疾病

第一节 急性肾小球肾炎

一、病因与发病机制

1. 病因 A组乙型溶血性链球菌最常见。

2. 发病机制 细菌通过抗原－抗体免疫反应引起肾小球毛细血管炎症病变；病毒和其他病原体直接侵袭肾组织导致肾炎。

【拓展】A组乙型溶血性链球菌感染的疾病还有猩红热、风湿热。

二、中医病因病机

1. 病因 风寒、风热客于肺卫；疮疡热毒内侵；湿热下注，热毒内侵。

2. 病机 其标在肺，其制在脾，其本在肾。

三、临床表现

1. 前驱感染 发病前1~3周有上呼吸道或皮肤感染。

2. 典型表现 水肿，血尿，蛋白尿，高血压，尿量减少。

3. 严重表现 严重的循环充血；高血压性脑病；急性肾功能不全。

4. 非典型表现【助理医师不考】 无症状性急性肾炎；肾外症状性急性肾炎；以肾病综合征表现的急性肾炎。

四、诊断

急性起病；1~3周前有上呼吸道或皮肤感染史，典型表现为浮肿，血尿，高血压，不同程度的蛋白尿，急性期血清ASO滴度升高、总补体及C_3暂时性下降，可临床诊断为急性肾炎。

五、西医治疗原则

防治感染，利尿，降压。

【拓展】防治感染可用青霉素；利尿可用氢氯噻嗪、呋塞米；降压可用利血平、硝苯地平、卡托普利。

六、中医辨证论治

证型	证候		治法	方药
常证				
风水相搏	水肿自眼睑开始迅速波及全身，皮色光亮，微恶风寒或发热	舌淡 苔薄 白/黄，脉浮	疏风宣肺，利水消肿	麻黄连翘赤小豆汤合五苓散
湿热内侵	小便黄赤而少，烦热口渴，头身困重，近期疮毒史	舌红苔黄腻，脉滑数	清热利湿，凉血止血	五味消毒饮合小蓟饮子
阴虚邪恋	乏力头晕，手足心热，腰酸盗汗，或有反复咽红	舌红苔少，脉细数	滋阴补肾，兼清余热	知柏地黄丸合二至丸
气虚邪恋	身倦乏力，面色萎黄，纳少便溏，自汗出，易于感冒	舌淡红苔白，脉缓弱	健脾益气，兼化湿浊	参苓白术散

证型	证候		治法	方药
	变证			
邪陷心肝	头痛眩晕，烦躁不安，视物模糊，恶心呕吐，抽搐昏迷，尿短赤	舌红苔黄糙，脉弦数	平肝泻火，清心利水	龙胆泻肝汤合羚角钩藤汤
水凌心肺	频咳气急，胸闷心悸，不能平卧，烦躁不宁，面色苍白，唇指青紫	舌暗红苔白腻，脉沉细无力	泻肺逐水，温阳扶正	己椒苈黄丸合参附汤
水毒内闭	尿少尿闭，色如浓茶，头晕头痛，恶心呕吐，嗜睡	舌淡胖苔垢腻，脉滑数/沉细数	通腑泄浊，解毒利尿	温胆汤合附子泻心汤

第二节 肾病综合征

一、临床特点

1. 特点 大量蛋白尿、低蛋白血症、高脂血症、水肿。

2. 分型【助理医师不考】 原发性、继发性、先天性。

二、诊断要点

大量蛋白尿（尿蛋白 +++ ～ ++++），1 周内 3 次测定 24 小时尿蛋白定量 ≥50mg/kg；血浆白蛋白低于 25g/L；血浆胆固醇高于 5.7mmol/L；不同程度的水肿。大量蛋白尿和低白蛋白血症为必要条件。

三、常见并发症【助理医师不考】

感染、电解质紊乱和低血容量、血栓形成、肾小管功能障碍、急性肾衰竭、生长迟缓。

四、西医治疗【助理医师不考】

1. 药物 肾上腺皮质激素为治疗肾病综合征的首选药；选用泼尼松，中、长程疗法。

2. 激素副作用 代谢紊乱、消化性溃疡和精神欣快感、感染和诱发结核灶、戒断综合征。

五、中医辨证论治☆

证型		证候		治法	方药
		本证			
肺脾气虚		面白身重，气短乏力，纳果便溏，自汗易感	舌淡胖，脉虚弱	益气健脾，宣肺利水	防己黄芪汤合五苓散
脾肾阳虚		畏寒肢冷，神疲蜷卧，小便短少，纳少便溏	舌淡胖有齿痕，苔白滑，脉沉细无力	温肾健脾，化气行水	肾阳虚：真武汤合黄芪桂枝五物汤；脾阳虚：实脾饮
肝肾阴虚		心烦躁扰，口干咽燥，手足心热，目睛干涩	舌红苔少，脉弦细数	滋阴补肾，平肝潜阳	知柏地黄丸
气阴两虚		面色无华，神疲乏力，汗出易感冒，手足心热	舌稍红苔少，脉细弱	益气养阴，化湿清热	六味地黄丸加黄芪
		标证			
外感风邪	风寒	发热恶风，头身疼痛，喘咳气急，乳蛾肿痛	舌苔薄，脉浮	辛温宣肺祛风	麻黄汤
	风热			辛凉宣肺祛风	银翘散
水湿		腹胀水臌，水聚肠间，辘辘有声，胸闷气短	脉沉	补气健脾，利水消肿	五苓散合己椒苈黄丸

续表

证型		证候		治法	方药
湿热	上焦	皮肤脓疱疮、疖肿、疮疡、丹毒、口黏口苦，小便频数不爽、量少，恶寒发热	舌红苔黄腻，脉滑数	清热解毒燥湿	五味消毒饮
	中焦			和胃降浊化湿	甘露消毒丹
	下焦			清热利水渗湿	八正散
血瘀		面色晦暗，眼睑下青暗，肌肤甲错	舌瘀点/斑，苔少，脉弦涩	活血化瘀	桃红四物汤
湿浊		纳呆，恶心呕吐，身重困倦	舌苔厚腻	利湿降浊	温胆汤

第七章 神经系统疾病

第一节 癫痫

一、临床表现

1. 主要表现 一过性的意识丧失或改变、肢体肌肉强直或阵挛性抽搐，行为、情感、知觉方面异常。

2. 类型 局灶性发作、全面性发作。

二、诊断要点 ☆

病史、体格检查、脑电图检查、影像学检查、实验室检查等。

三、中医辨证论治【助理医师不考】

证型	证候		治法	方药
惊痫	起病前有惊吓史，神志恍惚，面色时红时白，四肢抽搐，夜卧不宁	舌淡红苔白，脉弦滑/指纹色青	镇惊安神	镇惊丸
风痫	突然仆倒，神志丧失，颈项及全身强直，继而抽搐，两目窜视，牙关紧闭	苔白，脉弦	息风定痫	定痫丸
痰痫	发作时痰涎壅盛，喉间痰鸣，瞪目直视，肢体麻木疼痛，骤发骤止，日久不愈	苔白腻，脉弦滑	涤痰开窍	涤痰汤
瘀痫	常有产伤或颅脑外伤史，发作时头晕眩仆，神志不清，大便干硬如羊屎	舌红少苔/瘀点，脉涩/指纹沉滞	活血化瘀，通窍息风	通窍活血汤
虚痫	发病年久，屡发不止，瘛疭颤动，智力迟钝，腰膝酸软，神疲懒言	舌淡红苔白，脉沉细无力	益肾填精	河车八味丸

四、癫痫持续状态 ☆【助理医师不考】

1. 概述 癫痫持续状态是指癫痫发作持续30分钟以上；或反复发作达30分钟以上，其间意识不能恢复者。

2. 治疗

（1）原则：尽快控制发作、保持呼吸道畅通、保护脑和重要脏器、病因治疗、预防再发作。

（2）快速控制惊厥：首选安定类药物。

（3）维持生命功能，防治并发症。

第二节　病毒性脑炎

一、西医病因与发病机制

1. 病因　病毒（肠道病毒，单纯疱疹病毒，虫媒病毒等）。

2. 发病机制　病毒对神经组织的直接侵袭；机体对病毒抗原的免疫反应。

二、中医病因病机

1. 病因　温热邪毒（疫毒）。

2. 病性　痰热。

3. 病位　心、肝、脑窍。

三、临床表现☆

1. 前驱症状　发热、头痛、上呼吸道感染症状、恶心呕吐、肌痛等。

2. 神经系统表现

（1）颅内压增高表现：头痛、呕吐、烦躁等。

（2）意识障碍：嗜睡、昏睡、昏迷。

（3）惊厥：全部或局灶抽搐发作。

（4）病理征和脑膜刺激征阳性。

（5）局灶性症状体征：脑部病变累及的部位及程度不同，临床表现多样。

四、西医治疗

1. 对症处理　降温、营养供给、生命监护、控制惊厥。

2. 病因治疗　抗病毒治疗；其他，如干扰素、免疫球蛋白、中药等。

3. 肾上腺皮质激素　地塞米松，不宜长期使用。

五、中医辨证论治

证型	证候		治法	方药
痰热壅盛	头痛剧烈，恶心呕吐，神志不清，喉中痰鸣，颈项强直，烦躁不安	舌红绛苔黄腻，脉滑数	泻火涤痰	清瘟败毒饮
痰蒙清窍	表情淡漠，目光呆滞，喃喃自语，神志模糊，口角流涎，喉间痰鸣	舌胖嫩苔白，脉弦滑	涤痰开窍	涤痰汤
痰瘀阻络	神志不明，肢体不用，僵硬强直，震颤抖动，肌肉痿软，面瘫斜视	舌紫暗/瘀点，苔薄白，脉弦滑	涤痰通络，活血化瘀	指迷茯苓丸合桃红四物汤

第八章　小儿常见心理障碍

第一节　注意缺陷多动障碍

一、临床表现☆

活动过多，注意力不集中，情绪不稳、冲动任性，学习困难等。可出现某些行为问题、认知功能障碍或合并抽动症等。

二、鉴别诊断

多发性抽动症：多组肌群抽动，如频繁眨眼、甩头及耸肩等。

三、中医辨证论治

证型	证候		治法	方药
肝肾阴虚	多动难静，急躁易怒，冲动任性，五心烦热，记忆力欠佳，遗尿，腰酸乏力	舌红苔薄，脉弦细	滋阴潜阳，宁神益智	杞菊地黄丸
心脾两虚	神思涣散，注意力不集中，头晕健忘，思维缓慢，神疲肢倦，少寐多言，食少便溏	舌淡苔白，脉弱无力	健脾养心，益气安神	归脾汤合甘麦大枣汤
痰火内扰	烦躁不宁，冲动任性，难以制约，兴趣多变，胸闷烦热，懊恼不眠，口苦食少	舌红苔黄腻，脉滑数	清热泻火，化痰宁心	黄连温胆汤
脾虚肝旺	注意力涣散，多动多语，坐立不安，兴趣多变，烦躁不宁，急躁易怒，言语冒失，记忆力差，胸闷纳呆，睡眠不实，面色无华，便溏	舌淡红，苔薄白，脉弦细	健脾疏肝，宁心安神	逍遥散

第二节　抽动障碍

一、中医病因病机

1. **病因**　先天、饮食、外邪、情志、劳倦。
2. **病机**　肝风、痰火胶结成疾。
3. **病位**　肝，涉及心、脾、肾。

二、临床表现

1. 运动性抽动：躯体多部位肌群的抽动，难以控制，反复发作。
2. 发声抽动：最常见部位是喉部。
3. 秽语症。
4. 其他：模仿他人的语言、习惯。

三、西医治疗

1. **氟哌啶醇**　多巴胺受体阻滞药，副作用为易出现锥体外系症状。
2. **泰必利**　阻断中脑边缘系统多巴胺能受体作用，抗抽搐作用较氟哌啶醇弱。

四、中医辨证论治

证型	证候		治法	方药
肝亢风动	抽动频繁有力，不时喊叫，声音高亢，急躁易怒，伴头晕头痛，面红目赤，便干尿黄	舌红苔黄，脉弦数	清肝泻火，息风镇惊	天麻钩藤饮
痰火扰心	喉中痰鸣，异声秽语，睡眠多梦，喜食肥甘，烦躁易怒，口干口苦，大便秘结，小便短赤	舌红苔黄腻，脉滑数	泻火涤痰，清心安神	黄连温胆汤
脾虚肝旺	时轻时重，眨眼皱眉，噘嘴搐鼻，腹部抽动，喉出怪声，精神倦怠，面色萎黄，食欲不振，夜卧不安	舌质淡，苔薄白或薄腻，脉细或细弦	益气健脾，平肝息风	缓肝理脾汤
阴虚风动	摇头扭腰，肢体抖动，咽干清嗓，形体偏瘦，性情急躁，两颧潮红，五心烦热，睡眠不安	舌质红少津，苔少或花剥，脉细数或弦细无力	滋阴潜阳，柔肝息风	大定风珠

第九章　造血系统疾病

第一节　营养性缺铁性贫血

一、中医病因病机

1. 病因　先天不足，后天失养，诸虫损伤，他病，久病等。

2. 病机　脾胃功能受损，致使脾胃运化功能失常，精微无从运化，气血津液不能化生，即可导致气血虚弱而形成贫血。

二、临床表现

1. 口唇、甲床、睑结膜苍白最为明显。
2. 食欲减退，异食癖。
3. 烦躁不安、精神萎靡、注意力不集中、记忆力减退、智力低于同龄儿。
4. 明显贫血，心率增快，心脏扩大。
5. 肝、脾、淋巴结轻度肿大。
6. 易发生感染。

三、实验室检查☆

1. 血象　小细胞低色素性贫血,6 月龄至 6 岁血红蛋白 <110g/L,6 ~14 岁血红蛋白 <120g/L。

2. 骨髓象　有核红细胞增生活跃，粒红比例正常或红系增多。

3. 有关铁代谢检查　血清铁蛋白（SF）< 12μg/L；总铁结合力（TIBC）> 62.7μmol/L（350μg/dL）、红细胞游离原卟啉（FEP）>0.9μmol/L（500μg/dL）。

四、西医治疗

1. 口服铁剂（亚铁）　口服铁的剂量按元素铁每日 2 ~6mg/kg，分 3 次口服。一次量不应超过 1.5 ~2mg/kg。

2. 注射铁剂　易发生不良反应。治疗有效者于 2 ~3 天网织红升高，5 ~7 天达高峰，2 ~3 周后下降至正常；2 周后，血红蛋白增加；血红蛋白达正常后继续服用铁剂 6 ~8 周再停药。

五、中医辨证论治☆

证型	证候		治法	方药
脾胃虚弱	面色萎黄无华，长期食欲不振，神疲乏力，大便不调	舌淡苔白，脉细无力/指纹淡红	健运脾胃，益气养血	六君子汤
心脾两虚	发黄枯燥，心悸气短，头晕目眩，夜寐欠安，精神萎靡，食欲不振	舌淡红苔薄白，脉细弱/指纹淡红	补脾养心，益气生血	归脾汤
肝肾阴虚	爪甲易脆，四肢震颤抽动，两颧潮红，潮热盗汗，腰膝酸软，发育迟缓	舌红苔少/光剥，脉弦数	滋养肝肾，益精生血	左归丸
脾肾阳虚	发育迟缓，囟门迟闭，方颅，鸡胸，毛发稀疏，畏寒肢冷，纳谷不馨	舌淡胖嫩苔白，脉沉细无力/指纹淡	温补脾肾，益精养血	右归丸

第二节　免疫性血小板减少症

一、临床表现

1. 急性型　1～6岁多见，病前或同时有急性病毒感染史，出血症状重，自发性皮肤和黏膜出血为突出表现，瘀点、瘀斑遍布全身，四肢多见；出血严重者可致贫血；多数患者1～6个月内可自愈。

2. 慢性型　病情超过6个月，多见于学龄前及学龄期儿童；出血症状轻，局限于皮肤、黏膜，脾脏轻度肿大；发作与缓解交替。

【拓展】前1～3周有病毒感染史，皮肤、黏膜自发性出血为主。

二、诊断要点

本病根据病史、临床表现和实验室检查，即可作出诊断。临床以出血为主要症状，血小板计数$<100 \times 10^9$/L，急性型大多$<20 \times 10^9$/L。骨髓巨核细胞计数增多或正常，胞体大小不一，以小型为多，幼稚型和/或成熟未释放型巨核细胞比例增加。血清中检出抗血小板抗体。需排除其他引起血小板减少的疾病。

三、中医辨证论治

证型	证候		治法	方药
风热伤络	发病前常有外感病史，表现为发热、微恶风寒、咳嗽、咽痛等，而后皮肤出现针尖大小的瘀点，色红鲜明，可伴有齿衄鼻衄	舌红，苔薄黄，脉浮数	疏风清热，凉血止血	银翘散
血热伤络	起病急骤，皮肤出现瘀斑瘀点，色红鲜明，常密集成片，伴有齿衄鼻衄，偶有尿血，面红目赤，心烦口渴，便秘尿少	舌红，苔黄，脉数	清热解毒，凉血止血	犀角地黄汤
气不摄血	皮肤、黏膜瘀斑瘀点反复发作，色青紫而暗淡，伴鼻衄齿衄，神疲乏力，面色萎黄或苍白无华，食欲不振，大便溏泄，头晕心悸	舌淡红，苔薄，脉细弱	益气健脾，摄血养血	归脾汤
阴虚火旺	皮肤黏膜散在瘀点瘀斑，下肢尤甚，时发时止，颜色鲜红，伴齿衄、鼻衄或尿血，低热盗汗，手足心热，心烦颧红，口干咽燥	舌红少苔，脉细数	滋阴清热，凉血宁络	大补阴丸合茜根散
瘀血阻络	病程缠绵，出血反复不止，皮肤紫癜色暗，面色晦暗	舌暗红或紫或边有紫斑，苔薄白，脉细涩	活血化瘀，养血补血	桃红四物汤

第十章　内分泌疾病

第一节　性早熟

一、临床表现

性早熟指女孩8岁前，男孩9岁前，出现青春期特征。

1. 中枢性性早熟（真性）　女孩表现为乳房、大小阴唇及阴毛的发育，男孩可表现为睾丸、阴茎增大，出现阴毛、痤疮、变声等。骨骼生长加速，骨龄提前，骨骺提前融合。

2. 外周性性早熟（假性） 临床表现可有第二性征出现，但非青春期发动，一般无性腺增大。

二、中医辨证论治

证型	证候		治法	方药
阴虚火旺	伴有潮热，盗汗，五心烦热，便秘	舌红或舌尖红，少苔，脉细数	清肝滋肾，解郁泻火	知柏地黄丸合大补阴丸
肝经郁热	胸闷不舒，心烦易怒，嗳气叹息痤疮，便秘	舌红，苔黄或黄腻脉弦数或弦细数	疏肝解郁，清利湿热	丹栀逍遥散
痰湿壅滞	形体偏肥胖，胸闷叹息，肢体困重，口中黏腻，多食肥甘	舌质红，苔腻，脉滑数	健脾燥湿，化痰散结	知柏地黄丸合二陈汤

第二节　儿童期糖尿病【助理医师不考】

一、诊断标准☆

1. 空腹血糖≥7.0mmol/L。

2. 随机血糖≥11.1mmol/L。

3. 糖耐量试验中120分钟血糖≥11.1mmol/L。

凡符合上述任何一条即可诊断为糖尿病。儿童1型糖尿病一旦出现临床症状、尿糖阳性、空腹血糖达7.0mmol/L以上和随机血糖在11.1mmol/L以上，一般不需做口服葡萄糖耐量试验（OGTT）就能确诊。

二、中医辨证论治

证型	证候		治法	方药
肺热津伤	口渴多饮，随饮随渴，舌燥咽干，尿频量多	舌尖红苔薄黄少津，脉洪/细数	清热润肺，生津止渴	玉女煎
胃燥津伤	多食善饥，口渴多饮，形体消瘦，大便燥结，小便频数	舌红苔黄，脉数	清胃泻热，养阴保津	白虎加人参汤合增液汤
肾阴亏损	尿频量多，口干舌燥，五心烦热，腰膝酸软，形体消瘦	舌红，脉细数	滋阴补肾，生津清热	六味地黄丸
阴阳两虚	小便浑浊如脂膏，腰膝酸软，头晕耳鸣，咽干唇燥，四肢欠温	舌淡苔白而干，脉沉细无力	育阴温阳，阴阳双补	金匮肾气丸

第十一章　免疫系统疾病

第一节　风湿热【助理医师不考】

一、病因

1. 西医病因　A组乙型溶血性链球菌感染。

2. 中医病因　体质虚弱（内因）；风、寒、湿、热（外因）。

二、临床表现

1. 心脏炎　有40%～50%患儿会出现心脏炎。心肌炎（P－R间期延长及T波低平和ST段异常、心律失常）；心内膜炎（二尖瓣、主动脉瓣关闭不全）；心包炎（烧瓶心）。

2. 关节炎 游走性多发关节炎，累及四肢大关节，不对称，局部红肿热痛，活动受限，痊愈后不留畸形。

3. 舞蹈症 女孩多见，特征为面部和四肢肌肉不自主、无目的地快速运动。

4. 皮肤症状 皮下结节（伴严重心脏炎，圆形、质硬、无压痛）；环形红斑（躯干和四肢近端屈侧面）。

> 趣记
>
> 关心小红帽，在跳舞。

三、中医辨证论治

证型	证候		治法	方药
湿热阻络	发热恶风，汗出不解，口渴欲饮，关节肿痛，局部灼热，皮肤红斑，溲赤便结	舌红苔黄厚腻，脉滑数	清热化湿，祛风通络	宣痹汤
寒湿阻络	关节酸痛，遇寒加剧，得温痛减，低热，气短乏力，心悸怔忡	舌淡苔白腻，脉濡缓	散寒除湿，通络止痛	蠲痹汤合独活寄生汤
风湿痹心	发热不避，头重身困，心悸气短，疲乏无力，关节肿痛	舌淡苔腻，脉濡滑	祛风除湿，通络宁心	大秦艽汤
心脾阳虚	心悸怔忡，动则气短，难以平卧，面色无华，浮肿尿少，手足不温	舌淡胖苔薄白，脉结代	温阳利水	真武汤合金匮肾气丸
气虚血瘀	病程日久，神疲乏力，心悸气短，动则尤甚，面晦颧红，唇甲发绀	舌紫暗苔薄，脉细弱/结代	养血活血，益气通脉	补阳还五汤
阴虚风动	不自主动作，皱眉挤眼，努嘴吐舌，精神疲倦，肢体消瘦，手足心热，头晕目眩，夜寐多汗	舌红少苔，脉细数	滋补肝肾，活血通络	三甲复脉汤

四、西医治疗

1. 急性期卧床休息 无心脏炎者卧床2周；心脏炎无心脏扩大者卧床4周；心脏炎伴心脏扩大者卧床6周；心脏炎伴心衰者卧床8周。

2. 控制链球菌感染 大剂量青霉素静脉滴注，2~3周。

3. 抗风湿治疗 心脏炎症时早期使用糖皮质激素；关节炎患儿可使用水杨酸制剂。

4. 对症治疗 充血性心衰可加用地高辛；舞蹈症可用巴比妥类或氯丙嗪等；关节肿痛者应限制活动。

五、预防

1. 初次发作的预防 增强体质，防止上呼吸道感染，及时应用青霉素治疗链球菌性咽峡炎。

2. 复发的预防 首选药物为苄星青霉素，每月肌内注射120万U以预防链球菌感染，至少5年，延长至成人；风心病者，终身药物预防；青霉素过敏者可改用红霉素类药物口服。

第二节 过敏性紫癜

一、概述

1. 中医病因病机

（1）病因：风热伤络、血热妄行、湿热痹阻、阴虚火旺、气虚血瘀。

（2）病机：血热、血瘀。

（3）病位：肺脾心，可涉及肝肾。

2. 西医发病机制 感染源或过敏原引起异常免疫应答，导致 IgA 介导的系统性免疫性血管炎。

二、临床表现 ☆

起病前 1~3 周常有上呼吸道感染史，可伴有低热、乏力、食欲减退等全身症状。

1. 皮肤紫癜 首发症状，多见于四肢及臀部，可累及上肢，呈对称性分布。

2. 消化道症状 脐周或下腹部绞痛伴呕吐。

3. 关节症状 多发性大关节肿痛，膝、踝受累多见。

4. 肾脏症状 轻重不一，多数患儿出现血尿和蛋白尿，少数重症患儿伴浮肿及高血压，为紫癜性肾炎。少数呈肾病综合征表现。

5. 其他表现 颅内出血、惊厥、昏迷、失语等。

三、中医辨证论治

证型	证候		治法	方药
风热伤络	发热，微恶风寒，咳嗽咽痛，关节痛，腹痛，便血尿血	舌红苔薄黄，脉浮数	疏风清热，凉血止血	银翘散
血热妄行	起病急骤，壮热面赤，咽干，皮肤瘀点瘀斑密集，色鲜红，溲赤便结	舌红绛苔黄燥，脉弦数	清热解毒，凉血化斑	犀角地黄汤
湿热痹阻	关节肿胀灼痛，影响肢体活动，腹痛、尿血	舌红苔黄腻，脉滑/弦数	清热利湿，通络止痛	四妙丸
阴虚火旺	起病缓慢，时发时隐，腰背酸软，五心烦热，潮热盗汗，头晕耳鸣	舌红少苔，脉细数	滋阴清热，凉血化瘀	大补阴丸
气虚血瘀	病程较长，斑疹紫暗，腹痛绵绵，神疲倦怠，面色少华，纳少	舌淡有瘀点/斑，脉细弱	补中益气，化瘀止血	补中益气汤

第三节　皮肤黏膜淋巴结综合征（川崎病）【助理医师不考】

一、中医病因病机

1. 病因 外感温热毒邪，犯于肺卫，蕴于肌腠，侵犯营血。

2. 病位 病位初期在肺胃，后可内侵于心，或留滞于筋脉、关节、肌肉，或影响三焦气化而致心、肝、肾等五脏均可发生病变。

二、临床表现

1. 主要表现 发热、球结膜充血、唇及口腔表现、手足症状、多形性皮疹、颈淋巴结肿大。

2. 心脏表现 心肌炎、心包炎、心内膜炎、心律失常，重者出现心衰、心源性休克、猝死等。

3. 其他 腹痛、腹泻、关节肿痛，少数出现肝肿大、黄疸，脓尿或尿道炎、脑膜炎、间质性肺炎等。

三、诊断要点 ☆

发热 5 天以上，伴下列 5 项临床表现中 4 项者，排除其他疾病后，即可诊断为川崎病。

1. 四肢变化：急性期掌跖红斑，手足硬性水肿；恢复期指趾端膜状脱皮。

2. 多形性皮疹。

3. 眼结合膜充血，非化脓性。

4. 唇充血皲裂，口腔黏膜弥漫充血，舌乳头突起、充血呈草莓舌。

5. 颈部淋巴结肿大。

注：如5项临床表现中不足4项，但超声心动图有冠状动脉损害，亦可确诊为川崎病。

四、实验室检查

1. 血液检查 急性期白细胞计数及中性粒细胞比例增高，核左移。轻度贫血。血沉增快，C反应蛋白等急性时相蛋白、血浆纤维蛋白原和血浆黏度增高，血清转氨酶升高。

2. 免疫学检查 血清IgG、IgM、IgA、IgE和血液循环免疫复合物升高；TH2类细胞因子如IL-6明显增高，总补体和C_3正常或增高。

3. 心电图 可见多种改变，以ST段和T波异常多见，也可出现PR、QT间期延长，异常Q波等。

4. 胸部平片 可见肺部纹理增多、模糊或有片状阴影，心影可扩大。

5. 超声心动图 急性期可见心包积液，左心室内径增大，二尖瓣、主动脉瓣或三尖瓣反流；可有冠状动脉异常，如冠状动脉扩张或冠状动脉脉瘤形成。

6. 冠状动脉造影 观察冠状动脉病变程度，指导治疗。

7. 多层螺旋CT 在检测冠状动脉狭窄、血栓、钙化方面的能力明显优于超声心动图，可部分取代传统的冠状动脉造影。

五、西医治疗

1. 阿司匹林 为首选药。

2. 丙种球蛋白 发病早期大剂量应用，同时加阿司匹林。

3. 肾上腺皮质激素 其他药物无效时使用，泼尼松与阿司匹林和潘生丁合用。

4. 潘生丁（双嘧达莫） 血小板显著增多，或有冠状动脉病变、血栓形成者可加用。

六、中医辨证论治

证型	证候		治法	方药
卫气同病	病起急骤，持续发热，不恶寒或微恶风，口渴喜饮，无汗，目赤头痛	舌边尖红苔薄白/黄，脉浮数	清热解毒，辛凉透表	银翘散合白虎汤
气营两燔	壮热不已，昼轻夜重，汗出不畅，渴欲冷饮，目赤唇红，斑疹鲜红	杨梅舌，指纹紫/脉细数	清热解毒，凉营化瘀	清瘟败毒饮
气阴两伤	身热已退或低热留恋，疲乏少力，自汗盗汗，口渴喜饮	舌红少津苔少，指纹紫/脉细数	益气养阴，清解余邪	沙参麦冬汤/竹叶石膏汤

第十二章　营养性疾病

第一节　小儿肥胖症【助理医师不考】

一、中医病因病机

1. **病因** 饮食失调，脾肾两虚。

2. **病机** 脾胃运化失常，痰湿、脂膏内停。

3. **病位** 在脾胃，涉及肝、肺、肾，属本虚标实。

二、诊断要点

1. 身高（身长）体重法 根据0~18岁儿童青少年身高、体重百分位数值表，当身高的

体重在 P_{85} ~ P_{97} 为超重，$>P_{97}$ 为肥胖。

2. 体重指数法（BMI） 在 P_{85} ~ P_{95} 为超重，$>P_{95}$ 为肥胖。

三、中医辨证论治

证型	证候		治法	方药
脾虚痰阻	肢体虚胖、困重，疲乏无力，少气懒言，纳差，腹满，小便少	舌淡红苔白腻，脉沉缓	运脾除湿	胃苓汤
胃腑热盛	肥胖臃肿，消谷善饥，肢体困倦，头胀眩晕，懒言少动	苔黄腻，脉滑数	清胃泻热	泻黄散
脾肾两虚	肥胖虚浮，疲乏无力，腰膝酸软，畏寒肢冷，懒言少动	舌淡红苔白，脉沉缓无力	补益脾肾，温阳化湿	实脾饮

第二节　蛋白质 – 能量营养不良

一、病因

1. 原发性 供给不足，喂养不当，不良饮食习惯，精神因素等。

2. 继发性 吸收障碍和需求增加。

二、发病机制

蛋白质和能量长期摄入不足，导致处于生长发育期的小儿新陈代谢失调、各系统组织器官功能低下、免疫功能抑制而发生一系列病理生理改变。最常累及消化系统，导致胃肠道感染和腹泻。

三、临床表现

1. 消瘦型 腹部皮下脂肪厚度减少（重要指标）。

2. 水肿型 多见于 1 ~ 3 岁幼儿，外表似"泥膏样"，凹陷性水肿（恶性）。

3. 消瘦 – 水肿型 介于上述两者之间。

四、中医辨证论治

证型		证候		治法	方药
疳气		形体略见消瘦，食欲不振，性急易怒，大便干稀不调	舌略淡苔薄微腻，脉细有力	和脾健运	资生健脾丸
疳积		形体明显消瘦，肚腹胀大，毛发稀疏结穗，食欲减退，精神烦躁	舌偏淡苔腻，脉沉细而滑	消积理脾	肥儿丸
干疳		形体极度消瘦，皮肤干瘪起皱，大肉已脱，毛发干枯，精神萎靡	舌淡嫩苔少，脉细弱无力	补益气血	八珍汤
兼证	眼疳	两目干涩，畏光羞明，眼角赤烂，黑睛浑浊，白睛生翳，夜间视物不明		养血柔肝，滋阴明目	石斛夜光丸
	口疳	口舌生疮，秽臭难闻，面红唇赤，五心烦热，夜卧不宁，小便短赤	舌红苔薄黄，脉细数	清心泻火，滋阴生津	泻心导赤散
	疳肿胀	足踝浮肿，全身浮肿，按之凹陷，面色无华，四肢欠温，小便短少	舌淡嫩苔薄白，脉沉缓无力	健脾扶阳，利水消肿	防己黄芪汤合五苓散

第三节 维生素 D 缺乏性佝偻病

一、中医病因病机

1. 病因 先天不足、后天失养。

2. 病机 脾肾两虚。

3. 病位 在脾、肾，常累及心、肝、肺。

二、西医发病机制

维生素 D 缺乏性佝偻病可看成机体为维持血钙水平而对骨骼造成的损害。

三、临床表现 ☆

多见于 3 月龄~2 岁婴幼儿，主要表现为生长最快部位的骨骼改变，肌肉松弛，神经兴奋性改变。

1. 初期 多见于 6 月龄以内婴幼儿，尤其是 3 月龄以内的小婴儿，表现为神经兴奋性增高、枕秃等；血生化改变轻微，X 线可无异常。

2. 激期

（1）骨骼改变，方颅、鸡胸、漏斗胸，四肢可见"手镯""脚镯"，脊柱后凸或侧弯。

（2）肌肉松弛、乏力、肌张力降低。

（3）神经系统发育落后，血生化及骨骼 X 线改变明显，血清 25 - (OH)D$_3$更加下降，血钙正常或下降，血磷下降，碱性磷酸酶明显升高，X 线显示骨骺端钙化带消失，呈杯口状、毛刷状改变，骨骺软骨带增宽。

3. 恢复期 临床症状减轻、消失，血生化正常，X 线片出现不规则钙化线。

4. 后遗症期 骨骼畸形，多见于 2 岁以上儿童。

四、维生素 D 的用药

1. 口服法 初期（轻度），维生素 D 每日 1000~2000U；激期（中、重度），每日 3000~6000U。

2. 突击疗法 一次性肌内注射维生素 D$_3$20 万~30 万 U，2~3 个月后改为口服预防量。

五、中医辨证论治 ☆

证型	证候		治法	方药
肺脾气虚	多出现在初期，多汗乏力，囟门迟闭，形体虚胖，肌肉松软，大便不实	舌淡红苔薄白，指纹偏淡	健脾益气，补肺固表	人参五味子汤
脾虚肝旺	出现在激期，烦躁，夜啼，惊惕，多汗，毛发稀疏，纳呆食少	舌淡苔薄，指纹淡紫	培土抑木，镇惊安神	益脾镇惊散
肾虚骨弱	激期和后遗症期常见，明显的骨骼改变，面白虚烦，形瘦神疲，筋骨痿软	舌淡苔少，指纹色淡	补肾填精，强筋壮骨	补天大造丸
脾肾亏虚	纳呆食少，面白无华，四肢无力，立迟、行迟、齿迟，头颅方大，肋骨串珠，甚则鸡胸、龟背，下肢畸变	舌淡苔少，指纹色淡	健脾补肾，填精补髓	补肾地黄丸

第四节 维生素 D 缺乏性手足搐搦症【助理医师不考】

一、西医病因

血清钙离子降低，血清总钙量降至 1.75~1.88mmol/L（7~7.5mg/dL），或钙离子降至 1.0mmol/L（4mg/dL）以下时，即可出现抽搐症状。

二、临床表现与诊断☆

1. 惊厥、手足搐搦、喉痉挛。
2. 不发作时可引出低钙击面征，腓反射，低钙束臂征。

三、西医治疗原则

止惊、吸氧，通畅气道，钙剂治疗和维生素 D 治疗。

第十三章　感染性疾病

第一节　麻疹

一、流行病学特点

麻疹是小儿时期常见的一种急性呼吸道传染病，临床以发热、上呼吸道炎症、结膜炎、麻疹黏膜斑及全身斑丘疹为特征。本病一年四季均可发病，以冬春季为多见，传染性较强，多见于 6 月龄以上 5 岁以下小儿，传播方式主要为空气飞沫传染。

二、中医病因病机

1. 病因　感受麻毒时邪。
2. 病位　在肺、脾两脏。

> 【拓展】肺脾→闭肺→攻喉→陷心肝。

3. 传变　麻疹以外透为顺，内传为逆。

三、临床表现☆

1. 潜伏期　10 天左右，轻度体温上升。
2. 前驱期　发疹前期，3 ~ 4 天，发热、咳嗽、流涕、眼结膜充血，畏光、流泪，麻疹黏膜斑（早期诊断的重要依据）。
3. 出疹期　发热后 3 ~ 4 天出现皮疹（玫瑰红色斑丘疹）；先见于耳后、发际，渐次延及头面、颈部，自上而下至胸、腹、背、四肢。
4. 恢复期　出疹 3 ~ 4 天后，按出疹顺序依次消退，可见脱屑，并留有色素沉着。

四、并发症

1. 喉炎：继发细菌感染所致，声音嘶哑、犬吠样咳嗽及吸气性呼吸困难。
2. 肺炎：最常见，死亡的主要原因。
3. 心肌炎：重者可出现心力衰竭。
4. 脑炎。
5. 亚急性硬化性全脑炎：是麻疹的一种远期并发症。患者血清或脑脊液中麻疹病毒 IgG 抗体持续强阳性。
6. 其他：营养不良和维生素 A 缺乏，引起干眼症，出现视力障碍，甚至角膜穿孔、失明。

五、中医辨证论治

证型	证候		治法	方药
顺证				
邪犯肺卫（初热期）	发热咳嗽流涕，双目红赤，畏光羞明，咽喉肿痛，体倦食少，小便短黄	舌偏红苔薄白/微黄，脉浮数	辛凉透表，清宣肺卫	宣毒发表汤
邪入肺胃（见形期）	发热持续，起伏如潮，疹随外出，依序而现，疹点细小，由疏转密	舌红苔黄，脉洪数	清热解毒，透疹达邪	清解透表汤
阴津耗伤（收没期）	疹点出齐，发热渐退，咳嗽渐减，胃纳增加，皮肤呈糠麸状脱屑	舌红少津，苔薄，脉细数	养阴生津，清解余邪	沙参麦冬汤
逆证				
邪毒闭肺	高热不退，疹色紫暗，咳嗽气促，鼻翼扇动，唇周发绀，喉间痰鸣	舌红苔黄，脉数	宣肺开闭，清热解毒	麻杏石甘汤
麻毒攻喉	身热不退，咽喉肿痛，声音嘶哑，咳声重浊，状如犬吠，喉间痰鸣	舌红苔黄腻，脉滑数	清热解毒，利咽消肿	清咽下痰汤
邪陷心肝	疹点密集成片，色泽紫暗，高热不退，烦躁谵妄，甚则神昏，抽搐	舌红绛，苔黄糙，脉数	清热解毒，息风开窍	羚角钩藤汤

第二节　风疹

一、中医病因病机

邪毒与气血相搏，外泄肌肤所致；主要病位在肺卫。

二、临床表现 ☆

1. 获得性风疹

（1）潜伏期：一般为 14~21 天。

（2）前驱期：1~2 天，低热，轻咳，咽痛，耳后、枕后、颈部淋巴结肿大，轻度压痛。

（3）出疹期：发热后 1~2 天，淡红色斑丘疹，先见于面部，脱屑，无色素沉着。

2. 先天性风疹综合征　宫内感染风疹病毒。一过性新生儿期表现（肝脾大、紫癜、血小板减少等）、永久性器官畸形和组织损伤、慢性或自身免疫引起的晚发疾病。

三、中医辨证论治

证型	证候		治法	方药
邪郁肺卫	发热恶风，喷嚏流涕，轻微咳嗽，疹色淡红，稀疏细小，微有痒感	舌尖红苔薄黄，脉浮数	疏风清热透疹	银翘散
邪入气营	壮热口渴，烦躁不宁，疹色鲜红或紫暗，疹点密，小便短赤，大便秘结	舌红苔黄糙，脉洪数	清气凉营解毒	透疹凉解汤

四、孕妇预防风疹的重要性

1. 妊娠 3 个月内避免与风疹患者接触。

2. 接触者于接触 5 天内注射丙种球蛋白，可减轻症状或预防发病。

3. 已确诊的早期孕妇，考虑终止妊娠。

第三节　幼儿急疹

一、中医病因病机

1. 病因　外因为感受幼儿急疹时邪，内因责之于正气不足。

2. 病位　在肺、脾。

二、临床表现

高热，体温多达 39℃，发热持续 3～5 天，热退后出现红色斑丘疹，2～3 天疹退后无脱屑和色素沉着。

三、鉴别诊断

病名	麻疹	幼儿急疹	风疹	猩红热
潜伏期	10 天左右	7～17 天	14～21 天	1～7 天，外科型 1～2 天
初期症状	发热，咳嗽，流涕，泪水汪汪	突然高热，一般情况好	发热，咳嗽，流涕，枕部淋巴结肿大	发热，咽喉红肿化脓疼痛
出疹与发热的关系	发热 3～4 天出疹，出疹时发热更高	发热 3～4 天出疹，热退疹出	发热 1/2～1 天出疹	发热数小时至 1 天出疹，出疹时高热
特殊体征	麻疹黏膜斑	无	无	环口苍白圈，草莓舌，贫血性皮肤划痕，帕氏线
皮疹特点	玫瑰色斑丘疹自耳后发际→额面、颈部→躯干→四肢，3 天左右出齐。疹退后遗留棕色色素斑、糠麸样脱屑	玫瑰色斑疹或斑丘疹，较麻疹细小，发疹无一定顺序，疹出后 1～2 天消退。疹退后无色素沉着，无脱屑	玫瑰色细小斑丘疹自头面→躯干→四肢，24 小时布满全身。疹退后无色素沉着，无脱屑	细小红色丘疹，皮肤猩红，自颈、腋下、腹股沟处开始，2～3 天遍布全身。疹退后无色素沉着，有大片脱皮
血常规	白细胞计数下降，淋巴细胞升高	白细胞计数下降，淋巴细胞升高	白细胞计数下降，淋巴细胞升高	白细胞计数升高，中性粒细胞升高

四、中医辨证论治

证型	证候		治法	方药
邪郁肺卫	突然高热，纳差呕吐，尿黄，腹痛泄泻，咽红目赤	舌红苔薄黄，指纹浮紫	辛凉解表	银翘散
热透肌肤	热退身凉，周身出现红色丘疹，针尖大小，从颈部延及全身，压之褪色	舌红苔薄黄，指纹紫滞	清热透疹	化斑解毒汤

第四节　猩红热

一、西医病因

病原菌为 A 组乙型溶血性链球菌。

二、中医病因病机

感受痧毒疫疠之邪，邪从口鼻侵入人体，蕴于肺胃二经，郁而化热、化火。火热之毒发散，犯卫、入营、伤阴，从而形成邪侵肺卫，毒在气营，疹后伤阴三个病理阶段。

三、临床表现☆

1. 普通型 前驱期，出现"白草莓舌"；出疹期，发热第2天迅速出现皮疹，呈鸡皮样，触之如粗砂纸样；恢复期，按出疹顺序消退，先从脸部开始脱皮，无色素沉着。

2. 重型 现已罕见。

3. 外科（产科）型 可有局部急性化脓性病变，皮疹从创口开始，再发展到其他部位皮肤，局部淋巴结可肿大、压痛，全身症状轻，无咽炎和杨梅舌。

四、诊断要点

1. 病史 有与猩红热患者接触史。潜伏期通常为1~7天，外科型1~2天。

2. 临床表现 参考三期典型的临床表现。

3. 实验室检查 血常规检查白细胞计数及中性粒细胞增高。CRP升高，鼻咽拭子或其他病灶内标本细菌培养可分离出A组乙型溶血性链球菌。

五、并发症

病后2~3周可发生急性肾小球肾炎，风心病，风湿性关节炎等。

六、西医治疗

首选青霉素，过敏者用红霉素。

七、中医辨证论治

证型	证候		治法	方药
邪侵肺卫	发热骤起，头痛、恶寒，灼热无汗，咽部红肿疼痛，上腭有粟粒样红疹	舌红苔薄白/薄黄，脉浮数有力	辛凉宣透，清热利咽	解肌透痧汤
毒炽气营	壮热不解，面赤口渴，咽喉肿痛，糜烂白腐，皮疹密布，色红如丹	3~4天后舌光红起刺苔剥脱，脉数有力	清气凉营，泻火解毒	凉营清气汤
疹后伤阴	丹痧布齐后1~2天，身热渐退，咽部糜烂疼痛减轻，低热，唇口干燥	舌红少津苔剥脱，脉细数	养阴生津，清热润喉	沙参麦冬汤

第五节 水痘

一、中医病因病机

水痘时邪，经口鼻侵入，蕴郁于肺脾而发病。

二、临床表现☆

1. 典型水痘 分为前驱期和出疹期；初为红斑疹，后变为深红色丘疹，再发展为疱疹；皮疹呈向心性分布；皮疹分批出现，斑疹、丘疹、疱疹、干痂可同时存在（"四世同堂"）；疱疹从中心开始干枯结痂，一般不留瘢痕，若继发感染则脱痂时间延长，甚至可能留有瘢痕。

2. 重症水痘 呈离心分布，易融合成大疱性或呈出血性。

3. 先天性水痘 妊娠早期感染水痘可能引起胎儿先天畸形；若发生水痘后数天分娩亦可发生新生儿水痘。

三、中医辨证论治

证型	证候		治法	方药
邪郁肺卫	发热轻微，鼻塞流涕，起病后1～2天出皮疹，疹色红润，疱浆清亮，根盘红晕	舌淡苔薄白，脉浮数	疏风清热，解毒利湿	银翘散
毒炽气营	壮热烦躁，口渴引饮，面赤唇红，口舌生疮，痘疹密布，疹色紫暗，疱浆浑浊，便结溲赤	舌红绛苔黄糙而干，脉洪数	清气凉营，化湿解毒	清胃解毒汤

第六节　手足口病

一、西医病因 ☆

由柯萨奇病毒 A 组 16 型（CoxA16）、肠道病毒 71 型（EV71）引起的发疹性传染病。

二、中医病因病机

1. 病因　感受手足口病时邪。

2. 病位　在肺、脾。

> 【拓展】时邪侵犯口鼻，①肺脾→肺失宣，脾失健，胃失和降。②甚则毒热内盛，邪毒内陷，邪毒犯心。

三、临床表现

1. 病前 1～2 周有手足口病接触史。
2. 突然起病，发热，伴头痛、咳嗽、流涕、口痛、纳差、恶心、呕吐、泄泻等。
3. 口腔及手足部位发生疱疹，质硬，多不破溃，内有浑浊液体，周围绕以红晕，5 天疹退后无瘢痕及色素沉着。

四、鉴别诊断

1. 水痘　由水痘－带状疱疹病毒所致。以发热、皮肤黏膜分批出现斑丘疹、疱疹、结痂为特征。疱疹多呈椭圆形，较手足口病稍大，呈向心性分布，以躯干、头面多，四肢少，疱壁薄，易破溃结痂，其长轴与躯体的纵轴垂直，在同一时期、同一部位斑丘疹、疱疹、结痂并见。

2. 疱疹性咽峡炎　由柯萨奇病毒 A 组（2～4 型）感染引起，夏秋季节发病率高，多见于5 岁以下小儿。起病较急，常突发高热、咽痛、流涕、头痛，体检可见软腭、悬雍垂、上腭弓、咽后壁等口腔后部出现灰白色小疱疹，周围红赤，1～2 天内疱疹破溃形成溃疡，疼痛明显，伴流涎、拒食、呕吐等，皮疹很少累及颊黏膜、舌、龈及口腔以外部位皮肤。

五、中医辨证论治 ☆

证型	证候		治法	方药
常证				
邪犯肺脾	发热轻微或无发热，1～2 天后或同时出现口腔内疱疹，破溃后形成小的溃疡，疼痛流涎	舌红苔薄黄腻，脉浮数	宣肺解表，清热化湿	甘露消毒丹

续表

证型	证候		治法	方药
湿热蒸盛	身热持续，烦躁口渴，便结溲赤，疱疹痛痒剧烈，色泽紫暗，分布稠密，根盘红晕显著	舌红绛苔黄厚腻/燥，脉滑数	清热凉营，解毒祛湿	清瘟败毒饮
心脾积热	手掌、足跖、口腔疱疹，分布稀疏，疹色红润，根盘红晕不著，疱液清亮，心烦躁扰，口舌干燥，疼痛拒食，小便黄赤，大便干结	舌质红，苔薄黄，脉数有力	清热泻脾，泻火解毒	清热泻脾散合导赤散
正虚邪恋	疱疹渐退，食欲不振，神疲乏力，唇干口燥，或伴低热，或肢体痿软无力，甚或瘫痪	舌淡红，苔少或薄腻，脉细	益气健脾，养阴生津	生脉散
变证				
邪陷心肝	高热不退，烦躁谵语，疹点稠密，色浊紫暗，甚至神昏抽搐	舌暗红或红绛，苔黄起刺，脉数有力	凉营解毒，息风开窍	清瘟败毒饮合羚角钩藤汤。高热不退者，另服安宫牛黄丸清心开窍
邪伤心肺	身热不退，频咳气急，胸闷心悸，烦躁不宁，手足厥冷，面色苍白，口唇发绀，可见粉红色或血性泡沫痰	舌质暗紫，苔白腻，脉沉细无力	泻肺逐水，温阳扶正	己椒苈黄丸合参附汤

第七节　流行性腮腺炎

一、中医病因病机

1. 病机　感受风温时邪，从口鼻而入，侵犯足少阳胆经，邪毒壅阻于足少阳经脉，与气血相搏，凝结于耳下腮部所致。

2. 变证　邪陷心肝、毒窜睾腹。

二、临床表现

潜伏期14~25天，平均18天，腮腺肿胀以耳垂为中心，向前、后、下发展，边缘不清、触之有弹性感及触痛，表面皮肤不红，张口、咀嚼困难。腮肿3~5天达高峰，5天后逐渐消退。腮腺管口可有红肿。

三、并发症

1. 脑膜脑炎：最常见，一般预后良好。

2. 睾丸炎或卵巢炎。

3. 胰腺炎：常发生于腮腺肿大数日后，表现为中上腹疼痛和压痛，伴有体温骤然上升、恶心与呕吐等症状。

4. 其他：心肌炎、乳腺炎、甲状腺炎、听力丧失、视盘炎等。

四、中医辨证论治

证型	证候		治法	方药
常证				
邪犯少阳	轻微发热，一侧或双侧耳下腮部或颌下漫肿疼痛，边缘不清，触之痛甚	舌红苔薄白/黄，脉浮数	和解少阳，散结消肿	柴胡葛根汤

证型	证候		治法	方药
热毒蕴结	高热不退，两侧腮部肿胀疼痛，坚硬拒按，张口、咀嚼困难，口渴引饮	舌红苔黄，脉滑数	清热解毒，软坚散结	普济消毒饮
	变证			
邪陷心肝	壮热不退，头痛项强，烦躁，呕吐剧烈，嗜睡昏迷，惊厥抽搐	舌绛苔黄，脉数	清热解毒，息风开窍	清瘟败毒饮
毒窜睾腹	腮部肿胀渐消，男性多有一侧或两侧睾丸肿胀疼痛，痛时拒按，发热呕吐	舌红苔黄，脉数	清肝泻火，活血止痛	龙胆泻肝汤

第八节　中毒型细菌性痢疾

一、中医病因病机

1. 病位　在肠腑。

2. 病机　邪毒滞于肠腑，凝滞津液，蒸腐气血所致。

二、临床表现☆

潜伏期短、起病急、高热、全身中毒症状严重。

1. 休克型　皮肤内脏微循环障碍型，以周围循环衰竭为主要表现。

2. 脑型　脑循环障碍型，以神志改变，反复惊厥为主要表现。

3. 肺型　又称呼吸窘迫综合征，以肺微循环障碍为主。

4. 混合型　以上三型先后出现或同时存在，病死率高。

三、西医治疗

1. 降温止惊　物理、药物降温；地西泮止痉。

2. 防治脑水肿和呼吸衰竭　甘露醇；吸氧、机械通气。

3. 抗休克治疗　①扩充血容量。②改善微循环。③应用肾上腺皮质激素。

4. 抗感染治疗　阿米卡星、第三代头孢菌素、碳青霉烯类等药物。

四、中医辨证论治

证型	证候		治法	方药
毒邪内闭	突然高热，烦躁萎靡，反复惊厥，神志昏迷，呼吸困难，节律不整，下痢脓血	舌红苔黄厚/灰糙，脉数	清肠解毒，泄热开窍	黄连解毒汤
内闭外脱	突然面色苍白或青灰，四肢厥冷，汗出不温，皮肤花纹，口唇紫绀，呼吸浅促	脉细数无力/脉微欲绝	回阳救逆，益气固脱	参附龙牡救逆汤

第九节　传染性单核细胞增多症【助理医师不考】

一、中医病因病机

1. 病因病理　感受温热时邪。热、毒是主要病因，痰、瘀是主要病理产物。

2. 病机　小儿脏腑娇嫩，形气未充，卫表不固，瘟疫病毒由口鼻而入，侵于肺卫，结于咽喉，并内传脏腑，瘀滞经络，伤及营血，发生本病。

3. 传变　以卫、气、营、血的规律进行传变。

儿科
381

二、临床表现 ☆

1. 发热 体温38~40℃，甚至40℃以上，多持续1~2周，中毒征象不明显。

2. 淋巴结肿大 两侧颈部淋巴结肿大为主，病程2周后逐渐消退。

3. 咽峡炎 咽痛是主要症状。

4. 肝脾肿大 甚至黄疸、肝衰竭。

5. 皮疹 以风疹样红色斑丘疹最常见，亦可呈猩红热样皮疹、荨麻疹、多形红斑或瘀点等，以躯干和前臂伸侧为主。

三、中医辨证论治

证型	证候		治法	方药
邪郁肺卫	发热，微恶风寒，微有汗，头身痛，颈部臖核肿大	舌边/尖稍红 苔薄黄，脉浮数	辛凉解表，清热利咽	银翘散
热炽气营	壮热烦渴，咽喉肿痛，乳蛾肿大，面红唇赤，皮疹显露，便秘尿赤	舌红苔黄腻，脉洪数	清气透营，解毒利咽	清瘟败毒饮
热瘀肝胆	发热，皮肤发黄，小便短黄，肝脾肿大明显，胸胁胀痛	舌红苔黄腻，脉弦数	清热利湿，化瘀消积	茵陈蒿汤
正虚邪恋	病程日久，发热渐退，疲乏气弱，口干唇红，便干溲赤	舌红绛苔少/剥，脉细弱	益气养阴，兼清余热	竹叶石膏汤

第十四章 寄生虫病

第一节 蛔虫病

一、感染途径

蛔虫病患者是本病的主要传染源，经口吞入感染性蛔虫卵是主要传播途径。

二、临床表现

1. 幼虫移行引起的症状 蛔虫卵移行至肺、脑、肝、脾、肾、甲状腺和眼，引起相应的临床表现。

2. 成虫引起的症状 脐周腹痛，不剧烈，喜按揉，部分有烦躁易惊或磨牙。

3. 并发症 胆道蛔虫症、蛔虫性肠梗阻、肠穿孔及腹膜炎。

三、中医辨证论治 ☆

证型	证候		治法	方药
蛔虫	脐周腹痛，时作时止，饮食不振，日渐消瘦，大便不调，面色萎黄，恶心呕吐，睡眠不安，寐中磨牙		驱蛔杀虫，调理脾胃	使君子散
蛔厥	有蛔虫证的一般症状，突然右上腹阵发性绞痛，恶心呕吐，肢冷汗出，常吐出蛔虫	苔黄腻，脉弦数/滑数	安蛔定痛，继以驱虫	乌梅丸
虫瘕	除具有蛔虫证的一般症状外，突然脐腹阵发性剧烈疼痛，频繁呕吐，或呕蛔虫，便秘，腹胀，腹部可扪及质软、无痛的可移动包块	舌苔白或黄腻，脉滑数或弦数	通腑散结，驱蛔下虫	驱蛔承气汤

第二节　蛲虫病

一、感染途径

蛲虫患者是唯一的传染源，主要经口食入被虫卵污染的食物及手指而感染。

二、临床表现

肛周和会阴皮肤剧烈瘙痒，夜间为甚，睡眠不安。局部皮肤发生皮炎和继发感染，并伴有全身症状。

三、西医治疗【助理医师不考】

常用药物：恩波吡维铵（蛲虫病的首选）；噻嘧啶（广谱高效驱虫药）、甲苯达唑。

第十五章　小儿危重症的处理

第一节　心搏呼吸骤停与心肺复苏术

一、临床表现☆

1. 突然昏迷：可有一过性抽搐。
2. 大动脉搏动消失：颈、股动脉搏动消失，血压测不出。
3. 瞳孔扩大：对光反射消失。
4. 心音消失或心跳过缓。
5. 呼吸停止或严重呼吸困难。
6. 心电图异常：室速、室颤、心室停搏。
7. 眼底变化：血管血流缓慢或停滞。

二、心肺复苏的基本生命支持

1. 胸外按压：部位，胸骨中下 1/3 处；频率，至少为 100 次/分；幅度，至少为胸廓前后径的 1/3，婴儿约为 4cm，儿童约为 5cm。心脏按压频率与人工通气频率之比为 30:2（单人施救），15:2（两位医护人员施救）。
2. 开放气道。
3. 建立呼吸。
4. 药物治疗：肾上腺素（首选）、碳酸氢钠、阿托品、葡萄糖、钙剂等。

【拓展】一看二听三感觉，摸颈动脉，呼叫急救电话。

第二节　脓毒性休克【助理医师不考】

一、临床表现

除有原发病的临床表现和脓毒症的表现外，尚存在组织灌注不足所致的休克征象。

1. 休克代偿期　脏器低灌注为主要表现，神志尚清，表情淡漠，反应迟钝，可烦躁不安，面色苍白，唇、指（趾）端发绀，肢端湿冷，心率、呼吸代偿性增快，血压正常或略降低，脉压变小。

2. 休克失代偿期　脏器低灌注进一步加重，患者表现为烦躁或意识不清，面色青灰，四肢厥冷，唇、指（趾）端明显发绀，毛细血管再充盈时间＞3秒，尿量减少，心率脉搏增快，心音低钝，血压下降，呼吸急促或窘迫，低氧血症，肌张力低下。甚可合并 ARDS、DIC、肾功能不全、脑水肿、胃肠功能衰竭等多器官功能障碍。

二、治疗原则

积极控制感染和抗休克。配合中医治以回阳救逆，益气固脱。

三、中医辨证论治

证型	证候		治法	方药
热毒内闭	高热烦躁，强直抽搐，胸腹灼热，手足厥冷	舌红苔黄燥，脉细数	清热解毒，通腑开窍	清瘟败毒饮合小承气汤
气阴亏竭	神志不清，面色苍白，呼吸促而弱，尿少口干，四肢厥冷	舌干绛苔少干，脉细数无力	益气养阴，救逆固脱	生脉散
阴竭阳脱	面色青灰，四肢冰凉过肘膝，汗出如油	唇青紫/苔白滑，脉微欲绝/指纹淡隐	益气回阳，救逆固脱	参附汤/参附龙牡救逆汤

第十六章　中医相关病证

第一节　慢性咳嗽

一、辨病思路 ☆

1. **辨证**　主要是辨风、痰、虚证。
2. **病因**　咳嗽变异性哮喘、上气道咳嗽综合征和呼吸道感染后咳嗽、胃食管反流性咳嗽等。

二、中医辨证论治

证型	证候		治法	方药
风伏肺络	早晚咳嗽为主，遇冷空气或活动后加重，干咳痰少，鼻塞，流涕，喷嚏	舌淡红苔薄白，脉浮数	疏风通窍，宣肺止咳	三拗汤合苍耳子散
痰湿郁肺	痰多色白，喉间痰鸣，胸闷纳呆，口不渴，神疲肢倦，大便溏薄	舌淡苔白腻，脉滑，指纹紫滞	燥湿化痰，肃肺止咳	二陈汤合三子养亲汤
痰热蕴肺	久咳痰多，痰稠色黄难咯，大便干结	舌红苔黄腻，脉滑数，指纹紫滞	清肺化痰，肃肺止咳	清金化痰汤
肝火犯肺	晨起及夜间明显，咽痒阵咳，情志变化时咳甚，胸胁胀痛，烦躁易怒	舌红苔少，脉弦细	清肝泻肺，润肺止咳	泻青丸合泻白散
食火犯肺	咳嗽迁延，咯黄痰，恶心呕吐，口有异味，脘腹饱胀，手足心热，大便干，小便黄	舌红，苔白厚或黄垢腻，脉滑数	消食导滞，化痰止咳	保和丸合二陈汤
肺脾气虚	咳声无力，痰白清稀，面白，神疲气短，自汗恶风，反复感冒，纳少便溏	舌淡苔白，脉沉细	健脾益气，补肺固表	异功散合玉屏风散
肺阴亏虚	无痰或痰少而黏，口渴咽干，手足心热	舌红苔薄白，脉细数	养阴清热，润肺止咳	沙参麦冬汤

第二节　腹痛

一、中医病因病机

1. 病因　感受寒邪、乳食积滞、脾胃虚寒、情志刺激、外伤等。

2. 病机　气滞于脾胃肠腑，经脉失调，凝滞不通则腹痛。

二、辨病思路

1. 全身性疾病及腹部以外器官疾病产生的腹痛　常见的有败血症、过敏性紫癜、荨麻疹及腹型癫痫等。

2. 腹部器官的器质性疾病　若疼痛持续不止，或逐渐加重，要考虑排除器质性疾病的腹痛。

3. 功能性再发性腹痛　①腹痛突然发作，持续时间不长，能自行缓解。②腹痛以脐周为主，疼痛可轻可重，但腹部无明显体征。③无伴随的病灶器官症状，如发热、呕吐、腹泻、咳嗽、气喘、尿频、尿急、尿痛等。④有反复发作的特点，每次发作时症状相似。

三、中医辨证论治

证型	证候		治法	方药
腹部中寒	腹痛阵作，得温则舒，遇寒痛甚，肠鸣辘辘，面色苍白	舌淡红苔白滑，脉沉弦紧/指纹红	温中散寒，理气止痛	养脏散
乳食积滞	脘腹胀满，疼痛拒按，不思乳食，嗳腐吞酸，呕吐酸馊	舌淡红苔厚腻，脉沉滑/指纹紫滞	消食导滞，行气止痛	香砂平胃散
胃肠结热	腹部胀满，疼痛拒按，大便秘结，烦躁不安，烦热口渴，手足心热	舌鲜红苔黄燥，脉滑数/沉实/指纹紫滞	通腑泄热，行气止痛	小承气汤
脾胃虚寒	腹痛绵绵，时作时止，喜温喜按，面白少华，精神倦怠，手足不温	舌淡白，脉沉缓/指纹淡红	温中理脾，缓急止痛	小建中汤合理中丸
气滞血瘀	痛有定处，痛如锥刺，腹部癥块拒按，肚腹硬胀，青筋显露	舌紫暗/瘀点，脉涩/指纹紫滞	活血化瘀，行气止痛	少腹逐瘀汤

第三节　厌食

一、中医病因病机

1. 病因　喂养不当、他病伤脾、先天不足等。

2. 病机　脾胃失健，纳化不和。

3. 病位　在脾胃。

二、中医辨证论治

证型	证候		治法	方药
脾失健运	食欲不振，厌恶进食，食而乏味，胸脘痞闷，嗳气泛恶，大便不调	舌淡红苔薄白/腻，脉尚有力	调和脾胃，运脾开胃	不换金正气散
脾胃气虚	不思进食，食而不化，大便偏稀夹不消化食物，面色少华，肢倦乏力	舌淡苔薄白，脉缓无力	健脾益气，佐以助运	异功散加味
脾胃阴虚	不思进食，食少饮多，大便偏干，小便短黄，烦躁少寐，手足心热	舌红少津苔少/花剥，脉细数	滋脾养胃，佐以助运	养胃增液汤

第四节 积滞

一、中医病因病机

1. **病机** 乳食停聚中焦，积而不化，气滞不行。
2. **病位** 在脾胃。

二、中医辨证论治☆

证型	证候		治法	方药
乳食内积	不思乳食，嗳腐酸馊，脘腹胀满，疼痛拒按，大便酸臭	苔白厚腻，脉弦滑/指纹紫滞	消乳化食，和中导滞	乳积者，消乳丸；食积者，保和丸
脾虚夹积	面色萎黄，形体消瘦，神疲肢倦，食则饱胀，腹满喜按	舌淡苔白腻，脉细滑/指纹淡滞	健脾助运，消食化滞	健脾丸

第五节 便秘

一、中医病因病机

1. **病因** 饮食因素、情志因素、燥热内结、气血不足等。
2. **病机** 大肠传导失常。
3. **病位** 在大肠。

二、中医辨证论治

证型	证候		治法	方药
乳食积滞	脘腹胀满，不思乳食，手足心热，睡眠不安，小便短黄	舌红苔黄厚，脉沉有力，指纹紫滞	消积导滞，清热通便	乳积者：消乳丸；食积者：保和丸
燥热内结	面红身热，口干口臭，口舌生疮，腹胀腹痛，小便短赤	舌红苔黄燥，脉滑数，指纹紫滞	清腑泄热，润肠通便	麻子仁丸
气机郁滞	大便闭涩，嗳气频作，肠鸣矢气，胸胁痞闷，腹中胀痛	舌红苔薄白，脉弦，指纹滞	疏肝理气，导滞通便	六磨汤
气虚不运	虽有便意，努挣乏力，汗出气短，神倦懒言，面白无华，唇甲色淡	舌淡苔白，脉弱，指纹淡	健脾益气，润肠通便	黄芪汤
血虚肠燥	大便干燥，艰涩难下，面白无华，唇甲色淡，头晕心悸	舌质淡，苔薄白，脉细弱或指纹淡	滋阴养血，润肠通便	润肠丸

第六节 尿血

一、中医病因病机

1. **病因** 感受外邪、饮食所伤、禀赋不足、脏腑虚损。
2. **病机** 热伤血络，或气不摄血，导致血溢脉外，随尿排出。
3. **病位** 在肾与膀胱。

二、中医辨证论治

证型	证候		治法	方药
风热伤络	起病较急，尿色鲜红，恶风，皮肤紫癜，颜色鲜明	舌红苔薄黄，脉浮数	疏风散邪，清热凉血	连翘败毒散
下焦湿热	起病急骤，尿色鲜红，发热，口渴喜饮，遍身酸痛，少腹胀痛	舌红苔黄腻，脉滑数/指纹紫滞	清热利湿，凉血止血	小蓟饮子
脾不统血	久病尿血，面色萎黄，食少，体倦乏力，气短声低，齿衄肌衄	舌淡，脉细弱	补中健脾，益气摄血	归脾汤
脾肾两虚	尿血淡红，小便频数，纳食减少，面色苍黄，气短神疲，腰膝酸软，形寒肢冷	舌淡苔白，脉沉弱	健脾固肾	济生肾气丸
阴虚火旺	尿血反复，迁延日久，口干咽红，手足心热，颧红盗汗，形体消瘦，口干多饮	舌红苔少/光剥苔，脉细数	滋阴清热，凉血止血	知柏地黄丸

第七节　急惊风

一、中医病因病机☆

1. 病机　小儿感受时邪，化热化火，内陷心包，引动肝风，则惊风发作。

2. 病位　在心、肝二经。

3. 病性　以实为主。

二、临床表现

1. 多见于3岁以下婴幼儿，5岁以上则逐渐减少。

2. 以四肢抽搐，颈项强直，角弓反张，神志昏迷为主要临床表现。

3. 有接触疫疠之邪，或暴受惊恐史。

4. 有明显的原发疾病，如感冒、肺炎喘嗽、疫毒痢、流行性腮腺炎、流行性乙型脑炎等。中枢神经系统感染者，神经系统检查病理反射阳性。

5. 必要时可做大便常规、大便细菌培养、血培养、脑脊液等检查，以协助诊断。

三、四证八候

1. 四证　痰、热、惊、风。

2. 八候　搐、搦、颤、掣、反、引、窜、视。

四、中医辨证论治

证型		证候		治法	方药
风热动风		发热头痛，咳嗽咽红，烦躁不安，突然痉厥昏迷，热退后抽痉自止	舌红苔薄黄，脉浮数	疏风清热，息风定惊	银翘散
温热疫毒	邪陷心肝	高热不退，头痛项强，恶心呕吐，突然肢体抽搐，双目上视，神志昏迷	舌红苔黄腻，脉数	平肝息风，清心开窍	羚角钩藤汤合紫雪丹
	气营两燔	病来急骤，高热，狂躁不安，剧烈头痛，神昏谵妄，抽痉，颈项强直	舌深红/红绛苔黄燥，脉数	清气凉营，息风开窍	清瘟败毒饮
湿热疫毒		持续高热，神志昏迷，谵妄烦躁，反复抽搐，腹痛拒按，呕吐	舌红苔黄腻，脉滑数	清热化湿，解毒息风	黄连解毒汤合白头翁汤

续表

证型	证候		治法	方药
暴受惊恐	暴受惊恐后突然抽痉，惊叫急啼，神志不清，四肢厥冷，大便色青	苔薄白，脉乱不齐	镇惊安神，平肝息风	琥珀抱龙丸

五、西医急救处理

1. 一般处理　将患儿平放于床，取头侧位；保持呼吸道通畅，并给予吸氧；密切观察患儿生命体征；维持营养及体液的平衡。

2. 抗惊厥药物　首选地西泮；咪达唑仑；苯巴比妥；苯妥英钠；10%水合氯醛。

第八节　遗尿

一、中医病因病机

1. 病因　下元虚寒、肺脾气虚、心肾不交、肝经湿热。

2. 病机　膀胱不能约束。

二、中医辨证论治

证型	证候		治法	方药
下元虚寒	小便清长，面白虚浮，腰膝酸软，形寒肢冷	舌淡苔白，脉沉迟无力	温补肾阳，固涩止遗	菟丝子散
肺脾气虚	日间尿频量多，面色无华，神疲懒言，食欲不振，大便溏薄，自汗易感	舌淡苔薄白，脉缓弱	补肺健脾，固涩止遗	补中益气汤合缩泉丸
心肾不交	寐不安宁，易哭易惊，白天多动少静，记忆力差，五心烦热，形体较瘦	舌红少苔，脉沉细数	清心滋肾，安神固脬	交泰丸合导赤散
肝经湿热	小便黄而少，性情急躁，夜梦纷纭，手足心热，面赤唇红，口渴多饮，目睛红赤	舌红苔黄腻，脉滑数	清热利湿，缓急止遗	龙胆泻肝汤

第九节　汗证

一、中医病因病机

1. 虚汗　肺卫不固、营卫失调、气阴两虚、阴虚火旺。

2. 实汗　湿热蒸迫。

二、诊断

1. 小儿在安静状态下及正常环境中，全身或局部出汗过多，甚则大汗淋漓。
2. 寐则汗出，醒时汗止者称为盗汗；不分寤寐而汗出过多者称为自汗。
3. 排除因环境、活动等客观因素及风湿热、结核病等疾病引起的出汗。

三、中医辨证论治

证型	证候		治法	方药
肺卫不固	自汗为主，头颈胸背部汗出明显，动则尤甚，神疲乏力，面色少华	舌淡苔薄白，脉细弱	益气固表	玉屏风散合牡蛎散
营卫失调	自汗为主，汗出遍身而抚之不温，畏寒恶风，不发热，或伴有低热	舌淡红苔薄白，脉缓	调和营卫	黄芪桂枝五物汤

证型	证候		治法	方药
气阴亏虚	盗汗为主，形体消瘦，汗出较多，神萎不振，心烦少寐，低热	舌淡 苔 少/剥，脉细/数	益气养阴	生脉散加味
阴虚火旺	盗汗为主，头身汗多，形体消瘦，口渴，夜寐不安，烦躁易怒，手足心热，便秘	舌尖红起刺，苔少，脉细数	滋阴降火	当归六黄汤
湿热迫蒸	汗出肤热，汗渍色黄，口渴不欲饮，小便色黄	舌红 苔 黄 腻，脉滑数	清热泻脾	泻黄散

针灸学

第一章　经络系统

一、经络系统的组成

经络（运行气血）	络脉		十五络脉
			浮络（浮于浅表）
			孙络（最细小）
	经脉		十二皮部
			十二经筋
			十二经别
			十二经脉
			奇经八脉

二、十二经脉

1. 名称　十二经脉的名称是根据手足、阴阳、脏腑来命名的。循行分布在上肢的为手经，循行分布于下肢的为足经。阴阳的确定，一是根据中医理论，内属阴，外属阳，脏属阴，腑属阳。因此，隶属于五脏、分布于四肢内侧的经脉称为阴经；隶属于六腑、分布于四肢外侧的经脉称为阳经。二是根据古人对阴阳消长衍化的认识、阴阳气的多寡分为三阴（太阴、少阴、厥阴）、三阳（阳明、太阳、少阳）。

2. 体表分布规律 ☆

手三阴经	上肢	内侧	前	手太阴肺经
			中	手厥阴心包经
			后	手少阴心经
手三阳经		外侧	前	手阳明大肠经
			中	手少阳三焦经
			后	手太阳小肠经
足三阴经	下肢	内侧	前	足太阴脾经
			中	足厥阴肝经
			后	足少阴肾经
足三阳经		外侧	前	足阳明胃经
			中	足少阳胆经
			后	足太阳膀胱经

注：足三阴经在足内踝上 8 寸以下为厥阴在前、太阴在中、少阴在后，至内踝上 8 寸以上，太阴交出于厥阴之前。

3. 属络表里关系 阴经属脏络腑属里，阳经属腑络脏属表。手太阴肺经属肺络大肠，手阳明大肠经属大肠络肺，足阳明胃经属胃络脾，足太阴脾经属脾络胃，手少阴心经属心络小肠，手太阳小肠经属小肠络心，足太阳膀胱经属膀胱络肾，足少阴肾经属肾络膀胱，手厥阴心包经属心包络三焦，手少阳三焦经属三焦络心包，足少阳胆经属胆络肝，足厥阴肝经属肝络胆。

4. 与脏腑器官的联络 ☆【助理医师不考】

经脉名称	联络的脏腑	联络的器官
手太阴肺经	起于中焦，属肺，络大肠，还循胃口	喉咙
手阳明大肠经	属大肠，络肺	入下齿中，夹口、鼻
足阳明胃经	属胃，络脾	起于鼻，入上齿，环口夹唇，循喉咙
足太阴脾经	属脾，络胃，流注心中	夹咽，连舌本，散舌下
手少阴心经	属心，络小肠，上肺	夹咽，系目系
手太阳小肠经	属小肠，络心，抵胃	循咽，至目内外眦，入耳中，抵鼻
足太阳膀胱经	属膀胱，络肾	起于目内眦，至耳上角，入络脑
足少阴肾经	属肾，络膀胱，上贯肝，入肺中，络心	循喉咙，夹舌本
手厥阴心包经	属心包，络三焦	
手少阳三焦经	属三焦，络心包	系耳后，出耳上角，入耳中，至目锐眦
足少阳胆经	属胆，络肝	起于目锐眦，下耳后，入耳中，出耳前
足厥阴肝经	属肝，络胆，夹胃，注肺	过阴器，连目系，环唇内

5. 循行走向与交接规律 ☆

（1）十二经脉的循行走向规律：手三阴经从胸走手，手三阳经从手走头，足三阳经从头走足，足三阴经从足走腹。

（2）十二经脉的循行交接规律

①相表里的阴经与阳经在手足末端交接，如手太阴肺经在食指端与手阳明大肠经相交接；手少阴心经在小指端与手太阳小肠经相交接；手厥阴心包经在无名指端与手少阳三焦经相交接；足阳明胃经在足大趾内端与足太阴脾经相交接；足太阳膀胱经在小趾端与足少阴肾经相交接；足少阳胆经在大趾外端与足厥阴肝经相交接。

> **趣记**
>
> 1内1外，帮足吾。注：①1内——足大趾内侧；②1外——足大趾外侧；③足吾——足小趾。

②同名的阳经与阳经在头面部交接，如手足阳明经交接于鼻旁，手足太阳经交接于目内眦，手足少阳经交接于目外眦。

> **趣记**
>
> 养少太，比外累。注：①养少太——阳明经、少阳经、太阳经；②比外累——鼻旁、目外眦、目内眦。

③相互衔接的阴经与阴经在胸中交接，如足太阴经与手少阴经交接于心中，足少阴经与手厥阴经交接于胸中，足厥阴经与手太阴经交接于肺中。

三、奇经八脉

1. 名称 奇经八脉指督脉、任脉、冲脉、带脉、阴维脉、阳维脉、阴跷脉、阳跷脉八条经脉，因与十二经脉不同而别道奇行，故称为奇经八脉。

2. 循行分布及其临床意义 ☆【助理医师不考】

	循行分布	临床意义
任脉	胸腹正中，上抵颏部	妊养诸阴经，总调全身阴气和精血，为"阴脉之海"
督脉	腰背正中，上至头面	督领诸阳经，统摄全身阳气和真元，为"阳脉之海"
冲脉	与足少阴肾经并行，环绕口唇。督脉、任脉、冲脉皆起于胞中，同出会阴，称"一源三歧"	涵蓄十二经气血，为"十二经脉之海"或"血海"
带脉	起于胁下，绕行腰间一周	约束纵行躯干的诸条经脉
阴维脉	起于小腿内侧，沿腿股内侧上行，至咽喉与任脉会合	主一身之里，维系一身阴经
阳维脉	起于足跗外侧，沿腿膝外侧上行，至项后与督脉相会	主一身之表，维系一身阳经
阴跷脉	起于足跟内侧，随足少阴经上行，至目内眦与阳跷脉会合	调节下肢运动，司寤寐
阳跷脉	起于足跟外侧，伴足太阳经上行，至目内眦与阴跷脉会合	

3. 作用

①统率与主导作用；②沟通、联络作用；③蓄积、渗灌作用。

四、十五络脉

1. 分布 十二经络脉在四肢肘膝关节以下本经的络穴分出后，均走向其相表里的经脉，阴经络脉走向阳经，阳经络脉走向阴经，阴阳经的络脉相互交通连接。任脉的别络，从胸骨剑突下鸠尾穴分出后，散布于腹部；督脉的别络，从尾骨下长强穴分出后，散布于头部，并走向背部两侧的足太阳经；脾之大络，出于腋下大包穴，散布于胸胁部。

2. 作用【助理医师不考】 四肢部的十二经别络，加强了十二经中相表里两经在体表的联系，沟通了表里两经的经气，补充了十二经脉循行的不足。躯干部的任脉别络、督脉别络和脾之大络，分别沟通了腹、背和全身经气，输布气血以濡养全身组织。

五、十二经别【助理医师不考】

1. 分布

离	多从四肢肘膝关节附近正经别出	
入	经过躯干深入体腔与相关的脏腑联系	六合
出	再浅出体表上行头项部	
合	在头项部，阳经经别合于本经的经脉，阴经的经别合于其相表里的阳经经脉	

2. 作用 ☆

（1）加强十二经表里两经在体内的联系作用。

（2）加强经脉与脏腑联系的作用。

（3）加强十二经脉与头部联系的作用。

（4）弥补十二经脉分布的不足，并加强了各经与心的联系。

六、十二经筋【助理医师不考】

1. 分布

（1）特点：①起于四肢末端，上行头面胸腹部；②行于体表，不入内脏；③结、聚、散、络；④与脏腑无属络关系。

（2）分类：经筋还有刚筋、柔筋之分。刚（阳）筋分布于项背和四肢外侧，以手足阳经经筋为主；柔（阴）筋分布于胸腹和四肢内侧，以手足阴经经筋为主。

2. 作用 约束骨骼，利于关节屈伸运动。

七、十二皮部【助理医师不考】

1. 分布 十二皮部的分布区域，是以十二经脉体表的分布范围为依据的，是十二经脉在皮肤上分属的部位，同时，皮部也是别络的分区，是络脉之气散布之所在。它同别络，特别是浮络有更密切的关系。

2. 作用 由于十二皮部居于人体最外层，又与经络气血相通，是络脉之气（卫气）散布之处，故是机体的卫外屏障，起着保卫机体、抵御外邪和反映病候、协助诊断的作用。

第二章　经络的作用和经络学说的临床应用

一、经络的作用【助理医师不考】

1. 联系脏腑，沟通内外。
2. 运行气血，协调阴阳。
3. 抗御病邪，反映病候。
4. 传导感应，调整虚实。

二、经络学说的临床应用

1. 诊断

（1）可以通过辨析患者的症状、体征以及相关部位发生的病理变化，以确定疾病所在的经脉。

（2）临床上常通过望诊、切诊以发现病理反应，从而帮助诊断疾病。

（3）可以通过一些现代的检测方法，观察皮肤温度、皮肤电阻、红外热像等现象进行疾病诊断。

2. 治疗

（1）指导针灸治疗。

（2）指导药物归经。

（3）推拿科的取穴、推拿手法多以经络理论为依据进行施治。

第三章　腧穴的分类

一、十四经穴与经外奇穴

	固定名称	固定位置	固定经脉	明确主治
十四经穴（362个）	√	√	十四经	√
经外奇穴	√	√	不定	单一、特殊

二、阿是穴

阿是穴又称天应穴、不定穴等，是以压痛点或其他反应点作为刺灸的部位，既不是经穴，又不是奇穴，而是按压痛点取穴。这类穴既无具体名称，又无固定位置，多位于病变附近，也可在与病变距离较远处。阿是穴无一定数目。

第四章　腧穴的主治特点和规律

一、主治特点

近治作用	腧穴所在，主治所在，所有腧穴均具有
远治作用	经脉所过，主治所及，四肢肘、膝关节以下腧穴
特殊作用	双向、良性调节作用，相对的特异性治疗作用

二、分经主治规律☆【助理医师不考】

1. 手三阴经腧穴主治规律

经名	本经主治	二经相同主治	三经相同主治
手太阴经	肺、喉病		胸部病
手厥阴经	心、胃病	神志病	
手少阴经	心病		

2. 手三阳经腧穴主治规律

经名	本经主治	二经相同主治	三经相同主治
手阳明经	前头、鼻、口、齿病		目病、咽喉病、热病
手少阳经	侧头、胁肋病	目病、耳病	
手太阳经	后头、肩胛病、神志病		

3. 足三阳经腧穴主治规律

经名	本经主治	二经相同主治	三经相同主治
足阳明经	前头、口齿、咽喉病，胃肠病		神志病、热病
足少阳经	侧头、耳、项、胁肋病，胆病	眼病	
足太阳经	后头、项、背腰病，肛肠病		

4. 足三阴经腧穴主治规律

经名	本经主治	二经相同主治	三经相同主治
足太阴经	脾胃病		腹部病、妇科病
足厥阴经	肝病	前阴病	
足少阴经	肾病、肺病、咽喉病		

5. 任脉、督脉腧穴主治规律

经名	本经主治	二经相同主治
任脉	中风脱证、虚寒、下焦病	神志病、脏腑病、妇科病
督脉	中风、昏迷、热病、头面部病	

第五章　特定穴

一、特定穴的分类及概念

特定穴是指十四经中具有特殊治疗作用，并有特定称号的腧穴。根据其不同的分布特点、含义和治疗作用，将特定穴分为五输穴、原穴、络穴、郄穴、下合穴、背俞穴、募穴、八会穴、八脉交会穴和交会穴等 10 类。

二、原穴与络穴【助理医师不考】

1. 概述

	原穴	络穴
定义	是脏腑原气经过和留止的部位	是络脉从本经别出的部位。"络"，是联络的意思
分布特点	分布在腕、踝关节附近的十二经上	十二经的络穴都位于肘膝关节以下 任脉之络穴—鸠尾—上腹部 督脉之络穴—长强—尾骶部 脾之大络—大包—胸胁部
组成	阴经以输为原	
	阳经另有专门的一个原穴	

2. 十二经脉原穴与络穴表 ☆

	原穴	络穴	趣记
手太阴肺经	太渊	列缺	太缺金
手阳明大肠经	合谷	偏历	大合力
足阳明胃经	冲阳	丰隆	未冲锋
足太阴脾经	太白	公孙	公孙皮（肤）太白
手少阴心经	神门	通里	小神通
手太阳小肠经	腕骨	支正	小碗整
足太阳膀胱经	京骨	飞扬	光顾飞
足少阴肾经	太溪	大钟	肾太肿
手厥阴心包经	大陵	内关	抱大官，累
手少阳三焦经	阳池	外关	骄阳外
足少阳胆经	丘墟	光明	但求光明
足厥阴肝经	太冲	蠡沟	敢冲，力够

3. 临床应用

（1）原穴可用于诊断和治疗脏腑疾病。

（2）络穴可用于治疗本经病证、本络脉的虚实病证及其相表里之经的病证。

（3）原络配穴法（主客原络配穴法）：先病经脉的原穴 + 后病的相表里经脉的络穴。

三、背俞穴与募穴

1. 概述

	背俞穴	募穴
定义	是脏腑之气输注于背腰部的腧穴	是脏腑之气结聚于胸腹部的腧穴
分布	背腰部——膀胱经第 1 侧线上	胸腹部相关经脉上，相应脏腑附近

2. 背俞穴与募穴表 ☆

	背俞穴	募穴	趣记
手太阴肺经	肺俞	中府	肺腑之言
手阳明大肠经	大肠俞	天枢	大叔

续表

	背俞穴	募穴	趣记
足阳明胃经	胃俞	中脘	胃募捐中
足太阴脾经	脾俞	章门	腹胀
手少阴心经	心俞	巨阙	缺心眼
手太阳小肠经	小肠俞	关元	小关墓
足太阳膀胱经	膀胱俞	中极	尿急
足少阴肾经	肾俞	京门	肾藏精
手厥阴心包经	厥阴俞	膻中	蛋包饭
手少阳三焦经	三焦俞	石门	三生石
足少阳胆经	胆俞	日月	但求日月明
足厥阴肝经	肝俞	期门	生气

3. 临床应用

（1）背俞穴与募穴均可用于治疗相关脏腑的病变。

（2）腑病多选其募穴治疗，脏病多选其背俞穴治疗。

（3）俞募配穴法：病变脏腑对应的经脉（同一条）。

四、八脉交会穴

1. 概述 八脉交会穴是指与奇经八脉脉气相通的十二经脉在四肢部的八个腧穴，原称"交经八穴""流注八穴"和"八脉八穴"。均分布于肘膝以下。

2. 八脉交会穴配伍及主治病证 ☆

穴名	主治	相配合主治
公孙	冲脉病证	心、胸、胃疾病
内关	阴维脉病证	
后溪	督脉病证	目内眦、颈项、耳、肩部疾病
申脉	阳跷脉病证	
足临泣	带脉病证	目锐眦、耳后、颊、颈、肩部疾病
外关	阳维脉病证	
列缺	任脉病证	肺系、咽喉、胸膈疾病
照海	阴跷脉病证	

趣记

公孙内关胃心胸，列缺照海肺膈咽，后溪申脉目内眦，足临外关目外眦。

五、八会穴

1. 概述 八会穴，是指脏、腑、气、血、筋、脉、骨、髓等精气所会聚的腧穴。"会"，是聚会的意思。分布在躯干部和四肢部，其中脏、腑、气、血、骨之会穴位于躯干部，筋、脉、髓之会穴位于四肢部。

2. 八会穴表☆

八会	穴名	经属
脏会	章门	足厥阴肝经
腑会	中脘	任脉
气会	膻中	任脉
血会	膈俞	足太阳膀胱经
筋会	阳陵泉	足少阳胆经
脉会	太渊	手太阴肺经
骨会	大杼	足太阳膀胱经
髓会	悬钟	足少阳胆经

趣 记

张万蛋哥阳台打钟。注：章门、中脘、膻中、膈俞、阳陵泉、太渊、大杼、悬钟。

3. 临床应用

（1）对于各自所会的脏、腑、气、血、筋、脉、骨、髓相关的病证有特殊的治疗作用。

（2）与此八者有关的病证均可选用相应的八会穴来治疗。

（3）可治疗相关的热病。

六、郄穴【助理医师不考】

1. 概述 十二经脉和奇经八脉中的阴跷脉、阳跷脉、阴维脉、阳维脉之经气深聚的部位称为郄穴。郄穴大多分布在四肢肘膝关节以下。

2. 十六郄穴表☆

阴经	郄穴	阳经	郄穴
手太阴肺经	孔最	手阳明大肠经	温溜
手厥阴心包经	郄门	手少阳三焦经	会宗
手少阴心经	阴郄	手太阳小肠经	养老
足太阴脾经	地机	足阳明胃经	梁丘
足厥阴肝经	中都	足少阳胆经	外丘
足少阴肾经	水泉	足太阳膀胱经	金门
阴维脉	筑宾	阳维脉	阳交
阴跷脉	交信	阳跷脉	跗阳

趣 记

肺大胃脾心小肠，膀肾包焦胆肝寻；最溜良机系养老，金泉溪会求中医。注：孔最、温溜、梁丘、地机、阴郄、养老、金门、水泉、郄门、会宗、外丘、中都。

3. 临床应用

（1）治疗本经循行部位及所属脏腑的急性病证。

（2）阴经郄穴多治疗血证，阳经郄穴多治疗急性痛证。

（3）脏腑疾患也可在相应的郄穴上出现疼痛或压痛，有助于疾病的诊断。

七、下合穴【助理医师不考】

1. 概述　下合穴是指六腑之气下合于足三阳经的六个腧穴，又称六腑下合穴。六个穴位都分布在足三阳经膝关节及以下部位。

2. 下合穴表

六腑	下合穴	足三阳经
大肠	上巨虚	足阳明胃经
小肠	下巨虚	
胃	足三里	
胆	阳陵泉	足少阳胆经
膀胱	委中	足太阳膀胱经
三焦	委阳	

趣 记

上下巨虚大小肠，膀胱三焦委中阳。

3. 临床应用

（1）主要用于治疗六腑疾病。

（2）协助诊断。

八、交会穴【助理医师不考】

交会穴是指两经或数经相交会合的腧穴。交会穴多分布于头面、躯干部位。交会穴能治本经的疾病，也能兼治所交会经脉的疾病。

九、五输穴【助理医师不考】

1. 概述　五输穴是指十二经脉各经在肘膝关节以下的五个腧穴，称为井、荥、输、经、合。有关记载首见于《灵枢·九针十二原》"所出为井，所溜为荥，所注为输，所行为经，所入为合"，这是对五输穴经气流注特点的概括。

2. 分布特点及组成☆

井	手足末端	经气所出部位	所出为井
荥	掌指/跖趾关节之前	经气流行部位	所溜为荥
输	掌指/跖趾关节之后	经气渐盛	所注为输
经	腕踝关节以上	经气正盛运行	所行为经
合	肘膝关节附近	经气由此入深	所入为合

3. 组成

（1）阴经五输穴及五行属性☆

	井（木）	荥（火）	输（土）	经（金）	合（水）	趣记
手太阴肺经	少商	鱼际	太渊	经渠	尺泽	"肥"—少鱼太尽责
手厥阴心包经	中冲	劳宫	大陵	间使	曲泽	"想买包"—一包充公，大使趣责
手少阴心经	少冲	少府	神门	灵道	少海	"小心"—少冲少妇，门临海

	井（木）	荥（火）	输（土）	经（金）	合（水）	趣记
足太阴脾经	隐白	大都	太白	商丘	阴陵泉	"批评他"—赢大，太伤阴
足少阴肾经	涌泉	然谷	太溪	复溜	阴谷	"婶婶"—颧骨太细，留影
足厥阴肝经	大敦	行间	太冲	中封	曲泉	"干"—大型冲锋曲

（2）阳经五输穴及五行属性☆

	井（金）	荥（水）	输（木）	经（火）	合（土）	趣记
手阳明大肠经	商阳	二间	三间	阳溪	曲池	"大场地"—高量2、3间戏池
手少阳三焦经	关冲	液门	中渚	支沟	天井	"三叫"—关夜门，猪狗进
手太阳小肠经	少泽	前谷	后溪	阳谷	小海	"小唱"—则前后顾小孩
足阳明胃经	厉兑	内庭	陷谷	解溪	足三里	"薇薇"—力挺仙姑接三里
足少阳胆经	足窍阴	侠溪	足临泣	阳辅	阳陵泉	"胆子小"—瞧稀奇，赴阳阳泉
足太阳膀胱经	至阴	足通谷	束骨	昆仑	委中	"足胖"—只因足痛速去昆仑中治

4. 应用

（1）按主病特点选用

脏	色	时	音	胃
井	荥	输	经	合
满	热	痛	喘	泄

（2）按五行相克选用☆

①子母补泻法：本经虚则补其母穴，实则泻其子穴；他经虚则补其母经本穴，实则泻其子经本穴。

②子母补泻取穴表——脏

		脏					
		金	水	木	火	相火	土
本经子母穴	经脉	肺经	肾经	肝经	心经	心包经	脾经
	母穴	太渊	复溜	曲泉	少冲	中冲	大都
	子穴	尺泽	涌泉	行间	神门	大陵	商丘
他经子母穴	母经	脾经	肺经	肾经	肝经	肝经	心经
	母穴	太白	经渠	阴谷	大敦	大敦	少府
	子经	肾经	肝经	心经	脾经	脾经	肺经
	子穴	阴谷	大敦	少府	太白	太白	经渠

③子母补泻取穴表——腑

		腑					
		金	水	木	火	相火	土
本经子母穴	经脉	大肠经	膀胱经	胆经	小肠经	三焦经	胃经
	母穴	曲池	至阴	侠溪	后溪	中渚	解溪
	子穴	二间	束骨	阳辅	小海	天井	厉兑
他经子母穴	母经	胃经	大肠经	膀胱经	胆经	胆经	小肠经
	母穴	足三里	商阳	足通谷	足临泣	足临泣	阳谷
	子经	膀胱经	胆经	小肠经	胃经	胃经	大肠经
	子穴	足通谷	足临泣	阳谷	足三里	足三里	商阳

（3）按时选用：《难经·七十四难》云："春刺井，夏刺荥，季夏刺输，秋刺经，冬刺合。"

第六章　腧穴的定位方法

一、骨度分寸定位法

1. 概述　骨度分寸定位法简称骨度法，是指以体表骨节为主要标志折量全身各部的长度和宽度，定出分寸，用于腧穴定位的方法，不论男女老幼、高矮胖瘦，一概以此标准折量作为量取腧穴的依据。折量分寸是以患者本人的身材为依据的。

2. 常用骨度分寸 ☆

部位	起止点	折量寸	度量法	说明
头面部	前发际正中至后发际正中	12	直寸	用于确定头部腧穴的纵向距离
	眉间（印堂）至前发际正中	3	直寸	用于确定前发际及其头部腧穴的纵向距离
	第7颈椎棘突下（大椎）至后发际正中	3	直寸	用于确定后发际及其头部腧穴的纵向距离
	两额角发际（头维）之间	9	横寸	用于确定头前部腧穴的横向距离
	耳后两乳突（完骨）之间	9	横寸	用于确定头后部腧穴的横向距离
胸腹胁部	胸骨上窝（天突）至剑突尖	9	直寸	用于确定胸部任脉穴的纵向距离
	剑突尖至脐中	8	直寸	用于确定上腹部腧穴的纵向距离
	两肩胛骨喙突内侧缘之间	12	横寸	用于确定胸部腧穴的横向距离
	两乳头之间	8	横寸	用于确定胸腹部腧穴的横向距离
背腰部	肩胛骨内侧缘至后正中线	3	横寸	用于确定背腰部腧穴的横向距离
上肢部	腋前纹头至肘横纹（平尺骨鹰嘴）	9	直寸	用于确定上臂前侧及其内侧部腧穴的纵向距离
	腋后纹头至（肘横纹）平尺骨鹰嘴	9	直寸	用于确定上臂外侧及其后侧部腧穴的纵向距离
	肘横纹（平尺骨鹰嘴）至腕掌（背）侧远端横纹	12	直寸	用于确定前臂部腧穴的纵向距离

部位	起止点	折量寸	度量法	说明
下肢部	耻骨联合上缘至髌底	18	直寸	用于确定大腿部前部及其内侧部腧穴的纵向距离
	髌底至髌尖	2	直寸	
	髌尖（平膝中）至内踝尖	15	直寸	用于确定小腿内侧部腧穴的纵向距离
	胫骨内侧髁下方（阴陵泉）至内踝尖	13	直寸	用于确定小腿内侧部腧穴的纵向距离
	股骨大转子至腘横纹（平髌尖）	19	直寸	用于确定大腿部前外侧部腧穴的纵向距离
	臀沟至腘横纹	14	直寸	用于确定大腿后部腧穴的纵向距离
	腘横纹（平髌尖）至外踝尖	16	直寸	用于确定小腿外侧部及其后侧部腧穴的纵向距离
	内踝尖至足底	3	直寸	用于确定足内侧部腧穴的纵向距离

注：前后发际线不明者，依据眉间（印堂）至前发际正中至第 7 颈椎棘突下（大椎），直寸 18 寸，确定头部腧穴的纵向距离。

二、体表解剖标志定位法

1. 概述 体表解剖标志定位法是以人体解剖学的各种体表标志为依据确定腧穴定位的方法。体表解剖标志可分为固定标志和活动标志两种。

2. 固定标志☆

（1）借助可见标志确定腧穴的位置：①鼻尖取素髎；②两眉中间取印堂；③以眉头定攒竹；④两乳中间取膻中；⑤以脐为标志，脐中即为神阙，其旁开 2 寸定天枢；⑥俯首显示最高的第 7 颈椎棘突下取大椎；⑦腓骨小头前下方取阳陵泉。

（2）背腰部穴的主要取穴标志：①肩胛冈平第 3 胸椎棘突；②肩胛骨下角平第 7 胸椎棘突；③髂嵴最高点平第 4 腰椎棘突等。

3. 活动标志 在活动姿势下才会出现的标志，据此亦可确定腧穴的位置。①微张口，耳屏正中前缘凹陷中取听宫；②屈肘，于横纹头处取曲池；③外展上臂时肩峰前下方的凹陷中取肩髃；④拇指跷起，当拇长、短伸肌腱之间的凹陷中取阳溪。

三、手指同身寸定位法

1. 概述 手指同身寸定位法又称指量法、指寸定位法，是指依据患者本人手指所规定的分寸以量取腧穴的方法。在具体取穴时，医者应在骨度分寸定位法的基础上，参照被取穴者自身的手指进行比量，以确定腧穴的标准定位。

2. 分类

（1）中指同身寸：以患者的中指中节桡侧两端纹头（拇指、中指屈曲成环形）之间的距离作为 1 寸。

（2）拇指同身寸：以患者拇指指间关节的宽度作为 1 寸。

（3）横指同身寸（一夫法）：患者的食、中、无名、小指四指并拢，以中指中节横纹为准，其四指的宽度作为 3 寸。四指相并名曰"一夫"，用横指同身寸量取腧穴，又名"一夫法"。

四、简便定位法【助理医师不考】

简便定位法是临床中一种简便易行的腧穴定位方法，是一种辅助取穴方法。常用的简便取穴方法：①两耳尖连线中点取百会；②两虎口自然平直交叉，一手食指压在另一手腕后高骨的上方，当食指尽端处取列缺；③半握拳，当中指端所指处取劳宫；④垂肩屈肘，于平肘尖处取章门；⑤立正姿势，两手下垂，于中指尖处取风市等。

第七章 手太阴肺经、腧穴

一、经脉循行

1. 原文 《灵枢·经脉》：肺手太阴之脉，起于中焦，下络大肠，还循胃口，上膈属肺。从肺系，横出腋下，下循臑内，行少阴、心主之前，下肘中，循臂内上骨下廉，入寸口，上鱼，循鱼际，出大指之端。

其支者，从腕后直出次指内廉，出其端。

2. 起始穴与终止穴 中府—少商。

二、主治概要

1. 肺、胸、咽喉部等肺系相关病证 咳嗽、气喘、咳血、咽喉肿痛、胸痛等。

2. 经脉循行部位的其他病证 肩背痛、肘臂挛痛、手腕痛等。

三、常用腧穴的定位、主治要点和操作☆

1. 中府【助理医师不考】 肺之募穴；手、足太阴经交会穴。

【定位】在胸部，横平第1肋间隙，锁骨下窝外侧，前正中线旁开6寸。

【主治】①咳嗽、胸痛、咳血、肺胀满、胸中烦满、气喘等肺胸病证；②肩臂痛。

【操作】直刺0.8~1.2寸，或点刺出血。

> **趣 记**
>
> 六一去肺府玩儿。注：①六一——横平第1肋间隙，前正中线旁开6寸；②府——中府。

2. 尺泽 合穴。

【定位】在肘区，肘横纹上，肱二头肌腱桡侧缘凹陷中。

【主治】①咳嗽、气喘、咽喉肿痛、咳血等肺系病证；②肘臂挛痛；③小儿惊风、急性腹痛、吐泻等急症。

【操作】直刺0.8~1.2寸，或点刺出血。

3. 孔最【助理医师不考】 郄穴。

【定位】在前臂前区，腕掌侧远端横纹上7寸，尺泽与太渊连线上。

【主治】①咳嗽、气喘、咯血、鼻衄、咽喉肿痛等肺系病证；②肘臂挛痛；③痔疮出血。

【操作】直刺0.5~1.0寸。

> **趣 记**
>
> 孔最七窍流血。注：①七——腕掌侧远端横纹上7寸；②血——咯血、鼻衄、痔疮出血。

4. 列缺 络穴；八脉交会穴，通任脉。

【定位】在前臂，腕掌侧远端横纹上1.5寸，拇短伸肌腱与拇长展肌腱之间，拇长展肌腱沟的凹陷中。简便取穴法：两手虎口自然平直交叉，一手食指按在另一手桡骨茎突上，指尖下凹陷中是穴。

【主治】①咳嗽、气喘、咽喉肿痛等肺系病证；②外感头痛、项强、齿痛、口㖞等头面五官疾患；③手腕痛。

【操作】向肘部斜刺0.5~0.8寸。

5. 太渊　输穴；原穴；八会穴之脉会。

【定位】在腕前区，桡骨茎突与舟状骨之间，拇长展肌腱尺侧凹陷中。

【主治】①咳嗽、气喘、咳血、喉痹等肺系病证；②无脉症；③胸痛，缺盆中痛，腕臂痛。

【操作】避开桡动脉，直刺0.3~0.5寸。

6. 鱼际　荥穴。

【定位】在手外侧，第1掌骨桡侧中点赤白肉际处。

【主治】①咳嗽、气喘、咳血、失音、喉痹、咽干等肺系热性病证；②外感发热，掌中热；③小儿疳积。

【操作】直刺0.5·0.8寸。

7. 少商　井穴。

【定位】在手指，拇指末节桡侧，指甲根角侧上方0.1寸。

【主治】①咳嗽、气喘、咽喉肿痛、鼻衄等肺系实热病证；②中暑，发热；③昏迷，癫狂；④指肿、麻木。

【操作】浅刺0.1寸，或点刺出血。

小　结

1. 痔疾穴位总结　孔最（痔血）、承山、承扶、秩边、飞扬、长强。

2. 针麻用穴　扶突、合谷、极泉。

3. 规律总结

（1）大关节横纹穴位治急症：上尺泽、下委中。

（2）手上的井穴均可治疗热病、昏迷、癫痫等神志病、急症。

第八章　手阳明大肠经、腧穴

一、经脉循行

1. 原文　《灵枢·经脉》：大肠手阳明之脉，起于大指次指之端，循指上廉，出合谷两骨之间，上入两筋之中，循臂上廉，入肘外廉，上臑外前廉，上肩，出髃骨之前廉，上出于柱骨之会上，下入缺盆，络肺，下膈，属大肠。

其支者，从缺盆上颈，贯颊，入下齿中；还出夹口，交人中——左之右、右之左，上夹鼻孔。

2. 起始穴与终止穴　商阳—迎香。

二、主治概要

1. 头面五官病证　头痛、鼻衄、齿痛、咽喉肿痛、口眼歪斜、耳聋等。

2. 肠腑病证　腹胀、腹痛、肠鸣、泄泻等。

3. 皮肤病证　风疹、湿疹、瘾疹、荨麻疹、痤疮等。

4. 神志病证　昏迷、癫狂等。

5. 热病　发热、热病汗出等。

6. 经脉循行部位的其他病证　手臂、肩部酸痛麻木、上肢不遂等。

三、常用腧穴的定位、主治要点和操作☆

1. 合谷 原穴。

【定位】在手背，第2掌骨桡侧的中点处。

【主治】①头痛、齿痛、目赤肿痛、咽喉肿痛、牙关紧闭、口㖞、鼻衄、耳聋、痄腮等头面五官病证；②发热恶寒等外感病；③热病；④无汗或多汗；⑤经闭、滞产、月经不调、痛经、胎衣不下、恶露不止、乳少等妇科病证；⑥上肢疼痛、不遂；⑦皮肤瘙痒、荨麻疹等皮肤科病证；⑧小儿惊风，痉证；⑨腹痛、痢疾、便秘等肠腑病证；⑩牙拔出术、甲状腺手术等面口五官及颈部手术的针麻常用穴。

【操作】直刺0.5~1.0寸。孕妇不宜针。

2. 阳溪【助理医师不考】 经穴。

【定位】在腕区，腕背侧远端横纹桡侧，桡骨茎突远端，解剖学"鼻烟窝"凹陷中。

【主治】①头痛、目赤肿痛、咽喉肿痛、齿痛、耳聋、耳鸣等头面五官病证；②手腕痛，手指拘急。

【操作】直刺0.5~0.8寸。

3. 偏历【助理医师不考】 络穴。

【定位】在前臂，腕背侧远端横纹上3寸，阳溪与曲池连线上。

【主治】①目赤、咽喉肿痛、耳聋、鼻衄等五官病证；②水肿，小便不利；③手臂酸痛；④腹部胀满。

【操作】直刺或斜刺0.3~0.5寸。

> **趣 记**
>
> 亚历3大。注：①历——偏历；②3——腕背侧远端横纹上3寸。

4. 手三里【助理医师不考】

【定位】在前臂，肘横纹下2寸，阳溪与曲池连线上。

【主治】①手臂麻痛、肘挛不伸、上肢不遂等上肢病证；②腹胀、泄泻等肠腑病证；③齿痛颊肿。

【操作】直刺0.8~1.2寸。

> **趣 记**
>
> 三长两短。注：①三——手三里；②两——肘横纹下2寸。

5. 曲池 合穴。

【定位】在肘区，尺泽与肱骨外上髁连线的中点处。

【主治】①目赤肿痛、齿痛、咽喉肿痛等五官热性病证；②热病；③手臂肿痛、上肢不遂等上肢病证；④风疹、瘾疹、湿疹、丹毒、瘰疬等皮肤科病证；⑤腹痛、吐泻、痢疾等肠腑病证；⑥头痛，眩晕；⑦癫狂等神志病证。

【操作】直刺1.0~1.5寸。

6. 肩髃 手阳明经与阳跷脉的交会穴。

【定位】在三角肌区，肩峰外侧缘前端与肱骨大结节两骨间凹陷中。

【主治】①肩痛不举，上肢不遂；②瘰疬；③瘾疹。

【操作】直刺或向下斜刺0.8~1.5寸。

7. 扶突【助理医师不考】

【定位】在胸锁乳突肌区，横平喉结，胸锁乳突肌前、后缘中间。

【主治】①咽喉肿痛、暴喑、吞咽困难、呃逆等咽喉病证；②瘿气，瘰疬；③咳嗽，气喘；④颈部手术针麻用穴。

【操作】直刺0.5~0.8寸。避开颈动脉，不可深刺。一般不使用电针，以免引起迷走神经反应。

8. 迎香

【定位】在面部，鼻翼外缘中点旁，鼻唇沟中。

【主治】①鼻塞、鼻衄、鼻渊等鼻病；②口㖞、面痒、面肿等口面部病证；③胆道蛔虫病。

【操作】略向内上方斜刺或平刺0.3~0.5寸。

第九章　足阳明胃经、腧穴

一、经脉循行

1. 原文　《灵枢·经脉》：胃足阳明之脉，起于鼻，交頞中，旁约太阳之脉，下循鼻外，入上齿中，还出夹口，环唇，下交承浆，却循颐后下廉，出大迎，循颊车，上耳前，过客主人，循发际，至额颅。

其支者，从大迎前，下人迎，循喉咙，入缺盆，下膈，属胃，络脾。

其直者，从缺盆下乳内廉，下夹脐，入气街中。

其支者，起于胃口，下循腹里，下至气街中而合，下髀关，抵伏兔，下膝髌中，下循胫外廉，下足跗，入中指内间。

其支者，下廉三寸而别，下入中指外间。

其支者，别跗上，入大指间，出其端。

2. 起始穴与终止穴　承泣—厉兑。

二、主治概要

1. 脾胃肠病证　胃痛、呕吐、腹痛、腹胀、肠鸣、泄泻、便秘等。

2. 头面五官病证　头痛、眩晕、面痛、口㖞、眼睑瞤动、齿痛、目赤肿痛、近视等。

3. 神志病证　癫狂、谵语、吐舌等。

4. 热病。

5. 经脉循行部位的其他病证　下肢痿痹、中风瘫痪、足背肿痛、乳痈等。

三、常用腧穴的定位、主治要点和操作☆

1. 承泣【助理医师不考】　足阳明经与任脉的交会穴。

【定位】在面部，眼球与眶下缘之间，瞳孔直下。

【主治】①目赤肿痛、迎风流泪、近视、夜盲等眼病；②口㖞、眼睑瞤动等面部病证。

【操作】以左手拇指向上轻推固定眼球，右手持针紧靠眶缘缓慢直刺0.5~1寸，不宜提插和大幅度捻转，以防刺破血管引起血肿。出针时稍加按压，以防出血；禁灸。

2. 四白【助理医师不考】

【定位】在面部，眶下孔处。

【主治】①目赤肿痛、目翳、近视等眼病；②口㖞、眼睑瞤动、头痛、眩晕、面痛等头面部病证。

【操作】直刺或向上斜刺0.3~0.5寸。

3. 地仓　手、足阳明经与任脉的交会穴。

【定位】在面部，口角旁开0.4寸（指寸）。

【主治】口㖞、眼睑瞤动、流涎、齿痛、颊肿等头面五官病证。

【操作】斜刺或平刺 0.3 ~ 0.8 寸，可向颊车穴透刺。

4. 颊车

【定位】在面部，下颌角前上方一横指（中指）。

【主治】口喝、口噤、齿痛、面痛等面口病证。

【操作】直刺 0.3 ~ 0.5 寸，或向地仓穴透刺 1.5 ~ 2 寸。

5. 下关

【定位】在面部，颧弓下缘中央与下颌切迹之间凹陷中。

【主治】①牙关不利、面痛、齿痛、口喝等面口病证；②耳鸣、耳聋、聤耳等耳疾。

【操作】直刺 0.5 ~ 1 寸，闭口取穴。

6. 头维【助理医师不考】　足阳明经与足少阳经和阳维脉的交会穴。

【定位】在头部，额角发际直上 0.5 寸，头正中线旁开 4.5 寸。

【主治】头痛、眩晕、目痛、迎风流泪、眼睑眴动等头面五官病证。

【操作】平刺 0.5 ~ 1 寸。

7. 人迎【助理医师不考】

【定位】在颈部，横平喉结，胸锁乳突肌前缘，颈总动脉搏动处。

【主治】①咽喉肿痛、瘿气、瘰疬等咽喉、颈部病证；②胸满，气喘；③原发性高血压；④假性延髓性麻痹。

【操作】避开颈总动脉，直刺 0.3 ~ 0.8 寸。

8. 梁门【助理医师不考】

【定位】在上腹部，脐中上 4 寸，前正中线旁开 2 寸。

【主治】纳少、胃痛、呕吐、腹胀等脾胃病证。

【操作】直刺 0.8 ~ 1.2 寸。

9. 天枢　大肠募穴。

【定位】在腹部，横平脐中，前正中线旁开 2 寸。

【主治】①绕脐腹痛、腹胀、便秘、泄泻、痢疾等脾胃肠病证；②癥瘕、月经不调、痛经等妇科病证。

【操作】直刺 1 ~ 1.5 寸。

10. 归来

【定位】在下腹部，脐中下 4 寸，前正中线旁开 2 寸。

【主治】①小腹胀痛，疝气；②月经不调、经闭、痛经、带下、阴挺等妇科病证。

【操作】直刺 1 ~ 1.5 寸。

11. 梁丘【助理医师不考】　郄穴。

【定位】在股前区，髌底上 2 寸，股外侧肌与股直肌肌腱之间。

【主治】①急性胃痛；②膝肿痛、下肢不遂等下肢病证；③乳痈、乳痛等乳房病证。

【操作】直刺 1 ~ 1.2 寸。

12. 足三里　合穴；胃下合穴。

【定位】在小腿外侧，犊鼻下 3 寸，犊鼻与解溪连线上。

【主治】①胃痛、呕吐、腹胀、泄泻、痢疾、便秘、肠痈等脾胃肠病证；②膝痛、下肢痿痹、中风瘫痪等下肢病证；③癫狂、不寐等神志病证；④气喘，痰多；⑤乳痈；⑥虚劳诸证，为强壮保健要穴。

【操作】直刺 1 ~ 2 寸。

13. 上巨虚　大肠下合穴。

【定位】在小腿外侧，犊鼻下 6 寸，犊鼻与解溪连线上。

【主治】①肠鸣、腹中切痛、泄泻、便秘、肠痈等肠腑病证；②下肢痿痹、中风瘫痪等下肢病证。

【操作】直刺1~2寸。

14. 条口

【定位】在小腿外侧，犊鼻下8寸，犊鼻与解溪连线上。

【主治】①下肢痿痹、跗肿、转筋等下肢病证；②肩臂痛；③脘腹疼痛。

【操作】直刺1~1.5寸。

8条。注：①8——犊鼻下8寸；②条——条口。

15. 下巨虚【助理医师不考】 小肠下合穴。

【定位】在小腿外侧，犊鼻下9寸，犊鼻与解溪连线上。

【主治】①泄泻、痢疾、小腹痛等肠腑病证；②下肢痿痹；③乳痈。

【操作】直刺1~1.5寸。

16. 丰隆 络穴。

【定位】在小腿外侧，外踝尖上8寸，胫骨前肌的外缘。

【主治】①头痛、眩晕等头部病证；②癫狂；③咳嗽、哮喘、痰多等痰饮病证；④下肢痿痹；⑤腹胀、便秘。

【操作】直刺1~1.5寸。

17. 解溪【助理医师不考】 经穴。

【定位】在踝区，踝关节前面中央凹陷中，当姆长伸肌腱与趾长伸肌腱之间。

【主治】①头痛、眩晕等头部病证；②癫狂、谵语等神志病证；③下肢痿痹、足踝肿痛、足下垂等下肢病证；④腹胀，便秘。

【操作】直刺0.5~1寸。

18. 内庭 荥穴。

【定位】在足背，第2、3趾间，趾蹼缘后方赤白肉际处。

【主治】①胃痛、吐酸、泄泻、痢疾、便秘等胃肠病证；②足背肿痛；③齿痛、咽喉肿痛、鼻衄等五官病证；④热病。

【操作】直刺或斜刺0.5~0.8寸，可灸。

19. 厉兑【助理医师不考】 井穴。

【定位】在足趾，第2趾末节外侧，趾甲根角侧后方0.1寸（指寸）。

【主治】①齿痛、咽喉肿痛、鼻衄等五官病证；②热病；③梦魇不宁、癫狂等神志病证。

【操作】浅刺0.1寸。

第十章　足太阴脾经、腧穴

一、经脉循行

1. 原文 《灵枢·经脉》：脾足太阴之脉，起于大指之端，循指内侧白肉际，过核骨后，上内踝前廉，上腨内，循胫骨后，交出厥阴之前，上循膝股内前廉，入腹，属脾，络胃，上膈，夹咽，连舌本，散舌下。

其支者，复从胃别，上膈，注心中。

脾之大络，名曰大包，出渊腋下三寸，布胸胁。

2. 起始穴与终止穴　隐白—大包。

二、主治概要

1. 脾胃病证　腹满、腹胀、食不化、胃痛、呕吐、腹痛、泄泻、痢疾等。

2. 妇科病证　月经不调、痛经、经闭、崩漏等。

3. 前阴病证　阴挺、遗尿、癃闭、阳痿、疝气等。

4. 经脉循行部位的其他病证　胸胁胀痛、下肢痿痹、足踝肿痛等。

三、常用腧穴的定位、主治要点和操作☆

1. 隐白　井穴。

【定位】在足趾，大趾末节内侧，趾甲根角侧后方0.1寸（指寸）。

【主治】①月经过多、崩漏等妇科病证；②鼻衄、便血、尿血等出血证；③腹满、呕吐、泄泻等脾胃病证；④癫狂、多梦等神志病证；⑤惊风。

【操作】浅刺0.1寸。

2. 太白【助理医师不考】　输穴；原穴。

【定位】在跖区，第1跖趾关节近端赤白肉际凹陷中。

【主治】①肠鸣、腹胀、泄泻、胃痛、便秘等脾胃病证；②足痛、足肿等足部病证；③体重节痛。

【操作】直刺0.5~0.8寸。

3. 公孙　络穴；八脉交会穴，通冲脉。

【定位】在跖区，第1跖骨底的前下缘赤白肉际处。

【主治】①胃痛、呕吐、肠鸣腹胀、腹痛、痢疾等脾胃肠病证；②心烦不寐、狂证等神志病证；③逆气里急，气上冲心（奔豚气）等冲脉病证。

【操作】直刺0.6~1.2寸。

4. 三阴交　足三阴经的交会穴。

【定位】在小腿内侧，内踝尖上3寸，胫骨内侧缘后际。

【主治】①肠鸣腹胀、泄泻、便秘等脾胃肠病证；②月经不调、经闭、痛经、带下、阴挺、不孕、滞产等妇产科病证；③心悸、不寐、癫狂等神志病证；④小便不利、遗尿、遗精、阳痿等生殖、泌尿系统病证；⑤下肢痿痹；⑥湿疹、荨麻疹等皮肤病证；⑦阴虚诸证。

【操作】直刺1~1.5寸。孕妇禁针。

5. 地机【助理医师不考】　郄穴。

【定位】在小腿内侧，阴陵泉下3寸，胫骨内侧缘后际。

【主治】①痛经、崩漏、月经不调、癥瘕等妇科病证；②腹胀、腹痛、泄泻等脾胃肠病证；③小便不利，水肿，遗精；④下肢痿痹。

【操作】直刺1~2寸。

6. 阴陵泉　合穴。

【定位】在小腿内侧，胫骨内侧髁下缘与胫骨内侧缘之间的凹陷中。

【主治】①腹痛、泄泻、水肿、黄疸等脾湿证；②小便不利、遗尿、癃闭等泌尿系统病证；③遗精、阴茎痛等男科病证；④带下、妇人阴痛等妇科病证；⑤膝痛、下肢痿痹。

【操作】直刺1~2寸。

7. 血海

【定位】在股前区，髌底内侧端上2寸，股内侧肌隆起处。

【主治】①月经不调、痛经、经闭、崩漏等妇科病证；②湿疹、瘾疹、丹毒、皮肤瘙痒等皮外科病证；③膝股内侧痛。

【操作】直刺 1 ~ 1.5 寸。

8. 大横【助理医师不考】 足太阴脾经与阴维脉的交会穴。

【定位】在腹部，脐中旁开 4 寸。

【主治】①腹痛、泄泻、便秘等脾胃肠病证；②肥胖症。

【操作】直刺 1 ~ 2 寸。

9. 大包【助理医师不考】

【定位】在胸外侧区，第 6 肋间隙，在腋中线上。

【主治】①气喘；②胸胁痛；③周身疼痛、四肢无力等肌肉病证。

【操作】斜刺或向外平刺 0.5 ~ 0.8 寸。

小 结

1. 胸腹部经脉循行规律☆

经脉	任脉	肾经	胃经	脾经
腹部	前正中线	0.5 寸	2 寸	4 寸
胸部		2 寸	4 寸	6 寸

2. 滞产穴位总结☆

滞产	合谷	孕妇不宜针
	三阴交	孕妇禁针
	昆仑	孕妇禁用，经期慎用
	至阴	胎位不正用灸法

第十一章 手少阴心经、腧穴

一、经脉循行

1. 原文 《灵枢·经脉》：心手少阴之脉，起于心中，出属心系，下膈，络小肠。其支者，从心系，上夹咽，系目系。其直者，复从心系却上肺，下出腋下，下循臑内后廉，行太阴、心主之后，下肘内，循臂内后廉，抵掌后锐骨之端，入掌内后廉，循小指之内，出其端。

2. 起始穴与终止穴 极泉—少冲。

二、主治概要

1. 心系病证 心痛、心悸、怔忡等。

2. 神志病证 癫狂痫、癔症、不寐等。

3. 经脉循行部位的其他病证 肩臂疼痛、胸胁痛、肘臂挛痛、小指疼痛等。

三、常用腧穴的定位、主治要点和操作☆

1. 极泉【助理医师不考】

【定位】在腋区，腋窝中央，腋动脉搏动处。

【主治】①心痛、心悸等心系病证；②胁肋疼痛；③肩臂疼痛、肘臂冷痛、上肢不遂等上肢病证；④瘰疬；⑤上肢针麻用穴。

【操作】避开腋动脉，直刺或斜刺 0.5 ~ 0.8 寸。

2. 少海【助理医师不考】 合穴。

【定位】在肘前区，横平肘横纹，肱骨内上髁前缘。

【主治】①心痛、癔症、癫狂、痫证等心疾、神志病证；②肘臂挛痛、麻木，手颤；③腋胁痛，头项痛；④瘰疬。

【操作】直刺 0.5 ~ 1 寸。

3. 通里　络穴。

【定位】在前臂前区，腕掌侧远端横纹上 1 寸，尺侧腕屈肌腱的桡侧缘。

【主治】①心悸、怔忡等心疾；②暴喑、舌强不语等舌窍病证；③肘臂挛痛、麻木、手颤等上肢病证。

【操作】直刺 0.5 ~ 1 寸。

4. 阴郄【助理医师不考】　郄穴。

【定位】在前臂前区，腕掌侧远端横纹上 0.5 寸，尺侧腕屈肌腱的桡侧缘。

【主治】①心痛、心悸、惊恐等心疾；②吐血、衄血等血证；③骨蒸盗汗。

【操作】直刺 0.3 ~ 0.5 寸。

5. 神门　输穴；原穴。

【定位】在腕前区，腕掌侧远端横纹尺侧端，尺侧腕屈肌腱的桡侧缘。

【主治】①心痛、心烦、惊悸、怔忡等心疾；②不寐、健忘、痴呆、癫狂痫等神志病证；③胸胁痛。

【操作】直刺 0.3 ~ 0.5 寸。

6. 少冲　井穴。

【定位】在手指，小指末节桡侧，指甲根角侧上方 0.1 寸（指寸）。

【主治】①心悸、心痛等心疾；②癫狂、昏迷等神志病证；③目赤；④热病；⑤胸胁痛。

【操作】浅刺 0.1 寸，或点刺出血。

第十二章　手太阳小肠经、腧穴

一、经脉循行

1. 原文　《灵枢·经脉》：小肠手太阳之脉，起于小指之端，循手外侧上腕，出踝中，直上循臂骨下廉，出肘内侧两骨之间，上循臑外后廉，出肩解，绕肩胛，交肩上，入缺盆，络心，循咽下膈，抵胃，属小肠。

其支者，从缺盆循颈，上颊，至目锐眦，却入耳中。

其支者，别颊上䪼抵鼻，至目内眦。

2. 起始穴与终止穴　少泽—听宫。

二、主治概要

1. 头面五官病证　头痛、眩晕、目翳、耳鸣、耳聋、咽喉肿痛等。

2. 热病

3. 神志病　癫、狂、痫等。

4. 经脉循行部位的其他病证　肩臂酸痛、肘臂疼痛、颈项强痛、小指麻木疼痛等。

三、常用腧穴的定位、主治要点和操作☆

1. 少泽　井穴。

【定位】在手指，小指末节尺侧，指甲根角侧上方 0.1 寸（指寸）。

【主治】①肩臂后侧痛、小指麻木疼痛等上肢病证；②乳痈、乳少、产后缺乳等乳房病证；③昏迷、癫狂等神志病证；④头痛、咽喉肿痛、目翳、胬肉攀睛、耳聋、耳鸣等头面五官病证。

【操作】浅刺 0.1 寸或点刺出血。孕妇慎用。

2. 后溪　输穴；八脉交会穴，通督脉。

【定位】在手内侧，第 5 掌指关节尺侧近端赤白肉际凹陷中。

【主治】①头项强痛、腰背痛、手指及肘臂挛痛等痛证；②耳聋、目赤、咽喉肿痛等五官病证；③癫、狂、痫等神志病证；④疟疾。

【操作】直刺 0.5～1 寸。治手指挛痛可透刺合谷穴。

3. 养老　郄穴。

【定位】在前臂后区，腕背横纹上 1 寸，尺骨头桡侧凹陷中。

【主治】①肩、背、肘、臂酸痛，项强等经脉循行所过部位病证；②急性腰痛；③目视不明。

【操作】直刺或斜刺 0.5～0.8 寸。

4. 支正【助理医师不考】　络穴。

【定位】在前臂后区，腕背侧远端横纹上 5 寸，尺骨尺侧与尺侧腕屈肌之间。

【主治】①头痛、眩晕、项强等头项病证；②肘臂酸痛；③热病；④癫狂；⑤疣症。

【操作】直刺或斜刺 0.5～0.8 寸。

5. 天宗

【定位】在肩胛区，肩胛冈中点与肩胛骨下角连线的上 1/3 与下 2/3 交点凹陷中。

【主治】①肩胛疼痛；②气喘；③乳痈、乳癖等乳房病证。

【操作】直刺或斜刺 0.5～1 寸。遇到阻力不可强行进针。

6. 颧髎【助理医师不考】

【定位】在面部，颧骨下缘，目外眦直下凹陷中。

【主治】口喎、眼睑瞤动、齿痛、面痛等头面五官病证。

【操作】直刺 0.3～0.5 寸，斜刺或平刺 0.5～1 寸。

7. 听宫

【定位】在面部，耳屏正中与下颌骨髁状突之间的凹陷中。

【主治】①耳鸣、耳聋、聤耳等耳部病证；②面痛、齿痛等口面病证；③癫、狂、痫等神志病证。

【操作】微张口，直刺 0.5～1 寸。

小　结

疟疾穴位总结　后溪、间使、中渚、外关、丘墟、足临泣、大椎、上星。

第十三章　足太阳膀胱经、腧穴

一、经脉循行

1. 原文　《灵枢·经脉》：膀胱足太阳之脉，起于目内眦，上额交颠。

其支者，从颠至耳上角。

其直者，从颠入络脑，还出别下项，循肩髆内，夹脊抵腰中，入循膂，络肾，属膀胱。其支者，从腰中，下夹脊，贯臀，入腘中。

其支者，从髆内左右别下贯胛，夹脊内，过髀枢，循髀外后廉下合腘中，以下贯腨内，出外踝之后，循京骨，至小趾外侧。

2. 起始穴与终止穴　睛明—至阴。

二、主治概要

1. 脏腑病证 背部第一侧线的背俞穴及第二侧线的腧穴，主治与其相关的脏腑病证和有关的组织器官病证。

2. 神志病证 癫、狂、痫等。

3. 头面五官病证 头痛、鼻塞、鼻衄、目视不明等。

4. 经脉循行部位的其他病证 项、背、腰、下肢痹痛等。

三、常用腧穴的定位、主治要点和操作☆

1. 晴明

【定位】在面部，目内眦内上方眶内侧壁凹陷中。

【主治】①目赤肿痛、流泪、视物不明、目眩、近视、夜盲、色盲、目翳等眼病；②急性腰痛、坐骨神经痛；③心悸、怔忡等心疾。

【操作】嘱患者闭目，医者左手轻推眼球向外侧固定，右手缓慢进针，紧靠眶缘直刺0.5～1寸。遇到阻力时，不宜强行进针，应改变进针方向或退针。不捻转，不提插（或只轻微地捻转和提插）。出针后按压针孔片刻，以防出血。针具宜细，消毒宜严。禁灸。

2. 攒竹

【定位】在面部，眉头凹陷中，额切迹处。

【主治】①头痛、面痛、眉棱骨痛、面瘫等头面病证；②眼睑瞤动、眼睑下垂、目视不明、流泪、目赤肿痛等眼疾；③呃逆；④急性腰扭伤。

【操作】可向眉中或向眼眶内缘平刺或斜刺0.5～0.8寸，或直刺0.2～0.3寸。禁灸。

3. 天柱【助理医师不考】

【定位】在颈后区，横平第2颈椎棘突上际，斜方肌外缘凹陷中。

【主治】①后头痛，项强，肩背痛；②眩晕、咽喉肿痛、鼻塞、目赤肿痛、近视等头面五官病证；③热病；④癫狂痫。

【操作】直刺或斜刺0.5～0.8寸。不可向内上方深刺，以免伤及延髓。

4. 大杼【助理医师不考】 八会穴之骨会。

【定位】在脊柱区，第1胸椎棘突下，后正中线旁开1.5寸。

【主治】①咳嗽，发热；②项强，肩背痛；③颈椎病、腰椎病、膝骨关节炎、齿痛等骨病。

【操作】斜刺0.5～0.8寸。本经背部诸穴，不宜深刺，以免伤及内部重要脏器。

5. 风门【助理医师不考】

【定位】在脊柱区，第2胸椎棘突下，后正中线旁开1.5寸。

【主治】①感冒、发热、头痛、咳嗽、哮喘等外感病证、肺系病证；②项强，胸背痛。

【操作】斜刺0.5～0.8寸。热证宜点刺放血。

6. 肺俞 肺之背俞穴。

【定位】在脊柱区，第3胸椎棘突下，后正中线旁开1.5寸。

【主治】①鼻塞、咳嗽、气喘、咯血等肺系病证；②骨蒸潮热、盗汗等阴虚病证；③皮肤瘙痒、瘾疹。

【操作】斜刺0.5～0.8寸。热证宜点刺放血。

7. 心俞 心之背俞穴。

【定位】在脊柱区，第5胸椎棘突下，后正中线旁开1.5寸。

【主治】①心痛、惊悸、不寐、健忘、癫痫等心神病证；②胸闷、胸痛、咳嗽、吐血等胸肺病证；③遗精、白浊等男科病证；④盗汗。

【操作】斜刺0.5～0.8寸。

8. 膈俞 八会穴之血会。

【定位】在脊柱区，第 7 胸椎棘突下，后正中线旁开 1.5 寸。

【主治】①胃痛；②呕吐、呃逆、咳嗽、气喘等气逆之证；③贫血、吐血、便血等血证；④瘾疹、皮肤瘙痒等皮肤病证；⑤潮热、盗汗等阴虚证。

【操作】斜刺 0.5 ~ 0.8 寸。

9. 肝俞 肝之背俞穴。

【定位】在脊柱区，第 9 胸椎棘突下，后正中线旁开 1.5 寸。

【主治】①胁痛、黄疸等肝胆病证；②目赤、目视不明、夜盲、迎风流泪等目疾；③眩晕，癫狂痫；④脊背痛，角弓反张，转筋。

【操作】斜刺 0.5 ~ 0.8 寸。

10. 胆俞【助理医师不考】 胆之背俞穴。

【定位】在脊柱区，第 10 胸椎棘突下，后正中线旁开 1.5 寸。

【主治】①胁痛、黄疸、口苦等肝胆病证；②肺痨，潮热。

【操作】斜刺 0.5 ~ 0.8 寸。

11. 脾俞 脾之背俞穴。

【定位】在脊柱区，第 11 胸椎棘突下，后正中线旁开 1.5 寸。

【主治】①腹胀、纳呆、呕吐、泄泻、痢疾、便血、多食善饥、身体消瘦等脾胃病证；②黄疸，水肿；③背痛。

【操作】斜刺 0.5 ~ 0.8 寸。

12. 胃俞【助理医师不考】 胃之背俞穴。

【定位】在脊柱区，第 12 胸椎棘突下，后正中线旁开 1.5 寸。

【主治】胃痛、呕吐、腹胀、肠鸣、多食善饥、身体消瘦等脾胃病证。

【操作】斜刺 0.5 ~ 0.8 寸。

13. 肾俞 肾之背俞穴。

【定位】在脊柱区，第 2 腰椎棘突下，后正中线旁开 1.5 寸。

【主治】①头晕、耳鸣、耳聋、慢性腹泻、气喘、腰酸痛、遗精、阳痿、不育等肾虚病证；②遗尿、癃闭等前阴病证；③月经不调、带下、不孕等妇科病证；④消渴。

【操作】直刺 0.5 ~ 1 寸。

14. 大肠俞 大肠之背俞穴。

【定位】在脊柱区，第 4 腰椎棘突下，后正中线旁开 1.5 寸。

【主治】①腰痛；②腹胀、泄泻、便秘等肠腑病证。

【操作】直刺 0.8 ~ 1.2 寸。

15. 膀胱俞【助理医师不考】 膀胱之背俞穴。

【定位】在骶区，横平第 2 骶后孔，骶正中旁开 1.5 寸。

【主治】①石淋、癃闭、遗尿等膀胱气化功能失调病证；②腰骶痛；③腹泻、便秘等肠腑病。

【操作】直刺或斜刺 0.8 ~ 1.2 寸。

16. 次髎

【定位】在骶区，正对第 2 骶后孔中。

【主治】①月经不调、痛经、阴挺、带下等妇科病证；②遗精、阳痿等男科病证；③小便不利、癃闭、遗尿、疝气等前阴病证；④腰骶痛，下肢痿痹。

【操作】直刺 1 ~ 1.5 寸。

17. 承扶【助理医师不考】

【定位】在股后区，臀沟的中点。

【主治】①腰腿痛、下肢痿痹等下肢病证；②痔疾。

【操作】直刺 1 ~ 2 寸。

18. 委阳【助理医师不考】　三焦下合穴。

【定位】在膝部，腘横纹上，股二头肌腱的内侧缘。

【主治】①腹满，癃闭；②腰脊强痛，腿足挛痛。

【操作】直刺 1 ~ 1.5 寸。

19. 委中　合穴；膀胱下合穴。

【定位】在膝后区，腘横纹中点。

【主治】①腰背痛、下肢痿痹等；②急性腹痛、急性吐泻等急症；③癃闭、遗尿等泌尿系病证；④丹毒、瘾疹、皮肤瘙痒、疔疮等血热病证。

【操作】直刺 1 ~ 1.5 寸，或用三棱针点刺腘静脉出血。针刺不宜过快、过强、过深，以免损伤血管和神经。

20. 膏肓【助理医师不考】

【定位】在脊柱区，第4胸椎棘突下，后正中线旁开3寸。

【主治】①咳嗽、气喘、肺痨等肺系虚损病证；②肩胛痛；③健忘、遗精、盗汗、羸瘦等虚劳诸证。

【操作】斜刺 0.5 ~ 0.8 寸。此穴多用灸法。

21. 志室【助理医师不考】

【定位】在腰区，第2腰椎棘突下，后正中线旁开3寸。

【主治】①遗精、阳痿、癃闭、遗尿、水肿等肾虚病证；②腰脊强痛。

【操作】斜刺 0.5 ~ 0.8 寸。

22. 秩边【助理医师不考】

【定位】在骶区，横平第4骶后孔，骶正中嵴旁开3寸。

【主治】①腰骶痛，下肢痿痹；②癃闭、便秘、痔疾、阴痛等前后二阴病证。

【操作】直刺 1.5 ~ 3 寸。

23. 承山

【定位】在小腿后区，腓肠肌两肌腹与肌腱交角处。

【主治】①腰腿拘急、疼痛；②痔疾，便秘；③腹痛，疝气。

【操作】直刺 1 ~ 2 寸。不宜过强地刺激，以免引起腓肠肌痉挛。

24. 飞扬【助理医师不考】　络穴。

【定位】在小腿后区，昆仑直上7寸，腓肠肌外下缘与跟腱移行处。

【主治】①头痛，眩晕，鼻塞，鼻衄；②颈痛，腰腿痛；③痔疾。

【操作】直刺 1 ~ 1.5 寸。

25. 昆仑　经穴。

【定位】在踝区，外踝尖与跟腱之间的凹陷中。

【主治】①后头痛、目眩、项强等头项病证；②腰骶疼痛，足踝肿痛；③癫痫；④滞产。

【操作】直刺 0.5 ~ 0.8 寸。孕妇禁用，经期慎用。

26. 申脉　八脉交会穴，通阳跷脉；足太阳经与阳跷脉的交会穴。

【定位】在踝区，外踝尖直下，外踝下缘与跟骨之间凹陷中。

【主治】①头痛、眩晕等头部疾病；②癫、狂、痫等神志病证；③嗜睡、不寐及眼睑开合不利等病证；④腰腿酸痛，下肢运动不利。

【操作】直刺 0.3 ~ 0.5 寸。

27. 束骨【助理医师不考】 输穴。

【定位】在跖区，第 5 跖趾关节的近端，赤白肉际处。

【主治】①头痛、项强、目眩等头项部病证；②腰腿痛；③癫狂。

【操作】直刺 0.3 ~ 0.5 寸。

28. 至阴 井穴。

【定位】在足趾，小趾末节外侧，趾甲根角侧后方 0.1 寸（指寸）。

【主治】①胎位不正、滞产、胞衣不下等胎产病证；②头痛、目痛、鼻塞、鼻衄等头面五官病证。

【操作】浅刺 0.1 寸。胎位不正用灸法。

小　结

1. 经络循行经过部位总结

目外眦	焦小胆
目内眦	膀小肠
入耳中	焦小胆

2. 背部第一侧线穴位总结歌诀

123 大风肺，4 厥 5 心 6 督俞，7 膈 8 奇胃脘下，肝胆脾胃 9—12（胸椎棘突下不宜深刺）。

第十四章　足少阴肾经、腧穴

一、经脉循行

1. 原文 《灵枢·经脉》：肾足少阴之脉，起于小指之下，斜走足心，出于然骨之下，循内踝之后，别入跟中，以上踹内，出腘内廉，上股内后廉，贯脊属肾，络膀胱。

其直者，从肾上贯肝膈，入肺中，循喉咙，夹舌本。

其支者，从肺出，络心，注胸中。

2. 起始穴与终止穴 涌泉—俞府。

二、主治概要

1. 头及五官病证 头痛、目眩、咽喉肿痛、齿痛、耳聋、耳鸣等。

2. 妇科病证，前阴病证 月经不调、遗精阳痿、小便频数等。

3. 经脉循行部位的其他病证 下肢厥冷、内踝肿痛等。

三、常用腧穴的定位、主治要点和操作☆

1. 涌泉 井穴。

【定位】在足底，屈足卷趾时足心最凹陷中。

【主治】①昏厥、中暑、小儿惊风等急症；②癫狂痫、头痛、头晕、目眩、失眠等神志病证；③咽喉肿痛、喉痹、失音等头面五官病证；④大便难、小便不利等前后二阴病证；⑤足心热；⑥奔豚气。

【操作】直刺 0.5 ~ 1.0 寸。针刺时要防止刺伤足底动脉弓。临床常用灸法或药物贴敷。

2. 然谷【助理医师不考】 荥穴。

【定位】在足内侧，足舟骨粗隆下方，赤白肉际处。

【主治】①月经不调、阴痒、带下病、阴挺、白浊等妇科病证；②遗精、阳痿等男科病证；

③癃闭、小便不利等泌尿系统病证;④咯血,咽喉肿痛;⑤消渴,腹泻;⑥下肢痿痹,足背痛;⑦小儿脐风,口噤。

【操作】直刺0.5~0.8寸。

3. 太溪 输穴;原穴。

【定位】在踝区,内踝尖与跟腱之间的凹陷中。

【主治】①头晕目眩、不寐、健忘、遗精、阳痿、月经不调等肾虚证;②咽喉肿痛、齿痛、耳聋、耳鸣等阴虚性五官病证;③咳喘、胸痛、咳血等肺系病证;④消渴,小便频数,便秘;⑤腰脊痛,足跟痛,下肢厥冷。

【操作】直刺0.5~0.8寸。

4. 大钟【助理医师不考】 络穴。

【定位】在跟区,内踝后下方,跟骨上缘,跟腱附着部前缘凹陷中。

【主治】①遗尿、癃闭、便秘等前后二阴病证;②咽痛,咳血,气喘;③痴呆;④腰脊强痛,足跟痛。

【操作】直刺0.3~0.5寸。

5. 照海 八脉交会穴,通阴跷脉。

【定位】在踝区,内踝尖下1寸,内踝下缘边际凹陷中。

【主治】①月经不调、痛经、阴痒、赤白带下等妇科病证;②癫痫、不寐、嗜卧、癔症等神志病证;③咽喉干痛,目赤肿痛;④小便频数,癃闭;⑤便秘。

【操作】直刺0.5~0.8寸。

6. 复溜【助理医师不考】 经穴。

【定位】在小腿内侧,内踝尖上2寸,跟腱前缘。

【主治】①腹胀,泄泻,癃闭,水肿;②盗汗、汗出不止或热病无汗等津液输布失调病证;③下肢痿痪,腰脊强痛。

【操作】直刺0.5~1寸。

7. 肓俞【助理医师不考】 足少阴经与冲脉的交会穴。

【定位】在腹部,脐中旁开0.5寸。

【主治】①绕脐痛、腹胀、痢疾、泄泻、便秘等脾胃病证;②疝气;③月经不调。

【操作】直刺0.8~1.2寸。

小 结

汗证穴位总结

无汗/多汗	合谷
盗汗、汗出不止、热病无汗	复溜
骨蒸盗汗	阴郄
盗汗	肺俞、心俞、膈俞、膏肓

第十五章 手厥阴心包经、腧穴

一、经脉循行

1. 原文 《灵枢·经脉》:心主手厥阴心包络之脉,起于胸中,出属心包,下膈,历络三焦。

其支者，循胸出胁，下腋三寸，上抵腋下，下循臑内，行太阴、少阴之间，入肘中，下臂，行两筋之间，入掌中，循中指，出其端。

其支者，别掌中，循小指次指出其端。

2. 起始穴与终止穴　天池一中冲。

二、主治概要

1. 心胸、神志病证　心痛、心悸、心烦、胸闷、癫狂痫等。

2. 胃腑病证　胃痛、呕吐等。

3. 经脉循行部位的其他病证　上臂内侧痛、肘臂挛麻、腕痛、掌中热等。

三、常用腧穴的定位、主治要点和操作☆

1. 天池【助理医师不考】　手厥阴经与足少阳经的交会穴。

【定位】在胸部，第4肋间隙，前正中线旁开5寸。

【主治】①咳嗽、气喘、胸闷、痰多、胸痛等肺胸病证；②腋下肿痛，乳痈，乳少；③瘰疬。

【操作】斜刺或平刺0.3～0.5寸，不可深刺，以免伤及心、肺。

2. 曲泽　合穴。

【定位】在肘前区，肘横纹上，肱二头肌腱的尺侧缘凹陷中。

【主治】①心痛、心悸、善惊等心疾；②胃痛、呕吐、泄泻等胃腑热性病证；③热病，中暑；④肘臂挛痛，上肢颤动。

【操作】直刺1～1.5寸，或三棱针点刺出血。

趣 记

肘窝朝上，从外到内，曲尺曲少，大肺包心。注：①曲尺曲少——曲池、尺泽、曲泽、少海；②大肺包心——大肠经、肺经、心包经、心经。

---

3. 郄门【助理医师不考】　郄穴。

【定位】在前臂前区，腕掌侧远端横纹上5寸，掌长肌腱与桡侧腕屈肌腱之间。

【主治】①心痛、心悸、心烦、胸痛等心胸病证；②咳血、呕血、衄血等血证；③疔疮；④癫痫。

【操作】直刺0.5～1寸。

4. 间使【助理医师不考】　经穴。

【定位】在前臂前区，腕掌侧远端横纹上3寸，掌长肌腱与桡侧腕屈肌腱之间。

【主治】①心痛、心悸等心疾；②胃痛、呕吐等胃腑病证；③热病，疟疾；④癫狂痫等神志病证；⑤肘臂挛痛。

【操作】直刺0.5～1寸。

5. 内关　络穴；八脉交会穴，通阴维脉。

【定位】在前臂前区，腕掌侧远端横纹上2寸，掌长肌腱与桡侧腕屈肌腱之间。

【主治】①心痛、心悸、胸闷等心胸病证；②胃痛、呕吐、呃逆等胃腑病证；③不寐、郁病、癫狂痫等神志病证；④中风，眩晕，偏头痛；⑤胁痛，胁下痞块，肘臂挛痛。

【操作】直刺0.5～1寸。注意穴位深层有正中神经。

6. 大陵【助理医师不考】　输穴，原穴。

【定位】在腕前区，腕掌侧远端横纹中，掌长肌腱与桡侧腕屈肌腱之间。

【主治】①心痛、心悸、胸胁胀痛等心胸病证；②胃痛、呕吐、口臭等胃腑病证；③喜笑悲恐、癫狂痫等神志病证；④手、臂挛痛。

【操作】直刺 0.3~0.5 寸。

7. 劳宫 荥穴。

【定位】在掌区，横平第 3 掌指关节近端，第 2、3 掌骨之间偏于第 3 掌骨。简便取穴：半握拳，中指尖下是穴。

【主治】①中风昏迷、中暑等急症；②心痛、烦闷等心疾；③癫狂痫等神志病证；④口疮，口臭；⑤鹅掌风。

【操作】直刺 0.3~0.5 寸。为急救要穴之一。

8. 中冲【助理医师不考】 井穴。

【定位】在手指，中指末端最高点。

【主治】①中风昏迷、舌强不语、中暑、昏厥、小儿惊风等急症；②高热；③舌下肿痛。

【操作】浅刺 0.1 寸，或点刺出血。为急救要穴之一。

第十六章　手少阳三焦经、腧穴

一、经脉循行

1. 原文　《灵枢·经脉》：三焦手少阳之脉，起于小指次指之端，上出两指之间，循手表腕，出臂外两骨之间，上贯肘，循臑外上肩，而交出足少阳之后，入缺盆，布膻中，散络心包，下膈，遍属三焦。

其支者，从膻中，上出缺盆，上项，系耳后，直上出耳上角，以屈下颊至𫐐。

其支者，从耳后入耳中，出走耳前，过客主人，前交颊，至目锐眦。

2. 起始穴与终止穴　关冲—丝竹空。

二、主治概要

1. 头面五官病证　头、目、耳、颊、咽喉病等。

2. 热病

3. 经脉循行部位的其他病证　胸胁痛，肩臂外侧痛，上肢挛急、麻木、不遂等。

三、常用腧穴的定位、主治要点和操作☆

1. 关冲【助理医师不考】 井穴。

【定位】在手指，第 4 指末节尺侧，指甲根角侧上方 0.1 寸（指寸）。

【主治】①头痛、目赤、咽喉痛、耳鸣、耳聋、舌强等头面五官病证；②热病，中暑。

【操作】浅刺 0.1 寸，或点刺出血。

2. 中渚 输穴。

【定位】在手背，第 4、5 掌骨间，第 4 掌指关节近端凹陷中。

【主治】①手指屈伸不利，肘臂肩背痛；②头痛、耳鸣、耳聋、聤耳、耳痛、目赤、咽喉肿痛等头面五官病证；③热病，疟疾。

【操作】直刺 0.3~0.5 寸。

3. 阳池【助理医师不考】 原穴。

【定位】在腕后区，腕背侧远端横纹上，指伸肌腱的尺侧缘凹陷中。

【主治】①手指屈伸不利、疼痛、麻木，腕痛，肘臂痉挛等上肢病证；②耳聋、目赤肿痛、咽喉肿痛、头痛等头面五官病证；③消渴。

【操作】直刺 0.3~0.5 寸。

4. 外关 络穴；八脉交会穴，通阳维脉。

【定位】在前臂后区，腕背侧远端横纹上2寸，尺骨与桡骨间隙中点。

【主治】①耳鸣、耳聋、聤耳、耳痛、目赤肿痛、目生翳膜、目眩、咽喉肿痛、口噤、口喝、齿痛、面痛等头面五官病证；②头痛，颈项及肩部疼痛，胁痛，上肢痹痛；③热病，疟疾，伤风感冒；④瘰疬。

【操作】直刺0.5~1.0寸。

5. 支沟 经穴。

【定位】在前臂后区，腕背侧远端横纹上3寸，尺骨与桡骨间隙中点。

【主治】①便秘；②热病；③耳鸣、耳聋、咽喉肿痛、暴喑、头痛等头面五官病证；④肘臂痛，胁肋痛，落枕；⑤瘰疬。

【操作】直刺0.5~1.0寸。

6. 肩髎

【定位】在三角肌区，肩峰角与肱骨大结节两骨间凹陷中。

【主治】①肩臂挛痛，不遂；②风疹。

【操作】直刺0.8~1.5寸。

7. 翳风 手、足少阳经的交会穴。

【定位】在颈部，耳垂后方，乳突下端前方凹陷中。

【主治】①耳鸣、耳聋、聤耳等耳病；②眼睑瞤动、颊肿、口喝、牙关紧闭、齿痛等面口病证；③瘰疬。

【操作】直刺0.5~1.0寸。

8. 角孙【助理医师不考】

【定位】在头部，耳尖正对发际处。

【主治】①耳部肿痛、耳聋、目赤肿痛、视物不明、目翳等官窍病证；②偏头痛，项强；③颊肿，痄腮，齿痛。

【操作】平刺0.3~0.5寸。治疗小儿腮腺炎常用灯草灸。

9. 耳门【助理医师不考】

【定位】在耳区，耳屏上切迹与下颌骨髁突之间的凹陷中。

【主治】①耳鸣、耳聋、聤耳等耳病；②面痛、齿痛、牙关拘急、口喝等口面病证。

【操作】直刺0.3~0.5寸，微张口。

10. 丝竹空 手、足少阳经的交会穴。

【定位】在面部，眉梢凹陷中。

【主治】①头痛、眩晕、目赤肿痛、眼睑瞤动、视物不清等头目病证；②癫痫；③齿痛，牙关拘急，口喝。

【操作】平刺0.3~0.5寸；不灸。

第十七章　足少阳胆经、腧穴

一、经脉循行

1. 原文　《灵枢·经脉》：胆足少阳之脉，起于目锐眦，上抵头角，下耳后，循颈，行手少阳之前，至肩上，却交出手少阳之后，入缺盆。

其支者，从耳后入耳中，出走耳前，至目锐眦后。

其支者，别锐眦，下大迎，合于手少阳，抵于颛，下加颊车，下颈，合缺盆，以下胸中，贯膈，络肝，属胆，循胁里，出气街，绕毛际，横入髀厌中。

其直者，从缺盆下腋，循胸，过季胁，下合髀厌中。以下循髀阳，出膝外廉，下外辅骨之前，直下抵绝骨之端，下出外踝之前，循足跗上，入小指次指之间。

其支者，别跗上，入大指之间，循大指歧骨内，出其端；还贯爪甲，出三毛。

2. 起始穴与终止穴 瞳子髎—足窍阴。

二、主治概要

1. 头面五官病证 侧头、目、耳、咽喉病等。

2. 肝胆病证 黄疸、口苦、胁痛等。

3. 神志病证 癫狂等。

4. 热病

5. 经脉循行部位的其他病证 胁肋痛，下肢痹痛、麻木、不遂等。

三、常用腧穴的定位、主治要点和操作☆

1. 瞳子髎【助理医师不考】 手、足少阳经及手太阳经的交会穴。

【定位】在面部，目外眦外侧 0.5 寸凹陷中。

【主治】①目痛、目赤、目翳等目疾；②头痛、口㖞、面痛等头面病证。

【操作】平刺 0.3～0.5 寸，或用三棱针点刺出血。

2. 听会【助理医师不考】 手、足少阳经的交会穴。

【定位】在面部，耳屏间切迹与下颌骨髁状突之间的凹陷中。

【主治】①耳鸣、耳聋、聤耳等耳病；②齿痛、口㖞、面痛等面口病证。

【操作】张口，直刺 0.5～1 寸。

3. 率谷【助理医师不考】

【定位】在头部，耳尖直上入发际 1.5 寸。

【主治】①偏头痛，眩晕；②小儿急、慢惊风。

【操作】平刺 0.5～0.8 寸。

4. 完骨【助理医师不考】 足少阳经与足太阳经的交会穴。

【定位】在头部，耳后乳突的后下方凹陷中。

【主治】①头痛，颈项强痛；②不寐；③齿痛、口㖞、口噤不开、颊肿等面颊部病证。

【操作】直刺 0.5～0.8 寸。

5. 阳白 足少阳经与阳维脉的交会穴。

【定位】在头部，眉上 1 寸，瞳孔直上。

【主治】①前额痛，眩晕；②视物模糊、目痛、眼睑瞤动、眼睑下垂等目疾。

【操作】平刺 0.3～0.5 寸。

6. 头临泣【助理医师不考】 足少阳经、足太阳经与阳维脉的交会穴。

【定位】在头部，前发际上 0.5 寸，瞳孔直上。

【主治】①头痛，眩晕；②流泪、鼻塞、鼻渊等头面五官病证；③癫痫等神志病证；④小儿惊风。

【操作】平刺 0.3～0.5 寸。

7. 风池 足少阳经与阳维脉的交会穴。

【定位】在颈后区，枕骨之下，胸锁乳突肌上端与斜方肌上端之间的凹陷中。

【主治】①中风、头痛、眩晕、不寐、癫痫等内风所致病证；②恶寒发热、口眼歪斜等外风所致病证；③目赤肿痛、视物不明、鼻塞、鼻衄、鼻渊、耳鸣、咽喉肿痛等五官病证；④颈项强痛。

【操作】向鼻尖方向斜刺 0.8～1.2 寸。或平刺透风府穴。深部中间为延髓，必须严格掌握针刺的角度与深度。

8. 肩井　手、足少阳经与阳维脉的交会穴。

【定位】在肩胛区，第 7 颈椎棘突与肩峰最外侧点连线的中点。

【主治】①头痛、眩晕、颈项强痛等头项部病证；②肩背疼痛，上肢不遂；③瘰疬；④乳痈、乳少、难产、胞衣不下等妇科病证。

【操作】直刺 0.3～0.5 寸，切忌深刺、捣刺。孕妇禁用。

9. 日月【助理医师不考】　胆募穴；足少阳经、足太阴经与阳维脉的交会穴。

【定位】在胸部，第 7 肋间隙中，前正中线旁开 4 寸。

【主治】①黄疸、呕吐、吞酸等胆腑病证；②胁肋胀痛。

【操作】斜刺或平刺 0.5～0.8 寸。

10. 带脉【助理医师不考】　足少阳经与带脉的交会穴。

【定位】在侧腹部，第 11 肋游离端垂线与脐水平线的交点上。

【主治】①带下、月经不调、阴挺、经闭、小腹痛等妇科病证；②疝气；③胁痛，腰痛。

【操作】直刺 0.8～1.0 寸。

11. 环跳　足少阳经与足太阳经的交会穴。

【定位】在臀区，股骨大转子最凸点与骶管裂孔连线的外 1/3 与内 2/3 交点处。

【主治】①下肢痿痹，半身不遂，腰腿痛；②风疹。

【操作】直刺 2～3 寸。

12. 风市【助理医师不考】

【定位】在股外侧，腘横纹上 9 寸，髂胫束后缘；直立垂手，掌心贴于大腿时，中指尖所指凹陷中，髂胫束后缘。

【主治】①下肢痿痹；②遍身瘙痒。

【操作】直刺 1～2 寸。

13. 阳陵泉　合穴；胆下合穴；八会穴之筋会。

【定位】在小腿外侧，腓骨头前下方凹陷中。

【主治】①黄疸、口苦、呕吐、胁痛等胆腑病证；②下肢痿痹、膝髌肿痛、肩痛等筋病；③小儿惊风。

【操作】直刺 1～1.5 寸。

14. 光明【助理医师不考】　络穴。

【定位】在小腿外侧，外踝尖上 5 寸，腓骨前缘。

【主治】①目痛、夜盲、目视不明等目疾；②乳房胀痛、乳少等乳疾。

【操作】直刺 1～1.5 寸。

15. 悬钟　八会穴之髓会。

【定位】在小腿外侧，外踝尖上 3 寸，腓骨前缘。

【主治】①中风、颈椎病、腰椎病等骨、髓病；②颈项强痛，偏头痛，咽喉肿痛；③胸胁胀痛；④下肢痿痹，脚气。

【操作】直刺 0.5～0.8 寸。

16. 丘墟　原穴。

【定位】在踝区，外踝的前下方，趾长伸肌腱的外侧凹陷中。

【主治】①偏头痛，胸胁胀痛；②下肢痿痹，外踝肿痛，足下垂，脚气；③疟疾。

【操作】直刺 0.5～0.8 寸。

17. 足临泣【助理医师不考】　输穴；八脉交会穴，通带脉。

【定位】在足背，第 4、5 跖骨底结合部的前方，第 5 趾长伸肌腱的外侧凹陷中。

【主治】①偏头痛、眩晕、目赤肿痛、目涩、耳鸣、耳聋等头面五官病证；②乳痈、乳胀、月经不调等妇科病证；③胁肋胀痛，足跗肿痛；④瘰疬；⑤疟疾。

【操作】直刺 0.3～0.5 寸。

18. 侠溪【助理医师不考】 荥穴。

【定位】在足背，第 4、5 趾骨间，趾蹼缘后方赤白肉际处。

【主治】①头痛、眩晕、目赤肿痛、耳鸣、耳聋等头面五官病证；②胁痛；③乳痈；④热病。

【操作】直刺 0.3～0.5 寸。

19. 足窍阴【助理医师不考】 井穴。

【定位】在足趾，第 4 趾末节外侧，趾甲根角侧后方 0.1 寸（指寸）。

【主治】①目赤肿痛、耳鸣、耳聋、咽喉肿痛等五官病证；②头痛，不寐，多梦；③热病；④胁痛，足跗肿痛。

【操作】浅刺 0.1～0.2 寸，或点刺出血。

第十八章 足厥阴肝经、腧穴

一、经脉循行

1. 原文 《灵枢·经脉》：肝足厥阴之脉，起于大指丛毛之际，上循足跗上廉，去内踝一寸，上踝八寸，交出太阴之后，上腘内廉，循股阴，入毛中，环阴器，抵小腹，夹胃，属肝，络胆，上贯膈，布胁肋，循喉咙之后，上入颃颡，连目系，上出额，与督脉会于颠。

其支者，从目系下颊里，环唇内。

其支者，复从肝别贯膈，上注肺。

2. 起始穴与终止穴 大敦—期门。

二、主治概要

1. 肝胆病证 黄疸、胸胁胀痛、呕逆、中风、头痛、眩晕、惊风等。

2. 妇科病和前阴病证 月经不调、痛经、崩漏、带下、遗尿、小便不利等。

3. 经脉循行部位的其他病证 下肢痹痛、麻木、不遂等。

三、常用腧穴的定位、主治要点和操作☆

1. 大敦 井穴。

【定位】在足趾，大趾末节外侧，趾甲根角侧后方 0.1 寸（指寸）。

【主治】①疝气，少腹痛；②遗尿、癃闭、淋证等泌尿系病证；③月经不调、经闭、崩漏、阴挺等妇科病证；④癫痫。

【操作】浅刺 0.1～0.2 寸，或点刺出血。

2. 行间【助理医师不考】 荥穴。

【定位】在足背，第 1、2 趾之间，趾蹼缘后方赤白肉际处。

【主治】①头痛、目眩、目赤肿痛、青盲、口㖞等头面五官热性病证；②月经过多、崩漏、痛经、经闭、带下等妇科病证；③阴中痛，疝气；④小便不利，癃闭，尿痛；⑤胁痛，黄疸。

【操作】直刺 0.5～0.8 寸。

3. 太冲 输穴；原穴。

【定位】在足背，第 1、2 跖骨间，跖骨底结合部前方凹陷中，或触及动脉搏动处。

【主治】①中风、癫狂痫、头痛、眩晕、口眼歪斜、小儿惊风等内风所致病证；②目赤肿痛、口㖞、青盲、咽喉干痛、耳鸣、耳聋等头面五官热性病证；③月经不调、崩漏、痛经、难产等妇科病证；④黄疸、胁痛、腹胀、呕逆等肝胃病证；⑤下肢痿痹，足跗肿痛。

【操作】直刺 0.5 ~ 1 寸。

4. 蠡沟【助理医师不考】　络穴。

【定位】在小腿内侧，内踝尖上 5 寸，胫骨内侧面的中央。

【主治】①睾丸肿痛、阳强挺长等男科病证；②月经不调、带下等妇科病证；③外阴瘙痒、小便不利、遗尿等前阴病证；④足胫疼痛。

【操作】平刺 0.5 ~ 0.8 寸。

5. 曲泉【助理医师不考】　合穴。

【定位】在膝部，腘横纹内侧端，半腱肌肌腱内缘凹陷中。

【主治】①小便不利、淋证、癃闭等泌尿系病证；②月经不调、痛经、带下、阴挺、阴痒等妇科病证；③遗精、阳痿男科病证；④膝股疼痛。

【操作】直刺 0.8 ~ 1 寸。

6. 章门【助理医师不考】　八会穴之脏会；脾募穴；足厥阴经与足少阳经的交会穴。

【定位】在侧腹部，在第 11 肋游离端的下际。

【主治】①腹胀、泄泻、痞块等胃肠病；②胁痛、黄疸、痞块等肝胆脾病证。

【操作】直刺 0.8 ~ 1 寸。

7. 期门　肝募穴；足厥阴经与足太阴经的交会穴。

【定位】在胸部，第 6 肋间隙，前正中线旁开 4 寸。

【主治】①胸胁胀痛；②腹胀、呃逆、吞酸等肝胃病证；③郁病，奔豚气；④乳痈。

【操作】斜刺 0.5 ~ 0.8 寸。

第十九章　督脉、腧穴

一、经脉循行

1. 原文　《难经·二十八难》：督脉者，起于下极之输，并于脊里，上至风府，入属于脑。

2. 起始穴与终止穴　长强—印堂。

二、主治概要

1. 脏腑病证　胸背腰段的腧穴主治与其相关的脏腑病证和有关的组织器官病证。

2. 神志病　癫狂痫等。

3. 热病。

4. 头面五官病证　头痛、口㖞、面肿等。

5. 经脉循行部位的其他病证　腰骶、背项疼痛等。

三、常用腧穴的定位、主治要点和操作☆

1. 腰阳关

【定位】在脊柱区，第 4 腰椎棘突下凹陷中，后正中线上。

【主治】①月经不调、带下等妇科病证；②遗精、阳痿等男科病证；③腰骶疼痛，下肢痿痹。

【操作】直刺或向上斜刺 0.5 ~ 1 寸。

2. 命门【助理医师不考】

【定位】在脊柱区，第 2 腰椎棘突下凹陷中，后正中线上。

【主治】①月经不调、痛经、经闭、带下、不孕等妇科病证；②遗精、阳痿、不育等男科病证；③五更泄泻、小便频数、癃闭等肾虚病证；④腰脊强痛，下肢痿痹。

【操作】向上斜刺 0.5 ~ 1 寸。

3. 至阳【助理医师不考】

【定位】在脊柱区，第 7 胸椎棘突下凹陷中，后正中线上。

【主治】①胸胁胀满，黄疸；②咳嗽，气喘；③腰背疼痛，脊强。

【操作】向上斜刺 0.5 ~ 1 寸。

4. 身柱【助理医师不考】

【定位】在脊柱区，第 3 胸椎棘突下凹陷中，后正中线上。

【主治】①身热、头痛、咳嗽、气喘等外感病证；②惊厥、癫狂痫等神志病证；③脊背强痛；④疔疮发背。

【操作】向上斜刺 0.5 ~ 1 寸。

5. 大椎 督脉与足三阳经的交会穴。

【定位】在脊柱区，第 7 颈椎棘突下凹陷中，后正中线上。

【主治】①恶寒发热、疟疾等外感病证；②热病，骨蒸潮热；③咳嗽、气喘等肺气失于宣降病证；④癫狂痫、小儿惊风等神志病证；⑤风疹、痤疮等皮肤疾病；⑥项强、脊痛等脊柱病证。

【操作】直刺或向上斜刺 0.5 ~ 1 寸。

6. 哑门 督脉与阳维脉的交会穴。

【定位】在颈后区，第 2 颈椎棘突上际凹陷中，后正中线上。

【主治】①暴喑，舌强不语，聋哑；②癫狂痫、癔症等神志病证；③头痛，项强。

【操作】伏案正坐位，头微前倾，项肌放松，向下颌方向缓慢刺入 0.5 ~ 1 寸。不可向上斜刺或深刺，以免刺入枕骨大孔，伤及延髓。

7. 风府【助理医师不考】 督脉与阳维脉的交会穴。

【定位】在颈后区，枕外隆凸直下，两侧斜方肌之间凹陷中。

【主治】①中风、头痛、眩晕、痴呆等内风所致病证；②恶寒发热、项强等外感病证；③癫狂痫、癔症等神志病证；④目痛、鼻衄、咽喉肿痛、失音等五官病证。

【操作】伏案正坐位，头微前倾，项肌放松，向下颌方向缓慢刺入 0.5 ~ 1 寸。不可向上斜刺或深刺，以免刺入枕骨大孔，伤及延髓。

8. 百会 督脉与足太阳经的交会穴。

【定位】在头部，前发际正中直上 5 寸。

【主治】①晕厥、中风、失语、痴呆、癫狂、不寐、健忘等神志病；②头风、颠顶痛、眩晕、耳鸣等头面病证；③脱肛、阴挺、胃下垂等气虚下陷证。

【操作】平刺 0.5 ~ 0.8 寸，升阳固脱多用灸法。

9. 上星【助理医师不考】

【定位】在头部，前发际正中直上 1 寸。

【主治】①头痛、眩晕、目痛、鼻渊、鼻衄等头面五官病证；②癫狂；③热病，疟疾。

【操作】平刺 0.5 ~ 0.8 寸。

10. 神庭【助理医师不考】 督脉与足太阳经、足阳明经的交会穴。

【定位】在头部，前发际正中直上 0.5 寸。

【主治】①癫狂痫、不寐、惊悸等神志病；②头痛、眩晕、目赤、目翳、鼻渊、鼻衄等头面五官病证。

【操作】平刺 0.5 ~ 0.8 寸。

11. 印堂

【定位】在头部，两眉毛内侧端中间的凹陷中。

【主治】①不寐、健忘、痴呆、痫证、小儿惊风等神志病证；②头痛、眩晕、鼻渊、鼻衄、鼻齆等头面五官病证；③小儿惊风，产后血晕，子痫。

【操作】平刺0.3～0.5寸，或三棱针点刺出血。

12. 素髎【助理医师不考】

【定位】在面部，鼻尖的正中央。

【主治】①惊厥、昏迷、晕厥、脱证等急症；②鼻渊、鼻齆等鼻病。

【操作】向上斜刺0.3～0.5寸，或点刺出血。

13. 水沟 督脉与手、足阳明经的交会穴。

【定位】在面部，人中沟的上1/3与中1/3交点处。

【主治】①昏迷、晕厥、中风、中暑、脱证等急症，为急救要穴之一；②癫狂痫、癔症、急慢惊风等神志病证；③闪挫腰痛，脊背强痛；④口㖞、面肿、鼻塞、牙关紧闭等头面五官病证。

【操作】向上斜刺0.3～0.5寸，强刺激；或指甲按掐。

第二十章　任脉、腧穴

一、经脉循行

1. 原文　《素问·骨空论》：任脉者，起于中极之下，以上毛际，循腹里，上关元，至咽喉，上颐循面入目。

2. 起始穴与终止穴　会阴—承浆。

二、主治概要

1. 脏腑病　腹部、胸部相关脏腑病。

2. 妇科病、男科病及前阴病　月经不调、痛经、带下、遗精、阳痿、遗尿、小便不利等。

3. 神志病　癫痫、失眠等。

4. 虚证　部分腧穴具有强壮作用，主治各种虚证、虚劳、虚脱等。

5. 经脉循行部位的其他病证　颈、头、胸、腹的局部病证。

三、常用腧穴的定位、主治要点和操作☆

1. 中极 膀胱之募穴；任脉与足三阴经的交会穴。

【定位】在下腹部，脐中下4寸，前正中线上。

【主治】①遗尿、癃闭、尿频、尿急等泌尿系病证；②遗精、阳痿、不育等男科病证；③崩漏、月经不调、痛经、经闭、不孕、带下病等妇科病证。

【操作】直刺1～1.5寸，应在排尿后针刺，以免伤及深部膀胱。孕妇慎用。

2. 关元 小肠之募穴；任脉与足三阴经的交会穴。

【定位】在下腹部，脐中下3寸，前正中线上。

【主治】①中风脱证、虚劳羸瘦、脱肛、阴挺等元气虚损所致病证；②遗精、阳痿、早泄、不育等男科病证；③崩漏、月经不调、痛经、闭经、不孕、带下等妇科病证；④遗尿、癃闭、尿频、尿急等泌尿系病证；⑤腹痛、泄泻、脱肛、便血等肠腑病证；⑥保健要穴。

【操作】直刺1～1.5寸，应在排尿后针刺，以免伤及深部膀胱。孕妇慎用。

3. 气海

【定位】在下腹部，脐中下1.5寸，前正中线上。

【主治】①中风脱证、虚劳羸瘦、脱肛、阴挺等气虚证；②遗精、阳痿、疝气、不育等男科病证；③崩漏、月经不调、痛经、经闭、不孕、带下等妇科病证；④遗尿、癃闭等泌尿系病证；⑤水谷不化、绕脐疼痛、便溏、泄泻等肠腑病证；⑥保健要穴。

【操作】直刺 1 ~ 1.5 寸，孕妇慎用。

4. 神阙

【定位】在脐区，脐中央。

【主治】①中风脱证、虚脱、脱肛、阴挺、胃下垂等元气虚损证；②腹胀、腹痛、肠鸣、泄泻、痢疾、便秘、水肿等脾肾虚损所致病证；③保健要穴。

【操作】此穴禁针，多用艾条灸或隔盐灸。

5. 下脘【助理医师不考】 任脉与足太阴经的交会穴。

【定位】在上腹部，脐中上 2 寸，前正中线上。

【主治】胃痛、呕吐、完谷不化、食欲不振、腹胀、泄泻、小儿疳积等脾胃病证。

【操作】直刺 1 ~ 1.5 寸。

6. 建里【助理医师不考】

【定位】在上腹部，脐中上 3 寸，前正中线上。

【主治】①胃痛、呕吐、食欲不振、腹胀、腹痛等脾胃病证；②水肿，小便不利。

【操作】直刺 1 ~ 1.5 寸。

7. 中脘 胃之募穴；八会穴之腑会；任脉与手少阳经、手太阳经、足阳明经的交会穴。

【定位】在上腹部，脐中上 4 寸，前正中线上。

【主治】①胃痛、呕吐、完谷不化、食欲不振、腹胀、泄泻、小儿疳积等脾胃病证；②癫痫、不寐等神志病；③黄疸。

【操作】直刺 1 ~ 1.5 寸。

8. 上脘【助理医师不考】 任脉与手少阳经、足阳明经的交会穴。

【定位】在上腹部，脐中上 5 寸，前正中线上。

【主治】①胃痛、呕吐、呃逆、腹胀等脾胃病证；②癫痫。

【操作】直刺 1 ~ 1.5 寸。

9. 膻中 心包之募穴；八会穴之气会。

【定位】在胸部，横平第 4 肋间隙，前正中线上。

【主治】①咳嗽、气喘、胸闷等胸肺气机不畅病证；②心痛、心悸等心疾；③产后乳少、乳痈、乳癖等乳病；④呕吐、呃逆等胃气上逆证。

【操作】直刺 0.3 ~ 0.5 寸，或平刺。

10. 天突【助理医师不考】 任脉与阴维脉的交会穴。

【定位】在颈前区，胸骨上窝中央，前正中线上。

【主治】①咳嗽、气喘、咽喉肿痛、胸痛等肺系病证；②暴喑、梅核气、瘿气等咽部病证。

【操作】先直刺 0.2 寸，然后将针尖转向下方，紧靠胸骨后方，气管前缘缓慢刺入 1 ~ 1.5 寸。必须严格掌握针刺的角度和深度，以防刺伤肺和有关动、静脉。

11. 廉泉 任脉与阴维脉的交会穴。

【定位】在颈前区，喉结上方，舌骨上缘凹陷中，前正中线上。

【主治】中风舌强不语、舌缓流涎、舌下肿痛、咽喉肿痛、暴喑、吞咽困难、喉痹等咽喉口舌病证。

【操作】向舌根斜刺 0.5 ~ 0.8 寸。

12. 承浆【助理医师不考】 任脉与督脉及手、足阳明经的交会穴。

【定位】在面部，颏唇沟的正中凹陷处。

【主治】①口喎、流涎、齿龈肿痛、口舌生疮等面口舌病证；②癫狂；③暴喑。

【操作】斜刺 0.3 ~ 0.5 寸。

第二十一章　奇穴

常用腧穴的定位、主治要点和操作☆

1. 太阳

【定位】在头部，眉梢与目外眦之间，向后约一横指的凹陷中。

【主治】①头痛；②目赤肿痛，眼睑眴动，色盲；③面瘫。

【操作】直刺0.3~0.5寸，或点刺出血。

2. 金津、玉液【助理医师不考】

【定位】在口腔内，舌下系带静脉上，左侧称金津，右侧称玉液。

【主治】①舌强，舌肿，口疮，喉痹；②消渴，呕吐，泄泻；③失语。

【操作】点刺出血。

3. 牵正【助理医师不考】

【定位】在面颊部，耳垂前0.5~1寸。

【主治】口喎，口疮。

【操作】向前斜刺0.5~1寸。

4. 安眠【助理医师不考】

【定位】在项部，翳风穴与风池穴连线的中点。

【主治】失眠、头痛、眩晕、心悸、癫狂等心神病。

【操作】直刺0.5~1寸。

5. 三角灸【助理医师不考】

【定位】在下腹部，以患者两口角之间的长度为一边，做等边三角形，将顶角置于患者脐心，底边呈水平线，两底角处取穴。

【主治】①疝气，奔豚，绕脐疼痛；②不孕症。

【操作】艾炷灸5~7壮。

6. 定喘【助理医师不考】

【定位】在脊柱区，横平第7颈椎棘突下，后正中线旁开0.5寸。

【主治】①哮喘，咳嗽；②肩背痛，落枕。

【操作】直刺0.5~1寸。

7. 夹脊

【定位】在脊柱区，第1胸椎至第5腰椎棘突下两侧，后正中线旁开0.5寸，一侧17穴。

【主治】上背部的夹脊穴治疗心肺及上肢病证，下背部的夹脊穴治疗胃肠病证，腰部的夹脊穴治疗腰腹及下肢病证。

【操作】直刺0.5~1寸，或梅花针叩刺。

8. 胃脘下俞【助理医师不考】

【定位】在脊柱区，横平第8胸椎棘突下，后正中线旁开1.5寸。

【主治】①消渴；②胃痛，腹痛，胸胁痛。

【操作】斜刺0.3~0.5寸。

9. 腰眼【助理医师不考】

【定位】在腰区，横平第4腰椎棘突下，后正中线旁开约3.5寸凹陷中。

【主治】①腰痛；②月经不调，带下；③虚劳。

【操作】直刺0.5~1寸。

10. 十七椎【助理医师不考】

【定位】在腰区，第5腰椎棘突下凹陷中。

【主治】①腰腿痛，下肢痿痪；②崩漏，痛经，月经不调；③小便不利。

【操作】直刺0.5~1寸。

11. 腰痛点【助理医师不考】

【定位】在手背，第2、3掌骨间及第4、5掌骨间，腕背侧远端横纹与掌指关节的中点处，一手2穴。

【主治】急性腰扭伤。

【操作】直刺0.3~0.5寸。

12. 八邪【助理医师不考】

【定位】在手背，第1~5指间，指蹼缘后方赤白肉际处，左右共8穴。

【主治】①毒蛇咬伤；②手指疼痛、麻木，手背肿痛；③目痛，烦热。

【操作】斜刺0.5~0.8寸，或点刺出血。

13. 四缝【助理医师不考】

【定位】在手指，第2~5指掌面的近侧指间关节横纹的中央，一手4穴。

【主治】①小儿疳积；②百日咳。

【操作】直刺0.1~0.2寸，点刺出血或挤出少许黄白色透明黏液。

14. 十宣

【定位】在手指，十指尖端，距指甲游离缘0.1寸（指寸），左右共10穴。

【主治】①中风、昏迷、晕厥等神志病；②中暑、高热等急症；③咽喉肿痛；④手指麻木。

15. 外劳宫

【定位】在手背，第2、3掌骨间，掌指关节后0.5寸（指寸）凹陷中。

【主治】①落枕；②手背红肿，手指麻木；③脐风。

【操作】直刺0.5~0.8寸。

16. 内膝眼

【定位】在膝部，髌韧带内侧凹陷处的中央。

【主治】①膝痛，腿痛；②脚气等下肢病证。

【操作】向膝中斜刺0.5~1寸，或透刺对侧膝眼。

17. 胆囊

【定位】在小腿外侧，腓骨小头直下2寸。

【主治】①胁痛、胆道蛔虫病等胆道病证；②下肢痿痹。

【操作】直刺1~1.5寸。

18. 阑尾【助理医师不考】

【定位】在小腿外侧，髌韧带外侧凹陷下5寸，胫骨前嵴外一横指（中指）。

【主治】①腹痛，胃痛，消化不良；②下肢痿痹。

【操作】直刺1~1.5寸。

19. 八风【助理医师不考】

【定位】在足背，第1~5趾间，趾蹼缘后方赤白肉际处，左右共8穴。

【主治】①足跗肿痛，足趾麻木无力；②毒蛇咬伤；③脚气。

【操作】斜刺0.5~0.8寸，或点刺出血。

1. 消渴穴位总结 胃脘下俞、然谷、肾俞、太溪、阳池、金津、玉液。
2. 急性腰扭伤穴位总结 腰痛点、睛明、攒竹。

第二十二章　毫针刺法

一、体位

仰卧位、侧卧位、俯卧位、仰靠坐位、俯伏坐位、侧伏坐位。

二、进针方法☆

1. 单手进针法【助理医师不考】。
2. 双手进针法：指切进针法、夹持进针法、舒张进针法、提捏进针法。

三、针刺的方向、角度和深度

1. 方向

（1）依经脉循行定方向：顺为补，逆为泄。
（2）依腧穴部位定方向：针刺某些穴位时，必须朝向某一特定方向进针。如哑门穴，针尖应朝下颌方向缓慢刺入。
（3）依病位病性定方向。
（4）依治疗需要定方向。

2. 角度☆

（1）直刺：针身与皮肤表面呈90°刺入。此法适用于人体大部分腧穴。
（2）斜刺：针身与皮肤表面约呈45°刺入。此法适用于皮薄肉少处或内有重要脏器，或不宜直刺、深刺的腧穴。
（3）平刺：针身与皮肤表面呈约15°或沿皮以更小的角度刺入。此法适用于皮薄肉少部位的腧穴，如头部的腧穴等。

3. 深度【助理医师不考】

	深刺	浅刺
年龄	中青年身强体壮者	年老体弱，气血衰退；小儿娇嫩，稚阴稚阳
体质	形盛体强者	形瘦体弱者
病情	阴证、久病	病情阳证、新病
病位	病在里、在筋骨、在脏腑	病在表、在肌肤
腧穴部位	四肢、臀、腹及肌肉丰满处	头面、胸腹及皮薄肉少处
季节	秋冬宜深	春夏宜浅

四、行针手法

1. 基本手法 提插法、捻转法。
2. 辅助手法【助理医师不考】 循法、弹法、刮法、摇法、飞法、震颤法。

五、得气

1. 得气

（1）患者：得气时，患者的针刺部位有酸、麻、胀、重等自觉反应；有时可出现局部的热、凉、痒、痛、蚁行等感觉；或呈现沿着一定的方向和部位传导和扩散现象；少数患者还会出现循经性肌肤润动、震颤等反应；有的还可见到针刺腧穴部位的循经性皮疹带或红、白线状现象。

（2）医者：医者的刺手亦能体会到针下沉紧、涩滞或针体颤动等反应。

2. 未得气 若针刺后未得气，则患者无任何特殊感觉或反应，医者刺手亦感觉到针下空松、虚滑。

六、针刺补泻 ☆

补泻手法	补法	泻法
捻转补泻	捻转角度小，用力轻，频率慢，操作时间短，结合拇指向前用力重、向后用力轻者	捻转角度大，用力重，频率快，操作时间长，结合拇指向后用力重、向前用力轻者
提插补泻【助理医师不考】	先浅后深，重插轻提，提插幅度小，频率慢，操作时间短者	先深后浅，轻插重提，提插幅度大，频率快，操作时间长者
疾徐补泻【助理医师不考】	进针时徐徐刺入，疾速出针	进针时疾速刺入，徐徐出针
迎随补泻【助理医师不考】	进针时针尖随着经脉循行去的方向刺入	进针时针尖迎着经脉循行来的方向刺入
呼吸补泻【助理医师不考】	患者呼气时进针，吸气时出针	患者吸气时进针，呼气时出针
开阖补泻【助理医师不考】	出针后迅速揉按针孔	出针时摇大针孔而不按
平补平泻	进针得气后，施行均匀的提插、捻转手法	

七、针刺异常情况

1. 晕针

（1）表现：患者突然精神疲倦、头晕目眩、面色苍白，恶心欲吐，多汗、心慌、四肢发冷，血压下降，脉象沉细，或神志昏迷，仆倒在地，唇甲青紫，二便失禁，脉微细欲绝，甚至晕厥。

（2）处理：立即停止针刺，将针全部取出。使患者平卧，注意保暖，轻者仰卧，给饮温开水或糖水。重者在上述处理基础上，可刺人中、素髎、内关、足三里，灸百会、关元、气海等穴，即可恢复。若仍不省人事，呼吸细微，脉细弱者，可考虑配合其他治疗或采用急救措施。

（3）预防：如初次接受针刺治疗或精神过度紧张，身体虚弱者，应先做好解释，消除对针刺的顾虑，同时选择舒适持久的体位，最好采用卧位，选穴宜少，手法要轻。若饥饿、疲劳、大渴时，应令进食、休息、饮水后再予针刺，医者在针刺治疗过程中，要精神专一，随时注意观察患者的神色，询问患者的感觉，一旦有不适等晕针先兆，可及早采取处理措施，防患于未然。

2. 滞针【助理医师不考】

（1）表现：针刺过程中或针在体内，捻转不动，提插、出针均感困难，若勉强捻转、提插时，则患者痛不可忍。

（2）处理：若患者精神紧张，局部肌肉过度收缩时，可稍延长留针时间，或于滞针腧穴附近，进行循按或用叩弹针柄，或在附近再刺一针，以宣散气血，而缓解肌肉的紧张。若行针不当，或单向捻针而致者，可向相反方向将针捻回，并用刮柄、弹柄法，使缠绕的肌纤维回缩，即可消除滞针。

（3）预防：对精神紧张者，应先做好解释工作，消除患者不必要的顾虑。注意行针的操作手法和避免单向捻转，若用搓法时，应注意与提插法的配合，则可避免肌纤维缠绕针身而防止滞针的发生。

3. 弯针【助理医师不考】

（1）表现：针柄改变了进针或刺入留针时的方向和角度，提插、捻转及出针均感困难，而患者感到疼痛。

（2）处理：出现弯针后，即不得再行提插、捻转等手法。如针柄轻微弯曲，应慢慢将针起出。若弯曲角度过大时，应顺着弯曲方向将针起出。若由患者移动体位所致，应使患者慢慢恢复原来体位，局部肌肉放松后，再将针缓缓起出，切忌强行拔针以免将针体折断在体内。

4. 断针【助理医师不考】

（1）表现：行针时或出针后发现针身折断，其断端部分针身尚露于皮肤外，或断端全部没入皮肤之下。

（2）处理：医者态度必须从容镇静，安抚患者，嘱患者切勿更动原有体位，以防断针向肌肉深部陷入。若残端部分针身显露于体外时，可用手指或镊子将针起出。若断端与皮肤相平或稍凹陷于体内者，可用左手拇、食二指垂直向下挤压针孔两旁，使断针暴露体外，右手持镊子将针取出。若断针完全深入皮下或肌肉深层时，应采用外科手术方法取出。

5. 血肿【助理医师不考】

（1）表现：针刺过程中或出针后，针刺部位肿胀疼痛，继则皮肤呈现青紫色。

（2）处理：若微量的皮下出血而局部小块青紫时，一般不必处理，可以自行消退。若局部肿胀疼痛较剧，青紫面积大而且影响到活动功能时，可先做冷敷止血后，再做热敷或在局部轻轻揉按，以促使局部瘀血消散吸收。

（3）预防：仔细检查针具，熟悉人体解剖部位，避开血管针刺，出针时立即用消毒干棉球揉按压迫针孔。

6. 刺伤内脏（创伤性气胸）

（1）表现：患者突感胸闷、胸痛、气短、心悸，严重者呼吸困难、发绀、冷汗、烦躁、恐惧，到一定程度会发生血压下降、休克等危急现象。

（2）处理：立即出针，采取半卧位休息，要求患者心情平静，切勿因恐惧而翻转体位。一般漏气量少者，可自然吸收。同时密切观察，随时对症处理，如给予镇咳消炎药物等。对严重病例，如发现呼吸困难、发绀、休克等现象需组织抢救，如胸腔排气、少量慢速输氧、抗休克等。

7. 刺伤脑与脊髓

（1）表现：误伤延髓，可出现头痛、恶心、呕吐、抽搐、呼吸困难、休克和神志昏迷等。刺伤脊髓，可出现触电样感觉向肢端放射，引起暂时性瘫痪，有时可危及生命。

（2）处理：应立即出针。轻者，安静休息，经过一段时间可自行恢复；重则应配合有关科室如神经外科，进行及时的抢救。

8. 外周神经损伤【助理医师不考】

（1）表现：刺中神经干或神经根时，会出现触电样针感。当神经受损后，多出现麻木、灼痛等症状，甚至出现神经分布区域及所支配脏器的功能障碍或末梢神经炎等症状。

（2）处理：一旦出现神经损伤症状，勿继续提插捻转，应缓慢出针。可应用维生素B族类药物治疗。严重者可在相应经络腧穴上用维生素B族类药物穴位注射，或根据病情需要进行临床救治。

第二十三章　灸法

一、灸法的作用【助理医师不考】

温经散寒、扶阳固脱、消瘀散结、防病保健、引热外行。

二、灸法的种类

1. 艾炷灸

（1）直接灸

①瘢痕灸：常用于治疗哮喘、肺痨、瘰疬等慢性顽疾。

②无瘢痕灸：一般虚寒性疾患，均可采用此法。

（2）间接灸 ☆

①隔姜灸：常用于因寒而致的呕吐、腹痛以及风寒痹痛等病证。

②隔蒜灸：多用于治疗瘰疬、肺痨及肿疡初起等病证。

③隔盐灸：多用于治疗伤寒阴证或吐泻并作、中风脱证等病证。

④隔附子饼灸：多用于治疗命门火衰而致的阳痿、早泄或疮疡久溃不敛等病证。

2. 艾条灸

（1）悬起灸

①温和灸：多用于慢性病。

②雀啄灸：多用于急性病。

③回旋灸：多用于急性病。

（2）实按灸

①太乙神针：可用于治疗风寒湿痹、肢体酸麻、痿弱无力、半身不遂等病证。

②雷火神针：同太乙神针。

3. 温针灸 适用于既需要留针而又适宜用艾灸的病证。

4. 温灸器灸

5. 灯火灸

6. 天灸 白芥子灸、蒜泥灸、斑蝥灸。

三、灸法的注意事项

1. 施灸的先后顺序【助理医师不考】 一般先灸上部，后灸下部，先灸阳部，后灸阴部，壮数是先少而后多，艾炷是先小而后大。

2. 施灸的禁忌 ①对颜面、五官和有大血管的部位及关节活动部位，不宜选用瘢痕灸；②孕妇的腹部和腰骶部也不宜施灸；③一般空腹、过饱、极度疲劳和对灸法恐惧者，应慎施灸；④体弱患者，灸治时艾炷不宜过大，刺激量不可过强。

3. 灸后处理 ①施灸过量，时间过长，局部出现小水疱，只要注意不擦破，可任其自然吸收；②水疱较大，可用无菌毫针刺破水疱，放出水液，或用注射针抽出水液，再涂以烫伤油等，并以纱布包敷；③化脓灸者，在灸疮化脓期间，要注意适当休息，加强营养，保持局部清洁，并可用敷料保护灸疮，以防污染。

第二十四章 拔罐法

一、拔罐的操作方法 ☆

1. 留罐法 一般5~15分钟。

2. 走罐法 适用于面积较大，肌肉丰厚部位，如脊背、腰臀、大腿等部位。

3. 闪罐法 多用于局部皮肤麻木、疼痛或功能减退等疾患，尤其适用于不宜留罐的部位，如小儿、年轻女性的面部。

4. 刺血拔罐法 多用于热证、实证、瘀血证及某些皮肤病，如神经性皮炎、痤疮、丹毒、扭伤、乳痈等。

5. 留针拔罐法 在针刺留针时，将罐吸拔在以针为中心的部位上，留罐 5～10 分钟，待皮肤红润、充血或瘀血时，将罐取下后出针。

二、拔罐的作用和适用范围【助理医师不考】

拔罐法具有通经活络、行气活血、消肿止痛、祛风散寒等作用。一般多用于风寒湿痹、颈肩腰腿痛、关节痛、软组织闪挫扭伤、伤风感冒、头痛、咳嗽、哮喘、胃脘痛、呕吐、腹痛、痛经、中风偏枯等。

三、拔罐的注意事项

1. 操作时要做到动作稳、准、轻、快。
2. 孕妇的腹部、腰骶部位，不宜拔罐。
3. 有自发性出血倾向疾患、高热、抽搐等禁止拔罐。

第二十五章　其他针法【助理医师不考】

一、电针法

1. 疏密波 常用于各种痛症、软组织损伤、关节周围炎、面瘫、肌无力、局部冻伤、针刺麻醉等。

2. 断续波 常用于治疗痿证、瘫痪等。

3. 连续波 密波常用于止痛、镇静、缓解肌肉和血管痉挛等；疏波常用于治疗痿证、慢性疼痛和各种肌肉关节、韧带、肌腱的损伤等。

二、三棱针法☆

1. 点刺法 多用于指、趾末端的十宣、十二井穴，以及耳尖及头面部的攒竹、上星、太阳等穴。

2. 散刺法 多用于局部瘀血、血肿或水肿、顽癣等。

3. 刺络法 多用于曲泽、委中等穴，治疗急性吐泻、疼痛、中暑、发热等。

4. 挑刺法 常用于肩周炎、胃痛、颈椎综合征、失眠、支气管哮喘、血管神经性头痛等。

三、皮肤针法

以多支短针组成。临床各种病证均可应用，如近视、视神经萎缩、急性扁桃体炎、感冒、咳嗽、慢性肠胃病、便秘、头痛、失眠、腰痛、皮神经炎、斑秃、痛经等。

四、火针法

主要用于治疗疼痛类疾病，如风寒湿痹、颈痹、漏肩风、腰痛、膝痛、软组织扭伤；皮外科疾病，如蛇串疮、湿疹、神经性皮炎、痈疽、疮疡、痔、瘰疬等；也可用于胃下垂、泄泻、痢疾、脱肛、痛经、阳痿、小儿疳积、扁平疣、痣等疾病。

五、穴位注射法

凡是针灸治疗的适应证大部分均可采用本法，如痹证、腰腿痛等。

第二十六章 头针法、耳针法【助理医师不考】

一、头针法

1. 额区

（1）额中线

【定位】在额部正中，前发际上下各0.5寸，即从督脉神庭穴向下前1寸。

【主治】头痛、强笑、自哭、失眠、健忘、多梦、癫狂痫、鼻病等。

（2）额旁1线

【定位】在额部，直对目内眦，发际上下各半寸，即从膀胱经眉冲穴向下1寸。

【主治】冠心病、心绞痛、支气管哮喘、支气管炎、失眠等上焦心、肺病证。

（3）额旁2线

【定位】在额部，直对瞳孔，发际上下各半寸，即从胆经头临泣穴向下1寸。

【主治】急慢性胃炎、胃十二指肠溃疡、肝胆疾病等中焦胃、肝胆病证。

（4）额旁3线

【定位】在额部，从胃经头维穴的内侧0.75寸处向下1寸。

【主治】功能性子宫出血、阳痿、遗精、子宫脱垂、尿频、尿急等下焦肾、膀胱病证。

2. 顶区

（1）顶中线

【定位】在头顶正中线上，从督脉百会穴向前至前顶穴1.5寸。

【主治】腰、腿、足病证（如瘫痪、麻木、疼痛），皮层性多尿，小儿夜尿，脱肛，胃下垂，子宫脱垂，高血压，头顶痛等。

（2）顶颞前斜线

【定位】在头侧面，从督脉前顶穴至胆经悬厘穴的连线。

【主治】对侧肢体中枢性运动功能障碍。将全线分成5等分，上1/5治疗对侧下肢中枢性瘫痪，中2/5治疗对侧上肢中枢性瘫痪，下2/5治疗对侧中枢性面瘫、运动性失语、流涎、脑动脉硬化等。

（3）顶颞后斜线

【定位】在头侧面，从督脉百会穴至胆经曲鬓穴的连线。

【主治】对侧肢体中枢性感觉障碍。将全线分成5等分，上1/5治疗对侧下肢感觉异常，中2/5治疗对侧上肢感觉异常，下2/5治疗对侧头面部感觉异常。

趣记

前配运动后感觉，支配对侧下上脑。

（4）顶旁1线

【定位】在头顶部，顶中线左右各旁开1.5寸，从膀胱经承光穴向后1.5寸。

【主治】腰、腿、足病证，如瘫痪、麻木、疼痛等。

（5）顶旁2线

【定位】在头顶部，顶中线左右各旁开2.25寸，从胆经正营穴向后1.5寸。

【主治】肩、臂、手病证，如瘫痪、麻木、疼痛等。

3. 颞区

（1）颞前线

【定位】在头侧面，从胆经颔厌穴到悬厘穴。

【主治】偏头痛、运动性失语、周围性面瘫、口腔疾病等。

（2）颞后线

【定位】在头侧面，从胆经率谷穴到曲鬓穴。

【主治】偏头痛、眩晕、耳聋、耳鸣等。

4. 枕区

（1）枕上正中线

【定位】在枕部，枕外隆凸上方正中的垂直线。从督脉强间穴至脑户穴。

【主治】眼病。

（2）枕上旁线

【定位】在枕部，枕上正中线平行向外0.5寸。

【主治】皮层性视力障碍、白内障、近视眼等。

（3）枕下旁线

【定位】在枕部，从膀胱经玉枕穴向下引一直线，长2寸。

【主治】小脑疾病引起的平衡障碍、后头痛。

二、耳针法

1. 选穴原则

（1）按相应部位选穴：如胃痛选"胃"穴等。

（2）按脏腑辨证选穴：如脱发取"肾"穴，皮肤病取"肺""大肠"穴等。

（3）按经络辨证选穴：如牙痛取"大肠"穴等。

（4）按西医学理论选穴：如炎性疾病取"肾上腺"穴。

（5）按临床经验选穴：如"外生殖器"穴可以治疗腰腿痛。

2. 注意事项

（1）严格消毒，预防感染。

（2）有习惯性流产史的孕妇禁用。

（3）耳针亦可发生晕针，需注意预防处理。

（4）对扭伤及肢体活动障碍者，进针后宜嘱其适当活动，可增加疗效。

（5）严重器质性病变和伴有高度贫血者不宜针刺。对严重心脏病、高血压者不宜行强刺激法。

第二十七章 针灸治疗总论

一、针灸治疗原则【助理医师不考】

1. 治神守气 治神守气是针灸治疗过程中充分调动医者、患者双方的积极性的关键措施。

（1）治神：包括治医者之神和患者之神，贯穿于针灸治病的全过程，主要包括两方面，一是在针灸操作过程中，医者专一其神，意守神气，患者神情安定，意守感传；二是在施治前后注重调治患者的精神状态。

（2）守气：即守住所得之气。而得气的快慢、气行的长短、气至病所的效应，常常又与患者的体质、对针刺的敏感度以及医者取穴的准确性，针刺的方向、角度、深度、强度及补泻手法等因素密切相关。

2. 补虚泻实

（1）虚则补之，陷下则灸之：①特定穴中背俞穴、原穴偏于补益，脏腑经脉的虚损之证，取相应的脏腑背俞穴、原穴治疗，可改善脏腑功能，补益阴阳气血的不足；②气虚下陷的治疗原则是以灸治为主。

（2）实则泻之，菀陈则除之：①特定穴中井穴、募穴偏于泻实，脏腑经脉的实证，取相应的井穴、募穴，可调节脏腑功能，疏泄脏腑邪气；②络脉瘀阻之类的病证可用清除瘀血的刺血疗法。

（3）不盛不虚以经取之：①属于本经自病者，治疗应当取本经穴；②此"不盛不虚"，非病证本身无虚实可言，而是脏腑、经络的虚实表现不明显；③临床应当针下得气后，再行均匀的提插捻转手法。

3. 清热温寒

（1）热则疾之：热性病证的治疗原则是浅刺疾出或点刺放血，手法宜轻而快，可以不留针或短暂留针，以清泄热毒。

（2）寒则留之：寒性病证的治疗原则是深刺而久留针，以达温经散寒的目的。

4. 治病求本　①急则治标；②缓则治本；③标本同治。

5. 三因制宜　①因人制宜；②因时制宜；③因地制宜。

二、针灸治疗作用【助理医师不考】

1. 疏通经络　是针灸最基本和最直接的治疗作用。

2. 调和阴阳　是针灸治疗最终要达到的根本目的。如不寐者补阴跷（照海），泻阳跷（申脉），多寐者补阳跷（申脉），泻阴跷（照海）。

3. 扶正祛邪　既是疾病向良性方向转归的基本保证，又是针灸治疗疾病的作用过程。

三、针灸处方☆

1. 选穴原则

（1）近部选穴：选取病痛所在部位或邻近部位的腧穴（局部）。如眼病取睛明，耳病取听宫，鼻病取迎香，胃痛取中脘，膝痛取膝眼等。

（2）远部选穴：选取距离病痛较远处部位的腧穴（循经远取）。如胃痛选足阳明胃经的足三里，腰背痛选足太阳膀胱经的委中，上牙痛选足阳明胃经的内庭，下牙痛选手阳明大肠经的合谷等。

（3）辨证选穴：是根据疾病的证候特点，分析病因病机而辨证选取穴位的方法。如肾阴不足导致的虚热选肾俞、太溪，心肾不交导致的失眠选心俞、肾俞等。

（4）对症选穴：又称为"经验选穴"。这是腧穴特殊治疗作用及临床经验在针灸处方中的具体运用，如发热取大椎，痰多取丰隆，哮喘取定喘，虫证取百虫窝，落枕取外劳宫，腰痛取腰痛点，面瘫取牵正，目赤取耳尖等。

2. 配穴方法

配穴方法		特点
按部位配穴法	远近配穴法	病变近处＋远处选穴
	上下配穴法	腰以上＋腰以下选穴，八脉交会穴的配对应用即属于上下配穴法
	前后配穴法	胸腹部＋背腰部选穴，俞募配穴属于前后配穴法
	左右配穴法	人体左侧＋右侧选穴，左右配穴法既可以左右同取，也可以左病取右、右病取左

配穴方法		特点
按经脉配穴法	本经配穴法	指某一脏腑、经脉发生病变时，选用本经脉的腧穴配伍组成处方的方法。如胃火循经上扰的牙痛，可取颊车、内庭
	表里经配穴法	当某一脏腑经脉发生疾病时，取本经和其相表里经脉的腧穴配合组成处方。如原络配穴法
	同名经配穴法	是将手足同名经的腧穴相互配合组成处方的方法

小　结

1. 风寒、风热的配穴规律总结

祛风	带"风"的穴位（风门、风池、风府）
风寒	风池，风门 + 合谷，列缺，肺俞
风热	带"风"的穴位 + 大椎、曲池、外关（合谷、尺泽、少商）。①曲池 + 大椎；②曲池 + 外关；③曲池 + 尺泽；④风池 + 外关；⑤外关 + 关冲；⑥外关 + 少商

头痛—风寒头痛—风门、列缺	头痛—风热头痛—大椎、曲池
感冒—风寒感冒—风门、肺俞	咳嗽—风热犯肺—大椎、曲池
哮喘—风寒外袭—风门、合谷	瘾疹—风热犯表—风门、大椎
瘾疹—风寒束表—风门、肺俞	神经性皮炎—风热侵袭—风池、外关
咳嗽—风寒袭肺—风门、太渊	咽喉肿痛—外感风热—风池、外关
面痛—外感风寒—风池、列缺	感冒—风热感冒—曲池、尺泽
面瘫—风寒外袭—风池、风府	面痛—外感风热—曲池、外关
落枕—风寒袭络—风池、合谷	面瘫—风热侵袭—外关、关冲
漏肩风—外邪内侵—风池、合谷	目赤肿痛—外感风热—外关、少商

2. 里寒、寒湿证的配穴规律总结

里寒/寒湿证	命门、腰阳关、神阙、关元、肾俞。①命门 + 腰阳关；②命门 + 关元；③命门 + 肾俞；④肾俞 + 关元；⑤神阙 + 关元；⑥神阙 + 至阳

腰痛—寒湿腰痛—命门、腰阳关	肥胖症—肾阳亏虚—肾俞、关元
坐骨神经痛—寒湿证—命门、腰阳关	慢性泄泻—肾阳虚衰—肾俞、关元
月经后期—寒凝—命门、关元	痹证—痛痹—肾俞、关元
绝经前后诸证—肾阳虚—命门、关元	痛经实证—寒凝血瘀—归来、关元
消渴—阴阳两虚—命门、关元	便秘—冷秘—神阙、关元
鼻衄—肾阳亏虚—命门、肾俞	心绞痛—寒邪凝滞—神阙、至阳
	慢性泄泻—寒湿内盛—神阙

3. 肝郁气滞的配穴规律总结

肝郁气滞	太冲（肝原）、期门（肝募）、膻中（包募、气会）、肝俞。①太冲 + 期门；②膻中 + 期门；③膻中 + 太冲；④太冲 + 肝俞；⑤太冲 + 内关；⑥肝俞 + 内关

郁证—肝气郁结—期门、膻中	乳癖—肝郁气滞—肝俞、内关
呕吐—肝气犯胃—期门、太冲	缺乳—肝郁气滞—太冲、内关
胃痛—肝气犯胃—期门、太冲	神经性皮炎—肝郁化火—肝俞、太冲
月经先后无定期—肝郁—期门、太冲	慢性泄泻—肝气乘脾—肝俞、太冲
崩漏—气郁—膻中、太冲	
癃闭—肝郁气滞—太冲	

4. 血瘀的配穴规律总结

血瘀	膈俞、血海、三阴交、内关、合谷、次髎。①膈俞＋血海；②膈俞＋次髎；③膈俞＋三阴交；④膈俞＋内关；⑤膈俞＋合谷；⑥血海＋三阴交；⑦血海＋次髎

头痛—瘀血头痛—血海、膈俞	颈椎病—气滞血瘀—膈俞、合谷
痹证—行痹—血海、膈俞	痴呆—瘀血阻络—膈俞、内关
崩漏—血瘀—血海、膈俞	腰痛－瘀血腰痛—膈俞、次髎
偏头痛—瘀血阻络—血海、膈俞	坐骨神经痛—瘀血阻络—血海、阿是穴
痫病间歇期—瘀阻脑络—膈俞、内关、血海	蛇串疮—瘀血阻络—血海、三阴交
胃痛—瘀血停胃—膈俞、三阴交	癃闭—浊瘀阻塞—次髎、血海

5. 痰湿、痰热、风痰的配穴规律总结

痰湿	丰隆（痰首选）、阴陵泉（湿首选）。①痰湿、痰浊—丰隆＋中脘/丰隆＋阴陵泉；②湿—阴陵泉＋足三里
痰热	丰隆＋曲池、大椎、荥穴、井穴
风痰	丰隆＋带"风"的穴位 ①丰隆＋合谷；②合谷＋风池＋阴陵泉

头痛—痰浊头痛—中脘、丰隆	感冒—夹湿—阴陵泉
眩晕—痰湿中阻—头维、中脘、丰隆	头痛—风湿头痛—头维、阴陵泉
绝经前后诸证—痰气郁结—中脘、丰隆	痹证—着痹—阴陵泉、足三里
心绞痛—痰浊阻络—中脘、丰隆	痫病间歇期—风痰闭阻—合谷、风池、阴陵泉
偏头痛—痰湿偏盛—中脘、丰隆	中风中经络—风痰阻络—丰隆、合谷
痴呆—痰浊蒙窍—丰隆、中脘	中风中经络—痰热腑实—曲池、内庭、丰隆
乳癖—痰浊凝结—丰隆、中脘	哮喘—痰热阻肺—丰隆、曲池
咳嗽—痰湿阻肺—丰隆、阴陵泉	
郁证—痰气郁结—丰隆、阴陵泉、天突	
耳鸣耳聋—痰火郁结—丰隆、阴陵泉	

6. 肝阳上亢、肝风的配穴规律总结

肝阳上亢	①太冲＋太溪；②百会＋行间；③行间＋侠溪＋太溪
肝风	太冲、太溪＋风池等带风字穴。①太溪＋风池；②三阴交＋太冲

头痛—肝阳上亢—太溪、太冲
眩晕—肝阳上亢—行间、侠溪、太溪
绝经前后诸证—肝阳上亢—风池、太冲
偏头痛—肝阳上亢—百会、行间
中风中经络—肝阳暴亢—太冲、太溪
面痛—阴虚阳亢—风池、太溪
中风中经络—阴虚风动—太溪、风池
小儿多动症—阴虚阳亢—三阴交、太冲

7. 气滞血瘀、胃寒的配穴规律总结

气滞血瘀	太冲、血海（合谷、内关、膈俞）
胃寒（实寒、虚寒）	①胃俞＋上脘；②胃俞＋脾俞；③胃俞；④关元＋胃俞＋脾俞

痛经—气滞血瘀—太冲、血海
颈椎病—气滞血瘀—太冲、血海
心绞痛—气滞血瘀—太冲、血海
落枕—气滞血瘀—内关、合谷
漏肩风—气滞血瘀—内关、膈俞

8. 脏腑郁热、热/火、肝胆火盛、食积、肾虚、肺虚、相关脏腑虚的配穴规律总结

脏腑郁热	荥穴。①胃热—内庭；②肺热—鱼际；③肝热—行间
热/火	井穴、荥穴、大椎、曲池、尺泽
肝胆火盛	行间+侠溪
食积	①梁门+天枢；②梁门+下脘；③中脘
肾虚	肾俞+太溪；绝经前后诸证、耳鸣耳聋虚证、消渴、哮喘虚证主穴
肺虚	肺俞+太渊；内伤咳嗽、哮喘虚证主穴
相关脏腑虚	背俞穴、原穴

腰痛—肾虚腰痛—肾俞、太溪
不寐—心肾不交—太溪、肾俞
月经先后无定期—肾虚—太溪、肾俞
痛经虚证—肾气亏损—太溪、肾俞
崩漏虚证—肾虚—太溪、肾俞
遗尿—肾气不足—肾俞、命门、太溪
心悸—阴虚火旺—太溪、肾俞
郁证—肝肾阴虚—肝俞、肾俞、太溪、三阴交

9. 气虚、血虚、阴虚、阳虚、气血不足的配穴规律总结

气虚	气海、足三里、脾俞、胃俞、关元、神阙
血虚	气海、足三里、脾俞、胃俞、血海、三阴交
阴虚	太溪、三阴交、照海、复溜、三阴交、肾俞
阳虚	肾俞、命门、关元、腰阳关
气血不足	脾俞、胃俞、足三里、气海（补+行）、血海（补+活）。①脾俞+足三里；②足三里+气海；③足三里+脾俞+胃俞；④足三里+血海；⑤脾俞+气海

第二十八章　内科病证的针灸治疗

1. 头痛☆

【治法】调和气血，通络止痛。

【主穴】百会、风池、阿是穴、合谷。

【配穴】①太阳头痛配天柱、后溪、昆仑；②阳明头痛配阳白、内庭；③少阳头痛配率谷、外关、足临泣；④厥阴头痛配四神聪、太冲、内关；⑤风寒头痛配风门、列缺；⑥风热头痛配曲池、大椎；⑦风湿头痛配头维、阴陵泉；⑧肝阳上亢头痛配太溪、太冲；⑨痰浊头痛配中脘、丰隆；⑩瘀血头痛配血海、膈俞；⑪血虚头痛配脾俞、足三里；⑫肾精不足配肾俞、太溪、三阴交。

趣记

百风何事！

附：偏头痛【助理医师不考】

【治法】疏泄肝胆，通经止痛。取手足少阳、足厥阴经穴以及局部穴为主。

【主穴】率谷、阿是穴、风池、外关、足临泣、太冲。

【配穴】肝阳上亢配百会、行间；痰湿偏盛配中脘、丰隆；瘀血阻络配血海、膈俞。

趣记

谷外，风太足啊，偏头痛！

2. 面痛

【主症】突然发作，呈闪电样、刀割样、针刺样、电灼样剧烈疼痛，发作时伴面部肌肉抽搐。

【治法】疏通经络，祛风止痛。取面部腧穴、手足阳明和足太阳经穴为主。

【主穴】攒竹、四白、下关、地仓、合谷、太冲、内庭。

【配穴】①眼部疼痛配丝竹空、阳白、外关；②上颌支痛配颧髎、迎香；③下颌支痛配承浆、颊车、翳风；④外感风寒配风池、列缺；⑤外感风热配曲池、外关；⑥气血瘀滞配内关、三阴交；⑦肝胃郁热配行间、内庭；⑧阴虚阳亢配风池、太溪。

趣记

庭内四百猪面痛下地，开四关。注：合谷与太冲相配为"四关"穴。

3. 腰痛

【治法】通经止痛。取局部阿是穴及足太阳经穴为主。

【主穴】大肠俞、阿是穴、委中。

【配穴】①督脉病证配后溪；②足太阳经证配申脉；③腰椎病变配腰夹脊；④寒湿腰痛配命门、腰阳关；⑤瘀血腰痛配膈俞、次髎；⑥肾虚腰痛配肾俞、太溪。

趣记

常委腰痛啊。

4. 痹证

【治法】通络止痛。以局部穴位为主，配合循经取穴及辨证选穴。

【主穴】阿是穴、局部经穴（经筋病的治疗"以痛为输"）。

【配穴】①行痹配膈俞、血海；②痛痹配肾俞、关元；③着痹配阴陵泉、足三里；④热痹配大椎、曲池。另可根据疼痛的部位循经配穴。

5. 坐骨神经痛☆

【主症】腰或臀、大腿后侧、小腿后外侧及足外侧的放射样、电击样、烧灼样疼痛。

【治法】通经止痛。循经取足太阳、足少阳经穴为主。

【主穴】①足太阳经证 腰夹脊、秩边、委中、承山、昆仑、阿是穴；②足少阳经证 腰夹脊、环跳、阳陵泉、悬钟、丘墟、阿是穴。

【配穴】①寒湿证配命门、腰阳关；②瘀血阻络证配血海、阿是穴；③气血不足证配足三里、三阴交。

趣记

太太，昆仑山中治腰啊；少爷，要环球宣扬啊。

6. 中风 ☆

（1）中经络

【治法】疏通经络，醒脑调神。取督脉、手厥阴及足太阴经穴为主。

【主穴】水沟、内关、三阴交、极泉、尺泽、委中。

【配穴】①肝阳暴亢配太冲、太溪；②风痰阻络配丰隆、风池；③痰热腑实配曲池、内庭、丰隆；④气虚血瘀配气海、血海、足三里；⑤阴虚风动配太溪、风池；⑥上肢不遂配肩髃、曲池、手三里、合谷；⑦下肢不遂配环跳、足三里、风市、阳陵泉、悬钟、太冲；⑧病侧肢体屈曲拘挛者，肘部配曲泽、腕部配大陵、膝部配曲泉、踝部配太溪；⑨足内翻配丘墟透照海；⑩足外翻配太溪、中封；⑪足下垂配解溪；⑫口角歪斜配地仓、颊车、合谷、太冲；⑬语言謇涩配廉泉、通里、哑门；⑭吞咽困难配廉泉、金津、玉液。

【操作】水沟向上方斜刺，用雀啄法，以眼球湿润为度。

> **趣记**
>
> 纪委斥责交关税，气中风了。

（2）中脏腑

【治法】闭证：平肝息风，醒脑开窍。取督脉、手厥阴经穴和十二井穴为主。脱证：回阳固脱。以任脉穴为主。

【主穴】①闭证：水沟、十二井穴、太冲、丰隆、劳宫；②脱证：关元、神阙。

【操作】神阙用隔盐灸，关元用大艾炷灸，至四肢转温为止。

> **趣记**
>
> 闭证：十二井水冲龙宫。

7. 眩晕

（1）实证

【治法】平肝潜阳，化痰定眩。取足少阳、足厥阴经穴及督脉穴为主。

【主穴】百会、风池、太冲、内关。

【配穴】①肝阳上亢配行间、侠溪、太溪；②痰湿中阻配头维、中脘、丰隆；③高血压配曲池、足三里；④颈性眩晕配风府、天柱、颈夹脊。

> **趣记**
>
> 百风内冲，太晕了。

（2）虚证

【治法】益气养血，填精定眩。以督脉穴和相应背俞穴为主。

【主穴】百会、风池、肝俞、肾俞、足三里。

【配穴】①气血两虚配气海、脾俞、胃俞；②肾精不足配太溪、悬钟、三阴交。

> **趣记**
>
> 百风足，伤肝肾，吹晕了。

8. 面瘫 ☆

【治法】祛风通络，疏调经筋。取局部穴、手足阳明经穴为主。

【主穴】攒竹、阳白、四白、颧髎、颊车、地仓、翳风、合谷、太冲。

【配穴】①风寒外袭配风池、风府；②风热侵袭配外关、关冲；③气血不足配足三里、气海；④眼睑闭合不全配鱼腰、申脉；⑤鼻唇沟变浅配迎香；⑥人中沟歪斜配水沟；⑦颏唇沟歪斜配承浆；⑧乳突部疼痛配翳风；⑨舌麻、味觉减退配廉泉、足三里；⑩听觉过敏配听宫、中渚。

【操作】发病初期，面部腧穴取穴宜少，针刺宜浅，手法宜轻；肢体远端腧穴行泻法且手法宜重。

> **趣记**
>
> 攒四车羊，全充谷仓，嘴气歪了。

9. 痿证【助理医师不考】

【治法】祛邪通络，濡养筋脉。以手足阳明经穴和夹脊穴为主。

【主穴】上肢：肩髃、曲池、外关、合谷、颈胸段夹脊穴。下肢：髀关、足三里、阳陵泉、悬钟、三阴交、解溪、腰部夹脊穴。

【配穴】①肺热津伤配尺泽、大椎；②湿热浸淫配阴陵泉、内庭；③脾胃虚弱配脾俞、胃俞；④肝肾亏虚配肝俞、肾俞；⑤上下肢肌肉萎缩，分别配手足阳明经穴排刺。

> **趣记**
>
> 上肢：奸雄夹击，骨池外；下肢：选二三解药，闭关阳陵泉。

10. 痫病【助理医师不考】

（1）发作期

【主症】①大发作：发作前常有眩晕头痛，胸闷不舒，神疲乏力等先兆，旋即突然昏仆，不省人事，两目上视，牙关紧闭，四肢抽搐，口吐白沫，或发怪叫，二便自遗，发作后平复如常人；②小发作：动作突然中断，手中物件落地，头部低垂，两目瞪视，呼之不应，数秒至数分钟后即可恢复。

【治法】醒脑开窍。以督脉、手厥阴经穴为主。

【主穴】水沟、百会、后溪、内关、太冲。

【配穴】①大发作配十宣、涌泉；②小发作配神门、神庭。

> **趣记**
>
> 皇帝发癫痫后，百官拥护谁。

（2）间歇期

【治法】化痰息风，理气通络。取任脉、督脉及手足厥阴经穴为主。

【主穴】印堂、鸠尾、间使、太冲、丰隆、腰奇。

【配穴】①痰火扰神配神门、行间、内庭；②风痰闭阻配合谷、风池、阴陵泉；③瘀阻脑络配膈俞、内关、血海；④心脾两虚配心俞、脾俞、足三里；⑤肝肾阴虚配肝俞、肾俞、三阴交。

> **趣记**
>
> 唐太监灸龙腰。

11. 不寐 ☆

【治法】舒脑宁心，安神利眠。取督脉、手少阴、足太阴经穴及八脉交会穴为主。

【主穴】百会、安眠、神门、三阴交、照海、申脉。

【配穴】①心脾两虚配心俞、脾俞；②心肾不交配太溪、肾俞；③心胆气虚配心俞、胆俞；④肝火扰神配行间、侠溪；⑤脾胃不和配足三里、内关；⑥噩梦多配厉兑、隐白；⑦头晕配风池、悬钟；⑧不寐重症配夹脊、四神聪。

【操作】不寐者补阴跷（照海），泻阳跷（申脉）。

> **趣 记**
>
> 二跷三神会安眠。注：二跷指阴跷照海，阳跷申脉。

12. 郁证 ☆【助理医师不考】

【治法】调神解郁，疏利气机。取督脉、手足厥阴、手少阴经穴为主。

【主穴】百会、印堂、水沟、内关、神门、太冲。

【配穴】①肝气郁结配膻中、期门；②气郁化火配行间、侠溪；③痰气郁结配丰隆、阴陵泉、天突；④心神惑乱配通里、心俞、三阴交；⑤心脾两虚配心俞、脾俞、足三里、三阴交；⑥肝肾阴虚配肝俞、肾俞、太溪、三阴交；⑦咽部异物哽塞感明显者配天突、照海。

> **趣 记**
>
> 水冲庙堂门，百官郁闷。

13. 痴呆【助理医师不考】

【治法】醒脑调神，充髓益智。取督脉、手厥阴、足少阴经穴为主。

【主穴】百会、印堂、四神聪、内关、太溪、悬钟。

【配穴】①肝肾亏虚配肝俞、肾俞；②气血不足配足三里、气海、血海；③痰浊蒙窍配丰隆、中脘；④瘀血阻络配膈俞、内关。

> **趣 记**
>
> 百官太痴呆，官印悬四神聪。

14. 心悸【助理医师不考】

【治法】宁心安神，定悸止惊。取手少阴、手厥阴经穴及脏腑俞募穴为主。

【主穴】内关、神门、郄门、心俞、巨阙。

【配穴】①心胆虚怯配胆俞；②心脾两虚配脾俞、足三里；③阴虚火旺配太溪、肾俞；④水气凌心配气海、阴陵泉；⑤心脉瘀阻配膻中、膈俞。

> **趣 记**
>
> 心悸门门缺关心。

15. 感冒 ☆

【治法】祛风解表。取手太阴、手阳明经穴及督脉穴为主。

【主穴】列缺、合谷、风池、大椎、太阳。

【配穴】①风寒感冒配风门、肺俞；②风热感冒配曲池、尺泽；③夹湿配阴陵泉；④夹暑配委中；⑤体虚感冒配足三里；⑥咽喉疼痛配少商、商阳；⑦鼻塞配迎香；⑧全身酸楚配身柱。

趣记

追风谷缺太阳，易感冒。

16. 咳嗽 ☆【助理医师不考】

（1）外感咳嗽

【治法】疏风解表，宣肺止咳。取手太阴、手阳明经穴为主。

【主穴】肺俞、列缺、合谷。

【配穴】①风寒袭肺配风门、太渊；②风热犯肺配大椎、曲池；③咽喉痛配少商。

（2）内伤咳嗽

【治法】肃肺理气，止咳化痰。取手、足太阴经穴为主。

【主穴】肺俞、太渊、三阴交。

【配穴】①痰湿阻肺配丰隆、阴陵泉；②肝火灼肺配行间、鱼际；③肺阴亏虚配膏肓；④咳血配孔最；⑤胁痛配阳陵泉；⑥咽喉干痒配太溪；⑦盗汗配阴郄；⑧气短乏力配足三里、气海。

趣记

肺列谷（外感咳嗽）；肺太阴（内伤咳嗽）。

17. 哮喘【助理医师不考】

（1）实证

【主症】病程短，或当发作期，哮喘声高气粗，呼吸深长有余，呼出为快，体质较强，脉象有力。

【治法】祛邪肃肺，化痰平喘。取手太阴经穴及相应背俞穴为主。

【主穴】列缺、尺泽、肺俞、中府、定喘。

【配穴】①风寒外袭配风门、合谷；②痰热阻肺配丰隆、曲池；③喘甚者配天突。

趣记

肺中痰列，尺泽定喘。

（2）虚证

【主症】病程长，反复发作或当缓解期，哮喘声低气怯，气息短促，深吸为快，体质虚弱，脉弱无力。

【治法】补益肺肾，止哮平喘。取相应背俞穴及手太阴、足少阴经穴为主。

【主穴】肺俞、膏肓、肾俞、太渊、太溪、足三里、定喘。

【配穴】①肺气虚配气海；②肾气虚配关元。

趣记

很费神才搞定了三太太的哮喘。

18. 呕吐 ☆【助理医师不考】

【治法】和胃理气，降逆止呕。取胃的募穴及足阳明经穴为主。

【主穴】中脘、足三里、内关。

【配穴】①寒邪客胃配上脘、胃俞；②热邪内蕴配合谷、金津、玉液；③饮食停滞配梁门、天枢；④肝气犯胃配期门、太冲；⑤痰饮内停配丰隆、公孙；⑥脾胃虚寒配脾俞、胃俞。

趣记

三本中内书，背吐了。

19. 胃痛

【治法】和胃止痛。取胃的募穴、足阳明经穴为主。

【主穴】中脘、足三里、内关。

【配穴】①寒邪客胃配胃俞；②饮食伤胃配梁门、下脘；③肝气犯胃配期门、太冲；④瘀血停胃配膈俞、三阴交；⑤脾胃虚寒配关元、脾俞、胃俞；⑥胃阴不足配胃俞、三阴交、内庭。

趣记

三本中内书，背得胃疼。

20. 泄泻【助理医师不考】

（1）急性泄泻

【治法】除湿导滞，通调腑气。取足阳明、足太阴经穴为主。

【主穴】天枢、上巨虚、阴陵泉、水分。

【配穴】①寒湿内盛配神阙；②肠腑湿热配内庭、曲池；③食滞肠胃配中脘；④泻下脓血配曲池、三阴交、内庭。

趣记

天上泉水。

（2）慢性泄泻☆

【治法】健脾温肾，固本止泻。取任脉、足阳明、足太阴经穴为主。

【主穴】神阙、天枢、足三里、公孙。

【配穴】①脾气虚弱配脾俞、太白；②肾阳虚衰配肾俞、关元；③肝气乘脾配肝俞、太冲；④久泻虚陷者配百会。

趣记

天公三审。

21. 便秘☆

【治法】理肠通便。取大肠的背俞穴、募穴及下合穴为主。

【主穴】天枢、大肠俞、上巨虚、支沟。

【配穴】①热秘配曲池、内庭；②气秘配太冲、中脘；③冷秘配神阙、关元；④虚秘配足三里、脾俞、气海；⑤兼阴伤津亏者加照海、太溪。

趣记

天上狗常便秘。

针灸
445

22. 癃闭【助理医师不考】

（1）实证

【治法】清热利湿，行气活血。以足太阳、足太阴经穴及相应俞募穴为主。

【主穴】中极、膀胱俞、秩边、阴陵泉、三阴交。

【配穴】①膀胱湿热配委阳；②肺热壅盛配尺泽；③肝郁气滞配太冲；④浊瘀阻塞配次髎、血海。

趣记

三种胖灵芝。

（2）虚证

【治法】温补脾肾，益气启闭。以足太阳、任脉穴及相应背俞穴为主。

【主穴】关元、脾俞、肾俞、三焦俞、秩边。

【配穴】①脾虚气弱配气海、足三里；②肾气亏虚配太溪、命门。

趣记

职员较神疲。

23. 消渴☆【助理医师不考】

【治法】养阴生津，清热润燥。取相应脏腑背俞穴及足太阴、足少阴经穴为主。

【主穴】胃脘下俞、肺俞、脾俞、肾俞、太溪、三阴交。

【配穴】①肺燥津伤配太渊、少府；②胃热津伤配内庭、地机；③肾阴亏虚配复溜、太冲；④阴阳两虚配关元、命门；⑤上肢疼痛或麻木配肩髃、曲池、合谷；⑥下肢疼痛或麻木配风市、阳陵泉、解溪；⑦皮肤瘙痒配风池、曲池、血海。

趣记

肺脾肾三叔为三太太消渴。

第二十九章　妇儿科病证的针灸治疗

1. 月经不调【助理医师不考】

（1）月经先期☆

【主症】周期提前7天以上，甚至十余日一行，连续2个周期以上。

【治法】调理冲任，清热调经。取任脉、足太阴经穴为主。

【主穴】关元、三阴交、血海。

【配穴】①实热配行间；②虚热配太溪；③气虚配足三里、脾俞；④月经过多配隐白。

趣记

关阴血，不要先来。

（2）月经后期

【主症】周期推迟7天以上，甚至40~50日一潮，连续2个周期以上。

【治法】温经散寒，行血调经。以任脉、足太阴经穴为主。

【主穴】气海、三阴交、归来。

【配穴】①寒凝配关元、命门；②血虚配足三里、血海。

（3）月经先后无定期

【主症】月经周期或提前或延后 7 天以上，连续 3 个周期以上。

【治法】调补肝肾，理血调经。以任脉、足太阴经穴为主。

【主穴】关元、三阴交、肝俞。

【配穴】①肝郁配期门、太冲；②肾虚配肾俞、太溪；③脾虚配脾俞、足三里。

2. 痛经 ☆

（1）实证

【治法】行气活血，调经止痛。取任脉、足太阴经穴为主。

【主穴】中极、次髎、地机、三阴交、十七椎。

【配穴】①气滞血瘀配太冲、血海；②寒凝血瘀配关元、归来。

（2）虚证

【治法】调补气血，温养冲任。取任脉、足太阴、足阳明经穴为主。

【主穴】关元、足三里、三阴交、次髎、十七椎。

【配穴】①气血虚弱配气海、脾俞；②肾气亏损配太溪、肾俞。

3. 崩漏 【助理医师不考】

（1）实证 ☆

【治法】清热利湿，固经止血。取任脉、足太阴经穴为主。

【主穴】关元、三阴交、隐白。

【配穴】①血热配中极、血海；②血瘀配血海、膈俞；③湿热配中极、阴陵泉；④气郁配膻中、太冲。

（2）虚证

【治法】健脾补肾，固冲止血。取任脉及足太阴、足阳明经穴为主。

【主穴】气海、三阴交、肾俞、足三里。

【配穴】①脾虚配百会、脾俞；②肾虚配肾俞、太溪。

趣 记

虚漏三气三婶。

4. 绝经前后诸证

【治法】滋补肝肾，调理冲任。取任脉、足太阴经穴及相应背俞穴为主。

【主穴】肾俞、肝俞、太溪、气海、三阴交。

【配穴】①肾阴虚配照海、阴谷；②肾阳虚配关元、命门；③肝阳上亢配风池、太冲；④痰气郁结配中脘、丰隆；⑤烦躁失眠配心俞、神门；⑥纳少便溏配中脘、阴陵泉。

趣 记

绝经后，齐三大肝肾虚。

5. 带下病【助理医师不考】

【治法】利湿化浊，固摄带脉。取足少阳、足太阴穴为主。

【主穴】带脉、中极、白环俞、三阴交、阴陵泉。

【配穴】①湿热下注配水道、行间、次髎；②脾虚配气海、足三里、脾俞；③肾虚配关元、肾俞、照海；④阴痒配蠡沟、太冲。

趣 记

带三种白环。

6. 缺乳 ☆【助理医师不考】

【治法】调理气血，疏通乳络。取足阳明、局部腧穴为主。

【主穴】乳根、膻中、肩井、少泽。

【配穴】①气血不足配足三里、气海；②肝气郁结配太冲、期门；③痰浊阻络配丰隆、中脘。

趣 记

缺乳是指乳中少。

7. 遗尿 ☆

【治法】调理膀胱，温肾健脾。取任脉、足太阴经穴及膀胱的背俞穴、募穴为主。

【主穴】关元、中极、膀胱俞、三阴交。

【配穴】①肾气不足配肾俞、命门、太溪；②脾肺气虚配肺俞、气海、足三里；③肝经郁热配行间、阳陵泉；④夜梦多配百会、神门。

趣 记

舞台上遗尿，观众散光。

8. 注意力缺陷多动障碍【助理医师不考】

【主症】注意力不集中、活动过多、情绪不稳、冲动任性，伴有不同程度的学习困难，但智力正常或基本正常。

【治法】调和阴阳，安神定志。取督脉及手少阴、手厥阴经穴为主。

【主穴】印堂、四神聪、太溪、风池、神门、内关。

【配穴】①肝肾阴虚，配三阴交、太溪；②心脾两虚，配心俞、脾俞；③痰火内扰，配丰隆、劳宫；④烦躁不安，配照海、神庭；⑤记忆力差，配悬钟；⑥盗汗，配阴郄、复溜；⑦纳少，配中脘、足三里；⑧遗尿，配中极、膀胱俞。

> **趣记**
>
> 吸引死神关风门。

第三十章　皮外伤科病证的针灸治疗

1. 瘾疹☆【助理医师不考】

【主症】起病急骤，皮肤突发瘙痒不止，可见大小不等、形状各异的风团，融合成片或孤立散在，淡红或白色，边界清楚，此伏彼起，一日之内可发作数次者，病情较急；反复发作，缠绵不愈，风团时多时少时无者，病情较缓。

【治法】疏风和营。取手阳明、足太阴经穴为主。

【主穴】曲池、合谷、血海、膈俞、委中。

【配穴】①风热袭表配大椎、风池；②风寒袭表配风门、肺俞；③胃肠积热配天枢、足三里；④血虚风燥配三阴交、足三里；⑤呼吸困难配天突；⑥恶心呕吐配内关。

> **趣记**
>
> 三哥为去雪谷，得了瘾疹。

2. 蛇串疮☆

【治法】泻火解毒，清热利湿。取局部阿是穴及相应夹脊穴为主。

【主穴】局部阿是穴、相应夹脊穴。

【配穴】①肝经火毒配行间、侠溪；②脾经湿热配阴陵泉、血海；③瘀血阻络配合谷、血海；④便秘配天枢；⑤心烦配神门。

3. 神经性皮炎【助理医师不考】

【治法】祛风止痒，清热润燥。取局部阿是穴及手阳明、足太阴经穴为主。

【主穴】阿是穴、曲池、合谷、血海、膈俞。

【配穴】①风热侵袭配外关、风池；②肝郁化火配行间、肝俞；③血虚风燥配肝俞、三阴交、足三里。

> **趣记**
>
> 啊，血谷歌曲，听的人神经。

4. 乳癖【助理医师不考】

【治法】理气化痰，调理冲任。取局部腧穴及足阳明、足厥阴经穴为主。

【主穴】膻中、乳根、屋翳、期门、足三里、太冲。

【配穴】①肝郁气滞配肝俞、内关；②痰浊凝结配丰隆、中脘；③冲任失调配关元、肝俞、肾俞。

趣 记

乳中污气太足，长肿块了。

5. 颈椎病 ☆

【治法】通经止痛。取局部腧穴和手足三阳经穴、督脉穴为主。

【主穴】颈夹脊、天柱、风池、曲池、悬钟、阿是穴。

【配穴】①手太阳经证配申脉；②手阳明经证配合谷；③督脉、足太阳经证配后溪；④外邪内侵配合谷、列缺；⑤气滞血瘀配膈俞、合谷；⑥肝肾不足配肝俞、肾俞；⑦上肢麻、痛配合谷、手三里；⑧头晕头痛配百会或四神聪；⑨恶心、呕吐配中脘、内关；⑩耳鸣、耳聋配听宫、外关。

趣 记

啊！景天低头疯吃中，得了颈椎病。

6. 落枕 ☆

【主穴】外劳宫、天柱、阿是穴、后溪、悬钟。

【配穴】①督脉、太阳经证配大椎、束骨；②少阳经证配肩井、外关；③风寒袭络配风池、合谷；④气滞血瘀配内关、合谷；⑤肩痛配肩髃；⑥背痛配天宗。

趣 记

啊是天后选老公，惊喜落枕。

7. 漏肩风

【主穴】肩髃、肩髎、肩贞、阿是穴、阳陵泉、条口透承山。

【配穴】①手阳明经证配合谷；②手少阳经证配外关；③手太阳经证配后溪；④手太阴经证配列缺；⑤外邪内侵配合谷、风池；⑥气滞血瘀配内关、膈俞；⑦气血虚弱配足三里、气海。

趣 记

啊肩痛，三肩一透是阳陵。

8. 扭伤 【助理医师不考】

【治法】祛瘀消肿，舒筋通络。取扭伤局部腧穴为主。

【主穴】阿是穴、扭伤局部经穴。①腰部：阿是穴、大肠俞、腰痛点、委中；②颈部：阿是穴、风池、悬钟、后溪；③肩部：阿是穴、肩髃、肩髎、肩贞；④肘部：阿是穴、曲池、小海、天井；⑤腕部：阿是穴、阳溪、阳池、阳谷；⑥髋部：阿是穴、环跳、秩边、居髎；⑦膝部：阿是穴、膝眼、膝阳关、梁丘；⑧踝部：阿是穴、申脉、解溪、丘墟。

9. 肘劳 【助理医师不考】

【治法】舒筋通络。取局部阿是穴为主。

【主穴】阿是穴。

【配穴】①手阳明经证配曲池、手三里；②手太阳经证配阳谷、小海；③手少阳经证配外关、天井。

第三十一章　五官科病证的针灸治疗

1. 目赤肿痛【助理医师不考】

【治法】疏风散热，消肿止痛。以局部腧穴及手阳明、足厥阴经穴为主。

【主穴】睛明、太阳、风池、合谷、太冲。

【配穴】①外感风热配少商、外关；②肝胆火盛配行间、侠溪。

> **趣记**
>
> 风情谷太大。

2. 耳鸣、耳聋

（1）实证 ☆

【主症】暴病耳聋，或耳中觉胀，耳鸣如潮，鸣声隆隆不断，按之不减。

【治法】疏风泻火，通络开窍。取局部穴及手足少阳经穴为主。

【主穴】听会、翳风、中渚、侠溪。

【配穴】①外感风邪配外关、合谷；②肝胆火盛配行间、丘墟；③痰火郁结配丰隆、阴陵泉、侠溪。

> **趣记**
>
> 侠溪会中医，治耳聋。

（2）虚证

【主症】久病耳聋，耳鸣如蝉，时作时止，劳累则加剧，按之鸣声减弱。

【治法】补肾养窍。取局部穴及足少阴经穴为主。

【主穴】听宫、翳风、太溪、肾俞。

【配穴】脾胃虚弱配气海、足三里。

> **趣记**
>
> 太溪宫有个神医，可治耳聋。

3. 鼻鼽【助理医师不考】

【治法】调补正气，通利鼻窍。取局部腧穴、手足阳明经穴为主。

【主穴】迎香、印堂、风池、合谷、足三里。

【配穴】①肺气虚寒，配肺俞、气海；②脾气虚弱，配脾俞、气海、胃俞；③肾阳亏虚，配肾俞、命门。

> **趣记**
>
> 唐三在迎风谷受凉了，一直打喷嚏。

4. 牙痛 ☆

【治法】祛风泻火，通络止痛。取手、足阳明经穴为主。

【主穴】合谷、颊车、下关。

【配穴】①风火牙痛配外关、风池；②胃火牙痛配内庭、二间；③虚火牙痛配太溪、行间。

> **趣记**
>
> 何故下车。

5. 咽喉肿痛 ☆ 【助理医师不考】

（1）实证

【治法】清热利咽，消肿止痛。取局部穴，手太阴、手阳明经穴为主。

【主穴】廉泉、少商、合谷、尺泽、关冲。

【配穴】①外感风热配风池、外关；②肺胃热盛配内庭、鱼际。

> **趣记**
>
> 少管吃喝。

（2）虚证

【治法】滋阴降火，利咽止痛。取手太阴、足少阴经穴为主。

【主穴】太溪、照海、列缺、鱼际。

> **趣记**
>
> 海鱼太稀缺。

6. 近视 【助理医师不考】

【治法】调气活血，养肝明目。以局部腧穴及足太阳、足少阳经穴为主。

【主穴】睛明、承泣、风池、光明。

【配穴】①心脾两虚配心俞、脾俞、神门、足三里；②肝肾不足配肝俞、肾俞、太溪、太冲。

> **趣记**
>
> 风光成明，却近视了。

第三十二章　急症及其他病证的针灸治疗【助理医师不考】

1. 晕厥 ☆

【治法】苏厥醒神。以督脉穴及手厥阴经为主。

【主穴】水沟、内关、涌泉。

【配穴】①虚证配气海、关元；②实证配合谷、太冲。

> **趣记**
>
> 水足，百官冲晕了。

2. 内脏绞痛

（1）心绞痛

【治法】通阳行气，活血止痛。以手厥阴、手少阴经穴为主。

【主穴】内关、郄门、阴郄、膻中。

【配穴】①气滞血瘀配太冲、血海；②寒邪凝滞配神阙、至阳；③痰浊阻络配中脘、丰隆；④阳气虚衰配心俞、至阳。

> **趣记**
>
> 二戏贪官。

（2）胆绞痛

【治法】疏肝利胆，行气止痛。以胆的俞募穴、下合穴为主。

【主穴】胆囊穴、阳陵泉、胆俞、日月。

【配穴】①肝胆湿热配内庭、阴陵泉；②肝胆气滞配太冲、丘墟；③蛔虫妄动配迎香透四白；④发热寒战，配大椎、曲池；⑤恶心呕吐配内关、足三里；⑥黄疸配至阳。

> **趣记**
>
> 肝胆日月泉。

（3）肾绞痛

【治法】清利湿热，通淋止痛。以足太阴经穴与俞募穴为主。

【主穴】肾俞、膀胱俞、中极、三阴交。

【配穴】①下焦湿热配委阳、阴陵泉；②肾气不足配水分、关元；③尿中砂石配次髎、水道；④尿血配地机、血海；⑤尿路上段结石，配京门、天枢；⑥尿路中、下段结石，配水道、次髎。

> **趣记**
>
> 肾膀中三交。

3. 肥胖症 ☆

【治法】祛湿化痰，通经活络。取任脉穴及手足阳明、足太阴经穴为主。

【主穴】中脘、曲池、天枢、阴陵泉、丰隆、太冲。

【配穴】①胃肠积热配上巨虚、内庭；②脾胃虚弱配脾俞、足三里；③肾阳亏虚配肾俞、关元；④心悸配神门、内关；⑤胸闷配膻中、内关；⑥嗜睡配照海、申脉；⑦腹部肥胖配大横、归来、下脘、中极；⑧便秘配支沟、上巨虚；⑨性功能减退配关元、肾俞；⑩下肢水肿配三阴交、水分。

> **趣记**
>
> 阴天去冲锋。

针
灸
453

西医综合

诊断学基础

第一章　症状学

一、发热

1. 发热的病因

（1）感染性发热（最常见）：由各种病原体引起。

（2）非感染性发热☆

①无菌性坏死物质吸收（有坏死，就有吸收热）：如大面积烧伤、恶性肿瘤、白血病、急性溶血、急性心肌梗死等。

②抗原－抗体反应：如风湿热、血清病、药物热等。

③内分泌与代谢障碍：如甲状腺功能亢进症、重度脱水等。

④皮肤散热减少（汗腺受影响）：如广泛性皮炎、鱼鳞病、慢性心力衰竭等。

⑤体温调节中枢功能失常：如脑出血、脑外伤、中暑、安眠药中毒等直接损害体温调节中枢，使其功能失常而发热。

⑥自主神经功能紊乱（一般低热）：功能性发热。

2. 临床表现

（1）临床分度

发热的临床分度以口腔温度为标准。低热，37.3～38℃；中等度热，38.1～39℃；高热，39.1～41℃；超高热，41℃以上。

（2）临床经过☆

①体温上升期

骤升型（伴寒战）：见于肺炎链球菌肺炎、疟疾、败血症、流感、急性肾盂肾炎等。

缓升型（不伴寒战）：见于伤寒（初期阶梯状上升）、结核病等。

②高热持续期：此期可持续数小时（如疟疾）、数日（如肺炎、流感）或数周（如伤寒极期）。

③体温下降期

骤降型：见于疟疾、肺炎链球菌肺炎、急性肾盂肾炎及输液反应等。

渐降型：见于伤寒缓解期、风湿热等。

（3）热型☆

①**稽留热**：体温持续在39℃以上，24小时内波动不超过1℃，达数天或数周；见于肺炎链球菌肺炎、伤寒和斑疹伤寒高热期。

趣　记

肺链伤寒。

---

②**弛张热**：体温在39℃以上，24小时内波动大于2℃，最低时仍高于正常水平；常见于败血症、风湿热、重症肺结核、化脓性炎症等。

趣　记

拜师结脓。注：①拜——败血症；②师——风湿热；③结——重症肺结核；④脓——化脓性炎症。

---

③**间歇热**：体温骤升达高峰后持续数小时，又迅速降至正常水平，间歇期可持续1日至数日，反复发作；见于疟疾、急性肾盂肾炎等。

趣　记

机遇。

---

④**波状热**：体温逐渐升高达39℃或以上，数天后逐渐下降至正常水平，数天后再逐渐升高，反复多次，见于布鲁菌病。

趣　记

波尔布特。

---

⑤**回归热**：体温骤然升至39℃以上，持续数日后又骤然下降至正常水平，高热期与无热期各持续若干日后即有规律地交替一次；见于回归热、霍奇金淋巴瘤等。

趣　记

回家挥霍。

---

⑥**不规则热**：无明显规律，可见于结核病、风湿热、支气管肺炎、渗出性胸膜炎、感染性心内膜炎等。

【拓展】波状热与回归热——高热期与无热期各持续数天。

二、头痛

1. 头痛的病因

（1）颅内病变：见于脑出血、蛛网膜下腔出血、脑肿瘤、颅脑外伤、流行性脑脊髓膜炎、偏头痛等。

（2）颅外病变：见于颈椎病、三叉神经痛，眼、耳、鼻和齿等疾病所致的头痛。

（3）全身性疾病：见于各种感染发热、高血压病、中毒、中暑、月经期及绝经期头痛等。

（4）神经症：见于神经衰弱及癔症性头痛等。

2. 头痛的问诊要点及临床意义

（1）头痛的特点

①病因及诱因

紧张性头痛：多因过度紧张、劳累而诱发或加重。

女性偏头痛：在月经期容易发作。

高血压头痛：多在血压未得到控制时出现或加重。

颅脑病变头痛：可发生在典型症状或诊断明确前，常与病变过程伴随。

②部位：大脑半球的病变疼痛多位于病变的同侧，以额部为多，并向颞部放射；小脑幕以下病变引起的头痛多位于后枕部；青光眼引起的头痛多位于眼的周围或眼上部。

③性质

三叉神经痛——颜面部发作性电击样疼痛。

舌咽神经痛——咽后部发作性疼痛并向耳及枕部放射。

血管性头痛——搏动样头痛。

④时间

分类	出现时间
鼻窦炎引起的头痛	上午重下午轻
紧张性头痛	下午或傍晚出现
颅内占位性头痛	早上起床时较明显
丛集性头痛	常在夜间发生
药物引起的头痛	一般出现在用药后 15 ~ 30 分钟

（2）头痛的伴随症状

①伴发热：体温升高与头痛同时出现见于脑炎、脑膜炎等感染；先头痛后出现发热见于脑出血、脑外伤等。

②伴呕吐：见于脑膜炎、脑炎、脑肿瘤等引起的颅内压增高；头痛在呕吐后减轻可见于偏头痛。

③伴意识障碍：见于脑炎、脑膜炎、脑出血、蛛网膜下腔出血、脑肿瘤、脑外伤、一氧化碳中毒等。

④伴眩晕：见于小脑肿瘤、椎 - 基底动脉供血不足等。

⑤伴脑膜刺激征：见于脑膜炎、蛛网膜下腔出血。

三、胸痛

1. 胸痛的部位☆

病因	疼痛部位
带状疱疹	成簇的水疱沿一侧肋间神经分布伴剧痛
非化脓性肋软骨炎	多侵犯第 1、2 肋软骨
心绞痛与急性心肌梗死	疼痛常位于胸骨后或心前区，常牵涉至左肩背、左臂内侧
食管、膈和纵隔肿瘤	疼痛位于胸骨后，常伴进食或吞咽时加重
自发性气胸、急性胸膜炎	疼痛多位于患侧的腋前线及腋中线附近

2. 胸痛的性质 ☆

病因	性质
带状疱疹	阵发性灼痛或刺痛
肌痛	酸痛
骨痛	刺痛
食管炎	灼痛或灼热感
心绞痛	压榨样痛，可伴有窒息感
心肌梗死	疼痛更为剧烈，并有恐惧、濒死感
干性胸膜炎	尖锐刺痛或撕裂痛，呼吸时加重，屏气时消失
原发性肺癌、纵隔肿瘤	胸部闷痛
肺梗死	突然的剧烈刺痛或绞痛，常伴有呼吸困难与发绀

3. 胸痛持续时间

分类	疼痛持续时间
平滑肌痉挛或血管狭窄缺血所致疼痛	阵发性
心绞痛	不超过30分钟
心肌梗死	持续时间长且不易缓解
炎症、肿瘤、栓塞或梗死所致疼痛	呈持续性

4. 胸痛的诱因与缓解因素

分类	诱因与缓解因素
心绞痛	劳累后诱发，含服硝酸甘油可迅速缓解
心肌梗死	含服硝酸甘油不能缓解
心脏神经症	体力活动后反而减轻
胸膜炎、自发性气胸	可因深呼吸与咳嗽而加剧
胸壁疾病	在局部有压痛
食管疾病	常于吞咽时出现或加剧
反流性食管炎	服用抗酸剂后减轻或消失

5. 胸痛疾病的临床表现及意义

（1）带状疱疹：刀割样痛或灼痛，沿肋间神经分布，不过体表正中线。

（2）食管炎：胸骨后，灼痛，吞咽时出现加重，抗酸剂有效。

（3）心绞痛：胸骨后，劳力后诱发，不超过30分钟，压榨样痛，恐惧感，硝酸甘油有效。

（4）心肌梗死：胸骨后，更剧烈，超过30分钟，濒死感、休克，硝酸甘油无效。

（5）干性胸膜炎：患侧腋前线，尖锐刺痛或撕裂痛，呼吸时加重，屏气时消失。

（6）肺梗死：突然剧烈刺痛或绞痛，呼吸困难、发绀、咯血。

四、腹痛

1. 腹痛的病因

（1）腹部疾病：急性腹膜炎；腹腔脏器炎症；空腔脏器痉挛或梗阻；腹膜粘连或脏器包膜牵张；化学性刺激；肿瘤压迫与浸润；腹腔内血管疾病。

（2）胸腔疾病的牵涉痛：如肺炎、心绞痛、急性心肌梗死、急性心包炎、肺梗死、胸膜炎等，疼痛可牵涉腹部，类似急腹症。

（3）全身性疾病：①如尿毒症时毒素刺激腹腔浆膜而引起腹痛；②少数糖尿病酮症酸中毒可引起腹痛，酷似急腹症；③铅中毒时则引起肠绞痛。

（4）其他原因：如荨麻疹时胃肠黏膜水肿，腹型过敏性紫癜时的肠管浆膜下出血等。

2. 腹痛的特点

（1）消化性溃疡：慢性、周期性、节律性中上腹隐痛或灼痛。

①十二指肠溃疡：空腹痛、饥饿痛、夜间痛。

②胃溃疡：餐后痛。

（2）溃疡急性穿孔：溃疡史，突然剧烈刀割样、烧灼样持续性疼痛。

（3）急性胰腺炎：暴饮暴食、酗酒史。

（4）急性阑尾炎：转移性右下腹疼痛。

（5）胆囊炎或胆石症：进食油腻食物史。

（6）肠梗阻：伴呕吐、腹胀。

（7）幽门梗阻：伴腹胀、呕吐隔餐或隔日食物。

（8）肝胆疾病：右上腹痛、黄疸。

（9）肠蛔虫：脐周痛。

（10）胆道蛔虫梗阻：剑突下钻顶样痛。

（11）急性弥漫性腹膜炎：持续性、广泛性剧烈全腹痛，伴腹肌紧张或板状腹。

五、咳嗽与咳痰

1. 咳嗽的病因

（1）呼吸道疾病：咽炎、喉炎、肺炎、气道异物等。

（2）胸膜疾病：自发性气胸、胸膜炎等。

（3）心血管疾病：如二尖瓣狭窄或其他原因所致的肺淤血与肺水肿。

（4）中枢神经因素：如脑炎、脑膜炎、脑出血、脑肿瘤等也可出现咳嗽。

2. 咳嗽的性质

（1）干性咳嗽：见于急性咽喉炎、急性支气管炎初期、气管受压、支气管异物、支气管肿瘤、胸膜炎、二尖瓣狭窄、肺癌等。

（2）湿性咳嗽：见于慢性支气管炎、支气管扩张症、肺炎、肺脓肿、空洞型肺结核等。

3. 咳嗽的时间与节律

（1）突然发生的咳嗽，常见于吸入刺激性气体所致的急性咽喉炎、气管与支气管异物。

（2）阵发性咳嗽见于支气管异物、支气管哮喘、支气管肺癌、百日咳等。

（3）长期慢性咳嗽见于慢性支气管炎、支气管扩张症、慢性肺脓肿、空洞型肺结核等。

（4）晨咳或夜间平卧时（即改变体位时）加剧并伴咳痰，常见于慢性支气管炎、支气管扩张症和肺脓肿等。

（5）左心衰竭、肺结核则夜间咳嗽明显。

4. 咳嗽的音色

（1）声音嘶哑的咳嗽：多见于声带炎、喉炎、喉癌，以及喉返神经受压迫。

（2）犬吠样咳嗽：多见于喉头炎症水肿或气管受压。

（3）无声（或无力）咳嗽：可见于极度衰弱或声带麻痹的患者。

（4）咳嗽带有鸡鸣样吼声：常见于百日咳。

（5）金属调的咳嗽：纵隔肿瘤或支气管肺癌等直接压迫气管所致。

5. 痰的性质与量☆

（1）痰的性质可分为黏液性、浆液性、脓性、黏液脓性、浆液血性、血性等。

（2）支气管扩张症与肺脓肿患者痰量多时，痰可出现分层现象，上层为泡沫，中层为浆液或浆液脓性，下层为坏死性物质。

（3）痰有恶臭气味提示有厌氧菌感染。

（4）黄绿色痰提示铜绿假单胞菌感染。

（5）粉红色泡沫样痰是肺水肿的特征。

六、咯血

1. 咯血的量及其性状

（1）大量咯血，每日超过 500mL 或一次性咯血量超过 100mL；中等量咯血，每日 100～500mL；小量咯血，每日在 100mL 内。

（2）咯粉红色泡沫样痰为急性左心衰竭的表现。

（3）咯铁锈色血痰可见于典型的肺炎链球菌肺炎。

（4）咯血量大而骤然停止可见于支气管扩张症。

（5）痰中带血多见于浸润型肺结核。

2. 咯血与呕血鉴别☆

	咯血	呕血
病史	肺结核、支气管扩张症、肺癌、心脏病等	消化性溃疡、肝硬化等
出血前症状	喉部痒感、胸闷、咳嗽等	上腹不适、恶心、呕吐等
出血方式	咯出	呕出，可为喷射状
出血颜色	鲜红	棕黑色或暗红色、有时鲜红色
血内混有物	泡沫和/或痰	食物残渣、胃液
黑便	无（如咽下血液时可有）	有
酸碱反应	碱性	酸性

七、呼吸困难☆

分类		临床表现	临床意义
肺源性呼吸困难	吸气性	三凹征，伴干咳及高调的吸气性喘鸣音	喉水肿，支气管肿瘤或气管受压等
	呼气性	呼气费力、呼气时间延长，伴广泛哮鸣音	支气管哮喘，慢阻肺等
	混合性	吸、呼均感费力，呼吸浅快	重症肺炎，大块肺梗死等
心源性呼吸困难	劳力性	体力活动时出现或加重	左心衰竭
	夜间阵发性	被迫坐起咳喘，重者面色青紫、大汗、哮鸣音，咳粉红色泡沫样痰，两肺底湿啰音，心率增快，可出现奔马律	
	端坐呼吸	平卧时加重，端坐位减轻	
中毒性呼吸困难	代谢性酸中毒	库斯莫尔呼吸、深大呼吸	尿毒症、糖尿病酮症酸中毒
	药物及中毒	潮式呼吸	吗啡，巴比妥类，有机磷杀虫药等中毒
中枢性呼吸困难		呼吸深慢，伴呼吸节律异常	脑出血、颅压增高等
精神或心理性呼吸困难		呼吸表浅、频速，呼吸性碱中毒	癔症、抑郁症患者

八、水肿

1. 水肿的病因

（1）全身性水肿

①心源性水肿：见于右心衰竭、慢性缩窄性心包炎等。

②肾源性水肿：见于各种肾炎、肾病综合征等。

③肝源性水肿：见于肝硬化、重症肝炎等。

④营养不良性水肿：见于低蛋白血症和维生素 B_1 缺乏。

⑤内分泌源性水肿：见于甲状腺功能减退症、垂体前叶功能减退症等。

（2）局部性水肿：见于各种组织炎症、静脉回流受阻（静脉血栓形成、静脉炎等）、淋巴回流受阻（丝虫病、淋巴管炎、肿瘤压迫等）及血管神经性水肿。

2. 水肿的临床表现

（1）全身性水肿

分类	特点	伴随症状、体征
心源性水肿	下垂性水肿，严重者可出现胸水、腹水等	呼吸困难、心脏扩大、心率加快、颈静脉怒张、肝颈静脉回流征阳性等
肾源性水肿	早期晨起时眼睑或颜面水肿，后发展为全身水肿	血尿、少尿、蛋白尿、管型尿、高血压、贫血等
肝源性水肿	主要表现为腹水，也可出现下肢踝部水肿并向上蔓延，头面部及上肢常无水肿	肝功能受损及门静脉高压等表现，可见肝掌、蜘蛛痣等
营养不良性水肿	贫血、乏力、消瘦等	体重下降
内分泌源性水肿	见于甲状腺功能减退症等黏液性水肿（非凹陷性），颜面及下肢较明显	精神萎靡、食欲不振

（2）局部性水肿

①见于局部组织炎症，如丹毒等，常伴红、热、痛；也见于静脉回流受阻，如血栓性静脉炎、静脉血栓形成等。

②水肿主要出现在病变局部或病变侧肢体，可见局部肿胀明显，或伴有静脉曲张。丝虫病可引起淋巴液回流受阻，表现为象皮肿，以下肢常见。

九、恶心与呕吐【助理医师不考】

1. 呕吐物的性质 ☆

（1）呕吐物呈咖啡色，见于上消化道出血。

（2）呕吐隔餐或隔日食物，并含腐酵气味，见于幽门梗阻。

（3）呕吐物含胆汁者多见于十二指肠乳头以下的十二指肠或空肠梗阻。

（4）呕吐物有粪臭者提示低位肠梗阻。

（5）呕吐物中有蛔虫者见于胆道蛔虫、肠道蛔虫。

2. 呕吐发生的时间

（1）晨间呕吐发生在育龄女性要考虑早孕反应。

（2）服药后出现呕吐应考虑药物反应。

（3）乘飞机、车、船发生呕吐常提示晕动病。

（4）餐后 6 小时以上呕吐多见于幽门梗阻。

3. 呕吐的特点

（1）胃源性呕吐：有恶心先兆，呕吐后感轻松。

（2）喷射状呕吐：多见于颅内高压，常无恶心先兆，吐后不感轻松，常伴剧烈头痛、血压升高、脉搏减慢、视神经乳头水肿。

（3）神经性呕吐：无恶心，呕吐不费力，全身状态较好。

4. 呕吐的伴随症状 ☆

（1）伴发热：见于全身或中枢神经系统感染、急性细菌性食物中毒。

（2）伴剧烈头痛：见于颅内高压、偏头痛、青光眼。

（3）伴眩晕及眼球震颤：见于前庭器官疾病。

（4）伴腹泻：见于急性胃肠炎、急性中毒、霍乱等。

（5）伴腹痛：见于急性胰腺炎、急性阑尾炎以及空腔脏器梗阻等。

（6）伴黄疸：见于急性肝炎、胆道梗阻、急性溶血。

（7）伴贫血、水肿、蛋白尿：见于肾功能衰竭。

十、呕血与黑便

1. 上消化道出血病因（前四位） ☆　消化性溃疡、食管与胃底静脉曲张破裂、急性胃黏膜病变及胃癌。

2. 呕血与黑便的临床表现

部位		临床表现
幽门以上的出血（呕血和黑便）	出血量大	呕吐物呈鲜红色或暗红色，常混有血块
	出血量少	呕吐物呈咖啡色或棕褐色，或只有黑便
幽门以下的出血	常无呕血，只表现为黑便	
上消化道大出血	头昏、心悸、乏力、口渴、出冷汗、心率加快、血压下降等循环衰竭的表现	

3. 出血量的估算 ☆

（1）出血量达 5mL 以上可出现大便隐血试验阳性。

（2）达 50mL 以上可出现黑便。

（3）胃内蓄积血量达 250～300mL 可出现呕血。

（4）出血量一次达 500～800mL 可出现头昏、眼花、口干乏力、皮肤苍白、心悸不安、出冷汗，甚至昏倒。

（5）出血量达 800mL 以上可出现周围循环衰竭。

4. 呕血与黑便的伴随症状

（1）伴慢性、周期性、节律性上腹痛，见于消化性溃疡。

（2）伴蜘蛛痣、肝掌、黄疸、腹壁静脉曲张、腹水、脾肿大，见于肝硬化门静脉高压。

（3）伴皮肤黏膜出血，见于血液病及急性传染病。

（4）伴右上腹痛、黄疸、寒战高热，见于急性梗阻性化脓性胆管炎。

十一、黄疸

1. 概述　血清总胆红素浓度升高致皮肤、黏膜、巩膜黄染称黄疸。总胆红素在 17.1～34.2μmol/L，虽然浓度升高，但无黄疸出现，叫隐性黄疸；总胆红素浓度超过 34.2μmol/L，则可出现皮肤、黏膜、巩膜黄染，称为显性黄疸。

2. 黄疸的临床表现及实验室检查特点

（1）溶血性黄疸

①临床表现☆：黄疸较轻，呈浅柠檬色。

分类	临床表现
急性溶血	起病急骤，出现寒战、高热、头痛、腰痛、呕吐，尿呈酱油色或茶色，严重者出现周围循环衰竭及急性肾功能衰竭
慢性溶血	常反复发作，有贫血、黄疸、脾肿大三大特征

②实验室检查特点：血清总胆红素增多，以非结合胆红素为主，结合胆红素基本正常或轻度增高；尿胆原增多，尿胆红素阴性；大便颜色变深。

（2）肝细胞性黄疸

①临床表现：黄疸呈浅黄至深黄，有乏力、食欲下降、恶心呕吐，甚至出血等肝功能受损的症状及肝脾肿大等体征。

②实验室检查特点：血清结合及非结合胆红素均增多；尿中尿胆原通常增多，尿胆红素阳性；有转氨酶升高等肝功能受损的表现。

（3）胆汁淤积性黄疸（阻塞性黄疸）

①临床表现：黄疸深而色泽暗，甚至呈黄绿色或褐绿色；皮肤瘙痒（胆酸盐反流入血，刺激皮肤）；心动过缓（刺激迷走神经）；粪便颜色变浅或呈白陶土色；尿色深。

②实验室检查特点：血清结合胆红素明显增多；尿胆原减少或阴性；尿胆红素阳性。

3. 黄疸的问诊要点及临床意义

（1）病程

①黄疸快速出现，见于急性病毒性肝炎、急性中毒性肝炎、胆石症、急性溶血等。

②黄疸持续时间长，见于慢性溶血、肝硬化、肿瘤等。

③黄疸进行性加重，要考虑胰头癌、胆管癌、肝癌。

④黄疸波动较大，常见于胆总管结石等。

（2）黄疸的伴随症状

①伴右上腹绞痛，多见于胆石症。

②伴上腹部钻顶样疼痛，见于胆道蛔虫症。

③伴乏力、食欲不振、厌油腻、肝区疼痛，见于病毒性肝炎。

④伴进行性消瘦，应考虑肝癌、胰头癌、胆总管癌、壶腹癌等。

⑤伴腹痛、发热，应考虑急性胆囊炎、胆管炎等。

十二、抽搐【助理医师不考】

1. 抽搐的病因

（1）颅脑疾病

①感染性疾病：如各种脑炎及脑膜炎、脑脓肿、脑寄生虫病等。

②非感染性疾病：外伤；肿瘤；血管性疾病；癫痫。

（2）全身性疾病

①感染性疾病：如中毒性肺炎、中毒性菌痢、败血症、狂犬病、破伤风、小儿高热惊厥等。

②非感染性疾病：缺氧、中毒、代谢性疾病、心血管疾病、物理损伤、癔症性抽搐。

2. 抽搐的临床表现

（1）全身性抽搐：大多为全身性，至少为双侧性。典型的临床表现如癫痫大发作，表现为全身骨骼肌强直、意识丧失，瞳孔散大，对光反射消失，常伴大小便失禁。

（2）癔症性抽搐：在情绪激动或被暗示下突然发作，四肢不规则地抽动，常伴有呻吟等精神症状，意识范围缩小呈朦胧状态，无遗尿及外伤。

（3）局限性抽搐：一般见于局限性癫痫，表现为单侧肢体某一部分如手指、足趾、某一肢体或一侧口角和眼睑的局限性抽搐，常无意识障碍。也可见于三叉神经痛引起的"痛性抽搐"。

3. 抽搐的伴随症状及临床意义

（1）伴高热，可见于颅内与全身的感染性疾病、小儿高热惊厥等。

（2）伴高血压，见于高血压脑病、高血压脑出血、妊娠高血压综合征等。

（3）伴脑膜刺激征，见于各种脑膜炎及蛛网膜下腔出血等。

（4）伴瞳孔散大、意识丧失、大小便失禁，见于癫痫强直-阵挛发作。

（5）不伴意识丧失，见于破伤风、狂犬病、低钙抽搐、癔症性抽搐等。

（6）伴肢体偏瘫，见于脑血管疾病及颅内占位性病变。

十三、意识障碍 ☆

1. 意识障碍的临床表现

（1）嗜睡：是最轻的意识障碍，患者处于病理的睡眠状态，表现为持续性的睡眠。轻刺激如推动或呼唤患者，可被唤醒，醒后能回答简单的问题或做一些简单的活动，但反应迟钝，刺激停止后，又迅速入睡。

（2）昏睡：是一种比嗜睡重的意识障碍。患者处于熟睡状态，不易唤醒。虽在强刺激下（如压迫眶上神经）可被唤醒，但不能回答问题或答非所问，而且很快又再入睡。

（3）昏迷：指意识丧失，任何强大的刺激都不能唤醒，是最严重的意识障碍。按程度不同可分为：

①浅昏迷：意识大部分丧失，强刺激也不能唤醒，但对疼痛刺激有痛苦表情及躲避反应。角膜反射、瞳孔对光反射、吞咽反射、眼球运动等都存在。

②中度昏迷：意识全部丧失，对强刺激的反应减弱，角膜反射、瞳孔对光反射迟钝，眼球活动消失。

③深昏迷：对疼痛等各种刺激均无反应，全身肌肉松弛，角膜反射、瞳孔对光反射、眼球活动均消失，可出现病理反射。

（4）意识模糊：是指轻度意识障碍，程度较嗜睡重，具有简单的精神活动，但定向力有障碍，表现为对时间、空间、人物失去了正确的判断力。

（5）谵妄：是一种以兴奋性增高为主的急性高级神经中枢活动失调状态。表现为意识模糊，定向力障碍，伴错觉、幻觉、躁动不安、谵语。常见于急性感染的高热期、急性酒精中毒、肝性脑病等。

2. 意识障碍的伴随症状

（1）伴发热：先发热后有意识障碍，见于脑膜炎、脑炎、败血症等；先有意识障碍后发热，见于脑出血、蛛网膜下腔出血、脑肿瘤、脑外伤等。

（2）伴呼吸缓慢：见于吗啡、巴比妥类、有机磷杀虫剂等中毒、颅内高压等。

（3）伴瞳孔散大：见于脑外伤，颠茄类、酒精等中毒，癫痫，低血糖昏迷等。

（4）伴瞳孔缩小：见于脑桥出血，吗啡类、巴比妥类及有机磷杀虫剂等中毒。

（5）伴高血压：见于高血压脑病、脑梗死、脑出血、尿毒症等。

（6）伴心动过缓：见于颅内高压症、房室传导阻滞、甲状腺功能减退症、吗啡类中毒等。

（7）伴脑膜刺激征：见于各种脑膜炎、蛛网膜下腔出血等。

第二章　问诊

一、问诊的方法与注意事项

1. 语言要通俗易懂，避免使用医学术语。

2. 避免诱导式或暗示性、责难性、连续性提问及杂乱无章的重复提问。

3. 每一部分病史询问结束时要进行归纳总结。

4. 对危重患者询问要简明扼要、迅速，并立即进行抢救。

二、问诊的内容

1. 一般项目 ☆　包括姓名、性别、年龄、婚否、出生地、民族、工作单位、职业、现住址、就诊或入院日期、病史记录日期、病史叙述者等。

2. 主诉 ☆

（1）指患者就诊的主要原因，即感觉最明显、最痛苦的症状或体征及持续时间。一般不用诊断用语。

（2）对当前无症状表现，诊断资料和入院目的又十分明确的患者，也可用以下方式记录主诉。如"血糖升高2个月""发现胆囊结石2个月"。

3. 现病史 ☆　包括起病情况（起病时间、起病急缓等）、主要症状特征、病因和诱因、病情发展与演变过程、伴随症状、诊治经过、患者的一般情况。

4. 既往史　包括患者既往的健康状况和过去曾经患过的疾病（包括各种传染病）、外伤手术、预防接种、过敏史等，尤其是与现病有密切关系的疾病的病史。

5. 个人史　社会经历、职业和工作条件、习惯与嗜好、冶游史等。

6. 其他　婚姻史、月经生育史、家族史等。

第三章　检体诊断

一、基本检查法

1. 视诊

（1）应在间接日光下或灯光下进行，但观察皮疹或黄疸时必须在自然光线下进行。

（2）在温暖环境中进行，被检者采取适宜的体位，裸露全身或检查部位，如需要可配合做某些动作。

（3）应按一定顺序，系统、全面而细致地对比观察。

（4）应结合触诊、叩诊、听诊、嗅诊等检查方法，综合分析、判断，使检查结果更具有临床意义。

2. 触诊

（1）浅部触诊：主要用于检查体表浅在病变，如关节，软组织，浅部的动脉、静脉、神经，阴囊和精索等。

（2）深部触诊

①深部滑行触诊：主要适用于腹腔深部包块和胃肠病变的检查。

②双手触诊：适用于肝、脾、肾、子宫和腹腔肿物的检查。

③深压触诊：用于探测腹部深在病变部位或确定腹腔压痛点，如阑尾压痛点、胆囊压痛点等。

④冲击触诊（浮沉触诊法）：适用于大量腹水而肝、脾难以触及时。

3. 常见叩诊音 ☆

叩诊音	生理情况	病理状态
清音	正常肺部叩诊音	
浊音	肺的边缘所覆盖的心或肝部分	肺组织含气减少（肺炎）

续表

叩诊音	生理情况	病理状态
鼓音	左下胸的胃泡区及腹部	肺空洞、气胸、气腹
过清音		阻塞性肺疾病
实音	心、肝叩诊音	大量胸腔积液、肺实变

4. 听诊

（1）直接听诊法：将耳直接贴附在被检查部位的体表进行听诊。这种方法所听得的体内声音很微弱，一般只有在某些特殊或紧急情况下才采用。

（2）间接听诊法：借助听诊器进行听诊的一种检查方法。听诊效果好，临床应用广泛，除用于心、肺、腹的听诊外，还可以听取身体其他部位发出的声音，如血管杂音、皮下气肿音、肌束颤动音、关节活动音、骨摩擦音等。

5. 嗅诊☆

（1）痰液：血腥味，见于大咯血的患者；恶臭，提示支气管扩张症或肺脓肿。

（2）脓液：恶臭味应考虑气性坏疽的可能。

（3）呕吐物：粪臭味见于肠梗阻，酒味见于饮酒和醉酒等，浓烈的酸味见于幽门梗阻或狭窄等。

（4）呼气味：浓烈的酒味见于酒后或醉酒，刺激性蒜味见于有机磷杀虫药中毒，烂苹果味见于糖尿病酮症酸中毒，氨味见于尿毒症，腥臭味见于肝性脑病。

二、全身状态检查及临床意义

1. 体温测量☆

部位	测量时间（分钟）	正常值（℃）	适用人群
腋下	10	36~37	一般人群常用
肛门	5	36.5~37.7	小儿、神志不清者
口腔	5	36.3~37.2	婴幼儿、意识障碍者不宜使用

2. 脉搏检查 正常成人，在安静状态下脉率为60~100次/分。儿童较快，婴幼儿可达130次/分。

3. 血压测量

（1）血压水平的定义和分类

类别	收缩压（mmHg）		舒张压（mmHg）
正常血压	<120	和	<80
正常高值	120~139	和/或	80~89
高血压	≥140	和/或	≥90
1级高血压（轻度）	140~159	和/或	90~99
2级高血压（中度）	160~179	和/或	100~109
3级高血压（重度）	≥180	和/或	≥110
单纯收缩期高血压	≥140	和	<90

（2）正常人两上肢血压可有5~10mmHg的差别，下肢血压较上肢高20~40mmHg。

（3）低血压：血压低于90/60mmHg，常见于休克、急性心肌梗死、心力衰竭、心包填塞、肾上腺皮质功能减退症等，也可见于极度衰竭的患者。

（4）脉压增大：脉压 >40mmHg，见于主动脉瓣关闭不全、动脉导管未闭、动静脉瘘、高热、甲状腺功能亢进症、严重贫血、动脉硬化等；脉压 <30mmHg，见于主动脉瓣狭窄、心力衰竭、休克、心包积液、缩窄性心包炎等。

4. 面容☆

（1）急性（热）病容：面色潮红，兴奋不安，口唇干燥，呼吸急促，表情痛苦，常见于急性感染性疾病（肺炎链球菌肺炎、流行性脑脊髓膜炎、急性化脓性阑尾炎等）。

（2）慢性病容：面容憔悴，面色晦暗或苍白无华，双目无神，表情淡漠等，多见于慢性消耗性疾病（恶性肿瘤、肝硬化、严重肺结核等）。

（3）肝病面容：面颊瘦削，面色灰褐，额部、鼻背、双颊有褐色色素沉着，见于慢性肝炎、肝硬化等。

（4）肾病面容：面色苍白，眼睑、颜面浮肿，见于慢性肾炎、慢性肾盂肾炎、慢性肾功能衰竭等。

（5）甲状腺功能亢进面容：眼裂增大，眼球突出，呈惊恐貌，兴奋不安，烦躁易怒，见于甲状腺功能亢进症。

（6）黏液性水肿面容：面色苍白，睑厚面宽，颜面浮肿，目光呆滞，反应迟钝，眉毛、头发稀疏，见于甲状腺功能减退症。

（7）二尖瓣面容：面色晦暗，双颊紫红，口唇轻度发绀，见于风湿性心瓣膜病二尖瓣狭窄。

（8）伤寒面容：表情淡漠，反应迟钝，呈无欲状态，见于伤寒、脑脊髓膜炎、脑炎等。

（9）苦笑面容：牙关紧闭，面肌痉挛，呈苦笑状，见于破伤风。

（10）满月面容：面圆如满月，皮肤发红，常伴痤疮和小须，见于库欣综合征及长期应用肾上腺皮质激素的患者。

（11）肢端肥大症面容：头颅增大，脸面变长，下颌增大并向前突出，眉弓及两颧隆起，唇舌肥厚，耳鼻增大，见于肢端肥大症。

（12）面具面容：面部呆板、无表情，似面具样，见于帕金森病、脑炎等。

（13）贫血面容：面色苍白，口唇色淡，表情疲惫，见于各种原因所致的贫血。

5. 体位

（1）自动体位：见于正常人、轻病或疾病早期。

（2）被动体位：见于极度衰弱或意识丧失的患者。

（3）强迫体位

①强迫仰卧位：见于急性腹膜炎等。

②强迫俯卧位：常见于脊柱疾病。

③强迫侧卧位：见于一侧胸膜炎及大量胸腔积液。

④强迫坐位：见于心、肺功能不全者。

⑤强迫蹲位：见于发绀型先天性心脏病。

⑥辗转体位：见于胆绞痛、肾绞痛、肠绞痛等。

⑦角弓反张位：见于破伤风、小儿脑膜炎等。

6. 步态☆

步态	临床意义
痉挛性偏瘫步态（划圈样步态）	多见于急性脑血管疾病的后遗症
醉酒步态	见于小脑病变、酒精中毒等
慌张步态	见于帕金森病（震颤麻痹）

续表

步态	临床意义
蹒跚步态（鸭步）	见于佝偻病、大骨节病、进行性肌营养不良、先天性双髋关节脱位等
共济失调步态	见于小脑或脊髓后索病变，如脊髓痨
剪刀步态	见于脑瘫或截瘫患者
间歇性跛行	见于闭塞性动脉硬化、高血压动脉硬化等
跨阈步态	见于腓总神经麻痹出现的足下垂患者

三、皮肤检查及临床意义

1. 皮疹 ☆

皮疹	临床表现	临床意义
斑疹	局部皮肤发红，一般不高于皮肤	麻疹初起、斑疹伤寒、丹毒、风湿性多形性红斑等
玫瑰疹	鲜红色圆形斑疹，直径 2～3mm，压之褪色，松开复现	对伤寒或副伤寒具有诊断意义
丘疹	直径小于1cm，隆起皮面	药物疹、麻疹、猩红热及湿疹等
斑丘疹	丘疹周围合并皮肤发红的底盘	风疹、猩红热、湿疹及药物疹等
荨麻疹	边缘清楚的红色或苍白色的瘙痒性皮肤损害	各种异性蛋白性食物或药物等过敏

2. 皮下出血

（1）瘀点：皮肤或黏膜下出血，出血面的直径小于2mm。

（2）紫癜：皮下出血直径在3～5mm。

（3）瘀斑：皮下出血直径＞5mm。

（4）血肿：片状出血并伴有皮肤显著隆起。

3. 蜘蛛痣

（1）蜘蛛痣出现部位多在上腔静脉分布区，如面、颈、手背、上臂、前胸和肩部等处。

（2）检查时除观察其形态外，可用铅笔尖或火柴杆等压迫蜘蛛痣的中心，如周围辐射状的小血管随之消退，解除压迫后又复出现，则证明为蜘蛛痣。常见于慢性肝炎、肝硬化。

4. 水肿　皮下组织间隙液体积聚过多使组织肿胀，称为水肿。手指按压后凹陷不能很快恢复者，称为凹陷性水肿。黏液性水肿及象皮肿指压后无组织凹陷，称非凹陷性水肿。黏液性水肿见于甲状腺功能减退症，象皮肿见于丝虫病。全身性水肿常见于肾炎、肾病综合征、心力衰竭（尤其是右心衰竭）、失代偿期肝硬化和营养不良等；局部性水肿可见于局部炎症、外伤、过敏、血栓形成所致的毛细血管通透性增加，静脉或淋巴回流受阻。

5. 皮下结节【助理医师不考】　皮下圆形或椭圆形小节，无压痛，推之活动，多出现在关节附近或长骨隆起部位及肌腱上。常见的有风湿结节、痛风结节、Osler小结、动脉炎结节、囊蚴结节等。检查时应注意其大小、硬度、部位、活动度、有无压痛。

四、淋巴结检查

1. 局部淋巴结肿大的原因 ☆

（1）非特异性淋巴结炎

①一般炎症所致淋巴结肿大，多有触痛，表面光滑，无粘连，质不硬。

②颌下淋巴结肿大，可见于口腔内炎症。

③颈部淋巴结肿大，可见于化脓性扁桃体炎、齿龈炎等急慢性炎症。

④腋窝淋巴结肿大，可见于上肢、胸壁及乳腺的炎症。

⑤**腹股沟淋巴结肿大**，可见于下肢、会阴及臀部的炎症。

（2）淋巴结结核：肿大淋巴结常发生在颈部血管周围，多发性，质地较硬，大小不等，可互相粘连或与邻近组织、皮肤粘连，移动性稍差。

（3）转移性淋巴结肿大

①恶性肿瘤转移所致的淋巴结肿大，质硬或有橡皮样感，一般无压痛，表面光滑或有突起，与周围组织粘连而不易推动。

②左锁骨上窝淋巴结肿大，可见于腹腔脏器癌肿（胃癌、肝癌、结肠癌等）转移。

③右锁骨上窝淋巴结肿大，可见于胸腔脏器癌肿（肺癌等）转移。

④鼻咽癌易转移到颈部淋巴结。

⑤乳腺癌最早经胸大肌外侧缘淋巴管侵入同侧腋下淋巴结。

2. 全身淋巴结肿大　常见于传染性单核细胞增多症、淋巴细胞白血病、淋巴瘤和系统性红斑狼疮。

五、头部检查

1. 眼部检查

（1）眼睑

①上睑下垂：双侧上眼睑下垂见于重症肌无力、先天性上眼睑下垂；单侧上眼睑下垂常见于各种疾病引起的动眼神经麻痹（如脑炎、脑脓肿、蛛网膜下腔出血、白喉、外伤等）。

②眼睑水肿：多见于肾炎、慢性肝病、贫血、营养不良、血管神经性水肿等。

③眼睑闭合不全：双侧眼睑闭合不全常见于甲状腺功能亢进症；单侧眼睑闭合不全常见于面神经麻痹。

（2）瞳孔☆

①正常瞳孔：直径 2~5mm，两侧等大等圆。

②瞳孔缩小（<2mm）：常见于虹膜炎、有机磷杀虫药中毒、毒蕈中毒，以及吗啡、氯丙嗪、毛果芸香碱等药物影响。瞳孔扩大（>5mm）：见于外伤、青光眼绝对期、视神经萎缩、完全失明、濒死状态、颈交感神经刺激和阿托品、可卡因等药物影响。

③双侧瞳孔大小不等：常见于脑外伤、脑肿瘤、脑疝及中枢神经梅毒等颅内病变。

④瞳孔对光反射迟钝或消失：见于昏迷患者。

（3）眼球

①眼球突出：双侧眼球突出见于甲状腺功能亢进症；单侧眼球突出，多见于局部炎症或眶内占位性病变，偶见于颅内病变。

②眼球凹陷：双侧眼球凹陷见于重度脱水，老年人由于眶内脂肪萎缩而有双侧眼球后退；单侧眼球凹陷见于 Horner 综合征或眶尖骨折。

2. 鼻部检查

（1）外形【助理医师不考】：①鼻梁部蝶形红斑，见于系统性红斑狼疮。②鼻尖及鼻翼皮肤发红，并有毛细血管扩张、组织肥厚，见于酒糟鼻。③鞍鼻（鼻梁塌陷而致鼻外形似马鞍状），见于鼻骨骨折、鼻骨发育不全和先天性梅毒。④蛙状鼻（鼻腔完全阻塞，鼻梁宽平如蛙状），见于肥大鼻息肉患者。

（2）鼻中隔、鼻腔检查【助理医师不考】

①急性鼻炎：黏膜充血肿胀，伴鼻塞、流鼻涕等症状。

②慢性鼻炎：黏膜肥厚肿胀。

③慢性萎缩性鼻炎：黏膜组织萎缩，鼻甲缩小，鼻腔宽大，分泌物减少，伴有嗅觉减退或丧失。

④鼻腔或鼻窦化脓性炎症：鼻腔分泌物增多，颜色发黄或发绿。

（4）鼻窦：包括额窦、筛窦、上颌窦和蝶窦。鼻窦区压痛多为鼻窦炎。

3. 口腔、腮腺检查

（1）口唇

分类	临床意义
口唇苍白	贫血、主动脉瓣关闭不全或虚脱
唇色深红	急性发热性疾病
口唇单纯疱疹	常伴发于肺炎链球菌肺炎、感冒、流行性脑脊髓膜炎、疟疾等
口唇干燥并有皲裂	重度脱水患者
口角糜烂	核黄素缺乏
口唇发绀	①法洛四联症、先天性肺动静脉瘘等；②呼吸衰竭、肺动脉栓塞等；③心力衰竭、休克及暴露在寒冷环境；④真性红细胞增多症

（2）口腔黏膜

①出现蓝黑色的色素沉着多见于肾上腺皮质功能减退。

②在相当于第二磨牙处的颊黏膜出现直径约1mm的灰白色小点，外有红色晕圈，为麻疹黏膜斑，是麻疹的早期特征。

③在黏膜下出现大小不等的出血点或瘀斑，见于各种出血性疾病或维生素C缺乏。

④口腔黏膜溃疡见于慢性复发性口疮，无痛性黏膜溃疡可见于系统性红斑狼疮。

⑤乳白色薄膜覆盖于口腔黏膜、口角等处，为鹅口疮（白念珠菌感染），多见于体弱重症的患儿或老年患者，或长期使用广谱抗生素的患者。

（3）舌

①草莓舌：见于猩红热或长期发热的患者。

②牛肉舌：见于糙皮病（烟酸缺乏）。

③镜面舌（光滑舌）：见于恶性贫血（内因子缺乏）、缺铁性贫血或慢性萎缩性胃炎。

④运动异常：舌体不自主偏斜见于舌下神经麻痹；舌体震颤见于甲状腺功能亢进症。

（4）扁桃体：扁桃体肿大分为三度。Ⅰ度肿大时扁桃体不超过腭咽弓；Ⅱ度肿大时扁桃体超过腭咽弓，介于Ⅰ度与Ⅲ度之间；Ⅲ度肿大时扁桃体达到或超过咽后壁中线。

（5）腮腺：腮腺位于耳屏、下颌角与颧弓所构成的三角区内。腮腺肿大时可出现以耳垂为中心的隆起，并可触及包块。一侧或双侧腮腺肿大，触诊边缘不清，有轻压痛，腮腺导管口红肿，见于流行性腮腺炎。

六、颈部检查

1. 颈部血管☆

（1）颈静脉：①颈静脉怒张，见于右心衰竭、缩窄性心包炎、心包积液及上腔静脉阻塞综合征等；②颈静脉搏动可见于三尖瓣关闭不全。

（2）颈动脉：安静状态下出现明显的颈动脉搏动，常见于主动脉瓣关闭不全、高血压、甲状腺功能亢进症及严重贫血等。

2. 甲状腺

（1）甲状腺肿大分为三度。不能看出肿大但能触及者为Ⅰ度；能看见肿大又能触及，但在胸锁乳突肌以内者为Ⅱ度；超出胸锁乳突肌外缘者为Ⅲ度。

（2）生理性甲状腺肿大见于女性青春期、妊娠或哺乳期；病理性甲状腺轻度肿大见于单纯性甲状腺肿、甲状腺功能亢进症、甲状腺炎及甲状腺肿瘤。

3. 气管☆ 大量胸腔积液、气胸或纵隔肿瘤及单侧甲状腺肿大，可将气管推向健侧；肺不张、肺硬化、胸膜粘连等，可将气管拉向患侧。

七、胸壁及胸廓检查

1. 胸廓外形

（1）桶状胸：常见于阻塞性肺气肿及支气管哮喘发作时，亦可见于一部分老年人。

（2）扁平胸：见于瘦长体型者，也可见于慢性消耗性疾病，如肺结核等。

（3）鸡胸（佝偻病胸）：此为佝偻病所致的胸部病变，多见于儿童。前胸下部膈肌附着处，因肋骨质软，长期受膈肌牵拉可向内凹陷，而下部肋缘则外翻，形成一水平状深沟，称肋膈沟。

（4）漏斗胸：见于佝偻病、胸骨下部长期受压者，也有原因不明者。

（5）胸廓一侧或局限性变形：①胸廓一侧膨隆多见于大量胸腔积液、气胸等；②一侧平坦或下陷见于肺不张、肺纤维化、广泛性胸膜增厚和粘连等；③胸廓局限性隆起见于心脏明显增大、大量心包积液、肋骨骨折等。

（6）脊柱畸形引起的胸廓改变：常见于脊柱结核、强直性脊柱炎、胸椎疾患等。

2. 胸壁

（1）胸壁静脉【助理医师不考】：正常胸壁无明显静脉可见。上腔静脉或下腔静脉回流受阻建立侧支循环时，胸壁静脉可充盈或曲张。上腔静脉受阻时，胸壁静脉的血流方向自上向下；下腔静脉受阻时，胸壁静脉的血流方向自下向上。

（2）胸壁及胸骨压痛：①胸壁炎症、肿瘤浸润、肋软骨炎、肋间神经痛、带状疱疹、肋骨骨折等，可有局部压痛；②骨髓异常增生时，常有胸骨压痛或叩击痛，见于白血病患者。

3. 乳房 ☆

（1）乳房触诊：先触诊检查健侧乳房，再检查患侧。检查按外上（包括角状突出）、外下、内下、内上、中央（乳头、乳晕）的顺序进行，然后检查淋巴引流部位（腋窝，锁骨上、下窝等处淋巴结）。

（2）乳房常见病变

①急性乳腺炎时乳房红、肿、热、痛，常局限于一侧乳房的某一象限。

②恶性肿瘤以乳癌最为常见，多见于中年以上的妇女，肿块形状不规则，表面凹凸不平，边界不清，压痛不明显，质坚硬，可有"橘皮样"、乳头内陷及血性分泌物。

八、肺和胸膜检查

1. 视诊 ☆

（1）呼吸频率：成人呼吸频率为 12～20 次/分。成人呼吸频率超过 20 次/分，称为呼吸过速，见于剧烈体力活动、发热、疼痛、贫血、甲状腺功能亢进症、心力衰竭等；成人呼吸频率低于 12 次/分，称为呼吸过缓，见于深睡、颅内高压、黏液性水肿、吗啡及巴比妥中毒等。

（2）呼吸深度：严重代谢性酸中毒时，可出现呼吸深而大（吸气慢而深，呼气短促），不感呼吸困难的呼吸，称为库斯莫尔呼吸（酸中毒大呼吸），见于尿毒症、糖尿病酮症酸中毒等；呼吸浅快可见于严重阻塞性肺气肿、胸膜炎、胸腔积液、气胸、呼吸肌麻痹、大量腹水、肥胖等。

（3）呼吸节律：正常人呼吸节律匀齐，呼吸与脉搏之比为1:4。潮式呼吸，见于脑炎、脑膜炎、颅内压增高、脑干损伤等；间停呼吸，常为临终前的危急征象。

（4）呼吸运动

①呼吸运动减弱或消失：一侧或局部见于肺炎链球菌肺炎、中等量以上胸腔积液或气胸、胸膜增厚或粘连、一侧肺不张等；双侧见于严重阻塞性肺气肿、两侧肺纤维化、双侧大量胸腔

积液、呼吸肌麻痹等。

②呼吸运动增强：局部或一侧见于健侧的代偿；双侧见于酸中毒大呼吸、剧烈运动。

2. 触诊☆

（1）语音震颤增强

①肺实变：见于肺炎链球菌肺炎、肺梗死、肺结核、肺脓肿及肺癌等。

②压迫性肺不张：见于胸腔积液上方受压而萎瘪的肺组织及受肿瘤压迫的肺组织。

③较浅而大的肺空洞：见于肺结核、肺脓肿、肺肿瘤所致的空洞。

（2）语音震颤减弱或消失

①肺泡内含气量增多：如阻塞性肺气肿及支气管哮喘发作时。

②支气管阻塞：如阻塞性肺不张、气管内分泌物增多。

③胸壁距肺组织距离加大：如胸腔积液、气胸、胸膜高度增厚及粘连、胸壁水肿或高度肥厚、胸壁皮下气肿。

④大量胸腔积液、严重气胸时，语颤可消失。

（3）胸膜摩擦感：触诊时，检查者用手掌轻贴胸壁，令患者反复做深呼吸，此时若有皮革相互摩擦的感觉，即为胸膜摩擦感。胸膜的任何部位均可出现胸膜摩擦感，但以腋中线第5～7肋间隙最易感觉到。

3. 叩诊

（1）正常肺部叩诊呈清音。

（2）肺部边界叩诊

①肺上界【助理医师不考】即肺尖的上界，叩诊清音带的宽度即为肺尖的宽度，正常为4～6cm，肺上界变窄见于肺尖有结核、肿瘤、纤维化、萎缩或胸膜增厚等；肺上界增宽见于气胸、肺大泡、阻塞性肺气肿等，叩诊可呈鼓音或过清音。

②肺下界：平静呼吸时，右肺下界在右侧锁骨中线、腋中线、肩胛线，分别为第6、第8、第10肋间水平。左肺下界除在左锁骨中线上变动较大（因有胃泡鼓音区）外，其余与右侧大致相同。病理情况下，肺下界下移见于阻塞性肺气肿、腹腔内脏下垂；肺下界上移见于肺不张、肺萎缩、胸腔积液、气胸，以及腹压增高所致的膈肌上抬（如腹水、鼓肠、肝脾肿大、腹腔肿瘤、膈肌麻痹）。下叶肺实变、胸膜增厚时，肺下界不易叩出。

③肺下界移动度【助理医师不考】：正常人的两侧肺下界移动度为6～8cm。肺下界移动度减小，见于阻塞性肺气肿、胸腔积液、肺不张、胸膜粘连、肺炎及各种原因所致的腹压增高。当胸腔大量积液、积气或广泛胸膜增厚粘连时，肺下界移动度难以叩出。

4. 听诊☆

（1）呼吸音听诊

①正常呼吸音

支气管呼吸音：正常人在喉部、胸骨上窝、背部第6颈椎至第2胸椎附近均可听到，如在肺部其他部位听到支气管呼吸音则为病理现象。

肺泡呼吸音：正常人除可听到支气管呼吸音及支气管肺泡呼吸音的部位外，其余肺部任何区域都可听到。

支气管肺泡呼吸音：正常人在胸骨角附近，肩胛间区的第3、4胸椎水平及右肺尖可以听到，如在肺部其他部位听到则为病理现象。

②病理性呼吸音

病理性肺泡呼吸音：肺泡呼吸音减弱或消失，见于呼吸运动障碍，呼吸道阻塞，肺顺应性降低，胸腔内肿物，胸膜疾患。肺泡呼吸音增强，双侧肺泡呼吸音增强见于运动、发热、甲状腺功能亢进症；肺脏或胸腔病变使一侧或一部分肺的呼吸功能减弱或丧失，则健侧或无病变部分的肺泡呼吸音可出现代偿性增强。

病理性支气管呼吸音：肺组织实变，肺内大空洞，压迫性肺不张等引起。

病理性支气管肺泡呼吸音：常见于肺实变区域较小且与正常肺组织掺杂存在，或肺实变部位较深并被正常肺组织所遮盖。

（2）啰音听诊

①湿啰音：两肺散在性分布，常见于支气管炎、支气管肺炎、血行播散型肺结核、肺水肿；两肺底分布，多见于肺淤血、肺水肿早期及支气管肺炎；一侧或局限性分布，常见于肺炎、肺结核、支气管扩张症、肺脓肿、肺癌及肺出血等；捻发音常见于肺炎或肺结核早期、肺淤血、肺泡炎等，也可见于正常老年人或长期卧床者。

②干啰音：两肺都出现干啰音，见于急慢性支气管炎、支气管哮喘、支气管肺炎、心源性哮喘等；局限性干啰音是由局部支气管狭窄所致，常见于支气管局部结核、肿瘤、异物或黏稠分泌物附着；局部而持久的干啰音见于肺癌早期或支气管内膜结核。

（3）胸膜摩擦音听诊

①胸膜摩擦音在吸气和呼气时皆可听到，一般以吸气末或呼气开始时较为明显。屏住呼吸时胸膜摩擦音消失（与心包摩擦音区别），深呼吸或在听诊器体件上加压时胸膜摩擦音常更清楚。胸膜摩擦音可发生于胸膜的任何部位，最常见于胸廓下侧沿腋中线处。

②胸膜摩擦音是干性胸膜炎的重要体征，常见于胸膜炎症；原发性或继发性胸膜肿瘤；肺部病变累及胸膜；胸膜高度干燥；如尿毒症等。

（4）听觉语音检查

①听觉语音减弱见于过度衰弱、支气管阻塞、慢性阻塞性肺疾病、胸腔积液、气胸、胸膜增厚或水肿。

②听觉语音增强见于肺实变、肺空洞及压迫性肺不张。

③支气管语音（听觉语音增强、响亮，且字音清楚），见于肺组织实变。

④耳语音增强见于肺实变、肺空洞及压迫性肺不张。耳语音增强且字音清晰者，为胸耳语音，是肺实变较广泛的征象。

5. 呼吸系统常见疾病的体征☆

鉴别	视诊		触诊		叩诊	听诊	
	胸廓	呼吸动度	气管位置	语颤	患侧	呼吸音	听觉语音
肺实变	对称	减弱/消失	居中	增强	实音	消失	增强
肺气肿	桶状	减弱	居中	减弱	过清音	减弱	减弱
胸腔积液	饱满	减弱/消失	移向健侧	减弱/消失	浊音/实音	减弱/消失	减弱/消失
阻塞性肺不张【助理医师不考】	下陷	减弱/消失	移向患侧	减弱/消失	浊音/实音	消失	减弱/消失
气胸	饱满	减弱/消失	移向健侧	减弱/消失	鼓音	减弱/消失	

九、心脏、血管检查

1. 视诊☆

（1）心前区隆起：①先天性心脏病，如法洛四联症、肺动脉瓣狭窄等；②儿童时期患慢性风湿性心脏瓣膜病伴右心室增大者。

（2）心尖搏动（第5肋间左锁骨中线内0.5~1.0cm处）：①增强，如左心室肥大、甲亢、

475

发热；②减弱或消失，如心包积液、左侧气胸或胸腔积液、阻塞性肺气肿；③负性心尖搏动，如粘连性心包炎、显著右心室肥大。

2. 触诊

（1）心尖抬举性搏动：左心室肥大。

（2）心脏震颤（猫喘）：心脏器质性病变。

时期	部位	临床意义
收缩期	胸骨右缘第2肋间	主动脉瓣狭窄
	胸骨左缘第2肋间	肺动脉瓣狭窄
	胸骨左缘第3、4肋间	室间隔缺损
舒张期	心尖部	二尖瓣狭窄
连续性	胸骨左缘第2肋间及其附近	动脉导管未闭

（3）心包摩擦感：干性心包炎的体征。

3. 叩诊 ☆

心脏叩诊	临床意义
左心室增大	向左下扩大，心脏外形呈靴形——主动脉瓣关闭不全、高血压性心脏病
右心室增大	向左（较显著）、右两侧扩大——二尖瓣狭窄、肺心病
左心房增大	心腰部饱满，心脏浊音区呈梨形——二尖瓣狭窄
左、右心室增大	心界向两侧扩大，称普大型心脏——扩张型心肌病
心包积液	坐位心脏浊音界呈烧瓶形，卧位心底浊音界增宽
浊音界缩小	阻塞性肺气肿
浊音界外移	胸腔积液、积气

4. 听诊 ☆

（1）心脏瓣膜听诊区

①二尖瓣区：心尖搏动最强处，又称心尖区。

②主动脉瓣区：胸骨右缘第2肋间，主动脉瓣狭窄时的收缩期杂音在此区最响。

③主动脉瓣第二听诊区：胸骨左缘第3、4肋间，主动脉瓣关闭不全时的舒张期杂音在此区最响。

④肺动脉瓣区：胸骨左缘第2肋间。

⑤三尖瓣区：胸骨下端左缘，即胸骨左缘第4、5肋间处。

（2）心率听诊

心率：正常成人心率为60～100次/分，超过100次/分为心动过速；低于60次/分，称为心动过缓。

（3）心律听诊

心律：心房颤动多见于二尖瓣狭窄、甲亢，表现为心律绝对不规则、第一心音强弱不等、脉搏短绌。

（4）正常心音

①第一心音（S_1）：二尖瓣和三尖瓣关闭振动产生，标志心室收缩的开始。

②第二心音（S_2）：主动脉瓣和肺动脉瓣的关闭振动产生，标志心室舒张期的开始。

③正常心音

	第一心音	第二心音
声音特点	音强，调低，时限较长	音弱，调高，时限较短
最强部位	心尖部	心底部
与心尖搏动及颈动脉搏动的关系	与心尖搏动和颈动脉搏动同时出现	心尖搏动之后出现
与心动周期的关系	S_1和S_2之间的间隔（收缩期）较短	S_2到下一心动周期S_1的间隔（舒张期）较长

（5）心音改变及其临床意义

心音改变	临床意义
S_1、S_2同时增强	胸壁较薄、情绪激动、甲亢、发热、贫血
S_1、S_2同时减弱	肥胖、胸壁水肿、左侧胸腔积液、肺气肿
S_1变化	①增强——发热、甲亢、二尖瓣狭窄 ②减弱——心肌梗死、二尖瓣关闭不全 ③强弱不等——早搏、心房颤动
A_2变化	①增强——高血压、主动脉粥样硬化 ②减弱——低血压、主动脉瓣狭窄和关闭不全
P_2变化	①增强——肺动脉高压、二尖瓣狭窄、肺心病 ②减弱——肺动脉瓣狭窄或关闭不全
心音性质改变	钟摆律、胎心律——心肌疾病
心音分裂	①S_1分裂——二尖瓣狭窄 ②S_2分裂——肺动脉瓣区听诊较明显

（6）额外心音

①喀喇音：收缩早期，肺动脉瓣区的收缩早期喀喇音见于肺动脉高压、房（室）间隔缺损等；主动脉瓣收缩早期喀喇音见于高血压、主动脉瓣狭窄等。收缩中、晚期，多见于二尖瓣脱垂。

②奔马律及开瓣音：舒张早期奔马律，最常见，见于心力衰竭、重症心肌炎等；开瓣音，见于二尖瓣狭窄。

（7）心脏杂音

①心脏杂音的特征

病变	杂音性质	时期	部位
二尖瓣狭窄	隆隆样	舒张中晚期	心尖部
二尖瓣关闭不全	吹风样、粗糙	全收缩期	心尖部
主动脉瓣狭窄	喷射样、粗糙	收缩期	胸骨右缘第2肋间
主动脉瓣关闭不全	叹气样	舒张期	胸骨左缘第3、4肋间

②各瓣膜区常见杂音听诊

杂音时相	临床特征及意义
二尖瓣区收缩期	吹风样，较粗糙、响亮，见于二尖瓣关闭不全、二尖瓣脱垂等
二尖瓣区舒张期	隆隆样杂音，见于二尖瓣狭窄
	奥-弗杂音，见于主动脉瓣关闭不全所致的相对性二尖瓣狭窄
主动脉瓣区收缩期	喷射性，响亮而粗糙，见于主动脉瓣狭窄

续表

杂音时相	临床特征及意义
主动脉瓣区舒张期	叹气样，见于先天性或风湿性主动脉瓣关闭不全、梅毒性升主动脉炎
肺动脉瓣区收缩期	喷射性，常伴收缩期震颤及 P_2 减弱见于先天性肺动脉瓣狭窄
连续性杂音	连续、粗糙、类似机器转动，见于动脉导管未闭

（8）心包摩擦音听诊：胸骨左缘第 3、4 肋间，见于急性心包炎。

5. 血管检查☆

（1）水冲脉：脉搏骤起骤降，急促而有力。

（2）交替脉【助理医师不考】：脉搏强弱交替，见于高血压心脏病、急性心肌梗死或主动脉瓣关闭不全等。

（3）重搏脉【助理医师不考】：正常脉搏后均有一次较弱的脉搏可触及。见于败血症、低血容量休克等。

（4）奇脉（吸停脉）【助理医师不考】：吸气时脉搏明显减弱或消失。见于心包积液和缩窄性心包炎时，是心包填塞的重要体征。

（5）无脉【助理医师不考】：即脉搏消失，见于严重休克及多发性大动脉炎。

（6）周围血管征：包括头部随脉搏节律性点头运动、颈动脉搏动明显、毛细血管搏动征、水冲脉、枪击音、杜氏双重杂音等，见于主动脉瓣关闭不全、甲状腺功能亢进症、严重贫血等。

6. 循环系统常见疾病的体征

病变	视诊	触诊	叩诊	听诊
二尖瓣狭窄	二尖瓣面容，心尖搏动略向左移	心尖部舒张期震颤	梨形心	心尖部 S_1 舒张中晚期隆隆样杂音，伴开瓣音
二尖瓣关闭不全【助理医师不考】	心尖搏动左下移位	呈抬举性	浊音界向左下扩大	心尖部吹风样全收缩期杂音
主动脉瓣狭窄【助理医师不考】	心尖搏动左下移位	呈抬举性，主动脉瓣区收缩期震颤	浊音界向左下扩大	主动脉瓣区高调、粗糙的递增-递减型收缩期杂音，向颈部传导
主动脉瓣关闭不全【助理医师不考】	颈动脉搏动明显，心尖搏动向左下移位，点头运动	周围血管征阳性	心脏呈靴形	主动脉瓣第二听诊区叹气样递减型舒张期杂音，可向心尖部传导
左心衰竭	呼吸困难，发绀，端坐呼吸	心尖搏动向左下移位，严重有交替脉	心界向左下扩大	心率快，S_1 减弱，可闻及舒张早期奔马律，P_2 亢进伴分裂
右心衰竭	口唇发绀，颈静脉怒张，浮肿	肝脏肿大、压痛，肝-颈静脉回流征阳性	心界扩大，可有胸水/腹水体征	心率增快，剑突下可闻及右室舒张早期奔马律
大量心包积液【助理医师不考】	颈静脉怒张，心尖搏动减弱或消失	肝大，肝-颈静脉回流征阳性；可有奇脉	心界向两侧扩大，"烧瓶状"	心音遥远，心率加快

十、腹部检查

1. 视诊☆

腹部外形	①全腹膨隆——腹内积气（变换体位无变化）；腹腔积液（蛙腹）；腹内巨大肿块（球形膨隆） ②腹部凹陷——严重者呈舟状腹，见于恶性肿瘤、结核、糖尿病、甲亢等消耗性疾病

呼吸运动	①腹式呼吸减弱——急腹症、大量腹水、腹腔巨大肿瘤 ②腹式呼吸消失——急性弥漫性腹膜炎
腹壁静脉	①门静脉高压——以脐为中心自四周伸展 ②上腔静脉阻塞——血流方向均向下 ③下腔静脉阻塞——血流方向均向上
胃肠型和蠕动波	①幽门梗阻——胃蠕动波自左肋下向右缓慢推进 ②小肠梗阻——肠蠕动波 ③结肠梗阻——宽大肠型见于腹壁周边

2. 触诊☆

（1）腹壁紧张度增加：①急性弥漫性腹膜炎（板状腹）；结核性腹膜炎（揉面感）；②右下腹腹肌紧张（急性阑尾炎）；右上腹腹肌紧张（急性胆囊炎）。

（2）压痛及反跳痛

①广泛性压痛：弥漫性腹膜炎。

②局限性压痛：麦氏点压痛，考虑急性阑尾炎；胆囊点压痛，考虑胆囊病变。

③反跳痛：腹肌紧张伴压痛、反跳痛称为腹膜刺激征，是急性腹膜炎的可靠体征。

（3）液波震颤【助理医师不考】：腹腔内有大量游离液体（3000mL以上）。

（4）腹内脏器触诊

①肝脏

肝脏大小：弥漫性肝肿大（脂肪肝、早期肝硬化）；局限性肝肿大（肝肿瘤）；肝脏缩小（晚期肝硬化）。

肝脏质地：正常肝脏质地柔软；急性肝炎及脂肪肝时质地稍韧；慢性肝炎质韧；肝硬化质硬，肝癌质地最硬。

②胆囊

急性胆囊炎：胆囊肿大，呈囊性感，压痛明显，常有墨菲征阳性。

胰头癌：胆囊显著肿大时无压痛，但有逐渐加深的黄疸，称库瓦西耶征阳性。

胆囊结石或胆囊癌：胆囊肿大，有实性感者。

③脾脏

分度	表现	临床意义
轻度肿大	在肋下不超过2cm	慢性肝炎、粟粒性肺结核、伤寒等
中度肿大	超过2cm但在脐水平线以上	肝硬化、慢性淋巴细胞性白血病、系统性红斑狼疮、淋巴瘤等
高度肿大（巨脾）	超过脐水平线或前正中线	慢性粒细胞性白血病、慢性疟疾和骨髓纤维化症等

3. 叩诊

（1）肝脏叩诊法：正常肝上界在右锁骨中线上第5肋间，下界位于右季肋下缘。在右腋中线上，肝上界在第7肋间，下界相当于第10肋骨水平；在右肩胛线上，肝上界为第10肋间，下界不易叩出。

（2）肝浊音界变化及其临床意义

肝浊音界变化	临床意义
上移	右肺不张、气腹
下移	肺气肿、右侧张力性气胸等

诊基
479

续表

肝浊音界变化	临床意义
扩大	肝癌、肝淤血
缩小	晚期肝硬化
消失代之以鼓音	急性胃肠穿孔，亦可见于人工气腹

（3）移动性浊音：腹腔内有1000mL以上游离液体，见于肝硬化门静脉高压症、右心衰竭等引起的腹水。

4. 听诊

（1）肠鸣音（肠蠕动音）：①增强时，肠鸣音≥10次/分，称肠鸣音活跃，见于急性胃肠炎；②呈响亮、高亢的金属音，称肠鸣音亢进，见于机械性肠梗阻；③如3~5分钟才听到一次，称肠鸣音减弱，见于低血钾；④如3~5分钟未听到肠鸣音，称为肠鸣音消失，见于麻痹性肠梗阻。

（2）振水音：在胃内有大量液体及气体存留时可出现振水音。若在空腹或餐后6小时以上仍有此音，提示幽门梗阻或胃扩张。

5. 腹部常见疾病的体征

病变	视诊	触诊	叩诊	听诊
肝硬化门静脉高压【助理医师不考】	肝病面容、蜘蛛痣及肝掌，晚期患者黄疸，腹部膨隆，呈蛙腹状，腹壁静脉曲张	早期肝肿大，质地偏硬；晚期肝脏缩小，脾大	早期肝浊音区轻度扩大；晚期肝浊音区缩小，移动性浊音阳性	肠鸣音正常
急性腹膜炎	急性病容，强迫仰卧位，腹式呼吸消失，腹腔渗出液多或肠麻痹时，腹部膨隆	出现典型的腹膜刺激征——腹壁紧张、压痛及反跳痛	鼓肠或有气腹时，肝浊音区缩小或消失，腹腔有多量渗出液时，可出现移动性浊音阳性	肠鸣音减弱或消失
肠梗阻【助理医师不考】	急性病容，腹部呼吸运动减弱，可见肠型及蠕动波	压痛，绞窄性肠梗阻有腹肌紧张及反跳痛	腹腔有多量渗出液时，可出现移动性浊音	机械性肠梗阻早期肠鸣音亢进呈金属调；麻痹性肠梗阻时肠鸣音减弱或消失

十一、肛门、直肠检查及临床意义

1. 视诊　注意有无肛门闭锁与狭窄、肛裂、肛门瘘、直肠脱垂、痔疮等。

2. 指诊

（1）剧烈触痛：肛裂和感染。

（2）触痛伴有波动感：脓肿。

（3）柔软、光滑而有弹性包块：息肉。

（4）坚硬的包块，表面凹凸不平：直肠癌。

（5）指套表面带有黏液、脓液或血液：炎症或伴有组织破坏。

十二、脊柱与四肢检查及临床意义

1. 脊柱

（1）脊柱后凸：多发生于胸段，见于佝偻病、强直性脊柱炎等。

（2）脊柱前凸：多发生于腰段，见于大量腹水等。

（3）姿势性脊柱侧凸：见于脊髓灰质炎后遗症等。

（4）压痛与叩击痛：脊椎结核、脊椎骨折、椎间盘突出等。

2. 四肢与关节

（1）匙状甲（反甲）：缺铁性贫血。

（2）杵状指（趾）：支气管扩张症、支气管肺癌、慢性肺脓肿、脓胸以及发绀型先天性心脏病等。

（3）指关节变形：类风湿关节炎。

十三、神经系统检查及临床意义

1. 脑神经检查☆【助理医师不考】

（1）视神经：①视乳头水肿，如颅内出血；②视网膜出血，如高血压。

（2）动眼神经：动眼神经麻痹，如上睑下垂；眼球外斜视、复视等。

（3）三叉神经：常表现为突然发作的一侧面部剧痛，可在眶上孔、上颌孔和颏孔三处有压痛点。

（4）面神经

	中枢性面神经麻痹	周围性面神经麻痹
病因	核上组织受损	面神经核或面神经受损
临床表现	病灶对侧颜面下部肌肉麻痹，可见鼻唇沟变浅，露齿时口角下垂（或称口角歪向病灶侧），不能吹口哨和鼓腮等	病灶同侧全部面肌瘫痪，从上到下表现为不能皱额、皱眉、闭目，角膜反射消失，鼻唇沟变浅，不能露齿、鼓腮、吹口哨、口角下垂（或称口角歪向病灶对侧），舌前2/3味觉障碍等
临床意义	多见于脑血管病变、脑肿瘤和脑炎等	多见于受寒、耳部或脑膜感染、神经纤维瘤引起的周围性面神经麻痹

2. 感觉功能

（1）感觉功能检查

①浅感觉：痛觉、触觉、温度觉。

②深感觉：运动觉、位置觉、振动觉。

③复合感觉（皮质感觉）：定位觉、两点辨别觉、立体觉和图形觉。

（2）感觉障碍的形式：疼痛、感觉减退、感觉异常、感觉过敏、感觉过度和感觉分离。

（3）临床常见感觉障碍的类型

类型	临床表现	临床意义
末梢型	肢体远端对称性完全性感觉缺失，手套和袜子状分布	多发性神经炎
神经根型	感觉障碍范围与该神经根的节段分布一致，节段型或带状，躯干呈横轴走向，四肢呈纵轴走向	椎间盘突出症、颈椎病等
脊髓型	横贯型：脊髓完全被横断，病变平面下感觉均缺失	急性脊髓炎、脊髓外伤
	半横贯型：病变同侧损伤平面以下深感觉丧失及痉挛性瘫痪，对侧痛、温觉丧失	脊髓外肿瘤、脊髓外伤等
内囊型	病灶对侧半身感觉障碍、偏瘫、同向偏盲（三偏征）	脑血管疾病
脑干型	同侧面部感觉缺失和对侧躯干及肢体感觉缺失	炎症、肿瘤和血管病变
皮质型	上肢或下肢感觉障碍，并有复合感觉障碍	大脑皮层感觉区损害

3. 运动功能

（1）随意运动

①肌力分级：0级完全瘫痪；1级可收缩；2级不对抗重力；3级不对抗阻力；4级较正常差；5级正常。

②病变部位：按病变部位分为中枢性瘫痪和周围性瘫痪，两者鉴别见下表。

鉴别点	中枢性瘫痪	周围性瘫痪
瘫痪分布	范围较广，单瘫、偏瘫、截瘫	范围较局限，以肌群为主
肌张力	增强	降低
肌萎缩	不明显	明显
腱反射	增强或亢进	减弱或消失
病理反射	阳性	阴性
肌束颤动	无	可有

（2）被动运动

①折刀样张力增高：锥体束损害。

②铅管样肌张力增高：锥体外系损害。

（3）不自主运动【助理医师不考】

①静止性震颤见于帕金森病，动作性震颤见于小脑疾患，扑翼样震颤主要见于肝性脑病。

②舞蹈症见于儿童脑风湿病变。

③手足搐搦见于低钙血症和碱中毒。

（4）共济运动【助理医师不考】

①检查方法：指鼻试验、跟－膝－胫试验、轮替动作、对指试验、闭目难立试验。

②按病损部位：小脑性（与视觉无关）、感觉性（与视觉有关）及前庭性共济失调（平衡障碍）。

4. 生理及病理反射☆

（1）生理反射

①浅反射

角膜反射：受刺激侧对侧的面神经瘫痪（直接反射存在、间接反射消失）；受刺激侧的面神经瘫痪（直接反射消失、间接反射存在）；受刺激侧三叉神经病变（直接、间接反射均消失）。

腹壁反射：上、中、下腹壁反射消失分别说明病变在胸髓 7～8 节、9～10 节、11～12 节。一侧腹壁反射消失，多见于同侧锥体束受损；上、中、下腹壁反射均消失见于昏迷或急腹症患者。

提睾反射：一侧反射减弱或消失见于锥体束损害；双侧反射消失为腰髓 1～2 节病损。

此外，还有跖反射，肛门反射等。

②深反射

检查内容：肱二头肌反射、肱三头肌反射、桡骨骨膜反射、膝反射、踝反射、阵挛（髌阵挛、踝阵挛）。

临床意义：深反射减弱或消失常见于末梢神经炎。深反射亢进见于锥体束的病变。

（2）病理反射：临床常用的检查有巴宾斯基征、奥本海姆征、戈登征、查多克征、霍夫曼征，提示锥体束病损。也有认为霍夫曼征为深反射亢进的表现。1 岁半以内的婴幼儿阳性属于正常。

5. 脑膜刺激征及拉塞格征

（1）脑膜刺激征：临床常用的检查有颈强直、凯尔尼格征、布鲁津斯基征。脑膜刺激征阳性见于各种脑膜炎、蛛网膜下腔出血等。颈强直也可见于颈椎病、颈部肌肉病变。凯尔尼格征也可见于坐骨神经痛、腰骶神经根炎等。

（2）拉塞格征：坐骨神经根受刺激的表现，又称坐骨神经受刺激征。阳性见于腰椎间盘突出症、坐骨神经痛、腰骶神经根炎等。

第四章　实验室诊断

一、血液的一般检查及临床意义 ☆

1. 血常规常用参考值

参考值	男	女
红细胞计数（RBC）	$(4.3 \sim 5.8) \times 10^{12}/L$	$(3.8 \sim 5.1) \times 10^{12}/L$
白细胞计数（WBC）	$(3.5 \sim 9.5) \times 10^{9}/L$	
血小板计数（PLT）	$(125 \sim 350) \times 10^{9}/L$	
血红蛋白（Hb）	130～175g/L	115～150g/L

2. 血红蛋白和红细胞计数，红细胞形态变化

异常情况		临床意义
红细胞及血红蛋白	减少	轻度 >90g/L；中度 90～60g/L；重度 60～30g/L；极重度 <30g/L ①生成减少——巨幼细胞贫血、缺铁性贫血、白血病 ②破坏过多——溶血性贫血、脾亢、阵发性睡眠性血红蛋白尿 ③丢失过多——失血性贫血
	增多	男性 Hb >180g/L，RBC >6.5 × 10^{12}/L；女性 Hb >170g/L，RBC >6.0 × 10^{12}/L ①相对性——严重腹泻、频繁呕吐、大量出汗、大面积烧伤、糖尿病酮症酸中毒、尿崩症等 ②绝对性——阻塞性肺疾病（继发性）、真性红细胞增多（原发性）
红细胞	形态异常	①大红细胞 >10μm——溶血性贫血、巨幼细胞贫血 ②小红细胞 <6μm——缺铁性贫血 ③巨红细胞 >15μm——巨幼细胞贫血 ④大小不均——巨幼细胞贫血、溶血性贫血、失血性贫血

3. 白细胞计数

项目	临床意义
中性粒细胞	①增多——急性感染（常见化脓性）、急性大出血及溶血、急性中毒、恶性肿瘤、白血病（异常增生性） ②减少（减少症 <1.5，缺乏症 <0.5）——病毒感染、血液病、自身免疫性疾病、脾亢 ③核象变化——核左移，见于感染（急性）；核右移（5叶者超过3%），见于WBC减少、巨幼细胞贫血等
嗜酸性粒细胞	①增多——变态反应性疾病、皮肤病、寄生虫病、血液病 ②减少——伤寒的极期、应激状态、休克、库欣综合征
嗜碱性粒细胞	增多——慢性髓细胞白血病、骨髓纤维化、转移癌
淋巴细胞	①增多——感染性疾病（病毒感染）、血液病 ②异型淋巴细胞增多——肾综合征出血热

4. 网织红细胞计数
参考值 $(24 \sim 84) \times 10^{9}/L$（绝对值），反映骨髓造血功能。

（1）增多：溶血性贫血、急性失血性贫血。

（2）减少：再障、急性白血病。

5. 血小板计数

（1）增多：急性大出血及溶血之后、慢性髓细胞白血病。

（2）减少：①生成障碍，如再障、急性白血病；②破坏或消耗增多，如原发免疫性血小板减少症、脾亢、系统性红斑狼疮。

6. 红细胞沉降率（简称血沉） 病理性增快常见于各种炎症（结核病、风湿热活动期）、组织损伤及坏死、恶性肿瘤、高球蛋白血症、贫血和高胆固醇血症。

二、血栓与止血检查【助理医师不考】

1. 活化部分凝血活酶时间（APTT）

（1）延长：缺乏因子Ⅷ、Ⅸ、Ⅺ，是监测肝素治疗的首选指标。

（2）缩短：血栓性疾病和血栓前状态。

2. 血浆凝血酶原时间（PT）

（1）延长：缺乏因子Ⅱ、Ⅴ、Ⅶ、Ⅹ、纤维蛋白原；严重肝病、维生素K缺乏、DIC后期及应用抗凝药物。

（2）缩短：DIC早期、脑血栓形成、心肌梗死。

3. 血浆D-二聚体 增高对诊断肺栓塞、肺梗死有重要意义。

三、骨髓检查【助理医师不考】

增生程度	成熟红细胞:有核细胞	有核细胞（%）	常见原因
极度活跃	1:1	>50	各种白血病
明显活跃	10:1	10~50	白血病、增生性贫血、骨髓增殖性疾病
活跃	20:1	1~10	正常骨髓、某些贫血
减低	50:1	0.5~1	非重型再障、粒细胞减少或缺乏症
极度减低	200:1	<0.5	重型再障

四、肝脏病实验室检查

1. 蛋白质代谢☆

（1）血清蛋白测定

①参考值：血清总蛋白（STP）60~80g/L；白蛋白（A）40~55g/L；球蛋白（G）20~30g/L；A/G（1.5~2.5）:1。

②临床意义：STP及A减低见于慢性肝病、A/G比值倒置（严重肝损害）、肝外疾病（营养不良、肾病综合征）；STP及A增高见于严重脱水；STP及G增高见于慢性肝病、自身免疫性疾病、慢性炎症。

（2）血氨测定【助理医师不考】

①参考值：18~72μmol/L。

②临床意义

升高：生理性增高见于高蛋白饮食和剧烈运动后。病理性增高见于严重肝脏损害，如重型肝炎、失代偿期肝硬化、晚期肝癌，血氨升高是诊断肝性脑病的依据之一。肝外因素如上消化道大出血、休克等也可引起血氨升高。

降低：可见于低蛋白饮食及贫血。

2. 胆红素代谢☆

（1）测定血清总胆红素（STB），判断有无黄疸。

①STB>17.1μmol/L可诊断为黄疸。

②STB17.1~34.2μmol/L为隐性黄疸。

③STB > 34.2μmol/L 为显性黄疸。

（2）三种类型黄疸实验室检查鉴别表

类型	STB	CB	UCB	CB/STB	尿胆原	尿胆红素
溶血性黄疸	↑↑	轻度↑/正常	↑↑↑	<20%	+++	－
阻塞性黄疸	↑↑↑	↑↑↑	轻度↑/正常	>50%	－	+++
肝细胞性黄疸	↑↑	↑↑	↑↑	20%～50%	+	++

3. 血清酶及同工酶检查

（1）参考值

①丙氨酸氨基转移酶（ALT）5～40U/L，天冬氨酸氨基转移酶（AST）8～40U/L，ALT/AST≤1。

②碱性磷酸酶（ALP）成人40～150U/L，儿童 <500U/L。

③γ-谷氨酸转移酶（γ-GT）男性11～50U/L，女性7～32U/L。

（2）临床意义

项目	临床意义
ALT、AST	①急性病毒性肝炎——ALT/AST>1 ②酒精性肝病——ALT正常，AST显著增高 ③急性心肌梗死——6～8小时后AST增高 ④胆酶分离——肝细胞严重坏死，预后不良
ALP	增高见于胆道阻塞性疾病、急性肝炎、纤维性骨炎等
γ-GT	增高见于胆道阻塞性疾病、脂肪肝、胰腺炎等

4. 乙型病毒性肝炎血清标志物检测

HBsAg	抗-HBs	HBeAg	抗-HBe	抗-HBc	临床意义
－	－	－	－	－	未感染过 HBV
+	－	－	－	－	HBV 携带者
－	+	－	－	－	注射过乙肝疫苗，或既往感染过，仍有免疫力
－	－	－	－	+	HBsAg/抗-HBs 窗口期；既往感染未能测出抗-HBs
+	－	－	－	+	急性 HBV 感染，慢性 HBsAg 携带者
+	－	+	－	+	"大三阳"，急性或慢性乙肝，HBV复制活跃，传染性强
+	－	－	+	+	"小三阳"，乙型肝炎后期或者慢性携带者
－	－	－	+	+	既往感染过 HBV，急性 HBV 感染恢复期，传染性低
－	+	－	+	+	急性 HBV 感染恢复期，有免疫力
+	－	+	－	－	急性乙型肝炎早期，HBV复制活跃
+	+	－	+	－	表面抗原、e 抗原变异

五、肾功能检查

1. 肾小球功能

（1）内生肌酐清除率（Ccr）：是判断肾小球损害的敏感指标。

（2）血清肌酐（Cr）：肾小球过滤功能受损的指标。

（3）血清尿素氮（BUN）：3.2~7.1mmol/L。

BUN增高见于：①肾前性因素（脱水、休克、急性传染病等，但血肌酐一般不升高）；②肾性因素（慢性肾衰竭）；③肾后性因素（尿路梗阻）。

2. 肾小管功能

（1）尿 β_2 - 微球蛋白（β_2 - MG）：反映近端肾小管的重吸收功能。

（2）昼夜尿比密试验（莫氏试验）：反映远端肾小管和集合管功能状态。

六、常用生化检查

1. 糖代谢检查☆

项目	临床意义
空腹血糖（FPG）	参考值——3.9~6.1mmol/L 高糖血症——FPG>7.0mmol/L
口服葡萄糖耐量试验（OGTT）	糖尿病——OGTT 2hPG≥11.1mmol/L
血清糖化血红蛋白（GHb）	反映近2~3个月的平均血糖水平。糖尿病性高血糖GHb增高，应激性高血糖GHb则正常

2. 血脂

项目	临床意义
血清总胆固醇	增高是动脉粥样硬化的危险因素之一
血清甘油三酯	增高是动脉粥样硬化的危险因素之一
血清脂蛋白	高密度脂蛋白——增高有利于防止动脉粥样硬化 低密度脂蛋白——增高是动脉粥样硬化的危险因素之一

3. 电解质☆

项目	临床意义
血清钾	参考值——3.5~5.3mmol/L ①高钾血症——排出减少、摄入过多（输入大量库存血液）、细胞内钾外移增多（代谢性酸中毒） ②低钾血症——摄入不足、丢失过多、分布异常（大量应用胰岛素）
血清钠	参考值——137~147mmol/L ①高钠血症——摄入过多、水分流失过多、尿排出减少 ②低钠血症——胃肠道失钠、尿钠排除增多、皮肤失钠、消耗性低钠
血清钙	参考值——2.2~2.7mmol/L ①高钙血症——溶骨作用增强、吸收增加、摄入过多 ②低钙血症——成骨作用增强、吸收减少、摄入不足、肾脏疾病、急性坏死性胰腺炎、代谢性酸中毒

七、淀粉酶检查及心肌损伤标志物☆

项目	临床意义
淀粉酶	急性胰腺炎——血清淀粉酶（AMS）>5000U/L
心肌酶	急性心肌梗死（AMI）——血清肌酸激酶（CK）在3~8小时开始增高，10~36小时达高峰，是AMI早期诊断的敏感指标之一

项目	临床意义
心肌蛋白	心肌肌钙蛋白 T（cTnT）及肌钙蛋白 I（cTnI）是诊断 AMI 的确定性标志物，特异性优于 CK – MB、LDH

八、免疫学检查

项目	临床意义
血清免疫球蛋白	补体 C_3——①增高见于急性炎症；②降低见于肾小球肾炎，系统性红斑狼疮
感染免疫检测	抗链球菌溶血素"O"（ASO）——增高见于活动性风湿热、风湿性关节炎、感染
肿瘤标志物	①甲胎蛋白（AFP）——原发性肝细胞癌最特异的标志物，在排除妊娠和生殖腺胚胎肿瘤的基础上，血清 AFP >400μg/L 可作为诊断肿瘤的条件之一，或 AFP >200μg/L，持续 8 周应高度怀疑肝癌，需结合影像检查等明确诊断 ②癌胚抗原（CEA）——诊断消化器官癌症，无特异性 ③癌抗原 125（CA125）——诊断卵巢癌【助理医师不考】 ④糖链抗原 19 – 9（CA19 – 9）——诊断胰腺癌、胆囊癌【助理医师不考】 ⑤前列腺特异抗原（PSA）——诊断前列腺癌【助理医师不考】
自身抗体检查	①类风湿因子（RF）阳性——类风湿关节炎、系统性红斑狼疮（SLE） ②抗核抗体（ANA）阳性——SLE ③抗 Sm 抗体阳性——为 SLE 特有【助理医师不考】 ④抗 dsDNA 抗体阳性——SLE 活动期【助理医师不考】 ⑤抗 SSA 抗体阳性——干燥综合征【助理医师不考】

九、尿液检查

1. 一般性状

项目	临床意义
尿量	正常成人尿量为 1000 ~ 2000mL/24h；多尿 >2500mL/24h；少尿 <400mL/24h 或 <17mL/h；尿量 <100mL/24h 为无尿
颜色	①血尿（含血量 >1mL 出现肉眼血尿）——泌尿系炎症、结石、肿瘤 ②血红蛋白尿（浓茶色或酱油色）——蚕豆病、恶性疟疾 ③胆红素尿（深黄色）——肝细胞性黄疸、阻塞性黄疸 ④乳糜尿（乳白色）——丝虫病 ⑤脓尿和菌尿（白色浑浊）——肾盂肾炎
气味	①氨味——慢性膀胱炎及尿潴留 ②烂苹果味——糖尿病酮症酸中毒 ③蒜臭味——有机磷中毒

2. 显微镜检查

（1）细胞：①红细胞 >3/HP，称镜下血尿；②白细胞和脓细胞 >5/HP，称镜下脓尿。

（2）管型

类型	临床意义
透明管型	偶见于健康人；明显增多提示肾实质病变
细胞管型	①红细胞管型——急性肾炎 ②白细胞管型——肾盂肾炎、间质性肾炎
颗粒管型	慢性肾炎、肾盂肾炎、药物毒性所致的肾小管损害

续表

类型	临床意义
蜡样管型	严重肾小管病变
脂肪管型	肾病综合征
肾衰竭管型	常出现于慢性肾衰竭少尿期，提示预后不良

（3）菌落计数：尿菌落计数$\geq 10^5$/mL 为尿菌阳性，提示尿路感染；$< 10^4$/mL 为污染（假阳性）；$10^4 \sim 10^5$/mL 不能排除感染，应复查。

十、粪便检查

粪便性状	临床意义
水样/粥样便	腹泻，如急性胃肠炎、甲亢
米泔样便	霍乱
黏液脓血便	菌痢、溃疡性结肠炎、直肠癌
暗红果酱样便	阿米巴痢疾
冻状便	肠易激综合征、慢性菌痢
鲜血便	肠道下段出血
柏油样便	上消化道出血
灰白色便	阻塞性黄疸
细条状便	直肠癌
绿色便	消化不良
羊粪样便	老年人及经产妇排便无力者

十一、痰液检查【助理医师不考】

痰液性状	临床意义
黄色痰	呼吸道化脓性感染
黄绿色痰	铜绿假单胞菌感染、干酪性肺炎
红色痰	肺结核、支气管扩张症、肺癌
粉红色泡沫样痰	急性肺水肿
铁锈色痰	肺炎链球菌肺炎
咖啡色痰	阿米巴肺脓肿

十二、浆膜腔穿刺液检查

	漏出液	渗出液
原因	非炎症	炎症、肿瘤、物理或化学性刺激
外观	淡黄、浆液性	不定，可为黄色、脓性、血性、乳糜性等
透明度	透明或微浑	浑浊
比重	< 1.015	> 1.018
凝固	不自凝	能自凝
黏蛋白定性	阴性	阳性

	漏出液	渗出液
蛋白质定量	<25g/L	>30g/L
葡萄糖定量	与血糖相近	常低于血糖水平
乳酸脱氢酶	<200U/L	>200U/L
细胞计数	$<100\times10^6/L$	$>500\times10^6/L$
细胞分类	以淋巴细胞为主	根据不同病因，分别以中性粒细胞或淋巴细胞为主；恶性肿瘤患者可找到癌细胞
细菌学检查	阴性	可找到病原菌

十三、脑脊液检查【助理医师不考】

	外观	细胞数、分类	蛋白质定性	葡萄糖	氯化物	细菌
化脓性脑膜炎	浑浊脓性	显增，主中性粒细胞	+++以上	↓↓↓	↓	有致病菌
结合性脑膜炎	微浊，毛玻璃样	增加，主淋巴细胞	++	↓↓	↓↓↓	结核杆菌
病毒性脑膜炎	清/微浊	增加，主淋巴细胞	+	正常	正常	无
蛛网膜下腔出血	血性	增加，主红细胞	+~++	正常	正常	无

第五章 心电图诊断

一、心电图基本知识

1. 常用心电图导联
（1）标准肢体导联
Ⅰ导联：正极接左上肢，负极接右上肢。
Ⅱ导联：正极接左下肢，负极接右上肢。
Ⅲ导联：正极接左下肢，负极接左上肢。
（2）胸导联
V_1导联：胸骨右缘第4肋间。
V_2导联：胸骨左缘第4肋间。
V_3导联：V_2与V_4两点连线的中点。
V_4导联：左锁骨中线与第5肋间相交处。
V_5导联：左腋前线V_4水平处。
V_6导联：左腋中线V_4水平处。

2. 心电图各波段的意义

心电图波段	临床意义
P波	心房除极波
PR段	房室交界区除极
PR间期	心房去极至心室开始去极
QRS波群	心室除极波

心电图波段	临床意义
ST 段	心室缓慢复极的过程
T 波	心室快速复极的过程

二、常见异常心电图及临床意义☆

1. 心房肥大

（1）左心房肥大：P 波增宽，时间 >0.12 秒，常呈双峰型，双峰间期≥0.04 秒。多见于二尖瓣狭窄，故称"二尖瓣型 P 波"。

（2）右心房肥大：P 波高尖，肢体导联上其幅度≥0.25mV，以Ⅱ、Ⅲ、aVF 导联表现最为明显；胸导联 V_1、V_2 的 P 波振幅≥0.15mV，如 P 波呈双向时，其振幅的算术和≥0.20mV 或 IPI >0.03mm·s。常见于慢性肺源性心脏病，故称"肺型 P 波"，也可见于某些先天性心脏病。

2. 心肌梗死

（1）基本图形：坏死性 Q 波、损伤性 ST 段改变、T 波倒置。

（2）心肌梗死的心电图定位诊断

梗死部位	特征性 ECG 改变导联
前间壁	$V_1 \sim V_3$
前壁	$V_3 \sim V_5$
广泛前壁	$V_1 \sim V_6$
下壁	Ⅱ、Ⅲ、aVF
高侧壁	Ⅰ、aVL
右室	$V_{3R} \sim V_{5R}$

3. 心肌缺血

（1）稳定型心绞痛：面对缺血区的导联上出现 ST 段水平型或下斜型下移≥0.1mV，T 波低平、双向或倒置，时间一般小于 15 分钟。

（2）变异型心绞痛：常于休息或安静时发病，心电图可见 ST 段抬高，常伴有 T 波高耸，对应导联 ST 段下移。

（3）慢性冠状动脉供血不足：在以 R 波为主的导联上，ST 段呈水平型或下斜型压低≥0.05mV；T 波低平、双向或倒置而呈现"冠状 T 波"。

4. 心律失常

类型	心电图表现
房性早搏【助理医师不考】	①提早出现的房性 P′波形态不同于窦性 P 波；②P′-R 间期≥0.12 秒；③QRS 波群形态正常；④代偿间歇不完全
室性早搏	①提早出现宽大畸形的 QRS 波群，前无 P′波；②QRS 波群时限常≥0.12 秒；③T 波方向与 QRS 主波方向相反；④有完全性代偿间歇
阵发性室上性心动过速	①QRS 波频率为 150~250 次/分，节律规则；②QRS 波群形态基本正常，时间≤0.10 秒；③ST-T 可无变化
室性心动过速	①相当于一系列连续的室性早搏，频率多在 100~250 次/分，节律可稍不齐；②QRS 波群宽大畸形，时限≥0.12 秒，T 波方向与 QRS 主波方向相反；③有时可见房室分离，如能发现 P 波，则 P 波频率慢于 QRS 波频率，且 P 波与 QRS 波群之间无固定关系；④偶可有心室夺获或室性融合波

类型	心电图表现
心房颤动	①P波消失，代之以心房颤动波（f波），频率为350~600次/分；②心室率绝对不规则；③QRS波群形态通常正常
房室传导阻滞	一度——窦性P波后均有QRS波群，P-R间期延长≥0.21秒
	①二度Ⅰ型——P-R间期呈进行性延长，直至出现一次QRS波群脱落
	②二度Ⅱ型——P-R间期恒定（正常/延长），部分P波后无QRS波群（发生心室漏搏）
	三度房室传导阻滞——①P波后与QRS波群无固定关系，P-P与R-R间距各有规律；②心房率>心室率；③QRS波群形态正常或宽大畸形

第六章　影像诊断

一、超声诊断☆

1. 二尖瓣狭窄　M型超声心动图呈城墙样改变。

2. 胆囊结石　胆囊内见一个或数个强光团、光斑，其后方伴声影或彗星尾。强光团或光斑可随体位改变而依重力方向移动。

3. 泌尿系结石　有强回声光团或光斑，后伴声影或彗星尾征。膀胱结石可随体位改变而依重力方向移动（检出率最高）。

4. 肝硬化　肝体积缩小，肝包膜回声增强，呈锯齿样改变，肝内光点增粗增强，分布紊乱。

二、放射诊断

1. X线☆

（1）普通检查：包括透视和X线摄影。

（2）特殊检查：包括软X线摄影和其他特殊检查（放大摄影、荧光摄影等）。

（3）造影检查：常用的造影剂有高密度造影剂（钡剂和碘剂）、低密度造影剂。

2. CT　对癌症及微小病变的早期发现和诊断有重要意义。

3. MRI　与CT相比，MR检查具有无X线辐射、无痛苦、无骨性伪影的特点。

4. 呼吸系统常见病的影像学表现☆

常见病	影像学表现
慢性支气管炎	X线——两肺纹理增多、增粗、紊乱
慢性阻塞性肺疾病	早期X线可无明显变化，随后出现肺纹理增多、紊乱等非特异性改变。主要X线征象为肺过度充气，肺野透亮度增高，双肺外周纹理纤细稀少，胸腔前后径增大，肋骨走行变平，横膈位置低平，心脏狭长，严重者可有肺大疱的影像学改变
支气管扩张症	CT——柱状扩张时可见"轨道征"或"戒指征"；囊状扩张时可见葡萄串样改变；扩张的支气管腔内充满黏液栓时，可见"指征"
肺炎链球菌肺炎	X线——实变期肺野出现均匀密度增高的片状阴影，其内可见支气管充气征
肺结核	①原发综合征——哑铃状双极现象②血行播散型——两肺大小、密度、分布都均匀的粟粒状阴影③空洞型——两肺上部多发厚壁的慢性纤维病变及空洞，周围有广泛的纤维索条影及散在的新老病灶

诊基
491

续表

常见病	影像学表现
肺癌	①中央型——肺门肿块影是肺癌的直接征象，肺门肿块及右肺上叶不张连在一起可形成横行"S"状下缘 ②周围型——可见分叶征、毛刺征、胸膜凹陷征、空泡征或支气管充气征

5. 循环系统常见病的影像学表现【助理医师不考】

常见病	影像学表现
风湿性心脏病	①单纯二尖瓣狭窄——心脏呈靴形 ②二尖瓣关闭不全——左心房和左心室明显增大 ③主动脉瓣狭窄——主动脉瓣区可见钙化 ④主动脉瓣关闭不全——心脏呈靴形
高血压性心脏病	主动脉增宽、延长、迂曲，心脏呈靴形
慢性肺源性心脏病	右下肺动脉增宽≥15mm，右心室增大
心包积液	中等量积液时，后前位可见心脏形态呈烧瓶形

6. 消化系统常见病的影像学表现【助理医师不考】

常见病	影像学表现
胃溃疡	直接征象——龛影，多见于胃小弯；引起的功能性改变包括痉挛性改变、分泌增加、胃蠕动增强或减弱
十二指肠溃疡	直接征象——球部龛影或变形 间接征象——激惹征、幽门痉挛、胃分泌增多和胃张力及蠕动方面的改变、球部固定压痛
胃癌	①胃内形态不规则的充盈缺损——蕈伞型癌 ②胃腔狭窄、胃壁僵硬——浸润型癌 ③形状不规则、胃轮廓内的龛影——溃疡型癌 ④黏膜皱襞破坏、消失或中断 ⑤肿瘤区蠕动消失
胃肠道穿孔	膈下有弧形或半月形透亮气体影
肠梗阻	肠管扩张，呈阶梯状气液平

7. 泌尿系统常见病的影像学表现【助理医师不考】

常见病	影像学表现
泌尿系统结石	①肾结石——圆形、卵圆形或桑椹状致密影，密度高而均匀或浓淡不等 ②输尿管结石——米粒大小的高密度影 ③膀胱结石——圆形或卵圆形致密影，大小不一。结石可随体位而改变位置
肾癌	尿路造影可见肾盏伸长、狭窄、受压变形，或肾盏封闭、扩张；CT可见肾实质内肿块

8. 骨与关节常见病的影像学表现

常见病	影像学表现
长骨骨折	X线是最常用、最基本的方法——骨皮质连续性中断、骨小梁断裂和歪曲，有边缘光滑锐利的线状透亮阴影，即骨折线
慢性化脓性骨髓炎	骨膜的新生骨增厚，并同骨皮质融合，呈分层状，外缘呈花边状
脊柱骨折	骨折椎体压缩呈楔形，前缘骨皮质嵌压，可见横行不规则的线状致密影

常见病	影像学表现
恶性骨肿瘤	特征性 X 线表现——Codman 三角
椎间盘突出	X 线——椎间隙变窄或前窄后宽；MRI 检查是诊断椎间盘突出的最好方法

9. 常见中枢神经系统常见病的影像学表现

常见病	影像学表现
脑出血	圆形或不规则形均匀密度增高影
蛛网膜下腔出血	脑沟、脑池、脑裂内密度增高影
脑梗死	低密度灶
脑瘤	首选 MRI
脑挫裂伤	低密度脑水肿区散在斑点状高密度出血灶
颅内出血	可见相应部位的高密度影

三、放射性核素诊断【助理医师不考】

1. 甲状腺激素测定。
2. 血清促甲状腺激素（TSH）测定。
3. C 肽测定。
4. 胰岛素测定。

第七章 病历与诊断方法

一、病历书写格式与内容

1. 门诊病历中初诊门诊病历重点记录本次就诊主诉、现病史等，体格检查按顺序简要记载关键体征，依病情选辅助检查并记录，结合资料做初步诊断，记录医嘱等；复诊门诊病历侧重记录上次治疗后病情变化等，依结果修正诊断并记录治疗内容。

2. 住院病历由病历模板、编辑工具和主界面组成。入院记录涵盖患者基本信息、病史、体格和辅助检查结果等；首次病程记录包括病例特点等；病程记录跟踪病情变化等；还有上级医师查房记录、特殊病程记录和其他记录。

二、确立诊断步骤及原则

分三步，首先调查研究，搜集病史、体检和辅助检查等资料；其次综合分析得出初步诊断，培养临床思维；最后反复实践，验证诊断，积累经验。

三、诊断内容及书写

完整诊断含病因、病理解剖等多种诊断，按主次排列。病历书写要认真、内容确切等，电子病历书写有诸多注意事项，如防内容丢失、及时保存、规范签名和打印归档等。

药理学

第一章　药物作用的基本规律

一、药物效应动力学

1. 概念

（1）药物作用：药物对机体的初始作用。

（2）药理效应：机体生理机能或形态改变的表现，是结果。

2. 药物作用的基本规律 ☆

（1）药物作用的选择性

药物作用选择性	针对性	作用范围	不良反应	剂量
高	强	较小	较少	较少或常用量
低	不强	广	多见	较大或中毒量

（2）药物作用的量－效关系

①剂量：是决定血药浓度和药物效应的主要因素。

名词	特点
无效量	不出现效应的剂量
最小有效量（阈剂量）	刚引起效应的剂量
治疗量（常用量）	比阈剂量大而又小于极量
最小中毒量	刚引起中毒的剂量
致死量	引起死亡的剂量
最大有效量（极量）	引起最大效应而不出现中毒的剂量

②量－效曲线：以药物的效应为纵坐标，剂量（或血药浓度）为横坐标所作的曲线图。效价强度（药物作用强弱的程度，剂量越大，效价越低）；效能（药物产生的最大效应）；量效变化速度（以曲线的斜率来表示，斜率大的药物剂量稍有变动，效应即有明显变化）。

③半数效应量【助理医师不考】：半数有效量 ED_{50}，半数中毒量 TD_{50}、半数致死量 LD_{50}。

④治疗指数（TI）【助理医师不考】：表示药物安全性的指标，$TI = LD_{50}/ED_{50}$，数值越大越安全。

3. 药物的不良反应 ☆

（1）副作用：药物在治疗剂量时产生的与治疗目的无关的作用，不可避免。

（2）毒性反应：药物剂量过大或用药时间过长引起的机体损害性反应，通常较严重，可预防。

（3）变态反应：也称为过敏反应，指少数人对某些药物产生的病理性免疫反应，与个人体质有关。

（4）后遗效应：停药后原血药浓度已降至阈浓度以下而残留的药理效应。

（5）继发反应：药物发挥治疗作用所引起的不良后果。

（6）致畸作用、致癌作用、致突变作用。

（7）药物依赖性：患者连续使用某些药物以后，产生的一种不可停用的渴求现象。分为生理依赖性和精神依赖性。

【拓展】中断用药后，精神依赖不产生明显戒断症状，生理依赖有明显戒断症状。

二、药物代谢动力学

1. 药物的吸收 ☆

（1）吸收：是药物由给药部位进入血液循环的过程。

【拓展】静脉注射和静脉滴注，药物直接进入血液，没有吸收过程。

（2）首关效应：指口服给药后，部分药物在胃肠道、肠黏膜和肝脏被代谢灭活，使进入体循环的药量减少的现象。

2. 药物的分布

（1）定义：药物的分布是指药物吸收后随血液循环到各组织间液和细胞内液的过程。

（2）影响因素：血浆蛋白结合率；体内屏障（血脑屏障、胎盘屏障、体液 pH、器官血流量）。

3. 药物的转化

（1）定义：药物的转化指药物作为外源性活性物质在体内发生化学结构改变。转化器官有肝脏（主要）、肠、肾、肺等组织。

（2）药物转化的意义：①灭活（绝大多数药物经过转化后，药理活性减弱或消失）；②活化（极少数药物经过转化后出现药理活性）。

（3）药物转化酶系统：药物必须在酶的催化下才能在体内进行转化；细胞色素 P_{450} 酶系统（肝微粒体酶）又称"肝药酶"。

（4）药酶诱导药和抑制药：①诱导药（增强药酶活性的药物，如苯巴比妥、苯妥英钠、卡马西平、利福平等）；②抑制药（减弱药酶活性的药物）。

4. 药物的排泄及其影响因素

（1）排泄途径：经胆汁排泄；经肾脏排泄；其他排泄途径。

（2）肝肠循环。

5. 半衰期和连续多次给药的药 - 时曲线【助理医师不考】

（1）半衰期（$t_{1/2}$）：血浆中药物浓度下降一半所需的时间。

（2）连续多次用药的药 - 时曲线：多次给药，若给药间隔为 1 个 $t_{1/2}$，经过 4～6 个 $t_{1/2}$ 后血药浓度稳定。一般用 5 个 $t_{1/2}$ 计算。

三、影响药物效应的因素

药物的相互作用：用药种类越多，不良反应发生率也越高。

1. 药动学因素【助理医师不考】：妨碍吸收；竞争血浆蛋白结合；影响生物转化；影响药物排泄。

2. 药效学因素【助理医师不考】：协同作用；拮抗作用。

3. 特殊人群因素。

第二章 拟胆碱药

一、M 受体激动药

毛果芸香碱☆

1. 作用

（1）缩瞳、降低眼内压，调节痉挛。

（2）促进腺体分泌，以汗腺和唾液腺最为明显。

（3）兴奋平滑肌。

2. 应用

（1）青光眼，降低眼内压。

（2）虹膜睫状体炎（防止虹膜与晶状体发生粘连）。

（3）口腔干燥。

（4）抢救阿托品中毒。

3. 不良反应【助理医师不考】

全身性反应，如流涎、发汗、恶心、呕吐等（可用阿托品对抗）。

二、抗胆碱酯酶药

新斯的明

1. 作用

（1）兴奋骨骼肌，抑制神经肌肉接头处胆碱酯酶活性。

（2）兴奋平滑肌，对胃肠道和膀胱等平滑肌有较强兴奋作用。

2. 应用

（1）重症肌无力（首选）。

（2）手术后腹胀气及尿潴留。

（3）阵发性室上性心动过速。

（4）肌松药过量的解救。

3. 不良反应【助理医师不考】

（1）过量时可引起"胆碱能危象"，产生流涎、出汗、恶心、呕吐、腹痛、腹泻、心动过速和肌无力加重等，甚至呼吸衰竭死亡。

（2）阿托品可对抗 M 样症状。

4. 禁忌证【助理医师不考】 支气管哮喘、尿路阻塞、机械性肠梗阻等。

第三章 有机磷酸酯类中毒与胆碱酯酶复活药

1. 急性中毒

（1）轻度中毒：M 样症状（针尖样瞳孔）。

（2）中度中毒：M 样症状加重和 N 样症状（不自主肌肉震颤）。

（3）严重中毒：M 样症状、N 样症状和中枢神经系统症状（先兴奋后抑制）。

2. 中毒解救原则

（1）消除毒物

①经皮肤中毒者用温水、肥皂水清洗皮肤。

②经口中毒者洗胃，再用硫酸镁导泻。

③敌百虫中毒，禁用碱性溶液洗胃。

④对硫磷中毒不可用高锰酸钾洗胃。

（2）解毒药物

①应用阿托品，直到 M 样症状缓解，出现阿托品化（解毒中具体给出阿托品剂量为错误）。

②胆碱酯酶复活药，常用药物有氯解磷定（首选）、双复磷。

第四章　抗胆碱药

一、阿托品类生物碱

阿托品☆

（1）作用：阻断 M 胆碱受体。

①抑制腺体分泌：唾液腺和汗腺最为敏感，泪腺及呼吸道分泌次之，对胃酸的分泌影响较小。

②松弛平滑肌：作用强弱为胃肠道＞膀胱＞胆管、输尿管、支气管＞子宫。

③扩大瞳孔、升高眼内压和调节麻痹：阻断虹膜环状肌上的 M 受体；青光眼禁用；视近物模糊不清，只适于视远物，这作用称为调节麻痹。

④兴奋心脏、扩张小血管：兴奋心脏，治疗量可使心率短暂减慢，较大剂量引起心率加快；血管和血压，治疗量对其无明显影响，较大剂量可改善微循环，增加组织血流灌注。

⑤兴奋中枢：剂量由小到大，逐渐表现为由兴奋转为昏迷。

（2）应用：①腺体分泌过多。②内脏绞痛。③眼科。④缓慢型心律失常。⑤休克。⑥解救有机磷酸酯类中毒。

（3）不良反应

①副作用：常见有口干、皮肤干燥、视物模糊、扩瞳、心悸、高热、眩晕、排尿困难、便秘等。

②中毒反应：剂量过大除副作用症状加重外，可出现中枢兴奋症状，严重中毒可由兴奋转入抑制，出现昏迷和呼吸麻痹而致死。

（4）禁忌证【助理医师不考】：前列腺肥大、青光眼。

二、阿托品的人工合成代用品

1. 合成散瞳药（后马托品）

（1）扩瞳和调节麻痹作用比阿托品迅速，短暂。

（2）调节麻痹作用不如阿托品持久。

（3）用于眼科检查，验光（散瞳）。

（4）不良反应相对较少。

2. 合成解痉药　溴化丙胺太林（普鲁本辛）、贝那替秦（胃复康）。

（1）作用：解除胃肠平滑肌解痉；抑制胃液分泌；中枢作用弱。

（2）应用：消化性溃疡、胃肠痉挛、胃炎、胰腺炎、妊娠呕吐等。

第五章　拟肾上腺素药

一、α受体激动药

1. 去甲肾上腺素【助理医师不考】

（1）药理作用：①收缩血管（皮肤、黏膜血管收缩最明显，收缩肾脏血管）。②兴奋心脏。③升高血压。

（2）临床应用：①各种休克早期，出血性休克禁用（各种抢救）。②中枢抑制药中毒引起的低血压（首选），特别是氯丙嗪中毒。③上消化道出血（稀释后口服）。

（3）不良反应：①局部组织缺血坏死。②急性肾功能衰竭。③停药后的血压下降。

2. 间羟胺　作用：能够代替去甲肾上腺素治疗各种休克早期。

二、β受体激动药

异丙肾上腺素☆

（1）药理作用：兴奋心脏；扩张血管；舒张支气管平滑肌；升高血糖。

（2）临床应用：支气管哮喘；房室传导阻滞；心脏骤停；治疗感染性休克。

（3）不良反应【助理医师不考】：常见心悸、头晕、皮肤潮红等。

（4）禁忌证【助理医师不考】：冠心病；心肌炎；甲亢。

三、α、β受体激动药

1. 肾上腺素

（1）药理作用

①兴奋心脏。

②收缩血管。

③舒张支气管平滑肌。

④升高血糖、血脂。

⑤升压作用的翻转。

> **【拓展】**肾上腺素给药后迅速出现明显的升压作用，而后出现微弱降压反应。如果先给α受体阻滞剂，使β_2受体作用占优势，升压被翻转为降压，称为升压作用的翻转。

（2）临床应用：①心脏骤停（首选）。②过敏性休克（首选）。③支气管哮喘急性发作。④配伍局麻药（延长局麻药的麻醉时间）。

（3）不良反应【助理医师不考】：心悸、烦躁、头痛、血压升高。剂量过大或静脉注射过快会引起心律失常。

2. 多巴胺（DA）☆　可激动α受体、β受体及多巴胺受体。

（1）药理作用

①兴奋心脏。

②影响血管、肾脏：小剂量时激动多巴胺受体，舒张肾脏和冠脉血管，增加肾血流量；大剂量时激动α受体，收缩血管，减少肾血流量。

（2）临床应用：治疗各种休克；急性肾功能衰竭。

第六章　抗肾上腺素药

一、α受体阻滞药（酚妥拉明）

1. 药理作用　舒张血管、兴奋心脏。

2. 临床应用　①外周血管痉挛性疾病。②静滴去甲肾上腺素药液外漏。③休克。④急性心肌梗死和顽固性心力衰竭（充血性）。⑤诊断嗜铬细胞瘤。

二、β受体阻滞药

1. 分类

（1）非选择性：β_1、β_2受体阻滞药。

（2）选择性：β_1受体阻滞药。

2. 药理作用

（1）抑制心脏：阻断心脏β_1受体，可使心率减慢，心肌收缩力减弱，心排血量减少。

（2）收缩支气管平滑肌：阻断支气管平滑肌上的β_2受体。

（3）减慢代谢。

（4）抑制肾素释放：阻滞肾小球旁器细胞的β_1受体。

（5）稳定细胞膜作用。

3. 临床应用

（1）心律失常：快速型心律失常有效。

（2）心绞痛和心肌梗死。

（3）高血压：对1、2级高血压有良好的疗效。

（4）充血性心力衰竭。

4. 不良反应　①心功能不全。②诱发或加重支气管哮喘。③反跳现象。

第七章　镇静催眠药

苯二氮䓬类（地西泮）

1. 药理作用与临床应用　抗焦虑；镇静催眠；抗惊厥和抗癫痫；中枢性肌松（无麻醉）。随剂量加大，临床应用逐渐由镇静至肌松。

2. 不良反应　头昏、嗜睡、乏力等"宿醉"现象。

【拓展】地西泮过量引起中毒的特效拮抗药为氟马西尼。

第八章　抗癫痫药

常见抗癫痫药的应用☆

药物	应用
地西泮	癫痫持续状态
苯妥英钠	大发作
卡马西平	局限性发作和三叉神经痛
丙戊酸钠	大发作合并小发作
乙琥胺	小发作

趣记

①大苯小乙，丙戊全能。②三精制药，卡马西平。③大笨蛋，小麦虎。注：大发作苯妥英钠，小发作乙琥胺。

第九章　抗精神失常药

一、抗精神分裂症药

吩噻嗪类——氯丙嗪（又称冬眠灵）☆

1. 药理作用

（1）中枢神经系统：①镇静。②抗精神病。③镇吐。④调节体温。

（2）自主神经系统：①阻断α受体。②大剂量阻断 M 受体（引起口干，视物模糊，尿潴留）。

（3）内分泌：阻断 D_2 受体（使催乳素分泌增加）。

2. 临床应用

（1）精神分裂症：可长期用药。

（2）各种呕吐：对晕动症引起的呕吐无效。

（3）低温麻醉、人工冬眠：冬眠合剂（氯丙嗪、异丙嗪、哌替啶）。

3. 不良反应

（1）中枢神经系统抑制：嗜睡、困倦。

（2）锥体外系反应：帕金森综合征，急性肌张力障碍。

（3）心血管系统：体位性低血压。

（4）内分泌：乳房肿大、闭经。

二、抗抑郁症药

1. 分类【助理医师不考】

（1）三环类抗抑药物：丙咪嗪。

（2）选择性 NA 抑制剂：马普替林。

（3）选择性 5 – HT 抑制剂：氟西汀（又名百忧解）；帕罗西汀。

2. 氟西汀

（1）作用机制：选择性抑制 5 – HT 再摄取，升高突触间隙 5 – HT 浓度。

（2）临床应用：抑郁症；强迫症；贪食症。

3. 丙咪嗪

（1）作用机制：①非选择抑制 5 – HT 的再摄取。②升高突触间隙 5 – HT 浓度。

（2）临床应用：①各种抑郁症。②焦虑症、恐惧症、强迫症。③遗尿症。

（3）不良反应：镇静；扩瞳；排尿困难。

第十章　抗中枢神经系统退行性疾病药

一、抗帕金森病药

1. 左旋多巴☆

（1）作用机制：左旋多巴是多巴胺递质合成的前体物质（原料），补充纹状体中 DA 不足。

（2）临床应用：①用于帕金森病，尤适用于轻症及年轻患者；对肌肉强直及运动困难者疗效较好。②辅助治疗肝昏迷。

2. 卡比多巴　是左旋多巴的增效药，单用无效。与左旋多巴合用治疗帕金森病。

3. 苯海索（安坦）【助理医师不考】　阻断胆碱受体，具有抗震颤作用。治疗氯丙嗪引起的锥体外系反应有效，即帕金森综合征。

二、治疗阿尔茨海默病药【助理医师不考】

1. 石杉碱甲　为中枢胆碱酯酶抑制剂，用于<u>各型老年痴呆症</u>的治疗。

2. 美金刚　属于非竞争性 NMDA 受体拮抗剂，用于<u>中晚期重症老年痴呆症</u>。

第十一章　镇痛药

一、吗啡

1. 药理作用

（1）中枢神经系统：①镇痛、镇静（激动阿片受体）。②抑制呼吸（吗啡中毒致死主要原因）。③镇咳（中枢性镇咳药）。④缩瞳。

（2）外周神经系统：①兴奋平滑肌。②扩张全身血管。③抑制免疫。

2. 临床应用　疼痛（剧痛及癌症晚期疼痛）；心源性哮喘。

3. 不良反应　恶心、呕吐、呼吸抑制、便秘等；耐受性及依赖性（上瘾）；急性中毒（针尖样瞳孔），用纳洛酮解救。

4. 禁忌证　①分娩镇痛。②支气管哮喘。③肺心病。④颅脑损伤。

二、人工合成镇痛药

药物	应用特点
哌替啶	镇痛作用弱于吗啡，是吗啡替代品（镇痛最弱）
喷他佐辛	慢性疼痛
美沙酮	吗啡和海洛因脱毒
芬太尼	各种剧痛
二氢埃托啡	镇痛为吗啡的 500～1000 倍（镇痛最强）

第十二章　解热镇痛药

一、阿司匹林（乙酰水杨酸）

1. 药理作用　解热镇痛（抑制 PG 合成）；抗炎（抑制 COX 合成）；抗血栓形成（小剂量）。

2. 临床应用　慢性钝痛（痛经、头痛、肌肉痛）；发热；风湿性、类风湿关节炎；防止血栓形成。

3. 不良反应 ☆

（1）胃肠道反应：最常见。

（2）凝血障碍：维生素 K 可预防。

（3）水杨酸反应：头晕、头痛、耳鸣（剂量过大）。

（4）过敏反应：阿司匹林哮喘。

（5）瑞夷综合征：儿童出现肝损害、脑病。

二、其他解热镇痛药

1. 对乙酰氨基酚（又称扑热息痛）

（1）作用：解热镇痛作用缓和持久；抗炎作用弱。

（2）应用：儿童发热。

2. 布洛芬

（1）作用：抗炎镇痛作用强于阿司匹林。

（2）应用：风湿性、类风湿关节炎。

3. 塞来昔布

（1）作用：选择性抑制 COX－2，不影响血栓素 A_2（TXA_2）的合成。

（2）应用：风湿性、类风湿关节炎。

第十三章　抗组胺药

一、H_1受体阻滞药

1. 分类

（1）第一代代表药：异丙嗪，苯海拉明（中枢抑制作用强）。

（2）第二代代表药：阿司咪唑，西替利嗪（中枢抑制作用弱，作用持久）。

2. 药理作用　抗 H_1受体（降低毛细血管通透性）；抑制中枢（苯海拉明、异丙嗪最强）；抗胆碱作用。

3. 临床应用　①皮肤黏膜变态反应性疾病（荨麻疹，过敏性鼻炎首选）。②晕动症。③镇静、催眠及术前给药。

二、H_2受体阻滞药【助理医师不考】

西咪替丁、雷尼替丁

1. 作用

（1）抑制胃酸分泌：阻断胃壁细胞 H_2受体，拮抗组胺引起的胃酸分泌。

（2）心血管系统。

（3）调节免疫：西咪替丁阻断 T 细胞上的 H_2受体，增强免疫功能。

2. 应用　消化性溃疡。

第十四章　利尿药、脱水药

一、利尿药

（一）分类和作用机制☆

	代表药	机制
高效利尿药	呋塞米、布美他尼	作用于髓袢升支粗段
中效利尿药	氢氯噻嗪、氢氟噻嗪	作用于远曲小管近端
低效利尿药	螺内酯、氨苯蝶啶	作用于远曲小管和集合管（保钾利尿）

（二）常用利尿药

1. 呋塞米

（1）药理作用：①强力、迅速利尿。②扩张血管。

（2）临床应用：①严重水肿。②急性肺水肿（首选）和脑水肿。③急慢性肾衰竭。④高钾血症和高钙血症。

（3）不良反应：①低血钾。②耳毒性。③胃肠道反应。④高尿酸血症。

2. 氢氯噻嗪☆

（1）药理作用：①温和持久利尿。②抗利尿。③降压。

（2）临床应用：①轻中度水肿。②心源性水肿（首选）。③轻中度高血压。

（3）不良反应：①电解质紊乱。②代谢异常。③肾功能不全。

3. 螺内酯

（1）药理作用：①较弱，持续利尿。②竞争醛固酮受体。

（2）临床应用：醛固酮升高的顽固性水肿。

（3）不良反应：①高血钾。②女性多毛，男性乳房发育。

4. 氨苯蝶啶【助理医师不考】

（1）药理作用：抑制远曲小管和集合管的 Na^+ 通道。

（2）临床应用：联合排钾利尿药使用。

（3）不良反应：高血钾。

二、脱水药

1. 特点

（1）静脉注射后不易透过毛细血管，血浆渗透压迅速提高。

（2）容易经肾小球滤过，不易被肾小管吸收。

（3）在体内不易被代谢。

（4）不易从血管透入组织液中。

2. 甘露醇【助理医师不考】

（1）药理作用：①脱水（提高血浆胶体渗透压）。②利尿（提高肾小球滤过率；减少肾小管对水的重吸收）。

（2）临床应用：①脑水肿（降低颅内压）。②青光眼（降低眼内压）。③预防急性肾功能衰竭。

第十五章　抗高血压药

一、利尿降压药

氢氯噻嗪

1. 作用机制　温和持久利尿；抗利尿；降压（排钠利尿、使血容量减少是利尿药初期的降压机制）。

2. 临床应用　可单用于1级高血压或与其他降压药合用治疗各类高血压，联合用药可增强降压作用，并防止其他药物引起的水钠潴留，尤其适用于伴有心力衰竭的高血压患者。

3. 不良反应【助理医师不考】　电解质紊乱（低血钾）；代谢异常；痛风患者和肾功能减退者慎用。

二、肾素－血管紧张素系统（RAS）抑制药

1. RAS 抑制药分类

（1）血管紧张素转化酶抑制剂（ACEI）：卡托普利、依那普利。

（2）血管紧张素Ⅱ受体拮抗剂：氯沙坦、缬沙坦。

2. 药理作用

（1）降压时不伴反射性心率加快，对心输出量影响不明显。

（2）防止高血压患者的血管壁以及心室重构。

（3）保护肾脏。

（4）改善胰岛素抵抗。

（5）**不易产生耐受性及停药反跳现象**。

3. 常用药物 ☆

	卡托普利	厄沙贝坦
药理作用	抑制 ACE；减少血管紧张素Ⅱ（AngⅡ）形成	阻断 AngⅡ引起的血管收缩
应用	各种高血压；充血性心力衰竭	各种高血压；高血压合并糖尿病肾病
不良反应	高血钾，低血压；刺激性干咳、水肿	头晕、高血钾；孕妇和哺乳期妇女禁用

三、β受体阻滞药

美托洛尔

1. 药理作用 减少心输出量；抑制肾素分泌。

2. 临床应用

（1）高血压。

（2）伴有心排血量偏高或肾素偏高者以及伴有冠心病者更适宜。

3. 不良反应

（1）神经系统：眩晕、精神抑郁等。

（2）心血管系统：心率减慢、传导阻滞、心衰加重。

四、钙通道阻滞药

硝苯地平控释剂（拜新同）

1. 降压作用 抑制细胞外 Ca^{2+} 的内流，选择性松弛血管平滑肌。

2. 临床应用 用于各型高血压。

3. 不良反应 出现面部潮红、眩晕、头痛、踝部水肿。

五、$α_1$受体阻滞药【助理医师不考】

哌唑嗪

1. 药理作用 选择性阻断 $α_1$ 受体。

2. 临床应用 1、2 级高血压；中重度充血性心功能不全。

3. 不良反应

（1）首剂现象：指第一次用药后的 1 ～ 1.5 小时内出现体位性低血压。

（2）长期使用能致水钠潴留。

六、血管扩张药【助理医师不考】

硝普钠：用于高血压急症（避光使用）。

七、抗高血压药物的合理应用

1. 根据程度选药

1 级高血压：宜选作用温和的药物（ACEI、噻嗪类）。

2 级高血压：宜两种药物联用。

3 级高血压：在联合用药基础上，改用作用更强的药物。

高血压危象：宜选硝普钠。

2. 根据病情特点及并发症选药

（1）伴消化性溃疡：用可乐定，禁用利血平。

（2）伴心绞痛：用硝苯地平。

（3）伴肾功能不全：用卡托普利、硝苯地平。

3. 联合用药 同类药物不宜合用。

第十六章　抗心律失常药

一、普罗帕酮

1. 药理作用 普罗帕酮具有重度阻断钠通道的电生理作用，尚有一定的钙通道阻断作用，还有β受体阻断作用。

（1）提高心室肌的阈电位水平，降低浦肯野纤维和心室肌细胞的自律性。

（2）明显减慢心房、心室和浦肯野纤维的传导速度。

（3）适度延长心肌细胞动作电位时程和有效不应期，但对复极过程影响较奎尼丁弱。

（4）轻度抑制心肌收缩力。

2. 临床应用 临床适用于室上性、室性期前收缩，室性和室上性心动过速，伴发心动过速和心房颤动的预激综合征。

二、利多卡因

1. 药理作用

（1）降低自律性。

（2）相对延长有效不应期。

2. 临床应用 急性心肌梗死所致室性心律失常的首选药，对强心苷中毒有效。

三、美托洛尔

1. 药理作用

（1）降低自律性。

（2）减慢传导。

（3）延长房室结有效不应期。

2. 临床应用 为室上性心律失常的首选药；用于甲亢引起的窦性心动过速。

四、胺碘酮

临床应用：广谱抗心律失常药，用于各种室上性和室性心律失常。

五、维拉帕米【助理医师不考】

临床应用：阵发性室上性心动过速的首选药；强心苷中毒引起的室性早搏；对冠心病、高血压伴发心律失常者尤其适用。

第十七章　抗慢性心功能不全药

一、强心苷类（洋地黄类）

1. 常用药物 地高辛（最常用）、去乙酰毛花苷（西地兰）、毒毛花苷K（毒毛旋花子苷K）。

2. 药理作用

（1）正性肌力。

（2）负性频率。

（3）负性传导。

（4）对心电图的影响：QT间期缩短、ST段降低呈鱼钩状（判断是否应用强心苷的依据之一，不作为洋地黄中毒的依据）。

3. 临床应用

（1）治疗慢性心功能不全。

（2）某些心律失常：①心房颤动。②心房扑动。③阵发性室上性心动过速（强心苷本身所引起的室上性心动过速禁用）。

4. 不良反应☆　安全范围小，一般治疗量已接近中毒量的60%。

（1）胃肠道反应：是中毒的早期反应，可有厌食、恶心、呕吐、腹泻、腹痛。

（2）中枢反应：眩晕、头痛、疲倦、失眠、幻觉等。

（3）视觉障碍：黄视、绿视、视物模糊为强心苷中毒的特征。

（4）心脏反应：强心苷中毒最严重的反应，可见室性早搏、室性心动过速（最严重）、房室传导阻滞、窦性心动过缓等。

5. 强心苷中毒治疗【助理医师不考】　快速型心律失常应及时补钾（可用氯化钾），并可选利多卡因、苯妥英钠等；窦性心动过缓可用阿托品治疗。

二、减负荷药

（一）利尿药

1. 药理作用　促进 Na^+、水的排出，从而减轻心脏负荷。

2. 常用药物　首选噻嗪类药（如氢氯噻嗪），必要时可选用强效髓袢利尿药（如呋塞米）。

（二）血管扩张药

1. 药理作用　扩张小静脉或小动脉，减轻心脏前负荷或后负荷。

2. 常用药物

（1）扩张小静脉：硝酸甘油。

（2）扩张小动脉：肼屈嗪。

（3）扩张动、静脉：硝普钠（常用于急性心肌梗死及高血压时的充血性心力衰竭）、哌唑嗪。

第十八章　抗心绞痛药

一、硝酸酯类

1. 常用药物　硝酸甘油（稳定型心绞痛发作期首选）、硝酸异山梨酯（稳定期首选）。

2. 药理作用

（1）降低心肌耗氧量。

（2）改善缺血区心肌供血。

（3）具有抗血栓形成的作用。

3. 临床应用☆

（1）心绞痛：硝酸甘油舌下含服能迅速缓解各种类型心绞痛。

（2）急性心肌梗死。

（3）心功能不全。

4. 不良反应【助理医师不考】　颅脑外伤、颅内出血者禁用，青光眼患者慎用。大剂量可见体位性低血压，低血容量者禁用。长期应用可出现耐受性。

二、β受体阻滞药

1. 常用药物　普萘洛尔、美托洛尔、阿替洛尔。

2. 药理作用 ☆

（1）降低心肌耗氧量：发挥抗心绞痛作用。

（2）改善心肌代谢。

（3）增加缺血区血液供应。

（4）促进氧合血红蛋白解离。

3. 临床应用

（1）稳定型心绞痛的首选药。

（2）变异型心绞痛应禁用，哮喘、心动过缓、严重心功能不全者禁用。

三、钙通道阻滞药

1. 药理作用

（1）降低心肌耗氧量：阻滞 Ca^{2+} 流入血管平滑肌细胞。

（2）增加心肌供血。

（3）保护缺血心肌。

2. 常用药与临床应用

（1）硝苯地平：①稳定型心绞痛、变异型心绞痛（最有效）。②急性心肌梗死。③高血压。④心力衰竭。

（2）维拉帕米：①不稳定型、稳定型心绞痛。②高血压。③心律失常。

【拓展】地尔硫草——用于各型心绞痛、心律失常、高血压、心肌梗死。②哌克昔林——用于心绞痛伴心力衰竭或支气管哮喘。

第十九章　抗动脉粥样硬化药

一、调血脂药

1. 他汀类药物

（1）药理作用

①使肝内胆固醇合成减少。

②改善血管内皮功能、抑制血管平滑肌细胞增殖和迁移、延缓巨噬细胞泡沫化、降低脂蛋白的氧化、抑制血小板的黏附和聚集、阻止血栓形成等。

（2）临床应用：用于高胆固醇血症和以胆固醇升高为主的混合性高脂血症。既是伴有胆固醇升高的Ⅱ和Ⅲ型高脂血症的首选药，也是糖尿病和肾病性高脂血症的首选药物。

（3）不良反应：较少见，但儿童、孕妇、哺乳期妇女及肝、肾功能异常者不宜使用，原有肝病史者慎用。

2. 依折麦布

（1）药理作用：特异地抑制肠道内胆固醇的吸收，降低 TC 和 LDL。

（2）临床应用：可单独或联合用于以胆固醇升高为主的患者，特别适合作为不能耐受他汀类治疗者的替代。

二、抗氧化药（普罗布考）【助理医师不考】

1. 药理作用

（1）抗氧化作用：减少脂质过氧化物的产生。

（2）调血脂作用：减少胆固醇的合成，增加 HDL 的转运效率。

2. 临床应用　治疗高胆固醇血症。对继发于肾病综合征或糖尿病的Ⅱ型脂蛋白血症也有效。防治 PTCA 后再狭窄。抗动脉粥样硬化，预防冠心病或治疗心绞痛。

第二十章　血液系统药

一、抗贫血药

（一）铁制剂

1. 常用药物　①口服铁剂：硫酸亚铁。②注射铁剂：右旋糖酐铁。

2. 临床应用

（1）预防和治疗缺铁性贫血。

（2）用于生长发育期需求增加及慢性失血所引起的贫血。

3. 不良反应【助理医师不考】　胃肠道刺激症状。

（二）叶酸、维生素 B_{12}

1. 叶酸　治疗各种原因所致的巨幼红细胞贫血（促进红细胞的合成）。

> 【拓展】对二氢叶酸还原酶抑制药甲氨蝶呤等引起的巨幼红细胞贫血，应用一般叶酸制剂无效，需直接选用亚叶酸钙治疗。

2. 维生素 B_{12}　用于治疗恶性贫血，巨幼红细胞贫血（改善叶酸代谢障碍）。

二、止血药

1. 常用药物　维生素 K。

2. 药理作用

（1）止血：维生素 K 是凝血因子Ⅱ、Ⅶ、Ⅸ、Ⅹ合成的前体物质。

（2）解痉止痛。

3. 临床应用　①大剂量维生素 K_1 可用于抗凝血类灭鼠药中毒解救。②缺乏维生素 K 引起的出血。

三、抗凝血药

（一）肝素

1. 药理作用

（1）抗凝：体内、体外均有抗凝作用，作用迅速，通过抑制凝血酶的活性，延长凝血酶原时间。

（2）抗血栓作用：抗血小板聚集。

2. 临床应用

（1）血栓栓塞性疾病（快速抗凝）。

（2）缺血性心脏病。

（3）弥散性血管内凝血（DIC）。

（4）体外抗凝。

3. 不良反应【助理医师不考】　自发性出血：严重出血需缓慢静脉注射硫酸鱼精蛋白解救。

（二）香豆素类药物

1. 常用药物　华法林、双香豆素、醋硝香豆素等。

2. 药理作用　抗凝：作用机制为拮抗维生素 K，仅体内抗凝，无体外抗凝作用。

3. 临床应用【助理医师不考】　血栓性疾病、预防血栓发生、心梗辅助用药。

4. 不良反应【助理医师不考】　用药过量易致自发性出血，可予维生素 K 对抗。

四、纤维蛋白溶解药

临床上主要用于血栓栓塞性疾病。

（一）链激酶

1. 药理作用　使纤维蛋白原变为有活性的纤维蛋白溶解酶（间接），使血栓溶解。

2. 临床应用　深静脉栓塞、急性肺栓塞、手术后血栓形成。

（二）尿激酶☆

1. 药理作用　直接使纤维蛋白原变为有活性的纤维蛋白溶解酶，使血栓溶解。

2. 临床应用　用于急性血栓栓塞性疾病，如急性心肌梗死、肺栓塞、脑栓塞。

五、抗血小板药

（一）阿司匹林

1. 药理作用　抑制血小板聚集，防止血栓形成。

2. 临床应用　小剂量用于防治心脑血栓形成等。

（二）氯吡格雷

1. 药理作用　抑制血小板聚集。

2. 临床应用　防治心肌梗死、缺血性脑栓塞引起的并发症。

第二十一章　消化系统药

一、抗消化性溃疡药☆

（一）抗酸药

1. 常用药物　氢氧化镁、氢氧化铝、碳酸氢钠。

2. 药理作用【助理医师不考】　抑制胃蛋白酶活性，降低或消除胃酸。

（二）H_2 受体阻滞药☆

1. 常用药物　替丁类：西咪替丁、雷尼替丁、法莫替丁等。

2. 药理作用

（1）抑制胃酸分泌。

（2）调节免疫。

（3）药酶抑制作用——西咪替丁、雷尼替丁。

3. 临床应用　胃酸分泌过多的相关疾病：胃溃疡、十二指肠溃疡、胃肠道出血、反流性食管炎、胃酸分泌过多症。

（三）质子泵抑制剂☆

1. 常用药物　奥美拉唑、兰索拉唑、泮托拉唑、雷贝拉唑。

2. 药理作用【助理医师不考】

（1）抑制胃酸分泌：通过抑制 $H^+ - K^+ - ATP$ 酶，产生强大而持久的抑制胃酸分泌作用，胃蛋白酶分泌减少。用药 4～6 周后，血浆促胃液素成倍升高。

（2）抗 Hp：在体内有弱的抗 Hp 作用。

3. 临床应用【助理医师不考】　消化性溃疡、反流性食管炎。

（四）黏膜保护药

1. 常用药物　铋制剂、米索前列醇、硫糖铝。

2. 药理作用【助理医师不考】　增强胃黏膜屏障功能。

3. 临床应用【助理医师不考】　主要用于消化性溃疡的防治。

（五）抗幽门螺杆菌药及应用

1. 常用药物

（1）抗溃疡病药：质子泵抑制药、铋制剂、硫糖铝。

（2）抗菌药：阿莫西林、甲硝唑、四环素等。

2. 临床应用【助理医师不考】　临床常用2～3种抗菌药与1种质子泵抑制药或铋制剂组成三联或四联疗法。

二、止吐药

常用止吐药☆

1. 抗胆碱药

（1）常用药物：东莨菪碱。

（2）临床应用：晕动病、内耳眩晕症。

2. 抗组胺药

（1）常用药物：苯海拉明、茶苯海明、异丙嗪等。

（2）临床应用：晕动病、内耳眩晕症、手术、妊娠呕吐。

3. 吩噻嗪类药物

（1）常用药物：氯丙嗪、硫乙拉嗪。

（2）临床应用：各种原因导致呕吐，对晕动症无效。

4. 胃肠促动力药

（1）常用药物：多潘立酮、甲氧氯普胺。

（2）临床应用：胃食管反流病，慢性功能性消化不良。

5. 5－HT_3受体阻滞药

（1）常用药物：昂丹司琼、格拉司琼、托烷司琼。

（2）临床应用：预防和抑制化疗药引起的呕吐。

第二十二章　呼吸系统药

平喘药

平喘药是指具有预防、缓解或消除喘息症状的药物。常用药物：①气道扩张药，如β_2受体激动药、茶碱类、M受体阻滞药、钙通道阻滞药等；②抗炎抗过敏平喘药，如糖皮质激素、抗过敏平喘药和炎症介质拮抗药。

（一）β_2受体激动药☆

1. 中效

（1）沙丁胺醇

①药理作用：激动呼吸道β_2受体，作用强。

②临床应用：哮喘、喘息型支气管炎、**COPD**伴喘息以及其他原因的支气管痉挛。

（2）特布他林：作用弱于沙丁胺醇。

（3）克仑特罗：作用强，能增加纤毛运动和溶解痰。

2. 长效（沙美特罗）

（1）药理作用：激动 β_2 受体，扩张支气管平滑肌。

（2）临床应用：慢性哮喘，慢性阻塞性肺疾病。

（二）氨茶碱

1. 药理作用

（1）松弛支气管平滑肌。

（2）利尿、强心、兴奋中枢，促进胃酸分泌。

2. 临床应用　主要用于哮喘持续状态或 β_2 受体激动药不能控制的严重哮喘。

（三）抗过敏平喘药

1. 常用药物　色甘酸二钠。

2. 药理作用　抑制肥大细胞脱颗粒。

3. 临床应用　预防性给药，对外源性刺激引起的哮喘效果好。发作后给药无效。

（四）抗炎平喘药 ☆

1. 常用药物　糖皮质激素。

2. 药理作用

（1）抑制参与哮喘发病炎性细胞因子和黏附分子的生成。

（2）抑制变态反应，减少过敏介质的释放（抗过敏）。

（3）降低气道血管的通透性，加强儿茶酚胺激活腺苷酸环化酶的作用。

（4）非特异性抗炎作用，可抑制气道高反应性。

3. 临床应用

（1）目前治疗哮喘最有效的抗炎抗过敏药物。

（2）气道扩张药未得到有效控制的慢性支气管哮喘、哮喘持续状态、反复发作的顽固性哮喘。

第二十三章　糖皮质激素

一、药理作用 ☆

1. 对物质代谢的影响

（1）升高血糖。

（2）负氮平衡：促进蛋白质分解，大剂量抑制蛋白质合成。

（3）促进脂肪分解及重新分布。

（4）影响核酸代谢。

（5）水钠潴留及低 K^+、Ca^{2+}。

2. 抗炎　有非特异性强抗炎作用。

【拓展】抗炎作用环节主要有：抑制磷脂酶 A2、稳定溶酶体膜、降低毛细血管通透性、抑制吞噬细胞功能、抑制炎症细胞功能、抑制炎症后期肉芽组织的增生、抑制某些细胞因子及黏附因子的产生。

3. 抑制免疫　抗过敏（抗免疫）。

4. 抗内毒素　提高机体对细菌内毒素的耐受力。

5. 抗休克　超大剂量常用于抢救严重休克，对中毒性休克疗效尤好。

6. 影响血液与造血系统 使淋巴细胞、单核细胞、嗜酸性粒细胞减少。

7. 其他 解热作用、兴奋中枢、促进胃酸和胃蛋白酶分泌。

二、临床应用

1. 肾上腺皮质功能不全。
2. 严重感染：大剂量冲击疗法，病毒性感染不宜使用。
3. 休克：大剂量使用，为抢救休克的重要药物。
4. 防止某些炎症的后遗症。
5. 免疫性疾病、过敏性疾病、器官移植。
6. 血液病。
7. 皮肤病。

三、不良反应

1. 医源性肾上腺皮质功能亢进症（库欣综合征）：表现为满月脸、水牛背、低血钾、高血糖。
2. 诱发或加重感染：糖皮质激素抗炎不抗菌。
3. 消化系统反应：可诱发或加重消化性溃疡。
4. 骨质疏松，延缓伤口愈合。
5. 肾上腺皮质萎缩和功能不全（停药反应）。
6. 反跳现象。

四、禁忌证【助理医师不考】

胃或十二指肠溃疡、糖尿病、骨质疏松等。

第二十四章　抗甲状腺药

一、药理作用

抗甲状腺、抑制免疫。

二、临床应用

甲状腺功能亢进、甲状腺手术前准备、甲状腺危象辅助治疗。

三、不良反应

过敏反应、消化道反应、粒细胞减少、甲状腺肿及甲状腺功能减退。

第二十五章　降血糖药

一、胰岛素☆

1. 药理作用

（1）降血糖：加速葡萄糖分解，促进糖原的合成和贮存。
（2）脂肪代谢：促进脂肪合成。
（3）正氮平衡：促进蛋白质合成。
（4）促钾转运。
（5）促生长。

2. 临床应用

（1）各型糖尿病，尤其胰岛素依赖型糖尿病（1型糖尿病）。

（2）糖尿病发生急性并发症。

（3）合并重度感染。

（4）妊娠糖尿病。

3. 不良反应【助理医师不考】 低血糖（最常见）、过敏反应、胰岛素耐受性、皮下硬结。

二、口服降血糖药

（一）磺酰脲类 ☆

1. 药理作用 降血糖、抗利尿、影响凝血功能。

2. 临床应用 糖尿病、尿崩症。

3. 不良反应 胃肠道反应、过敏反应、低血糖。

（二）二甲双胍

1. 临床应用 用于单用饮食控制无效的轻、中度 2 型糖尿病，尤适用于肥胖且伴胰岛素抵抗者。

2. 不良反应 高乳酸血症及酮血症。

（三）α - 葡萄糖苷酶抑制药

1. 常用药物 阿卡波糖、伏格列波糖、米格列醇。

2. 药理作用 降低餐后血糖峰值。

3. 临床应用【助理医师不考】 用于轻、中度 2 型糖尿病，尤适用于餐后血糖高者。

4. 不良反应【助理医师不考】 胃肠道反应（与第一口饭同服）。

（四）胰岛素增敏药

1. 常用药物 罗格列酮、环格列酮、吡格列酮等。

2. 药理作用 增加肌肉及脂肪组织对胰岛素的敏感性而降血糖。

3. 临床应用【助理医师不考】 主要用于 2 型糖尿病患者。

第二十六章 合成抗菌药

一、氟喹诺酮类药物

1. 作用机制 氟喹诺酮类药物为广谱杀菌药，通过阻碍细菌 DNA 复制而达到杀菌作用。

2. 药理作用 ☆

（1）杀灭革兰阴性菌。

（2）杀灭革兰阳性球菌。

（3）杀灭衣原体、支原体、军团菌、结核分枝杆菌等。

（4）环丙沙星杀灭铜绿假单胞菌最强。

3. 临床应用

（1）泌尿生殖道感染：环丙沙星是铜绿假单胞菌性尿道炎的首选药。

（2）呼吸系统感染：治疗肺炎链球菌感染。

（3）肠道感染：治疗志贺菌引起的菌痢。

（4）伤寒：治疗沙门菌引起的胃肠炎。

（5）霍乱。

4. 不良反应 胃肠道反应、中枢神经系统毒性、光敏反应、心脏毒性、软骨损害。

二、磺胺类药物

1. 常用药物 磺胺甲噁唑（SMZ）、磺胺嘧啶（SD）等。

2. 作用机制 为广谱抑菌药，影响核酸的合成，抑制细菌的生长繁殖。

3. 药理作用 抑制多数革兰阳性菌和阴性菌、沙眼衣原体、疟原虫。对病毒、立克次体、支原体、螺旋体无效。磺胺嘧啶银和磺胺米隆局部用药可抗铜绿假单胞菌。

4. 不良反应☆ 泌尿系统损害、过敏反应、血液系统反应、肝损害。

三、甲氧苄啶（TMP）

与磺胺类药物合用，发挥协同抗菌作用。

四、硝咪唑类

1. 常用药物 甲硝唑。

2. 药理作用 治疗各种厌氧菌感染。

3. 临床应用 治疗阿米巴病和滴虫病的首选药。

第二十七章 抗生素

一、青霉素类

（一）青霉素 G（窄谱抗生素）

1. 作用机制 抑制细菌细胞壁的合成。

2. 药理作用☆

（1）溶血性链球菌。

（2）脑膜炎球菌和淋球菌。

（3）白喉杆菌。

（4）破伤风梭菌。

（5）钩端螺旋体。

（6）对真菌、立克次体、病毒、原虫无效。

3. 临床应用☆

（1）对敏感的革兰阳性球菌、阴性球菌、螺旋体感染，可作为首选治疗药。如扁桃体炎、猩红热、败血症等。

（2）草绿色链球菌引起的心内膜炎。

（3）白喉、破伤风、气性坏疽所致败血症。

（4）淋病，流行性脑脊髓膜炎。

（5）梅毒、回归热等及预防感染性心内膜炎发生的首选药。

4. 不良反应

（1）变态反应：过敏性休克最严重。

（2）赫氏反应。

（3）水电解质紊乱。

5. 过敏性休克防治

（1）初次使用应做皮肤过敏试验，反应阳性者禁用。

（2）发生休克时，肾上腺素 $0.5 \sim 1.0$ **mg** 皮下或肌内注射。

（二）半合成青霉素

阿莫西林与氨苄西林类似，属于广谱青霉素类。

二、头孢菌素类 ☆

1. 抗菌作用

头孢菌素类别	对 G⁺菌作用	对 G⁻菌作用	肾毒性	对 β-内酰胺酶稳定性
第一代	+++	+	+++	不稳定
第二代	++	++	++	较稳定
第三代	+	+++	+	稳定
第四代	+++	+++	+	高度稳定

2. 临床应用

（1）一代用于 G⁺菌感染，常用头孢唑啉。

（2）二代用于 G⁻菌感染，常用头孢呋辛。

（3）三代用于多种 G⁺菌、G⁻菌。头孢他啶抗铜绿假单胞菌最强。

3. 不良反应　过敏反应、肾脏毒性（第一代大剂量可出现肾近曲小管坏死）、神经系统（抽搐）、血液系统（血小板减少）、二重感染、双硫仑样反应。

三、大环内酯类

1. 作用机制　大环内酯类抗生素主要抑制细菌蛋白质合成。

2. 常用药物　阿奇霉素。

3. 药理作用　抗菌谱较红霉素广，对 G⁻菌作用明显强于红霉素。胃肠道反应少，口服吸收快、半衰期长、抗菌谱广，有快速杀菌的作用。

4. 临床应用　主要用于上呼吸道感染。

四、林可霉素类

1. 作用机制　抑制细菌蛋白质的合成。

2. 常用药物　林可霉素、克林霉素。

3. 药理作用　对各类厌氧菌有强大的抗菌作用。

4. 临床应用　治疗金黄色葡萄球菌引起骨髓炎的首选药。

5. 不良反应　胃肠道反应、过敏反应。

五、氨基糖苷类

1. 作用机制　抑制细菌蛋白质合成，为静止期杀菌剂。

2. 常用药物　庆大霉素、链霉素。

3. 药理作用　对各种需氧革兰阴性杆菌有强大抗菌活性。

4. 临床应用

（1）敏感需氧革兰阴性杆菌所致的全身感染（注射）。

（2）链霉素、卡那霉素可作为结核病的治疗药物。

5. 不良反应　耳毒性、肾毒性、过敏反应、神经肌肉阻断作用。

六、四环素类

1. 作用机制　对 G⁺菌抑制作用强于 G⁻菌。抑制细菌蛋白质的合成。

2. 常用药物　四环素。

3. 临床应用　首选治疗立克次体感染、支原体感染、衣原体感染、某些螺旋体感染。

4. 不良反应

（1）局部刺激。

（2）二重感染。

（3）影响骨、牙的生长：孕妇、哺乳期妇女及 8 岁以下儿童禁用（抑制骨骼生长）。

七、氯霉素类

1. 作用机制 对 G⁻ 菌抑制作用强于 G⁺ 菌，为抑菌药，抑制蛋白质合成。

2. 常用药物 氯霉素。

3. 临床应用

（1）耐药菌诱发的严重感染。

（2）伤寒。

（3）立克次体感染。

（4）对结核分枝杆菌、真菌、原虫和病毒无效。

4. 不良反应

（1）抑制骨髓造血功能：①可逆性血细胞减少（最主要）。②再生障碍性贫血。

（2）灰婴综合征。

第二十八章　抗真菌药与抗病毒药

一、抗真菌药

1. 常用药物 两性霉素 B（广谱抗真菌）。

2. 作用机制 增加细胞膜通透性。

3. 药理作用 对各种深部真菌有强大抑制作用。

4. 临床应用 局部应用可治疗浅部真菌感染，对细菌无效。

二、抗病毒药

（一）阿昔洛韦

1. 药理作用

（1）广谱高效抗病毒药。

（2）对单纯疱疹病毒（HSV）的作用最强。

（3）对 RNA 病毒无效。

2. 临床应用

（1）治疗 HSV 感染首选药。

（2）局部应用治疗 HSV 引起的皮肤、黏膜感染。

（3）口服或静脉注射治疗生殖器疱疹、疱疹病毒脑炎等。

（4）对乙型肝炎有明显近期效果。

（二）利巴韦林☆

1. 药理作用 属广谱抗病毒药，对多种 DNA、RNA 病毒有效。

2. 临床应用 流感病毒引起的呼吸道感染、结膜炎、角膜炎、口腔炎，小儿病毒性肺炎，对甲型肝炎有一定疗效。

第二十九章　抗菌药物的耐药性

一、抗菌药物的耐药性

耐药性指细菌与抗菌药物反复接触后对药物的敏感性降低甚至消失。

二、抗菌药的合理应用

能用一种抗菌药不用多种，能用窄谱抗菌药不用广谱。

趣记

用窄不用广，用一不联合。

第三十章　抗结核病药

一、抗结核药分类

1. 一线抗结核药☆　异烟肼、利福平、链霉素、乙胺丁醇、吡嗪酰胺等。

2. 二线抗结核药　主要用于对一线抗结核药产生耐药性时的替换治疗。

二、异烟肼

1. 临床应用　治疗各类结核病的首选药。

2. 不良反应　常见周围神经炎，同服维生素 B_6 可以防治。

三、利福平

1. 抗菌作用　对繁殖期和静止期的结核分枝杆菌都有效。

2. 临床应用

（1）麻风病、沙眼、急性结膜炎。

（2）联合用药，各种类型结核病。

四、链霉素【助理医师不考】

1. 特点　是第一个有效的抗结核药。

2. 临床应用　联合用药治疗浸润性肺结核、粟粒性结核。

3. 不良反应　耳毒性。

五、乙胺丁醇

1. 抗菌作用　选择性对结核分枝杆菌有较强的抑制作用。

2. 不良反应　长期大量应用可致球后视神经炎。

趣记

以后一周练听力。注：①以后——乙胺丁醇的不良反应是后视神经炎。②一周——异烟肼的不良反应是周围神经炎。③练听力——链霉素的不良反应是耳毒性。

六、抗结核药的合理应用【助理医师不考】

合理化疗是指早期、适量、联合、规律及全程用药。

第三十一章　抗恶性肿瘤药

一、分类

1. 干扰核酸生物合成药物

（1）二氢叶酸还原酶抑制剂（抗叶酸药）：甲氨蝶呤等。

（2）胸苷酸合成酶抑制药：氟尿嘧啶等。

（3）嘌呤核苷酸互变抑制药：巯基嘌呤等。

（4）核苷酸还原酶抑制剂：羟基脲等。

（5）DNA 多聚酶抑制剂：阿糖胞苷等。

2. 破坏 DNA 结构与功能的药物

（1）烷化剂：环磷酰胺。

（2）铂类配合物：顺铂。

（3）丝裂霉素和博来霉素。

（4）依托泊苷：喜树碱类。

二、不良反应

骨髓抑制（最主要）、消化道反应、脱发、重要器官及神经系统损害、过敏反应、第二原发恶性肿瘤、不育和致畸。

传染病学

第一章　传染病学总论

一、感染

1. 概念

（1）感染性疾病：是由病原体感染人体所致的疾病，包括传染病和非传染性感染性疾病。

（2）感染：是病原体与人体相互作用的过程，病原体主要是病原微生物和寄生虫。

2. 分类

感染分类	感染次数	病原体种数
首发感染	初次	
重复感染	再次	同一病原体
混合感染	同时	不同病原体
重叠感染	先后	

3. 感染过程的表现☆

病原体被清除	被治愈（最好结果）
隐性感染（最常见）	无临床表现，有抗体
显性感染	发生率最低，最易识别
病原携带者（排菌）	最易造成传染流行
潜伏性感染	免疫力下降时发病——"迟早暴发"

4. 感染过程中病原体的作用　致病作用包括侵袭力、毒力、数量、变异性。

5. 感染过程中免疫应答的作用

保护性免疫	非特异性免疫		天然屏障、吞噬作用、体液因子
	特异性免疫	细胞免疫	T 淋巴细胞（吞噬病原体）
		体液免疫	B 淋巴细胞（产生抗体），分为 IgG（出现晚，时间长）、IgM（出现早，时间短）、IgA、IgD 和 IgE
变态反应	对人体不利		

二、传染病的流行过程

（一）流行过程的基本条件☆

1. 传染源　包括患者、隐性感染者、病原携带者（最重要）、受感染的动物。

2. 传播途径　母婴传播属于垂直传播，其他途径称为水平传播。

（1）呼吸道传播（如经空气、飞沫）：①流行性感冒；②流行性脑脊髓膜炎。

（2）消化道传播：①霍乱；②伤寒；③细菌性痢疾。

（3）血液和体液传播：①乙型肝炎、丙型肝炎；②艾滋病。

（4）接触传播：①直接接触传播，如狂犬病；②间接接触传播。

（5）虫媒传播：①流行性乙型脑炎；②疟疾。

（6）母婴传播（垂直传播）：①乙型肝炎；②艾滋病。

（7）医源性感染。

3. 易感人群 可通过增强机体免疫力等保护易感人群。

（二）影响流行过程的因素

1. 自然因素。

2. 社会因素。

3. 个人行为因素。

三、传染病的特征☆

1. 病原体。

2. 传染性。

3. 流行病学特征

（1）流行性

①散发：发病率处于一般水平。

②流行：发病率高于一般水平。

③大流行：流行范围超过国界或洲界。

④暴发：某种传染病病例的发病高度集中，短时间内发生。

（2）季节性。

（3）地方性。

4. 感染后免疫。

四、传染病的诊断

1. 流行病学资料。

2. 临床资料。

3. 实验室检查与其他检查。

五、传染病的治疗

一般治疗、对症治疗、病原治疗、康复治疗、中医药治疗。

六、传染病的预防☆

1. 管理传染源。

2. 切断传播途径。

3. 保护易感人群。

第二章 病毒感染

第一节 病毒性肝炎

一、病原学☆

1. 甲型肝炎病毒（HAV） 属于 RNA 病毒，IgM 抗体（＋）提示正在感染，IgG 抗体（＋）提示恢复期或既往感染。甲型肝炎是最常见的急性肝炎，无慢性，潜伏期为 1 个月。

2. 乙型肝炎病毒（HBV） 属于嗜肝 DNA 病毒。完整的乙肝病毒又称为 Dane 颗粒。乙型肝炎潜伏期为 3 个月。

（1）HBsAg：感染标志，"最早"血清学标志。

（2）抗 – HBs：唯一保护性抗体。

（3）HBeAg：复制和传染性的标志。

（4）抗 – HBe。

（5）抗 – HBc：核心抗体（"c 位"），"最早"抗体。

（6）HBcAg。

（7）HBV DNA：病毒有无复制找 DNA。感染最直接、特异和灵敏的指标。

3. 丙型肝炎病毒 多为慢性肝炎，输血传播最常见。

4. 丁型肝炎病毒 为缺陷病毒，借助 HBV 才能感染机体。

5. 戊型肝炎病毒 为无包膜球形颗粒。

二、流行病学 ☆

1. 传染源 甲、戊型肝炎的传染源主要是急性期患者和亚临床感染者，乙、丙、丁型肝炎的传染源是相应的急、慢性患者及病毒携带者。

2. 传播途径 甲、戊型肝炎主要经粪 – 口途径传播，乙、丙、丁型肝炎可通过血液和体液传播。

3. 易感人群 感染甲肝、戊肝可获得免疫力。感染乙肝产生抗 – HBs，一般不会再次感染；部分感染者可演变为慢性。

三、临床表现

1. 急性肝炎 总病程 2~4 个月。

（1）急性黄疸型肝炎

①黄疸前期：发热，尿色加深，传染性最强。

②黄疸期：热退，巩膜首先黄深，ALT 最高，消化道症状减轻。

③恢复期。

（2）急性无黄疸型肝炎：临床症状轻，占大多数。甲、戊型肝炎以黄疸型多见，急性丙型肝炎临床表现较轻，以无黄疸型多见。

2. 慢性肝炎 病程超过半年。

分度	轻度	中度	重度
症状	轻微	居于轻度和重度之间	有明显或持续的肝炎
体征			肝病面容、肝掌、蜘蛛痣、脾大，无门静脉高压表现者
实验室检查	肝功能指标 1~2 项异常		ALT、AST、球蛋白均升高，白蛋白降低，A/G 比值异常

3. 重型肝炎

（1）典型表现：黄疸、出血、肝性脑病（最常见、最重要）。

（2）临床分型

①急性重型肝炎（急性肝衰竭）：急性起病；2 周内出现Ⅱ度以上肝性脑病。

②亚急性重型肝炎（亚急性肝衰竭）：急性起病；15~26 日出现肝衰竭。

③慢性重型肝炎：慢性肝病；急性肝功能失代偿。

④慢性肝衰竭：在肝硬化的基础上，出现门静脉高压、腹水、慢性肝功能失代偿。

（3）分期

①早期：黄疸迅速加深，血清胆红素大于正常值上限 10 倍或每日上升≥17.1μmol/L，30%＜PTA≤40%，或经病理学证实。

②中期：有Ⅱ度肝性脑病和/或明显腹水或出血倾向（出血点或瘀斑），20%＜PTA≤30%。

③晚期：有难治性并发症，PTA≤20%。

4. 淤胆型肝炎

（1）黄疸持续 3 周以上。

（2）阻塞性黄疸：以直接胆红素升高为主。

（3）起病类似急性黄疸型肝炎，但自觉症状较轻（肝细胞损害轻）。

（4）黄疸具有三分离特征：①消化道症状轻；②ALT 上升幅度低；③凝血酶原时间延长或凝血酶原活动度下降不明显；④黄疸重。

（5）胆道疾病指标升高：血清胆汁酸、γ-谷氨酰转肽酶、碱性磷酸酶、胆固醇可明显升高。

四、实验室检查☆

1. 血清转氨酶　反映肝细胞受损最早，最敏感的指标是丙氨酸氨基转移酶（ALT）。急性肝炎时 ALT＞AST。重型肝炎时 AST＞ALT，线粒体损害严重。ALT 升高幅度不能区别急性肝炎与重型肝炎。

2. 血清胆红素　重型肝炎胆酶分离。

3. 血清蛋白　肝脏严重损害，A/G 比值下降或倒置。

4. 凝血酶原活动度（PTA）　PTA≤40% 为肝细胞大量坏死的肯定界限，为重型肝炎诊断及判断预后的重要指标。

五、治疗

1. 休息：病情活动时卧床休息。

2. 饮食调节。

3. 抗病毒治疗

（1）急性肝炎：一般不需要，急性丙型肝炎需要抗病毒治疗。

（2）慢性肝炎：需要抗病毒治疗。乙肝常首选核苷（酸）类似物恩替卡韦，丙肝首选直接抗病毒药物索磷布韦，失代偿期肝硬化禁用干扰素。

六、预防

1. 控制传染源。

2. 切断传播途径。

3. 保护易感人群

（1）甲型肝炎：接种甲肝减毒活疫苗或灭活疫苗。

（2）乙型肝炎：①注射乙肝免疫球蛋白；②接种乙型肝炎疫苗。

第二节　流行性感冒

一、流行病学☆

1. 传染源　主要为流行性感冒（简称流感）患者和隐性感染者。潜伏期即有传染性。

2. 传播途径　经呼吸道飞沫传播和气溶胶传播。

二、临床表现

潜伏期通常为 1～3 日，最短数小时。起病多急骤，以全身中毒症状为主。

1. 单纯型　最常见。全身症状明显，局部症状轻。

2. 肺炎型　高热、烦躁、呼吸困难、咳血痰和明显发绀。

3. 其他类型　中毒型、胃肠型、脑炎型。

4. 并发症

（1）呼吸道并发症：细菌性气管炎、细菌性支气管炎、细菌性肺炎。

（2）肺外并发症：雷耶（Reye）综合征、中毒性休克、骨骼肌溶解、心肌炎、心包炎。

三、实验室检查

1. 血液检查：白细胞计数正常或降低，淋巴细胞相对增加。

2. 病毒分离。

3. 血清学检查。

4. 病毒核酸检测。

5. 病毒抗原检测。

6. 胸部影像学检查。

四、鉴别诊断

1. 普通感冒　多为散发，起病较慢，可由多种呼吸道病原体感染引起。通常流感全身症状比普通感冒重，而普通感冒呼吸道局部症状更突出。

2. 传染性非典型肺炎（SARS）　由 SARS 冠状病毒引起，具有明显传染性，可累及多个脏器、系统。

五、治疗

1. 治疗原则

（1）隔离患者。

（2）及早应用抗流感病毒药物治疗。

（3）加强支持治疗和防治并发症。

（4）合理应用对症治疗药物。儿童忌用阿司匹林。

2. 抗流感病毒药物治疗

（1）神经氨酸酶抑制剂：如奥司他韦。

（2）血凝素抑制剂：抑制病毒脂膜与宿主细胞的融合。

（3）M2 离子通道阻滞剂：金刚烷胺和金刚乙胺。

第三节　人禽流感

一、流行病学☆

1. 传染源　主要是被禽甲型流感病毒感染的禽类动物。

2. 传播途径　主要经呼吸道传播。

3. 易感人群　人类对禽流感病毒不易感。

4. 流行特征　全年均可散发，无明显季节性。

二、病理

肺部主要病理特征是肺泡和支气管黏膜损伤严重，肺急性渗出性炎症改变等。

三、临床表现

潜伏期一般为 1～7 日，通常为 3 日左右。急性起病，早期表现类似流感，出现发热、咳嗽等。

四、实验室检查及其他检查

1. 血常规检查。

2. 尿常规检查。

3. 血生化检查。

4. 血清学检查。

5. 病原学检查。

6. 胸部影像学检查。

五、治疗

1. 隔离　所有病例均应尽早隔离治疗。

2. 对症及支持治疗　应用解热药、止咳祛痰药等。

3. 抗病毒治疗

(1) 神经氨酸酶抑制剂：奥司他韦。

(2) M2 离子通道阻滞剂：金刚烷胺和金刚乙胺。

六、预防

1. 控制传染源。

2. 切断传播途径。

3. 保护易感人群。

第四节　艾滋病

一、病原学 ☆

艾滋病即获得性免疫缺陷综合征（AIDS），是由人类免疫缺陷病毒（HIV）感染引起的性传播疾病。

HIV 为单链 RNA 病毒，分为 HIV-1 型和 HIV-2 型，HIV-1 型为主要流行株。HIV 主要感染 $CD_4^+ T$ 细胞，造成细胞免疫功能缺损；也感染单核-吞噬细胞、小神经胶质细胞和骨髓干细胞等，有嗜淋巴细胞性和嗜神经性。

二、流行病学 ☆

1. 传染源　艾滋病患者和无症状 HIV 感染者。

2. 传播途径　性接触传播、血源传播、母婴传播。

3. 易感人群　人群普遍易感。男男同性性行为者、静脉注射毒品者、与 HIV/AIDS 患者有性接触者、多性伴人群、性传播感染者是 HIV 感染者的高危人群。

三、临床表现 ☆

1. 急性期　大多临床症状轻微。以发热最常见，可伴有头痛、咽痛、恶心、呕吐、腹泻、皮疹、关节痛、淋巴结肿大以及神经系统症状等。

2. 无症状期　临床无明显症状，但血中可检出病毒及抗体，有传染性。

3. 艾滋病期　患者 $CD_4^+ T$ 淋巴细胞计数明显下降，多少于 $200/\mu L$，HIV 血浆病毒载量明显升高。主要表现为持续 1 个月以上的发热、盗汗、腹泻，体重减轻 10% 以上；各种机会性感染及肿瘤。

四、并发症

1. 呼吸系统：肺孢子菌肺炎最为常见。

2. 中枢神经系统：如病毒性脑膜脑炎。

3. 消化系统：肠道隐孢子虫感染较为常见。

4. 口腔、皮肤并发症。

5. 眼部：可见巨细胞病毒性和弓形虫性视网膜炎。

6. 肿瘤：卡波西肉瘤是艾滋病患者最常见的肿瘤。

五、实验室检查☆

1. 免疫学检查　T 淋巴细胞计数下降，CD_4^+T 淋巴细胞减少，$CD_4^+/CD_8^+ < 1.0$。

2. 病原学检测

（1）HIV - 1/2 抗体检测：是 HIV 感染诊断的"金标准"。

（2）HIV 核酸检测。

（3）抗原检测。

（4）HIV 基因型耐药检测。

六、诊断

成人及 15 岁（含 15 岁）以上青少年 HIV 感染者，诊断如下。

1. 急性期　①3 ~ 6 个月内有流行病学史和/或有急性 HIV 感染综合征和/或有持续性全身性淋巴结病；②抗体筛查试验无反应，两次核酸检测均为阳性；③一年内出现 HIV 血清抗体阳转。

2. 无症状期　①CD_4^+T 淋巴细胞计数为 200 ~ 500/μL；②无症状或符合无症状期相关临床表现。

3. 艾滋病期　HIV 感染加相应临床表现；或确诊 HIV 感染，且 CD_4^+T 淋巴细胞数 <200/μL。

第五节　肾综合征出血热（流行性出血热）

一、病原学☆

汉坦病毒属于布尼亚病毒科汉坦病毒属，为单股负链 RNA 病毒。

二、流行病学

1. 传染源　鼠类，黑线姬鼠（野鼠型）、褐家鼠（家鼠型）。

2. 传播途径　呼吸道传播、消化道传播、接触传播、垂直传播及虫媒传播。

3. 易感人群　人群普遍易感。

三、临床表现☆

三大主症为发热、出血、肾脏损害。

1. 发热期

（1）全身中毒症状："三痛"（头痛、眼眶痛、腰痛）。

（2）毛细血管损伤表现

充血	皮肤充血	"三红"（颜面、颈部、胸部皮肤潮红）
	黏膜充血	眼结膜、软腭、咽部
出血	皮肤出血	腋下和胸背部，呈条索状、抓痕状出血点
	黏膜出血	软腭呈针尖样出血点
水肿	眼睑、颜面、球结膜水肿	

（3）肾脏损害：蛋白尿、血尿和少尿，有时尿中可见膜状物。

2. 低血压休克期　主要为低血容量休克的表现，热退后病情加重是特征。

3. 少尿期 多发生于第 5~8 日，持续时间一般为 2~5 日。24 小时尿量少于 400mL 为少尿，少于 50mL 为无尿。可引起尿毒症、酸中毒和水电解质紊乱，重者可出现高血容量综合征和肺水肿。

4. 多尿期 病程第 9~14 日，持续时间一般为 7~14 日，移行期和多尿早期症状仍重。

5. 恢复期 一般在病程的 3~4 周开始，症状好转。

四、实验室检查

1. 血常规 白细胞、中性粒细胞计数均升高，血小板降低，可见异型血小板、异型淋巴细胞。

2. 尿常规 突然出现大量尿蛋白，部分病例尿中出现膜状物。

3. 血清学检查 检出特异性抗体 IgM 1:20 为阳性。

五、诊断

1. 流行病学资料 在流行地区、流行季节，最长潜伏期内有疫区逗留史或直接、间接与鼠类或其粪便有接触史。

2. 临床表现 包括发热、出血、肾损害三大主症，"三红""三痛"，热退病情反而加重，有临床五期经过等。

3. 实验室检查 外周血 WBC 增多，早期出现异型淋巴细胞（>7%）与血小板减少。尿蛋白于短期内急剧增加，如见膜状物及包涵体更有助于诊断。血清特异性抗体 IgM 阳性，血或尿标本病毒抗原或病毒 RNA 阳性。

六、治疗

早发现，早休息，早治疗，少搬动。注意防治休克、出血、肾衰竭和继发感染。

七、预防

1. 控制传染源 防鼠、灭鼠是预防本病的关键措施。

2. 切断传播途径 注意食品卫生，防止食品被鼠类污染。注意个人防护，不用手接触鼠及其排泄物。注意灭螨。

3. 保护易感人群 疫区内高危人群可接种疫苗。

第六节 狂犬病

一、概述

狂犬病又称恐水病，是由狂犬病毒引起的以侵犯中枢神经系统为主的人畜共患急性传染病。临床表现为恐水、怕风、狂躁、恐惧不安、流涎和咽肌痉挛，最终发生瘫痪而危及生命。病死率几乎 100%。

二、流行病学

1. 传染源 带狂犬病毒的动物是本病的传染源，一般来说狂犬病的患者不是传染源。

2. 传播途径 主要通过被患病动物咬伤传播。黏膜和皮肤也是病毒的重要侵入门户，少数可在宰杀病犬过程中被传染。

3. 易感人群 人群普遍易感。

三、临床表现☆

1. 前驱期 常有发热、头痛、乏力、纳差、恶心、周身不适等症状。对痛、声、风、光等刺激开始敏感，并有咽喉紧缩感。

2. 兴奋期 患者高度兴奋，表现为极度恐惧、恐水、恐风。恐水是本病的特殊症状，可引起咽喉肌痉挛。少数患者可有精神失常。

3. 麻痹期　出现弛缓性瘫痪，尤以肢体软瘫为多见，最终因呼吸麻痹和循环衰竭而死亡。

四、检查

1. 血、尿常规和脑脊液检查：白细胞计数（10~20）×10⁹/L不等，中性粒细胞多在80%以上。尿常规可发现轻度蛋白尿。脑脊液压力正常或轻度升高，蛋白稍升高，细胞数低于200×10⁶/L。

2. 病原学检查。

3. 病毒抗体检测。

五、治疗

狂犬病是所有传染病中最凶险的疾病，一旦发病，预后极差。目前无特效治疗方法。

六、预防 ☆

1. 控制传染源　家犬定期预防接种。

2. 伤口的处理

（1）在咬伤的当时，先局部挤压、针刺使其尽量出血。

（2）用20%肥皂水充分冲洗创口，再用5%碘酊反复涂拭。

（3）伤口一般不予缝合或包扎，以便排血引流。

（4）局部浸润注射——抗狂犬病免疫球蛋白或免疫血清。

3. 预防接种

（1）疫苗接种：①暴露前预防，用于高危人群，接种3次；②暴露后预防，接种4次或5次。

（2）免疫球蛋白注射。

第七节　流行性乙型脑炎

一、流行病学 ☆

1. 传染源　猪是主要传染源（人不是主要的传染源）。

2. 传播途径　流行性乙型脑炎（简称乙脑）主要通过蚊虫叮咬而传播。

3. 易感人群　人群普遍易感。

4. 流行特征　热带地区全年均可发病，温带和亚热带地区主要集中在7~9月。发病人群以10岁以下儿童为主，尤以2~6岁儿童发病率为高。

二、病理

本病为全身性感染，但主要病变在中枢神经系统。乙脑患者的脑组织病变范围较广，以大脑皮质、间脑和中脑病变最为严重，可累及脊髓。

三、临床表现 ☆

典型患者病程可分为以下4期，无发热期。

1. 初期　起病急骤，发热，伴头痛（最常见和最早）、食欲不振、呕吐，多有嗜睡和精神倦怠。少数患者可有颈项强直。

2. 极期　高热、抽搐、呼吸衰竭是乙脑极期的严重表现。

（1）高热。

（2）意识障碍。

（3）惊厥或抽搐。

（4）呼吸衰竭：为最主要死亡原因。

（5）其他神经系统症状和体征：脑膜刺激征可阳性。

3. 恢复期 神志转清，症状和体征逐渐好转。

4. 后遗症期 发病半年后，部分重症患者仍有意识障碍、痴呆、失语、肢体瘫痪、扭转痉挛和精神失常等，称为后遗症。癫痫后遗症可持续终生。

5. 并发症 以支气管肺炎最常见，其次为肺不张、败血症、尿路感染、褥疮等。

6. 临床分型

类型	体温	神志	抽搐	呼吸衰竭	备注
轻型	<39℃	清楚	无	无	
普通型	39～40℃	嗜睡、浅昏迷	偶有	无	明显脑膜刺激征
重型	>40℃	中度昏迷	反复或持续	可有	肢体瘫痪
极重型	>40℃	深昏迷	反复或持续	迅速出现	出现脑疝

四、实验室检查

1. 血象 白细胞计数增高。

2. 脑脊液 脑脊液压力增高，外观清或微浑，白细胞计数增多。

3. 血清学检查 特异性 IgM 抗体、血凝抑制试验、补体结合试验。

4. 病原学检查 病毒分离、病毒抗原或核酸检测。

五、治疗

1. 一般治疗。

2. 对症治疗：抢救治疗的关键是及时处理高热、抽搐、呼吸衰竭。

（1）降温：以物理降温为主，药物降温为辅；同时降低室温。

（2）止痉：①高热者以降温为主；②脑水肿所致者以脱水降低颅内压为主，可用20%甘露醇快速静脉滴注；③因脑实质病变引起的抽搐，可使用镇静剂，首选地西泮。

（3）防治呼吸衰竭：积极降温、控制颅内压。

六、预防

以防蚊、灭蚊及预防接种为预防乙脑的关键。

第三章 细菌感染

第一节 流行性脑脊髓膜炎

一、病原学

脑膜炎奈瑟菌（又称脑膜炎球菌），革兰染色阴性双球菌，呈肾形或卵圆形，有荚膜，无芽孢。

二、流行病学 ☆

1. 传染源 患者和带菌者，人是唯一宿主。

2. 传播途径 病原菌主要通过呼吸道传播。

3. 易感人群 人群普遍易感。

4. 流行特征 冬春季高发。

三、临床表现☆

1. 普通型

（1）前驱期（上呼吸道感染期）：病原菌自鼻咽部侵入。传染性最强，可发现脑膜炎球菌。

（2）败血症期：病原菌进入血液。迅速出现寒战、高热、头痛、呕吐、全身乏力、肌肉酸痛及精神萎靡等症状。重要体征是皮疹，病情严重时有瘀点瘀斑，血瘀点培养找病原菌。

（3）脑膜炎期：病原菌进入脑膜。有剧烈头痛、脑膜刺激征。

（4）恢复期：病原菌被清除。症状好转。

2. 暴发型

（1）休克型：全身症状重，脑部症状轻，有遍及全身的瘀斑、瘀点，休克，易发生 DIC。无脑膜刺激征，无脑脊液异常。

（2）脑膜炎型：以中枢神经症状为主，有脑膜炎和脑炎表现，迅速进入昏迷，严重者可发生脑疝而致呼吸衰竭。

（3）混合型：病死率最高。

3. 轻型 病变轻微，低热，可有轻度头痛、咽痛等，皮肤黏膜可见少数出血点。

4. 慢性型 极少见。

四、实验室检查

1. 血象：白细胞明显增加。

2. 脑脊液检查：是确诊的重要方法。

3. 细菌学检查

（1）涂片：刺破皮肤瘀点，挤出少量组织液，或脑脊液沉淀涂片。

（2）细菌培养。

4. 血清学检查：包括特异性抗原、抗体检测。

5. 分子生物学检查。

五、病原治疗

普通型流脑，青霉素为首选药，也可以用头孢菌素类、氯霉素、磺胺类药。

第二节　伤寒

一、病原学

伤寒杆菌属沙门菌属 D 组，革兰染色阴性，只产生内毒素。

二、流行病学☆

1. 传染源　患者和带菌者是本病唯一传染源，慢性带菌者是最重要的传染源（"伤寒玛丽"）。

2. 传播途径　主要经粪－口途径传播。

3. 易感人群　人群普遍易感，病后可获得持久免疫力。

4. 流行特征　夏秋季高发，发病以学龄儿童和青年多见。

三、病理

伤寒的病理改变主要为全身单核－巨噬细胞系统（肝、脾、淋巴结、骨髓）的炎性增生反应，最具特征性的病变部位在回肠末段的集合淋巴结和孤立淋巴滤泡；若病灶波及血管，可引起肠出血；若溃疡深达浆膜层，可导致肠穿孔。

四、临床表现 ☆

（一）典型伤寒

1. 初期（侵袭期） 病程第 1 周。缓慢起病，发热是最早出现的症状，体温呈弛张热型，逐渐上升。常伴有头痛、全身不适、乏力、食欲减退、腹部不适等症状。

2. 极期 病程第 2 ~ 3 周。

（1）高热：多为稽留热型，少数为弛张热或不规则热型。

（2）消化系统：便秘、腹泻、腹部压痛。极易出现肠出血（最常见），肠穿孔（最严重）。

（3）神经系统：表情淡漠。

（4）循环系统：可有相对缓脉、重脉，并发中毒性心肌炎时，相对缓脉不明显。

（5）肝脾大。

（6）皮疹：出现暗红色小斑丘疹，称为玫瑰疹，压之褪色。

3. 缓解期 病程第 4 周。仍有肠出血，肠穿孔的危险。

4. 恢复期 病程第 5 周。

（二）再燃与复发

再燃与复发是由于病灶内伤寒杆菌未被完全消灭，多见于抗菌治疗过短的患者。

1. 再燃 体温尚未达到正常，又再度升高，见于缓解期。

2. 复发 进入恢复期，体温正常 1 ~ 3 周后，发热等临床症状再度出现。

（三）慢性带菌者

慢性带菌者多为胆囊带菌。

五、实验室检查

1. 血象 白细胞计数不高，中性粒细胞减少，嗜酸性粒细胞计数减少或消失。

2. 病原学检查

（1）骨髓培养：阳性率受病程及应用抗菌药的影响小。

（2）血培养：病程第 1 周阳性率最高。

（3）粪便培养：第 3 ~ 4 周阳性率最高。

3. 血清学检查 伤寒血清凝集试验又称为肥达反应，其临床意义如下：

（1）菌体"O"抗原，提示近期感染，产生抗体 IgM。

（2）鞭毛"H"抗原，提示既往感染，产生抗体 IgG。

（3）只有"O"抗体升高，可能是疾病的早期。

（4）仅有"H"抗体升高，可能是患过伤寒，或接种疫苗的回忆反应。

（5）"O"抗体升高，只能推断为伤寒类感染。

（6）区别需依"H"抗体（伤寒，副伤寒甲、乙、丙）。

（7）肥达反应阴性不能排除伤寒。

（8）"O"抗体≥1:80，"H"抗体≥1:160，或"O"抗体升高呈 4 倍以上者，更有诊断意义。

六、治疗

氟喹诺酮类是治疗伤寒的首选药物，疗程 14 日。孕妇、儿童、哺乳期妇女慎用氟喹诺酮类，建议用第三代头孢菌素。肠出血者禁用泻剂及灌肠。

伤寒诗

沙门阶梯慢，玫瑰留淡漠，脉缓肝脾大，白减嗜酸消，穿肠回下段，肥达养喹诺。

沙门菌，起病慢，体温阶梯上升，玫瑰疹，稽留热，表情淡漠，相对缓脉，肝脾肿大，白细胞减少，嗜酸性粒细胞消失，肠穿孔，回肠下段，肥达试验，血培养，用喹诺酮。

第三节　细菌性痢疾

一、病原学

志贺菌属于肠杆菌科，为革兰阴性杆菌，可将志贺菌分为 A、B、C、D 四群，分别相当于痢疾志贺菌（最毒，外毒素最强）、福氏志贺菌、鲍氏志贺菌、宋内志贺菌（病情轻，不典型）。

二、流行病学☆

1. 传染源　主要是急、慢性菌痢患者和带菌者。

2. 传播途径　主要经粪－口途径传播。

3. 易感人群　人群普遍易感。学龄前儿童和青壮年为高发人群。儿童、老年人和营养不良者较易出现重症和死亡。病后可获得一定的免疫力，但持续时间短，且不同菌群及血清型间无交叉免疫，故易反复或重复感染。

4. 流行特征　夏秋季发病率高。

三、病理

细菌性痢疾（简称菌痢）的主要病变部位是乙状结肠和直肠，严重者可以波及整个结肠甚至回肠末端。

四、临床表现☆

1. 急性菌痢

轻型	低热，腹泻 <10 次/日，有黏液无脓血，左下腹压痛		
典型	高热，腹泻 10～30 次/日，有黏液脓血便，左下腹压痛，里急后重		
重型	腹泻 >30 次/日，稀水脓血便，左下腹压痛，里急后重明显，并发症多，多见于年老、体弱和营养不良者		
中毒型	多见于 2～7 岁儿童，全身中毒症状严重，呼吸循环衰竭，局部肠道症状轻	休克型（周围循环衰竭型）	感染性休克、多脏器功能损伤或衰竭
		脑型（呼吸衰竭型）	脑疝、呼吸衰竭、昏迷
		混合型	病死率最高

2. 慢性菌痢

慢性迁延型	最多见
急性发作型	慢性菌痢史和急性发作
慢性隐匿型	最少见

五、诊断

1. 流行病学资料　夏秋季有不洁饮食或与菌痢患者有接触史。

2. 临床表现

（1）急性期：腹泻、黏液或脓血便、里急后重。

（2）慢性菌痢：患者常有急性菌痢史。

（3）中毒型菌痢：全身重、局部轻。

3. 实验室检查　大量脓（白）细胞、少量红细胞。粪便培养出志贺菌是确诊依据。

六、鉴别诊断

鉴别要点	阿米巴痢疾	急性细菌性痢疾
病原	阿米巴原虫	志贺菌
全身症状	轻微，低热	较重，发热（多），且较高
腹痛	轻，右下腹（回盲部，升结肠）	重，左下腹（乙状结肠 - 大肠出口处）
腹泻	较轻	重
里急后重	轻	重
大便性状	暗红色，果酱样，有腥臭	黏液，脓、血混合，无腐臭
大便镜检	红细胞多于白细胞	大量白细胞，少量红细胞
大便培养	阿米巴滋养体或包囊	有志贺菌生长

七、治疗

急性菌痢时氟喹诺酮类药物为首选，但儿童、孕妇及哺乳期患者应慎用或禁用。

八、预防

菌痢的预防应采用以切断传播途径为主的综合性预防措施。

第四节　霍乱

一、病原学

霍乱弧菌，外毒素是霍乱弧菌最重要的致病物质。

二、流行病学

1. 传染源　患者及带菌者。

2. 传播途径　主要通过粪 - 口途径传播。

3. 易感人群　人群普遍易感。

4. 流行季节　夏秋季。

三、临床表现☆

无发热、无腹痛、无脓血、无里急后重。

1. 泻吐期

（1）剧烈腹泻继之呕吐，先泻后吐。

（2）大便、呕吐物呈米泔水样。

2. 脱水期

（1）低血钠，双侧腓肠肌痉挛。

（2）低血钾。

（3）代谢性酸中毒。

（4）双手呈"洗衣妇手"。

（5）休克，肾衰竭。

（6）暴发型（干性霍乱），因循环衰竭而死亡。

3. 恢复期或反应期 可有反应性低热。

四、并发症

1. 肾衰竭：最严重，为常见死因。

2. 急性肺水肿。

五、实验室检查

1. 悬滴检查 将新鲜粪便做悬滴暗视野显微镜检查，可见运动活泼呈穿梭状的弧菌，此为动力试验阳性。

2. 确定诊断 可依据粪便培养。

六、治疗

1. 静脉补液 最初 24 小时总入量按临床分型的轻、中、重分别给 3000～4000mL、4000～8000mL、8000～12000mL。

2. 抗菌治疗 仅为辅助治疗，氟喹诺酮类应早期使用。

小　结

各种疾病的对比

病名	病原体	好发季节	传染源	传播途径	主要毒素
流脑	脑膜炎奈瑟菌	冬春	患者、带菌者	呼吸道	内毒素
伤寒	伤寒杆菌	夏秋	患者、带菌者	粪－口	内毒素
菌痢	痢疾杆菌	夏秋	患者、带菌者	粪－口	内毒素
霍乱	霍乱弧菌	夏秋	患者、带菌者	粪－口	外毒素

第五节　结核病

一、病原学

结核分枝杆菌，又称抗酸杆菌。

二、流行病学☆

1. 传染源 排菌的开放性肺结核患者（主要）。

2. 传播途径 呼吸道传播、消化道传播、垂直传播。

三、临床表现

1. 全身症状 发热为肺结核最常见的全身中毒性症状，多为午后低热，伴盗汗。

2. 呼吸系统症状 常见咯血。

3. 体征 继发性肺结核在肺尖、肩胛间区闻及细湿啰音。巨大空洞——空瓮音。

四、实验室检查☆

1. 细菌学检查 痰结核分枝杆菌检查是确诊肺结核最特异性的方法，痰培养是诊断结核病的金标准。

2. 影像学检查 首选胸部 X 线检查，取决于病变类型和性质。

3. 免疫学检查 结核菌素试验，一般 72 小时观察反应，结果判断以局部硬结直径为依据：<5mm 阴性反应，5～9mm 一般阳性反应，10～14mm 中度阳性反应，≥15mm 或有水疱或坏死为强阳性反应。

五、常见临床类型

1. 原发综合征　原发病灶 + 引流淋巴管炎 + 肺门淋巴结炎，类哑铃状。

2. 急性血行播散型肺结核　密度、大小、分布三均匀。

3. 继发性肺结核　以浸润型最常见。

第六节　布鲁菌病

一、病原学

布鲁菌属是一组革兰染色阴性，微小的球状、球杆状、短杆状细菌，没有鞭毛，不形成芽孢和荚膜。

二、流行病学 ☆

1. 传染源　牛、羊、猪为主要传染源。患者不是传染源。

2. 传播途径　接触传播、消化道传播、呼吸道传播。

3. 易感人群　人群普遍易感。

4. 流行特征　牧区多见。

三、病理

急性期主要侵犯单核 - 吞噬细胞系统。

四、临床表现

1. 主要表现　以寒战、发热、多汗、乏力、肌肉关节疼痛等为主要表现。部分病例可呈现出"波状热"。随着病情进展，可出现骨关节、神经系统、泌尿生殖系统损害等并发症。

2. 分期　病程在 3 个月以内为急性期，3~6 个月为亚急性期，超过 6 个月为慢性期。

3. 并发症或后遗症　早期未规范治疗的患者可出现各种并发症或后遗症，累及骨关节时以脊柱炎最常见。

五、诊断

1. 流行病学史　有传染源密切接触史或疫区生活接触史。

2. 临床表现　具有该病临床症状和体征并排除其他疑似疾病。

3. 实验室检查　病原分离、试管凝集试验、ELISA 检查阳性。

六、治疗

成人及 8 岁以上儿童首选多西环素，8 岁以下儿童及孕妇选择利福平联合复方新诺明，妊娠 2 周内的孕妇选择三代头孢菌素类联合复方新诺明。

第四章　消毒与隔离

第一节　消毒

一、消毒的概念

消毒是指用物理、化学、生物学的方法清除或杀灭体外环境中的病原微生物，使其达到无害化程度的过程。

二、消毒的种类

1. 预防性消毒。

2. 疫源地消毒

随时消毒	传染源仍在疫源地内	是防止交叉感染的重要措施之一
终末消毒	传染源离开疫源地	为最后一次彻底消毒

三、消毒方法的分类☆

1. 灭菌法　杀灭包括细菌芽孢的一切微生物。

2. 高效消毒法　杀灭一切细菌繁殖体、病毒、真菌及其孢子，并对细菌芽孢有显著杀灭作用。

3. 中效消毒法　杀灭除细菌芽孢以外的各种微生物。

4. 低效消毒法　只能消灭细菌繁殖体、部分真菌和亲脂性病毒。

第二节　隔离

隔离期是根据传染病的最长传染期而确定的，同时应根据临床表现和微生物检验结果来决定是否可以解除隔离。某些传染病患者出院后尚应追踪观察。

第三节　医院感染

一、定义

医院感染是患者在医院获得的不同于入院病因的感染。

二、诊断标准☆

1. 无明确潜伏期，入院 48 小时后发生的感染；有明确潜伏期，入院超过平均潜伏期的感染。

2. 本次感染直接与上次住院有关。

3. 在原有感染基础上出现其他部位新的感染（除外脓毒血症迁徙灶）或在原感染分离出新的病原体（排除污染和原来的混合感染）的感染。

4. 新生儿分娩过程中和产后获得的感染。

5. 诊疗措施激活的潜在性感染。

6. 医务人员在医院工作期间获得的感染。

7. 下列情况不属于医院感染

（1）皮肤黏膜开放性伤口只有细菌定植而无炎症表现。

（2）由于创伤或非生物性因子刺激而产生的炎症表现。

（3）新生儿经胎盘获得的感染。

（4）患者原有的慢性感染在医院内急性发作。

（5）潜在感染激活。

三、标准预防

医院所有的患者均被视为具有潜在传染的患者，强调双向防护（基本特点）。

医学人文

文入堂印

医学伦理学

第一章　医学伦理学与医学目的、医学模式

一、医学道德

1. 道德　由经济基础决定，用善恶标准评价，以社会舆论、内心信念和传统习俗调节。

2. 伦理学　亦称道德哲学。

3. 医学伦理学　是伦理学与医学相互交融的一门学科。

4. 医学道德的社会作用

（1）对医学人际关系的协调作用。

（2）对医疗质量的保障作用。

（3）对医学学科的促进作用。

（4）对社会文明的推动作用。

5. 医务人员的道德品质作用

（1）对人民健康和医疗质量具有保障作用。

（2）对医疗卫生事业具有促进作用。

（3）对社会文明具有推动作用。

趣记

医人社。

二、医学目的、医学模式

1. 现代医学的目的　①预防；②治疗；③照料；④提高生命质量。

2. 医学模式（医学观）☆

（1）神灵主义医学模式：原始的与巫术交织的医学模式。

（2）自然哲学医学模式：根据经验、直觉或思辨推理进行医疗活动。举例如下。

①中国："阴阳五行""七情""六淫"。

②古希腊：希波克拉底"四体液"学说。

（3）机械论医学模式：把疾病看作人体某部分零件失灵。

（4）生物医学模式：对人体的形态结构、生理病理等研究，忽视了社会环境、心理因素等。

（5）生物－心理－社会医学模式：1977年，美国恩格尔提出人的心理与生理、精神与躯体、机体内与外环境相互作用，强调三因素是相互联系不可分割的。

三、医师的职业品质☆

1. 概念　医师的职业品质是医师在医疗活动中表现出的职业和道德素养，是依据一定的医学道德理论和原则而形成的特有品质。

2. 内容　①救死扶伤,敬业爱岗;②尊重患者,关爱生命;③尊重同事,平等相处;④仪表端庄,举止文明;⑤医术求精,慎言守密;⑥遵纪守法,廉洁行医;⑦仁慈、诚挚、严谨、公正。

第二章　中国医学的道德传统

一、中国医学道德优良传统的主要内容

1. 以德为先,无德不可做医。
2. 仁者爱人,博施济众。
3. 重义轻利,义医为上。
4. 博学多识,自强不息。
5. 尽职尽责,竭诚敬业。

二、中国医学家的道德境界

医学家代表		道德境界
古代	张仲景	不分贵贱贫富,上以疗君亲之疾,下以救贫贱之厄
	孙思邈	《备急千金要方》专篇论述医德与医术的关系,如"论大医习业""论大医精诚"提出的医德原则和医德规范是中国传统医德的重要内容,成为后世医家行为的规范
现代	张孝骞	内科学每一个病例都是一个研究课题,"戒、慎、恐、惧""和患者在一起"
	林巧稚	妇产科专家,组织全国性的滴虫阴道炎的防治和大规模的宫颈癌的普查工作,"万婴之母"
当代	屠呦呦	研究发现青蒿素治疗疟疾。"这是中医中药走向世界的一项荣誉,它属于科研团队中的每一个人,属于中国科学家群体。"
	钟南山	公共卫生事件应急体系建设的重要推动者。2003年抗击传染性非典型肺炎;2020年抗击新型冠状病毒感染

第三章　医学道德规范体系

一、医学道德原则☆

尊重、公正、有利。

二、医学道德规范

1. 含义及特点　医学道德规范是医务人员在各种医学活动中应遵守的行为准则。其特点表现在:
(1)理想性与实践性的统一。
(2)稳定性与动态变动性的统一。
(3)一般性与特殊性的统一。

2. 内容
(1)救死扶伤,忠于医业。
(2)钻研医术,精益求精。
(3)一视同仁,平等待患。
(4)慎言守密,礼貌待人。
(5)廉洁奉公,遵纪守法。
(6)爱岗敬业,团结协作。

三、医学道德范畴☆

1. 权利与义务

（1）患者权利：①平等医疗权；②知情同意权；③保密隐私权；④监督权；⑤拒绝权。

（2）医务人员权利：①以履行义务为前提；②具有一定自主性；③特殊情况下，享有干涉权。

2. 情感与良心

（1）情感：①同情感；②责任感；③事业感。

趣 记

三感一同事责任。

（2）良心的作用：①医疗行为前——选择作用；②医疗行为中——监督作用；③医疗行为后——评价作用。

3. 审慎与保密

（1）审慎：周密思考，谨慎认真。

（2）保密：①为患者隐私保密；②危重——与患者家属、亲友配合。

4. 荣誉与幸福

（1）荣誉（外界）：赞许、表扬、奖励。

（2）幸福（内心）：人生的目的、意义。

第四章　处理与患者关系的道德要求

一、医患关系

1. 特点　医患关系是医疗活动中首要的关系，是医学伦理学的核心问题和主要研究对象。

2. 医患关系的内容

（1）技术方面：诊疗。

（2）非技术方面：医患间的道德、经济、价值、法律等关系。

3. 模式☆

（1）主动－被动型（直接对患者做什么）：医生完全主动，患者完全被动。适用于不能表达主观意识的患者。

（2）指导－合作型（告诉患者做什么）：患者有主动性，但以配合医生为主。适用于急性疾病患者。

（3）共同参与型（帮助患者一起做什么）：医生帮助患者，患者主动参与。适用于慢性病，有一定医学知识的患者和心理治疗。

4. 影响因素　医生方面，患者方面，管理、社会方面。

5. 处理与患者关系的道德原则

（1）以患者利益为本。

（2）尊重患者权利。

（3）对所有患者一视同仁。

二、与患者沟通☆

1. 原则　尊重原则、自律原则、科学原则。

2. 方法

（1）认真、仔细地倾听。

（2）有针对性地说明。

（3）在沟通中深入分析、及时判断。

3. 医患冲突的防范 理解心情－沟通化解矛盾－纠纷上报。

第五章 处理医务人员之间关系的道德要求

一、正确处理医务人员之间关系的意义

1. 有利于提高医疗服务水平。

2. 有利于医务人员成长成才。

二、正确处理医务人员之间关系的道德原则 ☆

1. 互相尊重。

2. 互相支持。

3. 互相监督。

4. 互相学习。

第六章 临床诊疗的道德要求

一、临床诊疗的道德原则 ☆

1. 最优化原则：是以最小代价获得最大效益（最基本）的决策原则。

2. 知情同意原则。

3. 保密原则。

4. 生命价值原则。

趣 记

保命最轻。

二、临床诊断的道德要求

1. 中医四诊 安神定志、实事求是。

2. 体格检查

（1）全面系统，认真细致。

（2）关心体贴，减少痛苦。

（3）尊重患者，心正无私。

3. 辅助检查

（1）目的明确，诊治需要。

（2）知情同意，尽职尽责。

（3）综合分析，切忌片面。

（4）密切联系，加强协作。

三、临床治疗的道德要求

1. 急症患者 ①争分夺秒，果敢坚定；②团结协作，全力抢救。

2. 中医治疗 ①帮助患者认知；②尊重患者隐私；③减轻患者痛苦；④确保患者安全。

3. 药物治疗 ①对症下药，剂量安全；②合理配伍，细致观察；③节约费用，公正分配。

4. 手术治疗

（1）手术前——充分准备，知情同意。

（2）手术中——关心患者，精益求精。

（3）手术后——严密观察，精心护理。

5. 心理治疗 ①真诚相待，取信患者；②专业过硬，灵活施治；③注重修养，隐私保密。

6. 康复治疗 ①理解患者；②躯体、心理并重；③密切合作。

7. 临终关怀

（1）尊重患者的人格、权利。

（2）照护为主，缓解患者的疼痛。

（3）给患者以心理支持。

（4）给患者家属以安慰。

四、新技术临床应用的道德要求

1. 实施人类辅助生殖技术的伦理原则

（1）有利于患者的原则。

（2）夫妻双方自愿和知情同意的原则。

（3）确保后代健康的原则。

（4）维护社会公益的原则。

（5）互盲和保密的原则。

（6）严防精子、卵子商品化的原则。

（7）伦理监督原则。

2. 人体器官移植的伦理原则

（1）知情同意原则。

（2）尊重原则。

（3）效用原则。

（4）禁止商业化原则。

（5）保密原则。

（6）公正原则。

3. 人类胚胎干细胞研究和应用的伦理原则

（1）尊重原则。

（2）知情同意原则。

（3）安全和有效原则。

（4）防止商品化原则。

4. 基因诊断和基因治疗的伦理原则

（1）尊重与平等原则。

（2）知情同意原则。

（3）保护隐私原则。

（4）以治疗为目的原则。

第七章 医学研究的道德要求

人体试验的道德原则如下。

原则	内容
知情同意原则	受试者本人或家属知晓研究的目的、过程、可能承担的风险后同意参加试验是人体试验的必要前提
维护受试者利益原则	受试者利益第一，医学利益第二
医学目的原则	只能是提高医疗水平
特殊保护原则	针对儿童、孕妇、智力低下者、精神障碍者等特殊的受试者，应当予以特别保护
伦理审查与科学审查统一原则	保障受试者安全、维护受试者权益

第八章　医学道德评价与良好医德的养成

一、医学道德评价 ☆

1. 标准

（1）疗效标准（个人）。

（2）社会标准（人类）。

（3）科学标准（科学）。

2. 方式　内心信念、社会舆论、传统习俗。

二、医学道德教育的方法

1. 提高医德认识。

2. 培养医德情感。

3. 养成医德行为和习惯。

三、医学道德修养

医德修养是在学习医学和医疗活动中确立、巩固、提高的。

第九章　医学伦理学文献

一、国外文献

1. 《赫尔辛基宣言》：涉及人类受试者医学研究的伦理准则。

2. 生命伦理学《吉汉宣言》。

3. 《国际性研究中的伦理与政策问题：发展中国家的临床试验》。

4. 国际人类基因组组织伦理委员会关于人类基因组数据库的声明。

5. 《人体生物医学研究国际道德指南》。

二、国内文献

1. 《突发公共卫生事件应急条例》。

2. 《人类辅助生殖技术和人类精子库伦理原则》。

3. 《人胚胎干细胞研究伦理指导原则》。

4. 《中医药临床研究伦理审查管理规范》。

5. 《涉及人的生物医学研究伦理审查办法》。

卫生法规

第一章 卫生法概述

一、卫生法渊源

宪法	国家的根本大法	
法律	全国人大/全国人大常务委员会	×法
卫生行政法规	国务院	×条例
卫生规章	卫生行政部门	办法
卫生国际条约	国际法规性文件	

趣 记

律法人，规国例，部门办规章。

二、卫生法的基本原则

1. 卫生保护原则。
2. 预防为主原则。
3. 公平原则。
4. 保护社会健康原则。
5. 患者自主原则。

趣 记

保卫公防患。

第二章 卫生法律责任

卫生法律责任的内容

1. **卫生民事责任** 赔偿损失，赔礼道歉。
2. **卫生行政责任** 行政处罚，行政处分。
3. **卫生刑事责任**（主刑、附加刑）《中华人民共和国刑法》中违反卫生法的有关罪名，涉及假药、劣药；食品；医械、医用卫生材料；非法行医；传染病；血液制品；卫生检疫；医疗事故；玩忽职守、危害环境等。

第三章 《中华人民共和国医师法》

一、医师的概述
考试＋经注册在医疗卫生机构中执业。

二、医师资格考试制度 ☆

执业	本科1年，大专2年
助理	大专1年，师承3年

三、医师执业注册制度 ☆

1. 医师注册的条件及办理 取得医师资格的，可以向所在地县级以上地方人民政府卫生健康主管部门申请注册。除《中华人民共和国医师法》规定不予注册的情形外，受理申请的卫生健康主管部门应当自受理申请之日起二十个工作日内准予注册，将注册信息录入国家信息平台并发给医师执业证书。

2. 不予注册的情形
（1）无民事行为能力或者限制民事行为能力。
（2）受刑事处罚，刑罚执行完毕不满二年或者被依法禁止从事医生职业的期限未满。
（3）被吊销医师执业证书不满二年。
（4）因医师定期考核不合格被注销注册不满一年。
（5）法律、行政法规规定不得从事医疗卫生服务的其他情形。

四、医师的权利、义务和执业规则 ☆

1. 医师权利概述 执业权、学习权、民主、装备、工资、教育。
2. 医师义务概述 敬业、守法、爱患、学习、宣传。
3. 医师执业规则概述
（1）亲自诊查，不作假。
（2）急救不拒绝。
（3）使用规定药品、器械。
（4）患者知情同意。
（5）可远程医疗。
（6）不谋取不当利益。
（7）服从调遣。
（8）要报告（传染病、医疗事故、假药、劣药等）。
（9）执业助理医师行医必须有执业医师指导。

五、《中华人民共和国医师法》规定的法律责任

1. 医师在执业活动中有下列行为之一的，由县级以上人民政府卫生健康主管部门责令改正，给予警告；情节严重的，责令暂停6个月以上1年以下执业活动直至吊销医师执业证书。
（1）在提供医疗卫生服务或开展医学临床研究中，未按规定履行告知义务或取得知情同意。
（2）对需要紧急救治的患者，拒绝急救处置，或由于不负责任延误诊治。
（3）遇有自然灾害、事故灾难、公共卫生事件和社会安全事件等严重威胁人民生命健康的突发事件时，不服从卫生健康主管部门调遣。

（4）未按照规定报告有关情形。

（5）违反法律、法规、规章或执业规范，造成医疗事故或其他严重后果。

2. 医师在执业活动中有下列行为之一的，由县级以上人民政府卫生健康主管部门责令改正，给予警告，没收违法所得，并处 1 万元以上 3 万元以下的罚款；情节严重的，责令暂停 6 个月以上 1 年以下执业活动直至吊销医师执业证书。

（1）泄露患者隐私或个人信息。

（2）出具虚假医学证明文件，或未经亲自诊查、调查，签署诊断、治疗、流行病学等证明文件或有关出生、死亡等证明文件。

（3）隐匿、伪造、篡改或擅自销毁病历等医学文书及有关资料。

（4）未按规定使用麻醉药品、医疗用毒性药品、精神药品、放射性药品等。

（5）利用职务之便，索要、非法收受财物或牟取其他不正当利益，或违反诊疗规范，对患者实施不必要的检查、治疗造成不良后果。

（6）开展禁止类医疗技术临床应用。

第四章 《中华人民共和国药品管理法》

一、禁止生产（包括配制）、销售假药与劣药☆

1. 假药（注：不是药）

（1）药品所含成分与国家药品标准规定的成分不符。

（2）以非药品冒充药品或者以他种药品冒充此种药品。

（3）变质的药品。

（4）药品所标明的适应证或者功能主治超出规定范围。

2. 劣药（注：是药，但质量不好）

（1）药品成分的含量不符合国家药品标准。

（2）被污染的药品。

（3）未标明或者更改有效期的药品。

（4）未注明或者更改产品批号的药品。

（5）超过有效期的药品。

（6）擅自添加防腐剂、辅料的药品。

（7）其他不符合药品标准的药品。

二、特殊药品的管理

1. 医疗用毒性药品 每次处方剂量不得超过 2 日极量。

2. 麻醉药品和精神药品《处方管理办法》的相关规定

药品类型	剂型/药物	门（急）诊患者	癌痛、中重度慢性疼痛
麻醉药品、第一类精神药品	注射剂	一次常用量	≤3 日常用量
	其他剂型	≤3 日常用量	≤7 日常用量
	控缓释剂	≤7 日常用量	≤15 日常用量
第一类精神药品	哌甲酯	治疗儿童多动症时，≤15 日常用量	
特别管制的麻醉药品	盐酸二氢埃托啡	一次常用量，仅限二级以上医院内使用	
	盐酸哌替啶	一次常用量，仅限医疗机构内使用	
第二类精神药品	所有剂型	≤7 日常用量；对慢性病或特殊情况的患者，可适当延长用量	

三、处方管理☆

1. 处方保存年限

处方类型	保存年限
普通处方、急诊处方、儿科处方	1 年
医疗用毒性药品、第二类精神药品处方	2 年
麻醉药品、第一类精神药品处方	3 年

2. 开方原则 安全、有效、经济。

3. 用药

（1）常规处方：一般不得超过 7 日用量。

（2）急诊处方：一般不得超过 3 日用量。

4. 药师调剂要求（四查十对）

（1）查处方：对科别、姓名、年龄。

（2）查药品：对药名、剂型、规格、数量。

（3）查配伍禁忌：对药品性状、用法用量。

（4）查用药合理性：对临床诊断。

四、法律责任

1. 民事责任

生产假药、劣药或明知是假药、劣药仍然销售、使用的，受害人或其近亲属除请求赔偿损失外，还可请求支付价款 10 倍或损失 3 倍的赔偿金；增加赔偿的金额不足一千元的，为一千元。

2. 行政责任

（1）生产、销售假药的，没收违法生产、销售的药品和违法所得，责令停产停业整顿，吊销药品批准证明文件，并处违法生产、销售的药品货值金额 15 倍以上 30 倍以下的罚款；货值金额不足 10 万元的，按 10 万元计算；情节严重的，吊销药品生产许可证、药品经营许可证或医疗机构制剂许可证，10 年内不受理其相应申请；药品上市许可持有人为境外企业的，10 年内禁止其药品进口。

（2）生产、销售劣药的，没收违法生产、销售的药品和违法所得，并处违法生产、销售的药品货值金额 10 倍以上 20 倍以下的罚款；违法生产、批发的药品货值金额不足 10 万元的，按 10 万元计算，违法零售的药品货值金额不足 1 万元的，按 1 万元计算；情节严重的，责令停产停业整顿直至吊销药品批准证明文件、药品生产许可证、药品经营许可证或医疗机构制剂许可证。生产、销售的中药饮片不符合药品标准，尚不影响安全性、有效性的，责令限期改正，给予警告；可处 10 万元以上 50 万元以下的罚款。

（3）医疗机构违反本法规定，将其配制的制剂在市场上销售的，责令改正，没收违法销售的制剂和违法所得，并处违法销售制剂货值金额 2 倍以上 5 倍以下的罚款；情节严重的，并处货值金额 5 倍以上 15 倍以下的罚款；货值金额不足 5 万元的，按 5 万元计算。

3. 有关单位或者个人在药品购销中违法给予、收受回扣应承担的法律责任

医疗机构的负责人、药品采购人员、医师、药师等有关人员收受药品上市许可持有人、药品生产企业、药品经营企业或者代理人给予的财物或者其他不正当利益的，由卫生健康主管部门或者本单位给予处分，没收违法所得，情节严重的，还应当吊销其执业证书。

第五章 《中华人民共和国传染病防治法》

一、概述

1.《中华人民共和国传染病防治法》的立法目的 预防、控制和消除传染病的发生与流行，保障人体健康和公共卫生。

2. 防治方针 预防为主，防治结合、分类管理、依靠科学、依靠群众。

3. 法定传染病的分类☆

（1）甲类：霍乱、鼠疫，2 小时内上报。造成甲类传染病传播——3 年以下有期徒刑/拘役。

> **趣记**
>
> 老鼠乱跑。

（2）乙类：①传染性非典型肺炎、艾滋病、病毒性肝炎等，24 小时内上报。②"按甲类传染病管理"——传染性非典型肺炎、肺炭疽，2 小时内上报。

（3）丙类：流行性感冒、流行性腮腺炎、风疹、急性出血性结膜炎、麻风病、流行性和地方性斑疹伤寒、黑热病、包虫病、丝虫病、手足口病，除霍乱、细菌性和阿米巴痢疾、伤寒和副伤寒以外的感染性腹泻病。

> **趣记**
>
> 留守塞马蜂，谢班红眼包丝黑。

二、传染病预防与疫情报告

1. 预防接种制度 预防接种证（免费）。

2. 国家建立传染病预防的相关制度 可能致甲类传染病传播的菌种、毒种、传染病检测标本，确需采集、保藏、携带、运输和使用的，须经省级以上人民政府卫生行政部门批准。

3. 疫情报告 医疗机构（属地），个人（附近）。

三、传染病疫情控制措施及医疗救治☆

1. 医疗机构（发现甲类传染病）

（1）患者、病原携带者：隔离治疗。

（2）疑似患者：确诊前在指定场所单独隔离治疗。

（3）密切接触者：在指定场所进行医学观察。

（4）拒绝隔离治疗/隔离期未满擅自脱离隔离治疗：由公安机关协助采取强制隔离治疗。

2. 各级政府部门在传染病发生时采取的紧急措施

（1）传染病暴发、流行时，县级以上地方政府应切断传染病的传播途径（首先），必要时，报上一级人民政府采取以下措施并予以公告：①限制聚集；②停工、停业、停课；③封闭场所；④封闭/封存被污染的相关物品；⑤控制/扑杀染疫野生动物、家畜家禽。

（2）封锁疫区：①县级以上可宣布本行政区内为疫区（报经上一级决定）；②省级可封本行政区内——甲类传染病疫区；③国务院——跨省、封锁国境；④解除——原决定机关决定。

3. 医疗救治 医疗机构实行传染病预检、分诊制度。

第六章 《突发公共卫生事件应急条例》

一、概述

1. 突发公共卫生事件的概念 ☆ 突发公共卫生事件，是指突然发生，造成或者可能造成社会公众健康严重损害的重大传染病疫情、群体性不明原因疾病、重大食物和职业中毒以及其他严重影响公众健康的事件。

2. 突发公共卫生事件应急工作的方针及原则

（1）方针：预防为主、常备不懈。

（2）原则：统一领导、分级负责、反应及时、措施果断、依靠科学、加强合作。

二、突发公共卫生事件的预防与应急准备

1. 制定应急预案

（1）国务院卫生行政主管部门制定全国性预案。

（2）省、自治区、直辖市人民政府，制定本行政区域预案。

2. 预防控制体系

（1）国家：统一预防控制体系。

（2）县级以上人民政府：监测与预警系统。

（3）县级以上人民政府卫生行政主管部门：开展突发事件应急培训/演练。

（4）县级以上人民政府卫生行政主管部门指定机构：日常监测。

三、突发公共卫生事件的报告与信息发布 ☆

1. 报告时限

（1）接到报告的卫生行政主管部门应当在 2 小时内向本级人民政府报告，并同时向上级人民政府卫生行政主管部门和国务院卫生行政主管部门报告。

（2）县级人民政府应当在接到报告后 2 小时内向设区的市级人民政府或者上一级人民政府报告。

（3）设区的市级人民政府应当在接到报告后 2 小时内向省、自治区、直辖市人民政府报告。

（4）省、自治区、直辖市人民政府应当在接到报告 1 小时内，向国务院卫生行政主管部门报告。

2. 信息发布 国务院卫生行政主管部门负责向社会发布突发事件的信息。

四、应急处理

有关部门、医疗卫生机构应当对传染病做到早发现、早报告、早隔离、早治疗，切断传播途径，防止扩散。

第七章 《医疗纠纷预防和处理条例》

一、概述

1. 医疗纠纷的处理原则 公平、公正、及时。

趣记

两公鸡，无公开。

2. 医疗纠纷的合作共治中的部门责任

（1）县级以上人民政府：领导、协调。

（2）卫生主管部门：指导、监督医疗机构。

（3）司法行政部门：调解。

（4）公安机关：依法维护秩序，查处、打击违法犯罪。

二、医疗纠纷的预防

1. 预防医疗纠纷的原则　以患者为中心，加强人文关怀，严格遵守医疗卫生法律法规、规章和诊疗相关规范、常规，恪守职业道德。

2. 医务人员的责任☆

（1）向患者/近亲属说明病情、风险、方案等（书面同意）。

（2）紧急情况，经医疗机构负责人/授权的负责人批准。

（3）因紧急抢救未能及时填写病历的，医务人员应当在抢救结束后6小时内据实补记，并加以说明。

3. 患者的权利　查阅、复制规定的病历资料（加盖证明印记）。

三、医疗纠纷的处理☆

1. 医疗纠纷的处理途径

（1）双方自愿协商。

（2）申请人民调解。

（3）申请行政调解。

（4）向人民法院提起诉讼。

（5）法律法规规定的其他途径。

2. 病历资料、现场实物等的封存与处理

（1）封存：医疗机构保管（清单——医患双方各一份）。

（2）解封：已解决/封存满3年未再提出解决要求的。

（3）尸检：应当在患者死亡后48小时内进行，具备尸体冻存条件的，可延长至7日内。

3. 医疗损害鉴定　由医学会/司法鉴定机构进行，预付费用。

4. 人民调解　不得收取费用，自受理之日起30个工作日内完成。

5. 行政调解　收到申请之日起5个工作日内决定是否受理，自受理之日起30个工作日内完成。

第八章　医疗损害责任

一、概述

1. 医疗损害责任的概念

（1）医疗损害责任指医疗机构或其医务人员在诊疗活动中因过错或规定的情况导致患者受到损害，应当承担的侵权责任。

（2）侵权主体是医疗机构或其医务人员，损害后果在诊疗活动中产生，损害由侵权主体的过错造成，损害结果与医疗行为构成因果关系。

2. 医疗损害责任的赔偿主体

（1）患者在诊疗活动中受到损害，医疗机构或者其医务人员有过错的，由医疗机构承担赔偿责任。

（2）医疗机构邀请本单位以外的医务人员对患者进行诊疗，因受邀医务人员的过错造成患者损害的，由邀请医疗机构承担赔偿责任。

3. 医务人员的说明义务☆　医务人员在诊疗活动中应当向患者说明病情和医疗措施。需要实施手术、特殊检查、特殊治疗的，医务人员应当及时向患者具体说明医疗风险、替代医疗方案等情况，并取得其明确同意；不能或者不宜向患者说明的，应当向患者的近亲属说明，并取得其明确同意。

4. 推定医疗机构有过错的情形

（1）患者在诊疗活动中受到损害，有下列情形之一的，推定医疗机构有过错：①违反法律、行政法规、规章以及其他有关诊疗规范的规定；②隐匿或者拒绝提供与纠纷有关的病历资料；③遗失、伪造、篡改或者违法销毁病历资料。

（2）病历资料包括医疗机构保管的门诊病历、住院志、体温单、医嘱单、检验报告、医学影像检查资料、特殊检查（治疗）同意书、手术同意书、手术及麻醉记录、病理资料、护理记录、出院记录以及国务院卫生行政主管部门规定的其他病历资料。

（3）患者依法向人民法院申请医疗机构提交由其保管的与纠纷有关的病历资料等，医疗机构未在人民法院指定期限内提交的，人民法院可以依照"隐匿或者拒绝提供与纠纷有关的病历资料"推定医疗机构有过错，但是因不可抗力等客观原因无法提交的除外。

二、医疗机构承担赔偿责任的情形☆

1. 未尽到说明义务　医务人员未尽到医务人员的说明义务，造成患者损害的，医疗机构应当承担赔偿责任。

2. 泄露患者隐私或个人信息　医疗机构及其医务人员应当对患者的隐私和个人信息保密。泄露患者的隐私和个人信息，或者未经患者同意公开其病历资料的，应当承担侵权责任。

3. 未尽到与当时医疗水平相应的诊疗义务

（1）医务人员在诊疗活动中未尽到与当时的医疗水平相应的诊疗义务，造成患者损害的，医疗机构应当承担赔偿责任。

（2）强调医务人员应当尽到与当时的医疗水平相应的诊疗义务，主要是指一般情况下医务人员可以尽到的避免患者受到损害的义务。

三、医疗机构不承担赔偿责任的情形

1. 患方不配合实施符合诊疗规范的诊疗　患者在诊疗活动中受到损害，如属于患者或者其近亲属不配合医疗机构进行符合诊疗规范的诊疗的情形，医疗机构不承担赔偿责任。但医疗机构或者其医务人员也有过错的，应当承担相应的赔偿责任。

2. 紧急情况下已尽到合理诊疗义务　患者在诊疗活动中受到损害，如属于医务人员在抢救生命垂危的患者等紧急情况下已经尽到合理诊疗义务的情形，医疗机构不承担赔偿责任。

3. 当时的医疗水平难以诊疗　患者在诊疗活动中受到损害，如属于限于当时的医疗水平难以诊疗的情形，医疗机构不承担赔偿责任。

四、紧急情况下的医疗措施

1. 紧急情况下实施相应医疗措施的条件和程序：因抢救生命垂危的患者等紧急情况，不能取得患者或者其近亲属意见的，经医疗机构负责人或者授权的负责人批准，可以立即实施相应的医疗措施。

2. 本规定主要涉及紧急情况下的处置，比如因交通事故、突发灾害等引发的重大人身伤害，患者病情严重，甚至达到生命垂危的程度，必须尽快采取相应的医疗措施，但通常已经无法取得患者的同意。

五、病历资料

1. 填写与保管　医疗机构及其医务人员应当按照规定填写并妥善保管住院志、医嘱单、检验报告、手术及麻醉记录、病理资料、护理记录等病历资料。

2. 查阅与复制

（1）患者要求查阅、复制规定的病历资料的，医疗机构应当及时提供。

（2）患者有权复印或者复制其门诊病历、住院志、体温单、医嘱单、化验单（检验报告）、医学影像检查资料、特殊检查同意书、手术同意书、手术及麻醉记录单、病理资料、护理记录以及国务院卫生行政部门规定的其他病历资料。

（3）患者依照规定要求复印或者复制病历资料的，医疗机构应当提供复印或者复制服务并在复印或者复制的病历资料上加盖证明印记。复印或者复制病历资料时，应当有患者在场。

（4）医疗机构应患者的要求，为其复印或者复制病历资料，可以按照规定收取工本费。

六、对诊疗行为的规范

医疗机构及其医务人员不得违反诊疗规范实施不必要的检查。比如：不需要检查而要求患者检查；可以用简单诊疗技术进行检查却要求患者采用复杂诊疗技术进行检查等。

七、医疗机构及其医务人员权益保护

医疗机构及其医务人员的合法权益受法律保护。干扰医疗秩序，妨碍医务人员工作、生活，侵害医务人员合法权益的，应当依法承担法律责任。具体法律责任包括民事责任、行政责任和刑事责任等。

第九章 《中华人民共和国中医药法》

一、《中华人民共和国中医药法》制定目的、时间

1. 制定目的 继承和弘扬中医药，保障和促进中医药事业发展，保护人民健康。

2. 时间 自 2017 年 7 月 1 日起施行。

二、发展中医药事业的方针、原则 ☆

1. 发展方针 中西医并重。

2. 发展原则

（1）坚持继承和创新相结合。

（2）鼓励中医、西医相互学习，相互补充，协调发展。

第十章 《医疗机构从业人员行为规范》

一、总则 ☆

救死扶伤、防病治病，适用于医疗机构内所有从业人员。

二、规范

1. 管理人员 管理、尊重人才。

2. 医师 规范行医。

3. 护士 护理、协助医生、执行医嘱。

4. 医技人员 爱护仪器，正确运用医学术语，指导和帮助患者配合检查，合理采集、使用、保护、处置标本。

5. 药学人员 审方、科学指导用药、药品不良反应监测。

第十一章 《中华人民共和国基本医疗卫生与健康促进法》

一、概述

1.《中华人民共和国基本医疗卫生与健康促进法》立法目的、适用范围

（1）立法目的：发展医疗卫生与健康事业，保障公民享有基本医疗卫生服务，提高公民健康水平，推进健康中国建设。

（2）适用范围：从事医疗卫生、健康促进及其监督管理活动，适用本法。本法自 2020 年 6 月 1 日起施行。

2. 发展医疗卫生与健康事业的方针、原则

（1）方针：以人民为中心，为人民健康服务。

（2）原则：公益性。

二、基本医疗卫生服务

基本医疗卫生服务包括基本公共卫生服务、基本医疗服务。

三、医疗卫生机构

1. 各类医疗机构提供的主要服务

（1）基层：①预防、保健、健康教育、疾病管理，常见病、多发病的诊疗；②接收医院转诊患者，向医院转诊。

（2）医院：①急危重症和疑难病症的诊疗，突发事件医疗处置和救援；②教学、培训、科研、指导。

（3）专业公共卫生机构：传染病、慢性非传染性疾病、职业病、地方病等预防控制，妇幼保健、精神卫生、采供血。

2. 医疗卫生服务体系 以非营利性医疗卫生机构为主体、营利性医疗卫生机构为补充。